内科学进展

主 编 吕 宾 孟立娜
副主编 毛 威 江荣林 王灵聪

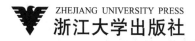

ZHEJIANG UNIVERSITY PRESS
浙江大学出版社

图书在版编目(CIP)数据

内科学进展/ 吕宾,孟立娜主编. —杭州:浙江
大学出版社,2017.10
ISBN 978-7-308-16696-6

Ⅰ.①内… Ⅱ.①吕… ②孟… Ⅲ.①内科学—研究
进展 Ⅳ.①R5

中国版本图书馆 CIP 数据核字(2017)第 039017 号

内科学进展

吕　宾　孟立娜　主编

责任编辑	潘晶晶	
责任校对	金佩雯	
封面设计	黄晓意	
出版发行	浙江大学出版社	
	(杭州市天目山路 148 号　邮政编码 310007)	
	(网址:http://www.zjupress.com)	
排　　版	杭州星云光电图文制作有限公司	
印　　刷	杭州钱江彩色印务有限公司	
开　　本	787mm×1092mm　1/16	
印　　张	22	
字　　数	505 千	
版 印 次	2017 年 10 月第 1 版　2017 年 10 月第 1 次印刷	
书　　号	ISBN 978-7-308-16696-6	
定　　价	89.80 元	

版权所有　翻印必究　印装差错　负责调换
浙江大学出版社发行中心联系方式:0571－88925591;http://zjdxcbs.tmall.com

编委会

主　　　编：吕　宾　孟立娜

副　主　编：毛　威　江荣林　王灵聪

编委会成员（按姓氏笔画排序）：

马红珍　王　真　王灵聪　王诗怡　韦丽玲

毛　威　叶　武　邝　晶　戎溪清　吕　昕

吕　宾　吕淑敏　刘文宾　江立斌　江荣林

杨　莉　杨锦秀　吴建浓　邱原刚　沈建平

张　烁　张史昭　张丽萍　张卓一　陈　眉

陈姗姗　范一宏　林圣云　周郁鸿　孟立娜

项柏康　侯　群　姚定国　倪海祥　徐　毅

徐俪颖　黄　宣　黄小民　黄兆铨　章正祥

蒋旭宏

学术秘书：叶小菊　杜　晨

前　言

经过两年多的酝酿、筹备、撰写、修改、编辑,《内科学进展》一书终于可以交付呈印,作为主编总得为此写点什么,可提笔词穷,一时不知该从何写起。

想起十余年以前,针对研究生教育,浙江中医药大学开设了"内科学进展"课程,旨在通过内科学领域各专业的新理论、新技术、新进展的讲座,使研究生对大内科的前沿知识有全面的了解,以助他们在未来的研究工作和临床实践中把握方向、踏实起步、提升能力。但是,研究生教育不同于本科教育讲究基础性、全面性、权威性的特点,更侧重于"新",不论是对疾病的认识、发病机制的研究,还是诊断方法、技术和治疗手段的创新和应用,都要体现最新的研究成果,包括达成的共识意见、存在的争议和问题。然而,我们面临的困难是无可供使用的现成教材。于是,授课教师根据自己的专业特长,选择当下临床热点话题后查阅文献、整理总结,并结合自身的研究成果、临床经验,撰写教材。全身心的投入获得了正向的回报,"内科学进展"课程受到了学生喜爱和点赞,也激励我们去不断完善,将课程持续、高质量地开设下去。多年来,几易其稿,根据研究进展,对课程从主题和内容上都做了扩充与更新。

本书的主题涵盖内科学各专业,内容涉及临床常见疾病的诊治进展,新药、新技术的应用等,力争体现实用性和先进性,适合于医学专业研究生、住院规培医师和年轻医师的学习、参考和借鉴。

本书的编写者均是在临床和教学一线工作多年的专家,临床经验丰富、治学严谨,为此书的编写工作付出辛勤的努力。张鸽、潘晶晶等为本书的编辑出版做了大量卓有成效的工作,她们的认真、细致和专业使我们的愿望得以实现。在此一并表示衷心感谢。今天恰逢教师节,以本书的出版作为礼物献给各位。

鉴于我们的学识、视野、能力和经验所限,本书一定存在许多不足,加之科技的快速发展,本书的内容不能或未能全面反映当今内科学的发展现状,还需不断更新,希望各位同道、读者不吝赐教。

2017 年 9 月

目　录

第一章　呼吸系统疾病

第一节　慢性阻塞性肺疾病的诊治进展

摘　要：慢性阻塞性肺疾病(COPD)是一种以持续性气流受限为特征的可以预防和治疗的疾病。吸入香烟烟雾和其他有毒颗粒,如生物燃料的烟雾导致的肺脏炎症是COPD发生的重要原因。肺功能检查是确诊COPD的主要手段。其严重程度的评估主要基于患者的临床症状、急性加重的情况、肺功能结果以及有无合并症。正确的药物治疗可以减轻COPD患者的症状,降低急性发作的风险和急性发作的频率,并且可以改善患者的健康状况和运动耐量,从而提高生活质量。COPD急性加重是指患者在短期内呼吸道症状加重,超出日常变化情况,需要更改药物治疗方案。

关键词：慢性阻塞性肺疾病；诊治

Abstract：Chronic obstructive pulmonary disease, a common preventable and treatable disease, is characterized by persistent airflow limitation that is associated with an enhanced chronic inflammatory response in the airways and the lung to cigarette smoke, noxious particles and smoke from biomass fuels. Spirometry is required to make the diagnosis. The assessment of severity of COPD is based on clinical symptoms, acute exacerbation, lung function and comorbidities. Appropriate pharmacologic therapy can reduce COPD symptoms, reduce the risk and frequency of exacerbations, and improve health status, exercise tolerance and quality of life. Acute exacerbation of COPD is defined as an event in the natural course of disease characterized by a change in the baseline airway symptoms that is beyond normal day-to-day variations, is acute in onset, and may warrant a change in regular medication.

Keywords：Chronic obstructive pulmonary disease；Diagnosis and treatment

一、概　念

慢性阻塞性肺疾病(Chronic obstructive pulmonary disease,COPD)是全世界范围内发病率和死亡率最高的疾病之一,是一种常见的以持续性气流受限为特征的可以预防和治疗的疾病,气流受限进行性发展,与气道和肺脏对有毒颗粒或气体的慢性炎性反应增强有关,急性加重和合并症影响着疾病的严重程度和对患者个体的预后。COPD的定义并非慢性支气管炎和肺气肿的结合,需排除以可逆性气流受限为特征的哮喘。

二、病　因

COPD的病因主要包括以下几个方面:①吸烟,包括香烟、斗烟、雪茄和其他类型烟草在内产生的烟雾。②采用生物燃料取暖和烹饪所引起的室内污染,是发展中国家贫穷地区女性COPD的重要危险因素。③长时间且大量的职业性粉尘和化学烟雾的暴露,包括蒸汽烟雾、刺激性毒气和烟熏等。④室外空气污染加重肺部可吸入颗粒的累积,但其对COPD的发生影响较小。

遗传性 α_1 抗胰蛋白酶缺乏是最重要的基因易感危险因素。任何可能影响胚胎和幼儿肺部发育的原因,如低体重儿、呼吸道感染等,也是潜在的可导致COPD的危险因素。

三、COPD的诊断与鉴别诊断

对于任何出现呼吸困难、慢性咳嗽或咳痰,并有COPD危险因素暴露史的患者,均应考虑诊断为COPD患者。

肺功能检查是确诊COPD的必备条件,1s用力呼气量(Forced expiratory volume in 1 second, FEV_1)与最大肺活量(Forced vital capacity, FVC)的比值反映持续性气流受限的情况。应用支气管舒张剂后,$FEV_1/FVC < 0.70$ 表明患者存在持续性气流受限,即COPD。所有的医务工作者在对COPD患者进行诊治的时候,必须参考肺功能检查结果。

哮喘是COPD的主要鉴别对象。现有的影像学和生理学检查手段并不能将部分慢性哮喘与COPD区别开来。对此类患者的管理与哮喘类似。其他呼吸系统疾病的鉴别诊断常容易与COPD相区分(表1-1)。

表1-1　COPD及其鉴别诊断

诊　断	诊断要点
COPD	中年起病,症状进展缓慢,有吸烟史或药物暴露史
支气管哮喘	早年起病(常幼年起病),症状每日变化快,夜间或晨起症状加重,伴有过敏、鼻炎或湿疹,有哮喘家族史
充血性心力衰竭	胸片可见心影扩大,肺水肿征象,肺功能提示限制性功能障碍,无气流受限
支气管扩张	大量脓痰,常伴有细菌感染,胸片或肺部计算机断层扫描(Computed tomography,CT)可见支气管扩张,支气管管壁增厚
肺结核	任何年龄均可发病,胸片可见肺部浸润影,微生物学确诊;当地肺结核高发
闭塞性细支气管炎	起病年龄较小,非吸烟者,可见类风湿性关节炎病史或急性烟雾暴露,发生于肺或骨髓移植后,肺部CT呼吸性可见低密度影
弥漫性细支气管炎	主要见于亚裔患者,多数患者为男性或非吸烟者,几乎所有患者均合并慢性鼻窦炎,胸片或肺部高分辨率CT(High-resolution CT,HRCT)可见小叶中央结节影,伴充气过度

这些临床表现均为相应疾病的特征表现,但非绝对。例如,一个从不吸烟的患者也可患有 COPD(尤其是在发展中国家,其他危险因素的影响较吸烟更为显著);哮喘也可成年或老年起病。

四、COPD 的评估

COPD 评估的目标是明确疾病的严重程度,疾病对患者健康状况的影响,以及某些事件的发生风险(急性加重、住院治疗和死亡),同时指导治疗。应分别对疾病的以下方面进行评估:症状、气流受限的程度(肺功能检查)、急性加重风险、合并症。

1. 症状评估

推荐采用有效的问卷,如 COPD 评估测试(COPD assessment test,CAT)评分(表 1-2),或临床 COPD 问卷对症状进行全面的评估。改良的英国医学研究委员会(Modified british medical research council,mMRC)量表(表 1-3)只能用于呼吸困难的评估。可采用肺功能检查来评估气流受限的严重程度。表 1-4 为 COPD 患者气流受限严重程度分级。

表 1-2 CAT 评分

症状及严重程度	等 级	症状及严重程度
我从不咳嗽	①②③④⑤	我一直咳嗽
我一点痰也没有	①②③④⑤	我有很多痰
我没有任何胸闷的感觉	①②③④⑤	我有很严重的胸闷
当我爬坡或上一层楼梯时,没有气喘的感觉	①②③④⑤	当我爬坡或上一层楼梯时,感觉非常喘不过气
我在家里能做任何事情	①②③④⑤	我在家里做任何事情都会受影响
尽管我有肺部疾病,但我对离家外出很有信心	①②③④⑤	由于我有肺部疾病,我对离家外出一点信心都没有
我睡眠非常好	①②③④⑤	由于我有肺部疾病,我睡眠相当差
我精力旺盛	①②③④⑤	我一点精力也没有

表 1-3 mMRC 评分

级 别	呼吸困难情况
0 级	除剧烈运动,一般不感到呼吸困难
1 级	平地急行时气短或上坡时气促
2 级	因气短平地行走时慢于同龄人或以自己的步速平地行走时必须停下来休息
3 级	平地行走 100m 或数分钟即有气短
4 级	因气短不能离开房间

表 1-4 COPD 患者气流受限严重程度分级(基于舒张后的 FEV_1 值)

级 别	严重程度	FEV_1 值
GOLD 1	轻度	$FEV_1 \geqslant 80\%$ 预计值
GOLD 2	中度	$50\% \leqslant FEV_1 < 80\%$ 预计值
GOLD 3	重度	$30\% \leqslant FEV_1 < 50\%$ 预计值
GOLD 4	极重度	$FEV_1 < 30\%$ 预计值

注:患者 $FEV_1/FVC < 70\%$。GOLD 为慢性阻塞性肺疾病全球倡议的英文简字,表中分级为该组织发布。

2.急性加重风险评估

COPD急性加重的定义为短期内患者的呼吸症状加重，变化超过正常的每日变异率，需要调整药物治疗的急性发作。频繁急性加重的最佳预测指标为有既往急性加重病史每年2次或更多。急性加重风险会随着气流受限严重程度的升高而增加。需要入院治疗的COPD急性加重患者预后不良，死亡风险增加。

3.合并症评估

心血管疾病、骨质疏松、抑郁、焦虑、骨骼肌功能下降、代谢综合征和肺癌常见于COPD患者。这些合并症会影响COPD的死亡率及入院率，应对患者常规行相关检查，并选择合适的治疗方案。

4.COPD综合评估

COPD综合评估见表1-5。进行风险评估时，依据GOLD分级或急性加重病史选择最高的风险级别。出现至少1次需住院治疗的COPD急性加重应被视为高风险。

(1)症状：症状较少(mMRC为0～1或CAT<10)，患者为(A)或(C)。症状较多(mMRC≥2或CAT≥10)，患者为(B)或(D)。

(2)气流受限：低风险(GOLD 1或2)，患者为(A)或(B)。高风险(GOLD 3或4)，患者为(C)或(D)。

(3)急性加重：低风险(急性加重≤1次/年，不需住院治疗)，患者为(A)或(B)。高风险(急性加重≥2次/年，或至少1次需住院治疗)，患者为(C)或(D)。

表1-5　COPD综合评估

风险	气流受限分级	4	(C)	(D)	≥2次/年或至少1次需住院治疗	急性加重病史	风险
		3					
		2	(A)	(B)	≤1次/年(不需要住院治疗)		
		1					
			CAT<10 mMRC=0～1	CAT≥10 mMRC≥2			

五、COPD的管理

戒烟对COPD的自然病程影响巨大。医务人员应督促吸烟患者戒烟。由内科医师和其他医务工作者对患者进行教育督促能够显著提高患者的主动戒烟率。即使短时间的戒烟咨询(3min)也能使戒烟率达到5%～10%。

(1)尼古丁替代疗法：采用尼古丁口香糖、吸入剂、鼻喷雾剂、透皮贴、舌下含片或锭剂，以及伐尼克兰、安非他酮或去甲替林的药物治疗能够有效提高患者的长期戒烟率。

(2)避免吸入烟雾：鼓励制定全面的烟草控制政策和开展相应的项目，旨在向公众传达清晰、一致的信息，重复宣传不吸烟。与政府合作，通过法案来建设无烟学校、无烟公共场所和无烟的工作环境，鼓励患者不在家中吸烟。

(3)职业暴露：强调初级预防的重要性，通过消除或减少工作环境中多种有害物质能够实现初级预防。次级预防同样重要,可以通过检测和早期发现得以实现。

(4)室内和室外空气污染:采取措施降低或避免空气污染,如在通风不良的地方,因烹饪和取暖而燃烧生物燃料所造成的室内空气污染。建议患者留意当地发布的空气质量结果,依据自身疾病的严重程度来避免剧烈的室外运动或在污染严重时期待在室内。

(5)体育活动:所有的 COPD 患者都能从规律的体育锻炼中获益,应鼓励患者保持一定量的体育活动。

六、稳定期 COPD 药物治疗

药物治疗的目的是减轻患者的症状,减少急性发作的频率和严重程度,并改善患者的健康状态和运动耐量。每一个患者的治疗方案都应该个体化,因为患者症状的严重程度并不一定总是和气流受限的程度相关,还受到其他因素的影响,例如急性发作的频率和严重程度、呼吸衰竭、合并症(如心血管疾病、骨质疏松等),以及患者整体的健康状态。治疗 COPD 的常用药物种类见表 1-6。无论选择某一类药物中的哪一种都应根据当地药物供应情况和患者的反应来决定。

表 1-6　稳定期 COPD 患者的药物治疗

患　者	首　选	次　选	其　他
A	SABA 或 SAMA(必要时)	SABA 和 SAMA;LABA 或 LAMA	茶碱
B	LABA 或 LAMA	LABA 和 LAMA	茶碱;SABA 或 SAMA;SABA 和 SAMA
C	LABA 和 ICS 或 LAMA	LABA 和 LAMA	茶碱;SABA 和(或)SAMA;考虑 PDE-4 阻滞剂、ICS 和 LAMA
D	LABA 和 ICS 和 LAMA	ICS/LABA 和 LAMA;ICS/LABA 和 PDE-4 阻滞剂;LAMA 和 PDE-4 阻滞剂	茶碱;SABA 和(或)SAMA;ICS 和 LAMA;羧甲司坦

注:表中药物按患者字母顺序排列,并非首选顺序;竖排药物可单用,或与其他选项中的第一个药物联用,也可与替代项中竖排的药物联用。SA:短效(Short-acting);LA:长效(Long-acting);ICS:吸入糖皮质激素(Inhaled corticosteroids);PDE-4:磷酸二酯酶-4(Phosphodiesterase-4);BA:β_2 受体激动剂(β_2 agonist);MA:抗胆碱能药物(anticholinergic)。

1. 支气管舒张剂(COPD 患者症状管理的核心)

(1)优先推荐吸入制剂。

(2)无论选择 β_2 受体激动剂、抗胆碱能药物、茶碱或者联合制剂,都应根据当地药物供应情况和每一个患者的反应(如症状缓解的程度、副作用等)来决定。

(3)支气管舒张剂可以按需使用或者规律使用以预防或者减轻症状。

(4)长效吸入支气管舒张剂使用方便,而且与短效支气管舒张剂相比,在持续缓解患者症状上更加有效。

(5)长效吸入支气管舒张剂可以减少患者急性发作和相关的住院次数,改善其症状和健康状况。

（6）与增加某一种支气管舒张剂的剂量相比，联合使用不同的支气管舒张剂可以提高药效和减少相应的副作用。

2. 吸入糖皮质激素

对于 FEV_1 小于 60% 预计值的 COPD 患者而言，规律使用吸入糖皮质激素可以改善症状、提高肺功能和生活质量，并减少急性发作的次数。

吸入糖皮质激素治疗与患者发生肺炎的风险增高相关。对于某些患者而言，撤除吸入糖皮质激素会导致急性发作。不推荐单药使用吸入糖皮质激素以长期维持治疗。

3. 联合使用吸入糖皮质激素和支气管舒张剂

对于轻度至极重度的 COPD 患者而言，在改善患者肺功能和生活状态，减少急性发作等方面，联合使用吸入糖皮质激素和长效 β_2 受体激动剂的治疗优于使用联合制剂中的单一药物。

联合治疗与患者发生肺炎的风险增高相关。在长效 β_2 受体激动剂联合吸入糖皮质激素的基础上，加用噻托溴铵可以使患者额外获益。

4. 口服糖皮质激素

不推荐长期口服糖皮质激素以维持治疗。

5. 磷酸二酯酶-4 抑制剂

对于既往有急性发作史和支气管炎症状且处于 GOLD 3、4 期的患者，磷酸二酯酶-4 抑制剂——罗氟司特联合口服糖皮质激素可以减少急性发作次数。这一效应同样见于联合应用罗氟司特和长效支气管舒张剂时。尚没有关于罗氟司特与吸入糖皮质激素的比较研究。

6. 甲基黄嘌呤类药物

甲基黄嘌呤类药物与长效吸入支气管舒张剂相比较，效果不好并且患者的耐受性更差，因此在患者能够获得并且负担长效吸入支气管舒张剂费用的情况下，不做推荐。有证据显示对于稳定期 COPD 患者，甲基黄嘌呤类药物与安慰剂比较，有轻微的支气管舒张作用和症状获益。

与单用沙美特罗比较，联合使用茶碱和沙美特罗可以使 FEV_1 增加更多，并且减轻患者的气促症状。低剂量的茶碱可以减少急性发作次数，但是不能够改善使用支气管舒张剂后患者的肺功能。

7. 其他的药物治疗

（1）疫苗：流感疫苗可以使 COPD 患者出现严重疾病和死亡的概率降低。流感疫苗分死疫苗和活疫苗，推荐使用减毒活疫苗并且每年接种一次。对于年龄大于 65 岁，以及年龄小于 65 岁但是 $FEV_1 < 40\%$ 预计值的 COPD 患者，使用肺炎链球菌多聚糖疫苗可以使社区获得性肺炎的发生率降低。

（2）α_1 抗胰蛋白酶增加疗法：对于无 α_1 抗胰蛋白酶缺乏的 COPD 患者不推荐。

（3）抗生素：对于非感染性急性加重和其他细菌感染的患者不推荐。

（4）黏液溶解剂：有黏痰的患者可以从黏液溶解剂（如羧甲司坦）中获益，但总体而言获益极小。

（5）止咳药：不推荐使用。

8.推荐意见

(1)支气管舒张剂:首选 β_2 受体激动剂和毒蕈碱受体拮抗剂中的长效支气管舒张剂,而非其短效制剂;如果单药治疗不能改善症状,可考虑将短效或长效 β_2 受体激动剂与毒蕈碱受体拮抗剂联用;基于治疗的效果和副作用,首选吸入的支气管舒张剂,而非口服;基于茶碱类药物相对较低的疗效和较高的副作用,不建议选用此类药物治疗,仅在无其他的支气管扩张剂可用,或患者无法负担其他支气管舒张剂长期治疗的费用时使用。

(2)糖皮质激素和磷酸二酯酶-4抑制剂:一般采用短期口服糖皮质激素的试验性治疗来鉴别吸入糖皮质激素或其他药物治疗有效的COPD患者,但该方法尚无证据支持;对于重度或极重度气流受限,或使用长效支气管舒张剂不能很好地控制COPD频繁急性加重发作的患者,推荐采用长期吸入糖皮质激素的治疗。不推荐长期单用口服糖皮质激素的治疗。不推荐COPD患者长期单用吸入糖皮质激素的治疗,因为将其与长效 β_2 受体激动剂联用,疗效更佳。如果患者无适应证,则不应采用包含了吸入糖皮质激素的长期治疗,因为其可以增加患者的肺炎风险,并且长期使用吸入糖皮质激素,可能还会轻微增加患者的骨折风险。

罗氟司特也可用于减轻采用长效支气管舒张剂治疗后,病情仍未得到有效控制的,且伴有慢性支气管炎、重度或极重度气流受限以及急性加重频繁发作患者的急性加重程度。

9.其他治疗

(1)康复治疗:无论处于疾病哪一期的患者均可以从运动训练中获益,改善运动耐量,减轻呼吸困难症状和疲劳感。甚至在一次康复计划完成后获益还将持续。一次有效的康复计划至少应该持续6周以上,持续的时间越长效果越明显。即使康复计划结束了获益也不会停止,如果患者能够在家里继续运动训练,那么将会保持比康复计划前更好的状态。

(2)氧疗:对于静息状态下具有严重的低氧血症患者,长期氧疗(每天氧疗时间>15h)可以提高慢性呼吸衰竭患者的生存率。

长期氧疗的指征如下:$PaO_2 \leqslant 7.3kPa$(55mmHg)或者 $SaO_2 \leqslant 88\%$,伴或不伴有在3周时间内至少发生两次的高碳酸血症;或者 PaO_2 在 7.3kPa(55mmHg)和 8.0kPa(60mmHg)之间;或者 $SaO_2 < 88\%$,合并有肺动脉高压、提示充血性心力衰竭的外周水肿;或者有红细胞增多症(血细胞比容>55%)的证据。

(3)机械通气支持:对于特定的患者,尤其是白天具有高碳酸血症的患者,联合使用无创通气和长期氧疗也许有用,可以提高其生存率,但不能改善生活质量。持续气道内正压通气(Continuous positive airway pressure,CPAP)具有提高患者生存率和减少住院风险的明显益处。

(4)外科治疗:对于有以上叶为主的肺气肿且在治疗前运动水平很低的患者,与药物治疗相比,外科肺减容术(Lung volume reduction surgery,LVRS)可以使患者明显获益。近年来,对某些特定的重度肺气肿患者开展经支气管镜肺减容术(Bronchoscopic lung volume reduction,BLVR),从而大大减低了患者的医疗成本和医疗风险。对于合适的、特定的、极重度的COPD患者而言,肺移植术能够改善其生活质量和功能状态。

(5)姑息治疗、终末期护理和临终关怀:从COPD这种疾病的发展规律来看,患者的临床症状虽然可能暂时有所改善,但是总体的健康状态还是会持续下降,急性发作会突然发生,并且死亡风险增加。在住院的急性发作的COPD患者中,进展的呼吸衰竭、心血管疾病、恶性肿瘤和其他疾病是患者死亡的首要原因。因此,姑息治疗、终末期护理和临终关怀是进展期COPD患者治疗的重要组成部分。

总之,COPD的诊断一旦确定,应当基于对患者当前症状和未来风险的个体化评估,对其进行有效治疗。稳定期COPD患者的药物治疗见表1-6。

临床医生应尽量以最小的治疗副反应来实现上述目标。但由于COPD患者经常伴有需要仔细鉴别和治疗的合并症,因此,要达到上述目标所面临的挑战是巨大的。

七、急性加重期的治疗

导致患者急性加重的最常见原因是呼吸道感染(病毒或细菌感染)。

1. 如何评估急性加重发作的严重程度

(1)动脉血气评估(院内患者):当呼吸室内空气时,$PaO_2 < 8.0kPa(60mmHg)$,伴或不伴$PaCO_2 > 6.7kPa(50mmHg)$,提示为呼吸衰竭。

(2)胸部X线影像对于排除其他诊断很有帮助。

(3)心电图有助于诊断患者合并存在的心脏疾病。

2. 其他实验室检查

(1)全血细胞计数可明确患者有无红细胞增多症或出血。

(2)脓痰的存在足以提示应开始经验性的抗生素治疗。

(3)生化检查有助于明确患者有无电解质紊乱、糖尿病,以及营养不良。

不建议在急性加重发作时,对患者进行肺功能检查。因为此类患者难以完成该项检查,且检查结果也不够准确。

3. 治疗

(1)氧疗:辅助性氧疗应调整供氧浓度,改善低氧血症,血氧浓度的目标值为88%~92%。

(2)支气管舒张剂治疗:急性加重治疗首选短效支气管舒张剂,联用或不联用毒蕈碱受体拮抗剂。

(3)全身性应用糖皮质激素:全身性应用糖皮质激素可缩短患者的康复时间,改善其肺功能(FEV_1)及动脉低氧血症(PaO_2);并能减少患者病情的早期复发、治疗失败及住院时间延长等风险。推荐剂量:泼尼松40mg/d,疗程5d。

(4)抗生素:适用于具有下列3种主要症状的患者:呼吸困难增加、痰量增多,以及脓痰增多;脓痰增多,且伴有一项其他的主要症状;需要机械通气的患者。

(5)机械通气:机械通气可减少患者呼吸困难程度,提高PaO_2,降低$PaCO_2$,减少呼吸肌疲劳,降低死亡率,减少住院时间,临床上需根据病情选择无创或有创机械通气。

(6)辅助治疗:可根据患者的病情适当选用。包括维持适当的体液平衡(对于使用利尿剂者尤须注意)、使用抗凝剂、治疗合并症和注意营养支持等。

无论何时,医生都要采取严格而有效的措施,督促患者戒烟。COPD急性加重而住院的患者,具有较高的深静脉血栓形成及肺栓塞风险,因此,应加强此类患者血栓形成的预防性治疗。

符合严重急性加重发作特征的患者需住院治疗。COPD急性加重患者入住普通病房的指征包括症状显著加剧、重度慢阻肺、出现新的体征或原有体征加重、严重合并症、初始药物治疗急性加重失败、高龄、诊断不明确及院外治疗无效或医疗条件差等。而患者转诊的指征及住院期间的治疗方案等,则主要取决于当地的医疗资源状况和当地医院的设施等。

八、COPD和合并症

COPD常与其他疾病并存(合并症),合并症会对COPD的预后产生重大影响。总体来说,合并症的存在不应改变COPD的治疗,而合并症的治疗也不应受到COPD的影响。

(1)心血管疾病(包括缺血性心脏病、心力衰竭、房颤和高血压):COPD的主要合并症,COPD最常见和最重要的合并症,心脏选择性β受体阻滞剂不应在COPD患者中禁用。

(2)骨质疏松症、焦虑、抑郁和认知功能障碍:COPD的常见合并症,但是这些合并症往往不能被及时诊断。存在上述合并症会导致患者的生活质量下降,往往提示预后较差。

(3)肺癌:在COPD患者中很常见。研究已证实,肺癌是轻度COPD患者最常见的死亡原因。

(4)重症感染:特别是呼吸系统感染,在COPD患者中很常见。

(5)代谢综合征和糖尿病:合并糖尿病会对患者的预后产生影响。胃食管反流病(Gastroesophageal reflux disease,GERD)是一种全身性合并症,会对肺部病变产生影响。

随着CT在COPD患者中应用越来越广泛,不少既往通过X线检查而被漏诊的支气管扩张症得到了明确诊断。合并支气管扩张症会导致COPD急性加重病程延长、死亡率上升。

九、展　望

对COPD的研究,尽管近年来取得了长足的发展,但仍然存在许多未知领域,总体治疗也不尽如人意。今后的研究重点包括COPD发病机制的研究、COPD临床表型的研究以及新药开发等几个方面。

【思考题】

1.COPD急性加重期如何选择抗生素?

2.COPD急性加重期如何进行机械通气?

3.引起COPD急性加重的主要原因是哪些?

【参考文献】

[1]Criner GJ，Bourbeau J，Diekemper RL，et al. Prevention of acute exacerbations of COPD：American college of chest physicians and Canadian Thoracic Society Guideline. Chest,2015,147(4):894-942.

[2]Global strategy for the diagnosis，management and prevention of chronic obstructive pulmonary disease[EB/OL]. Update 2015. [2015-01]. http://www.goldcopd.org/guidelines-global-strategy-for-diagnosis-management.html.

(王　真)

第二节　间质性肺疾病分类进展

摘　要：间质性肺疾病(ILD)是一组主要累及肺间质和肺泡腔,导致肺泡-毛细血管功能单位丧失的弥漫性肺疾病。临床主要表现为进行性加重的呼吸困难、限制性通气功能障碍伴弥散功能降低、低氧血症及影像学上的双肺弥漫性病变。ILD 可最终发展为弥漫性肺结构的损害,导致患者呼吸衰竭而死亡。ILD 的不同病因及分类,其治疗和预后可能不同,故而对 ILD 进行准确的分类尤为重要。

关键词：间质性肺疾病;特发性间质性肺炎;特发性肺纤维化;呼吸性细支气管炎伴间质性肺病;脱屑性间质性肺炎;隐源性机化性肺炎;急性间质性肺炎;淋巴细胞性间质性肺炎;特发性胸膜间质弹力纤维化;急性纤维素性机化性肺炎

Abstract：Interstitial lung disease (ILD), is a group diffuse lung disease of mainly involving the pulmonary interstitial and alveolar cavity, causing the alveolar-capillary function units loss. The main clinical manifestations are the progression of the difficulty in breathing, restrictive ventilation with dispersion function reducing, hypoxemia, and imaging of pulmonary diffusc lesions. ILD can eventually develop into diffuse lung structure damage, leading to respiratory failure and even death. For different etiology and classification of ILD, its treatment and prognosis may be different, so the accurate classification of ILD is particularly important.

Keywords：Interstitial lung disease; Idiopathic interstitial pneumonia; Idiopathic pulmonary fibrosis; Respiratory bronchiolitis-associated interstitial lung disease; Desquamative interstitial pneumonia; Cryptogenic organizing pneumonia; Acute interstitial pneumonia; Lymphocytic interstitial pneumonia; Idiopathic pleuroparenchymal fibroelastosis; Acute fibrinous and organizing pneumonia

一、概　念

间质性肺疾病(Interstitial lung disease, ILD)是一组以肺泡单位的炎症和间质纤维化为基本病变的异质性非肿瘤和非感染性肺部疾病的总称。

从解剖学上看,肺间质是指肺泡上皮细胞和毛细血管内皮细胞基底膜之间的间隙,含肺泡间隔内的血管和淋巴周围组织,包括细支气管和支气管周围组织。目前认为,ILD 病变起始部位与肺泡的上皮细胞和肺泡炎有关,但是病变可能并不仅仅累及肺泡与毛细血管基膜之间的间质,同时也可累及细支气管、肺泡实质、相关的淋巴管和血管以及胸膜等。因此,有学者提出将 ILD 称为弥漫性实质性肺疾病(Diffuse parenchymal lung disease, DPLD),2002 年美国胸科学会/欧洲呼吸学会(ATS/ERS)认可 DPLD 这一说法,视其为 ILD 的同义词。DPLD 也逐渐成为使用更多的术语,但我国学者多使用 ILD 这一术语。

我国学者认为,间质性肺疾病是由各种病因所导致的弥漫性肺间质-实质病变的总称。间质性肺疾病的概念也应该是包含两个方面：①不包括肿瘤性和感染性病因所致的类间质性肺疾病的临床及影像学的表现，在临床中需要予以排除；②病变累及肺组织的全部，包括间质和实质。

因此，将间质性肺疾病简单地认为是弥漫性实质性肺疾病，确有不足之处，会造成对疾病认识的不全面。间质性肺疾病更准确的范畴和概念，相信在后续的研究及临床工作中，会日臻完善。

二、分　类

自 1935 年 Hamman 和 Rich 首次描述弥漫性肺间质纤维化以来，已有 200 多种相关疾病被囊括于 ILD 中。如何对 ILD 进行合理的归纳分类，多年来一直是临床医生和研究学者面临的挑战。ILD 的分类涉及广泛，且分类的不同会有着不同的病因、病理、生理、临床、治疗及预后。2013 年 ATS/ERS 及 2014 年德国发布的 ILD 的最新分类方法（图 1-1）将 ILD 分为 4 类，分别是已知病因的 ILD（如药物、胶原血管性疾病等）、特发性间质性肺炎（Idiopathic interstitial pneumonia，IIP）、肉芽肿性 ILD（如结节病等）和其他 ILD（如肺朗格汉斯组织细胞增生症）。其中，IIP 再分为 3 类，分别为：①常见的 IIP，包括特发性肺纤维化（Idiopathic pulmonary fibrosis，IPF）、非特异性间质性肺炎（Nonspecific interstitial pneumonia，NSIP）、呼吸性细支气管炎伴间质性肺病（Respiratory bronchiolitis-associated interstitial lung disease，RB-ILD）、脱屑性间质性肺炎（Desquamative interstitial pneumonia，DIP）、隐源性机化性肺炎（Cryptogenic organizing pneumonia，COP）和急性间质性肺炎（Acute interstitial pneumonia，AIP）；②少见的 IIP，包括淋巴细胞性间质性肺炎（Lymphocytic interstitial pneumonia，LIP）、特发性胸膜间质弹力纤维化（Idiopathic pleuroparenchymal fibroelastosis，PPFE）和急性纤维素性机化性肺炎（Acute fibrinous and organizing pneumonia，AFOP）；③未分类的 IIP。

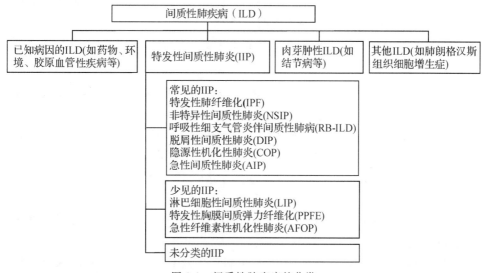

图 1-1　间质性肺疾病的分类

间质性肺疾病如何合理地分类,仍然存在诸多的争论。迄今为止,ILD 的分类仍在不断地变化和修订,反映了对 ILD 的认识处于不断发展和完善中。其中 IIP 是较常见的类型。

三、IIP 进展

（一）IIP 分类进展的主要纲要

在间质性肺疾病中,IIP 是其重要的一部分。自 2002 年 ATS/ERS 指南发布后,直至 2014 年只有 IIP 有相关的进展再次更新。指南中的纲要如下:

（1）NSIP 目前被认为是一种特殊的临床病理类型,在临床中常常表现为明显的异质性。部分研究表明,一部分患者可进展为终末期肺纤维化。因此对 NSIP 标准的定义有助于我们对疾病的诊断。

（2）增加了对 RB-ILD 的认识,其包括肺气肿合并肺间质纤维化的患者。在临床中,越来越多的 RB-ILD 患者不再行外科活检,而仅从患者的吸烟史、CT 的影像特征（磨玻璃样影和小叶中心性结节）以及肺泡灌洗液的特征（含棕褐色颗粒的巨噬细胞和无明显淋巴细胞的增多）就可进行诊断。

（3）IPF 是公认的异质性疾病,部分患者可以保持长时间的稳定,但一部分患者的病情会快速地进展,甚至导致患者死亡。

（4）对于"急性加重期"有了更好的定义,且常出现在慢性纤维性 IIP 患者（IPF 和 NSIP）。

（5）部分 IIP 患者可表现为复合型肺部损伤而很难进行具体分类。

（6）对 IIP 进行一个合理的分类管理,有助于更好地认识 ILD,尤其对于一些无法取得活检标本以及不能通过 HRCT 进行诊断的患者。

（7）PPFE 是一类少见的 IIP,通常为特发性,缺乏典型的组织类型。

（8）分子标志物为 IIP 的诊断及其对药物治疗的反应提供了依据和帮助。相关基因的研究可能为 IIP 的诊断及分类带来新的进展。

（二）自 2002 年 ATS/ERS 后 IIP 的基本进展

1. 多学科联合诊断方法

（1）IIP 多学科的合作:IIP 常呈现为动态发展,诊断 IIP 往往需要多学科（临床医师、放射科医师及病理科医师）的合作。临床的病史（症状、特殊暴露史、吸烟史、基础疾病、肺功能及实验室检查）和影像学的改变,对于 IIP 的诊断非常重要。但是多学科联合的方法并不会削弱肺活检在诊断 IIP 中的地位,一旦病理学医师确定了某种病理诊断（如 NSIP 或 COP）,临床医生就必须重新考虑潜在的病因（如外源性过敏性肺泡炎、胶原血管性疾病和药物暴露。）

（2）IIP 的诊断是在排除其他已知原因的间质性肺疾病（如吸入剂的暴露和胶原血管性疾病）的基础上。

（3）IIP 诊断者的一致性:临床医师、放射科医师及病理科医师依据临床经验并整合所有病情资料,对疾病进行一致性的诊断、验证、修改和证实。

2.遗传性间质性肺炎(Familial interstitial pneumonia,FIP)

近年的研究发现,部分 IIP 病例与家族有关(2%~20%),但目前这部分病例仍被归类在 IIP 中。约 20% 的 FIP 病例是以 TERC、SFTPA2、TERT 和 TERC 杂合子突变为主。散发的家族性 IPF,主要是与端粒酶的缩短有关。80% 的 FIP 患者都是垂直性遗传,这提示其发病机制可能与常染色体有关。全基因组检测发现 MUCB 基因可能与遗传性及散发性 IPF 均相关。所以,对于疑似 FIP 的患者,均应进行家族性疾病的调查及基因的检测。

(三)自 2002 年 ATS/ERS 后 IIP 的最新进展

1.慢性纤维化 IIP

(1)特发性肺纤维化

IPF 是一种少见的,慢性、进行性进展且不可逆转的肺纤维化疾病,其诊断困扰了临床医师很多年。IPF 是公认的异质性疾病,部分患者病情可以保持长时间的稳定,但一部分患者病情可以快速进展,甚至导致患者死亡。总体而言,IPF 的预后不佳,甚至比部分肺癌患者都差(中位生存期 2~5 年);IPF 的诊断和治疗在很长的时间内都没有明显的进展。IPF 好发于 60~70 岁老年吸烟或曾吸烟的男性,欧洲的发病率是(1~23)/10 万。

IPF 的诊断标准:①除外其他可能原因的间质性肺疾病;②典型的普通型间质性肺炎(Usual interstitial pneumonia,UIP)表现及典型 IPF 的 HRCT 表现(图 1-2);③HRCT 表现为"可能 UIP"和肺活检为 UIP 表现(表 1-7)。

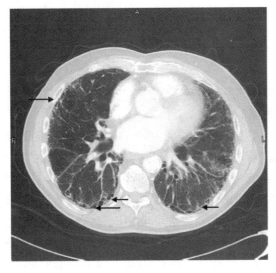

图 1-2　典型特发性肺纤维化的高分辨率 CT(High resolution CT,HRCT)表现

注:双下肺胸膜下可见蜂窝肺影(箭头处)。(引自 Kekevian A, et al. Autoimmunity Reviews, 2014)

表 1-7　HRCT 表现

	HRCT 表现
可能 UIP	胸膜下,基底部多见; 网格状改变; 缺乏任何一个与 UIP 表现不相符合的征象*
UIP 表现	胸膜下,基底部多见; 网格状改变; 缺乏任何一个与 UIP 表现不相符合的征象*; 蜂窝肺

注:* 与 UIP 表现不相符合的征象:中上肺病变为主,支气管血管周围为主,广泛的磨玻璃影,弥漫性微结节,多发囊状改变(远离蜂窝区),气体陷闭,支气管肺段实变。

目前 IPF 的治疗策略有了一定的变化,具体治疗指南见表 1-8。

表 1-8　IPF 治疗指南

药　物	推　荐	推荐级别	级别证据
单独糖皮质激素	不推荐	强	低
秋水仙碱	不推荐	强	低
环孢菌素 A	不推荐	强	低
糖皮质激素＋免疫抑制剂	不推荐	强	低
糖皮质激素＋硫唑嘌呤＋乙酰半胱氨酸	多数 IPF 患者不使用	弱	低
乙酰半胱氨酸	多数 IPF 患者不使用	弱	低
γ-干扰素	不推荐	强	高
波生坦	不推荐	强	中等
依那西普	不推荐	强	中等
抗凝剂	多数 IPF 患者不使用	弱	非常低
吡非尼酮	多数 IPF 患者不使用	弱	低—中等

(2)非特异性间质性肺炎

ATS 研讨会中总结了 NSIP 的诊断标准。基于病例和现有文献的分析,认为 NSIP 是 IIP 的一部分,建议去除"暂时性的"定义。重要的是,NSIP 的发生不仅仅是特发性/原因不明,而且还存在于胶原血管病(Collagen vascular disease,CVD)、过敏性肺泡炎、药物毒性,以及有家族性肺纤维化的患者中。多学科的合作对于特发性 NSIP 的诊断相当重要。

NSIP 最常见 HRCT 改变是双肺磨玻璃样改变(图 1-3)。75％的 NSIP 患者可见不规则网状影伴牵张性支气管扩张以及细支气管扩张。病变未累及胸膜下,有助于 UIP 与 NSIP 的区别。实变影若有机化性肺炎(Organizing pneumonia,OP)的改变则可能提示 CVD。NSIP 肺部 CT 表现通常少见或无蜂窝肺改变,但在后续的随访中可能会增多和加剧。NSIP 的主要组织病理学特征可概括为病变时相的相对一致,不同程度的间质性炎症和纤维化,无纤维母细胞灶,缺乏 UIP、DIP、急性间质性肺炎、机化性肺炎和蜂窝状纤维化等的病理特征。

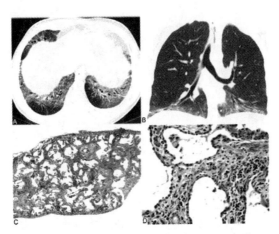

图 1-3　非特异性间质性肺炎的 HRCT 表现

注：A/B. HRCT 显示双下肺磨玻璃影、明显的支气管扩张和双下肺容积的减少；C/D. 病理显示弥漫性肺泡间隔的增厚，肺泡结构仍保存、未见蜂窝改变或成纤维细胞的聚集。（引自 Travis WD, et al. Am J Respir Crit Care Med. 2013）

大部分 NSIP 患者经治疗后可治愈，部分患者病情稳定或缓解，也有少部分患者的病情在激素减量后反复，少部分患者可进展到纤维化终末期且最后死于呼吸衰竭。NSIP 的预后优于 IPF。

2. 吸烟相关性特发性间质性肺炎（Smoking-related IIPs）

呼吸性细支气管炎伴间质性肺病（RB-ILD）、脱屑性间质性肺炎（DIP）和肺朗格汉斯组织细胞增生症（Pulmonary langerhans cell hyperplasia，PLCH）被统称为吸烟相关性特发性间质性肺炎病，因为吸烟被认为是这 3 种疾病共同的病因。

RB-ILD 和 DIP 在临床表现、影像学改变以及对糖皮质激素治疗的反应上都较为相似，鉴别两者需要病理活检。两者在病理学上均表现为肺泡腔内大量的肺泡巨噬细胞聚集，不同之处在于 RB-ILD 的病变呈斑片状分布，主要集中在呼吸性细支气管及其周围气腔，远端气腔不明显，病情有明显的呼吸性细支气管炎及肺间质炎症，但纤维化较轻。DIP 的病变弥漫分布且较为广泛，肺间质炎症和纤维化相对较重，呼吸性细支气管炎的表现较轻。

呼吸性细支气管炎伴间质性肺病（RB-ILD）的患者常有临床病史，尤其在最近 6 个月内有吸烟史，主要表现为气促（70%）和干咳（50%）；肺部体征是湿啰音（33%），啰音通常在整个吸气相可以听到，偶尔会延长到呼气相，杵状指较为少见。RB-ILD 最常见的 HRCT 表现（图 1-4）是中央支气管和周围支气管的管壁增厚，其他 HRCT 表现包括小叶中央小结节影、磨玻璃影和伴有气体潴留的肺气肿。支气管肺泡灌洗液可以看到含有黄色、棕色和黑色色素的肺泡巨噬细胞，与未患病的吸烟者的表现非常相似；值得一提的是，如果患者支气管肺泡灌洗液中缺少"吸烟者巨噬细胞"，诊断应考虑其他可能的疾病。在临床中，越来越多的 RB-ILD 患者不再行外科活检，而仅从患者的吸烟史、CT 的影像特征（磨玻璃样影和小叶中心性结节）以及肺泡灌洗液（含棕褐色颗粒的巨噬细胞和无明显淋巴细胞的增多）的特征就可进行诊断。鼓励戒烟是主要的治疗手段。只有那些病情严重或成功戒烟但病情仍进展的患者，需要考虑使用激素治疗。

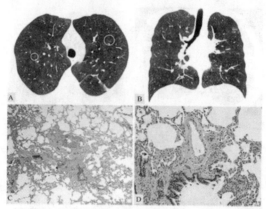

图 1-4　呼吸性细支气管炎伴间质性肺病的表现

注：A/B.CT 可见患者(47 岁,严重嗜烟)双肺弥漫磨玻璃影和小叶中心性小结节(见图圈处)。细支气管管壁增厚及轻微肺气肿,肺泡灌洗液细胞分类为 91％巨噬细胞。C.病理示细支气管周围聚集被染色巨噬细胞和肺气肿。D.轻微细支气管纤维化和被染色的巨噬细胞。(引自 Travis WD, et al. Am J Respir Crit Care Med. 2013)

　　脱屑性间质性肺炎(DIP)较为罕见,多数学者认为 DIP 的发生与长期吸烟有密切关系,但在 Ryu 等报道的 DIP 病例中,有 3 例患者并没有吸烟史和外源性烟尘吸入史。DIP 的主要组织学特点是肺泡腔弥漫性分布均一的肺泡巨噬细胞。DIP 可发生于任何年龄,中老年为主,男性高发,婴幼儿也可受累;多见于长期吸烟者。最常见的症状为进行性加重的活动后气促、呼吸困难,其次是干咳或咳少量黏痰;听诊两肺中下部可闻及吸气末 Velcro 音,部分患者可见杵状指,偶见发绀。支气管肺泡灌洗液可见大量褐色素性肺泡巨噬细胞,可协助 DIP 诊断。DIP 肺部影像学无特异性,HRCT 主要表现为双肺磨玻璃阴影及不规则网格影、条索影,以肺底部及胸膜下明显。DIP 诊断主要依靠肺活检病理诊断。DIP 一旦确诊,必须积极说服患者立即戒烟,并尽早使用糖皮质激素。DIP 的预后良好,5 年和 10 年存活率分别是 95.2％和 69.6％。大部分患者的病程比较稳定,少数患者尽管使用激素治疗,但病程仍然进展到肺纤维化。

　　3.急性/亚急性特发性间质性肺炎

　　IIP 可能会有急性或亚急性的表现,也可能是既往为亚临床或未识别的慢性 IIP 的急性加重期。

　　隐源性机化性肺炎(COP),是以肺泡内、肺泡管、呼吸性细支气管及终末细支气管腔内有机化性肉芽组织为病例特点,对糖皮质激素反应良好的间质性肺疾病。尽管 COP 主要病变在肺泡腔内,但因为其原因不明,且常常易于与其他 IIP 类型混淆,故而仍然被划分在 IIP 中。COP 的病因和发病机制不明,但多数病例对糖皮质激素反应良好,因此曾被推测与免疫学异常有关。有明确病因和相关临床的伴随疾病的机化性肺炎(OP),为继发性机化性肺炎,如类风湿性关节炎等引起的继发性 OP。COP 发病年龄见于 20～80 岁,以 40～60 岁多见,性别和是否吸烟对发病率并无明显影响。大多数为亚急性起病,病程在 2 个月内。临床最常见的症状为干咳和不同程度的呼吸困难;2/3 的患者可闻及爆裂音,于双肺中下部多见,罕闻及哮鸣音,杵状指非常少见。肺部 HRCT(图 1-5)主要分为 3 种影像学表现类型：多发性肺泡实变影，浸润性阴影和局灶性实变影。当临床表现及影像学提示 COP，但仍然推荐通过组织病理学确定 COP 诊断。COP 确诊包括两层含义，OP 的组织学诊断，识别及排除引起 OP 的原因。大部分 COP 患者在激素治疗后，临床症状和胸部影像学表现能迅速改善，预后良好。但是 COP 常常复发。少数患者以爆发性急剧进展起病，表现为弥漫性浸润阴影，严重低氧血症，部分患者需要无创或气管插管机械通气，如不及时使用激素，甚至可进展至死亡。当怀疑激素不敏感时，可与免疫抑制剂联合治疗，这类患者可能有潜在的基础疾病（如 CVD、药物毒性、感染等）。

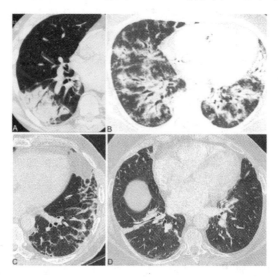

图 1-5　隐源性机化性肺炎的 CT 表现

注：A.肺实变和支气管空气征；B.支气管中心性分布；C.下叶外周局部实变伴有磨玻璃影和反晕征；D.条带状实变。（引自 Travis WD, et al. Am J Respir Crit Care Med, 2013）

急性间质性肺炎（AIP），在 2002 年 ATS/ERS 发表的 IIP 分类中，将 AIP 纳入 IIP 的范畴中。它可表现为快速进展性的低氧血症，50％或更高的致死率，确切的患病率和发病率尚不清楚。存活者常有良好的预后，但一些患者会复发或进展为慢性间质性肺疾病。AIP 的早期，HRCT 显示为双肺磨玻璃样影，常伴有肺实变；AIP 的后期常表现为支气管血管束扭转及牵拉性支气管扩张。渗出期病理特点为肺泡腔内透明膜形成；机化期主要可见肺间质中的肌纤维母细胞增生，肺泡隔程序纤维化并有显著的肺泡隔增厚。

IIP 的急性加重期大多发生于 IPF，但也会在其他纤维化间质性肺炎中被发现。在 IPF 的急性加重期，HRCT 显示新的双侧磨玻璃样影和（或）实变影，叠加在原有网格状或蜂窝肺的基础上。IPF 的急性加重期的病理学大都显示为 UIP 和弥散性肺泡损伤（Diffuse alveolar Damage，DAD）的混合模型。在诊断 IIP 的急性加重期时，需排除感染、左心衰竭以及其他能被识别原因的急性肺损伤。

（四）少见的 IIP

1.淋巴细胞性间质性肺炎（LIP）

LIP 往往和其他全身免疫系统疾病同时存在，继发于多种自身免疫性疾病或免疫缺陷病。在已报道的 LIP 病例中,至少 25％病例和干燥综合征有关。目前,LIP 被认为是自身免疫性疾病。LIP 特征性的病理表现:肺间质内以淋巴细胞为主的弥漫性细胞浸润,小叶间隔和肺泡隔扩张与增宽。LIP 患者以女性居多,平均年龄为 56 岁,但 LIP 也会发生在儿童身上,尤其是伴有低丙种球蛋白血症和艾滋病的患者。最常见的症状是气促和干咳,杵状指和双肺啰音是最常见的体征。80％的 LIP 患者存在异常蛋白血症,尤其是多克隆性丙种球蛋白明显升高。LIP 常见的胸部 HRCT 有磨玻璃影、境界不清的小叶中央型结节影、支气管血管束增厚、小叶间隔增厚、囊状阴影等;磨玻璃影中有散在的囊状阴影。如患者无吸烟史,则对 LIP 的诊断有帮助。明确 LIP 仍需要肺活检并进行免疫组化检查,以进一步评价淋巴细胞多克隆还是单克隆;HIV 阳性儿童患者可例外,通过其独特的影像学表现和临床背景即可诊断。LIP 的治疗以糖皮质激素为主。预后有 4 种:①单独使用糖皮质激素或联合应用免疫抑制剂治疗后,病灶吸收;②进展为肺纤维化甚至死亡;③肺部或全身感染而死亡;④转化为淋巴瘤。

2. 特发性胸膜间质弹力纤维化(PPFE)

PPFE 是一类罕见疾病,其纤维化主要累及胸膜和胸膜下肺实质,以双上肺多见。该疾病好发中位年龄为 57 岁,无性别差异。近半数患者曾有反复的感染病史以及气胸。HRCT 显示胸膜下明显的实变和牵拉性支气管扩张,上叶容积减少。病理改变主要表现为胸膜间质弹力纤维化或 UIP 表现。60％的患者可出现疾病的进展,40％的患者可死亡。

3. 急性纤维素性机化性肺炎(AFOP)

AFOP 首次报道见于 17 名患者,表现为快速出现急性呼吸衰竭并被认为可能是一种新的 IIP 类型。HRCT 主要表现为双肺基底部磨玻璃影及实变影。病理改变表现为肺泡内纤维素结节及机化性肺炎(图 1-6),缺乏典型的 DAD 透明膜。AFOP 可能是特发性的,或者与 CVD、HP 或药物相关,同时需要排除嗜酸性粒细胞性肺炎。

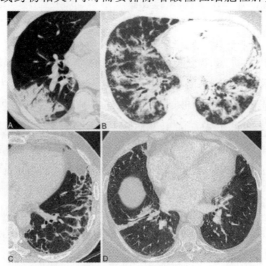

图 1-6　急性纤维素性机化性肺炎表现

注:A/B.病理显示肺泡内纤维素结节及机化性肺炎;C/D.肺部 CT 可见双肺外周支气管血管旁多发边缘模糊结节影、肺部实变影,少量心包积液。(引自 Travis WD, et al. Am J Respir Crit Care Med. 2013)

（五）未分类的 IIP

自 2002ATS/ERS 分类提出"未分类 IIP"类别，其涉及的范围可能是：长期多学科讨论后仍不能最后诊断的疾病。这类"未分类 IIP"在组织学上的重叠性常常证明与 CVD 有关（如类风湿关节炎患者的间质性肺炎和囊性细支气管炎）或药物导致的。

（六）IIP 的生物标志物

IPF 的生物标志物较多，但还没有被完全证实。目前在一些研究中还发现了与 IIP 的诊断、治疗及预后相关的标志物，如快速肺功能的恶化及死亡率的降低可能与一些血清中高水平的表皮因子或巨噬细胞相关蛋白相关，包括表面活性蛋白 A（Surfactant protein-A，SP-A）、表面活性蛋白 D（Surfactant protein-D，SP-D）、Ⅱ型肺泡细胞表面抗原 KL-6、肺部活化调节趋化因子 CCL18 和基质金属蛋白酶-7（Matrix metalloproteinase-7，MMP-7）等。对 IIP 的生物标志物的研究仍需进一步的探索和验证。

四、展 望

在呼吸系统疾病中，间质性肺疾病仍是诊断和治疗"疑点"最多、"难度"最大的一类疾病，我们还有很多需要努力的。但随着对 ILD 的临床-放射-病理-生物标志物的不断深入了解，相信相关领域的临床医师和研究者也会对 ILD 越来越熟识。

【思考题】

1.2013 年 ATS/ERS 对间质性肺疾病的最新分类及分类调整后的主要纲要是什么？

2.查阅文献资料后谈谈你对 IPF 的认识。

【参考文献】

[1]Antoniou KM，Margaritopoulos GA，Tomassetti S，et al. Interstitial lung disease. Eur Respir Rev Med，2014，23(131)：40-54.

[2]Costabel U. The changing treatment landscape in idiopathic pulmonary fibrosis. Eur Respir Rev Med，2015，24(135)：65-68.

[3]Kekevian A，Gershwin ME，Chang C. Diagnosis and classification of idiopathic pulmonary fibrosis. Autoimmunity Reviews，2014，13(4-5)：508-512.

[4]Travis WD，Costabel U，Hansell DM，et al. ATS/ERS Committee on Idiopathic Interstitial Pneumonias. An official American Thoracic Society/European Respiratory Society statement：Update of the international multidisciplinary classification of the idiopathic interstitial pneumonias. Am J Respir Crit Care Med，2013，188(6)：733-748.

[5]蔡后荣，李惠萍.实用间质性肺疾病.北京：人民卫生出版社，2010.

（杨 莉）

第三节　介入肺脏病学技术的应用进展

摘　要：介入肺脏病学(IP)是一个飞速发展的领域，主要专注于复杂的气道和胸膜疾病的诊治，是诊治呼吸内科疾病的重要技术。气管镜、内科胸腔镜相关技术的创新和发展促使IP走向临床，并逐渐成为临床诊疗的常规方法。本文旨在概述介入肺脏病学在呼吸疾病诊治中的进展，包括针对哮喘、慢性阻塞性肺疾病、原发或转移肺肿瘤等常见疾病诊疗的新技术，其中一部分已成熟应用于临床。

关键词：介入肺脏病学；支气管镜；内科胸腔镜

Abstract：Interventional pulmonology（IP）remains a rapidly expanding field subspecialty focused on the diagnosis and treatment of complex thoracic diseases，which is the most important technologies for respiratory diseases. Technological innovation and improvements about bronchoscopy and medical thoracoscopy in patient care have continued to drive IP into different areas of pulmonary disease and make it become a standard of care. In this chapter of advances in IP，we will present new interventional approaches to old diseases including asthma，chronic obstructive pulmonary disease and primary or metastatic lung malignancy，emerging technologic innovation and the maturation of the field of IP.

Keywords：Interventional pulmonology；Bronchoscopy；Medical thoracoscopy

2002 年由欧洲呼吸学会（European Respiratory Society，ERS）和美国胸科学会（American Thoracic Society，ATS）共同起草了一份关于肺脏病学方面的纲领性文件——ERS/ATS statement on interventional pulmonology。由此，"介入肺脏病学"定义为：一门涉及呼吸病侵入性诊断和治疗操作的医学科学与艺术，掌握它除了需要接受标准的呼吸病学的专业训练外，还必须接受更加专业的相关训练，并能做出更加专业的判断。介入肺脏病学着重于复杂气道病变的处理：良、恶性病变所致的中央气道的阻塞、胸膜疾病、肺血管性病变等的诊断和治疗。

其涉及的技术主要包括：硬质支气管镜检术、经支气管针吸活检术（Transbronchial needle aspiration，TBNA）、自荧光支气管镜检术、支气管内超声（Endobronchial ultrasound，EBUS）、经皮针吸肺活检术（Transbronchial Lung Biopsy，TBLB）、支气管镜介导下的激光、高频电灼、氩等离子体凝固（Argon-plasma coagulation，APC）、冷冻、气道内支架植入、支气管内近距离后装放疗、光动力治疗以及内科胸腔镜与胸腔介入诊疗等。随着这门学科的发展，目前其诊治范围和相关技术已不仅仅限于此。本文将着重介绍近年来飞速发展起来的介入肺脏病学领域的新技术。

一、采用 EBUS-TBNA/EBUS-GS-TBLB 技术提高近纵隔、肺门病变甚至肺外周病变(PPL)的确诊率

在支气管超声内镜 EBUS 出现之前,传统的经支气管针吸活检术(TBNA)只能通过穿刺靠近纵隔和肺门的肿大淋巴结。2004 年出现了专用的可弯曲的 EBUS 气管镜,使得对肿大的纵隔和肺门淋巴结进行实时 TBNA 成为现实。超声内镜引导下的经支气管针吸活检术,即 EBUS-TBNA,已成为纵隔淋巴结诊断、疾病分期、再次活检的一项重要手段,被认为在疾病分期和获取组织标本上等同于甚至具有超越纵隔镜的潜力,这一点在日益强调分子分型治疗的今天尤其重要。目前新推出的 EBUS 气管镜(Fujifilm,Japan,EB 530)具有 120°的视野和 10°的倾角,这样的变化使得操作者的视野接近于 0°,与普通支气管镜相当,让操作者可以像使用普通气管镜一样对患者进行检查。并且这种 EBUS 气管镜前端可弯曲 35°,可以探测到上叶靠近主支气管的部分,使得操作者在进行检查时,可以对更多的气道做 EBUS 探测(图 1-7)。

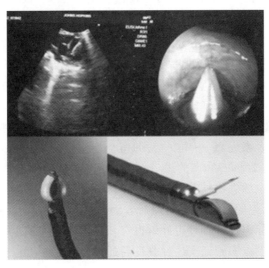

图 1-7 EBUS 气管镜(Fujifilm,Japan,EB 530)

(引自 Xiang Y, et al. J Thorac Dis,2013)

与此同步出现的还有径向式扫描(Radial scanning),是一种特殊的 B 型显示方式,超声换能器位于圆周中心,径向旋转扫查线与显示器上扫描线做同步旋转,从而得到一副圆形平面位置显示图像。EBUS-TBLB 就是通过气管镜工作通道的径向超声探头定位后实现的经支气管肺活检术。这项技术不仅用于诊断外周实性结节,对毛玻璃阴影的诊断同样有效,结合 CT 重建,并且应用引导鞘 EBUS-GS 定位,对外周毛玻璃病灶的诊断阳性率可达 65%。此外,EBUS-GS 也可以用于中心气道病变的检查,评估肿瘤的侵犯深度。更多、更精确的定位及导航技术还在不断的探索中。

二、应用电子和可视导航支气管镜(EVNB)对不适合手术治疗的肺实质病变及早期肺癌进行评估管理

（一）电子和可视导航支气管镜(EVNB)应用于外周肺结节的评估

国家肺癌筛查研究显示,24%CT扫描筛查发现了外周肺结节(Peripheral pulmonary nodule,PPN)。对其进行准确的定位,并通过介入活检技术获得足够的组织标本,对临床医师而言,有时却是非常棘手的问题。在进行气管镜检查时,使用一维或者二维荧光支气管镜来评估PPN,很难准确定位并且对于肺外周三分之一病变的检出率很低。随着超细支气管镜和导航支气管镜的出现,PPN的定位成功率和诊断率都得到了提高。电子和可视导航支气管镜(Electronic and visual navigation bronchoscopy,EVNB)的使用已经得到了食品和药物管理局(Food and Drug Administration,FDA)的批准,现在已逐渐应用于PPN的评估。

（二）EVNB可作为立体定位放疗(SBRT)时的放置定位技术

立体定位放疗(Stereotactic body radiotherapy,SBRT)主要用于不适合或者不愿意进行手术切除的肺实质病变患者。SBRT应用的局限主要在于患者呼吸时病灶位置会变动。目前采取呼吸门控、实时肿瘤追踪、腹部压迫以及基准标志定位等技术来克服这一问题。基准标志定位技术,就是把黄金制造的金属线圈或者小杆通过胸腔穿刺或者气管镜放置在目标位置上。经胸腔穿刺放置定位的方法虽然更有效,但是气胸的发生率很高,而使用EVNB进行放置就没有气胸的危险。EVNB引导下的放疗对于早期或者不能够进行手术治疗的肺癌患者来说,是一项安全、创伤小、有效且可行的技术。但有报道称,使用杆状标志物定位时,有10%～30%的患者会发生标志物移位,这使得铂金线圈或将取代黄金珠子成为新的定位标志物。Schroeder等对比了通过EVNB铂金线圈和黄金珠子的放置定位,前者发生移位的概率为1%,而后者为10%～13%;但在进行SRBT方面,目前没有数据表明这两种标志物哪一种更好。也有新的标志物将黄金珠子和镍锗钛线圈整合在一起,然而,目前还没有实验证实这种改良后的标志物是否可以减少移位的发生。

（三）EVNB引导近距离放疗治疗

导管引导的近距离放疗在治疗气道内恶性病变方面的应用前景值得期待。对于无法进行手术治疗的患者,已有使用EVNB引导近距离放疗治疗外周病变的报道。Becker等对18例失去手术机会的肺癌患者使用EVNB引导近距离放疗治疗,其中9例得到了完全缓解并且副作用轻微。Harms等也使用EVNB引导近距离放疗成功治疗了一例失去手术机会的右上叶非小细胞肺癌(Non-small cell lung cancer,NSCLC)患者。目前仍然需要大规模的前瞻性研究来评估这一技术。

（四）EVNB应用于气管镜下射频消融技术

射频消融技术(Radiofrequency ablation,RFA)是使用低频(460kHz～480kHz)、长波段产生热能使得组织凝固和坏死。最初RFA用于皮下病灶的治疗,在治疗气道内恶性病变时一样有效,但疼痛、血胸、气胸以及反应性胸膜炎等副作用的发生率较高。RFA的

缺点是对局部组织进行凝固时,周围组织也会被波及而坏死,并且操作时需要将导管反复取出。Tanabe 等在 CT 引导下,使用内部冷却的 RFA 导管治疗 10 例失去手术机会的 I 期 NSCLC 患者,全部取得了成功并且没有并发症。这一技术或许可以治疗那些失去手术机会或即使采用了外周放疗而病情依然进展的肺外周病变患者。

三、对气道内或者肺实质病变进行的气管支气管内成像

在诊断恶性和非恶性的气道与肺实质的病变中,经支气管镜成像技术的进展得到广泛关注,包括利用不同波长的光波成像,以及根据肿瘤血管、恶性病变、非恶性病变的反射特性差异成像,可以利用这些技术来筛查具有高危风险患者的癌前病变。新的经支气管镜成像技术可以让我们观察到肺泡甚至基底膜和结缔组织的变化。

（一）光学相干断层成像术（OCT）

光学相干断层成像术（Optical coherence tomography,OCT）是一种无创的高分辨率成像技术,可以快速生成 2～3mm 距离内的气道横截面图像（图 1-8）。其原理类似于超声,但是利用光波而非声波来产生图像,OCT 使用低相干干涉技术,利用在红外光光谱下组织反射光波的性能不同,经反射的光互相干涉形成固定的模式并且成像。OCT 导管通过可弯曲支气管镜的工作通道,能够在体内实时反应支气管树的情况。

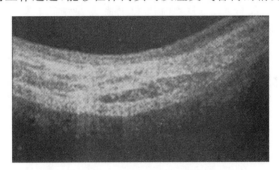

图 1-8　气管 OCT 成像

(引自 Hariri LP，et al. Am J Respir Crit Med,2013)

最新的进展是使用针状 OCT 在 TBNA 前放入病灶中进行评估,这种针被称为"智能探针"。OCT 领域的新进展还包括极性敏感 OCT（Polarization sensitive optical coherence tomography,PS-OCT）。PS-OCT 是利用光波穿透不同组织时产生的延迟不同,从而反映气道和肺实质的不同光学极性,产生彩色图像。这些不同极性的光学特点可以产生更加精细的信号,从而能够辨别出实性的、空心的和纤维化的结构。OCT 可用于评估气道内病变,也可用于评估正常肺实质、气道发育异常、原位癌、腔外良性病变以及侵入性的恶性病变等。

（二）激光共焦扫描荧光显微内窥镜（CFM）

利用激光激发注入的荧光剂,再将形成的体内图像通过光束上传。Lane 等研究对比了 CFM 和经支气管镜肺活检标本的组织病理学。他们使用 CFM 来评估气道内的 NSCLC、相关的支气管黏膜排列紊乱、肺泡微石症、肺泡蛋白沉积症和慢性阻塞性肺病

(Chronic obstructive pulmonary disease，COPD)等疾病。但这项技术的局限性在于其结果都是描述性的，到目前为止，还没有使用该技术进行诊断的大规模研究。

（三）细胞内镜

细胞内镜是最近出现的一项新技术，可在活体内达到黏膜甚至细胞水平的成像。通过一条导光镜，可将被观察的黏膜表面细胞放大 1400 倍。这项技术最初被用在胃镜上，后来陆续有研究利用细胞内镜确诊 NSCLC 和鉴别气道内的良性、恶性和不典型增生病变。这一技术有望在鉴别良恶性病变上发挥更大的作用。

四、经支气管镜实施病变冷冻治疗和冷冻探针诊断

冷冻治疗是一项安全、有效的治疗良性及恶性中央型气道内阻塞的手段。冷冻治疗系统由气源和冷冻治疗导管构成，原理为冷冻工作气体（CO_2 或者 NO）的快速减压使探头迅速降温至 $-89℃$，通过反复的冻融导致组织破坏。除治疗中央型气道内阻塞外，冷冻治疗还是取出支气管内黏液栓、血块和其他组织异物的理想选择。

近年来逐渐将经支气管镜冷冻活检技术（Cryoprobe biopsies，CPBx）应用于间质性肺疾病、移植肺的评估以及肺外周结节的诊断。2013 年，Yarmus 等首先进行了肺移植后使用 CPBx 和活检针取材的对比研究。在这个研究中，CPBx 显示了其安全性和有效性，不但取得了更大的肺组织标本，而且在气胸和出血等并发症上与使用标准活检钳经支气管镜活检相比也没有差异。最近，Schuhmann 等在 EBUS-GS 引导下对 31 名患者使用了 CPBx 和活检针取材，结果显示，其中 19 名患者用两种方法都可得到诊断，有 4 名患者只有经 CPBx 才能诊断。

从目前的数据来看，CPBx 要优于传统肺活检，但是依然需要有大规模的对比研究来证实其优越性。

五、经支气管镜肺放置新型气道内支架

气道支架主要用于治疗中央型气道的外压型狭窄。目前气道内支架有自膨胀型金属支架（覆膜或者未覆膜）以及硅酮支架。FDA 警告未覆膜金属支架只能作为良性气道狭窄治疗的最后手段，因为其具有刺激上皮增生、肉芽肿形成的特性，并存在支架断裂和难以取出的风险。

金属支架可使用可弯曲支气管镜或者硬质支气管镜放置，而硅酮支架只能通过硬质支气管镜放置。支架可有效治疗中央型气道狭窄，目前将支架和放疗珠联合用于治疗恶性气道内狭窄。在治疗气道内良、恶性狭窄方面的最新进展是生物可降解支架。2011年，Lischke 等报道了 5 例肺移植术后气道狭窄患者使用可降解支架的有效性和安全性，为我们治疗气道良、恶性狭窄提供了一个新的前景，然而，在开发上还需要进一步的动物研究和临床实验。

六、经支气管镜实施肺减容术（BLVR）

对于运动耐量下降的以上叶为主的肺气肿患者而言，常规肺减容手术可以提高其生活质量，延长生存期。但患者围手术期的并发症多，尤其是手术后 90d 的死亡率高达

5.2%，限制了这一手术的广泛运用。

目前有好几种经支气管镜肺减容术（Bronchoscopic lung volume reduction，BLVR）的微创方法取得了类似效果，并且都得到了 FDA 的批准，包括单向活瓣置入、热消融、生物线圈肺叶/段套扎术。

（一）经支气管镜放置气道活瓣治疗肺气肿

目前有两种单向活瓣，包括 Zephyr 活瓣和支气管内活瓣。

1. Zephyr 活瓣

Zephyr 活瓣是一种二级装置，有一个镍钛合金骨架，外面使用硅酮材料，被做成鸭嘴状，它比以前的支架产生的气道阻力更小，见图 1-9。2012 年，Herth 等通过 CT 评估选取叶间裂完整的肺气肿患者，放置 Zephyr 活瓣，与药物控制组相比，手术后 6 个月、12 个月的一秒用力呼气容积（Forced expiratory volume in one second，FEV$_1$）均明显改善，但有气胸发生率增高的趋势，其他并发症的发生率与对照组无差异。

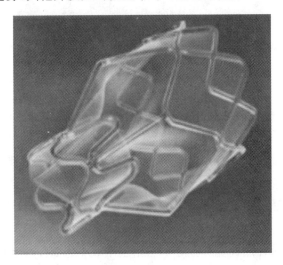

图 1-9　Zephyr 活瓣

（引自 Herth FJ, et al. Eur Respir J,2012）

2. 支气管内活瓣（IBV）

支气管内活瓣（Endobronchial valve，IBV）是一种伞状单向活瓣，内部为镍钛合金骨架，外覆有聚合物膜，可以让分泌物和气体流出，使得远端气道闭塞，见图 1-10。2010 年，Sterman 等对 91 名以上叶肺气肿和阻塞为主要表现的患者进行了一项前瞻性研究，在两侧均放置了 IBV。术后发现圣乔治呼吸问卷（St Georges respiratory questionnaire，SGRQ）评分较基线明显改善，并且未做治疗的肺叶体积也相应增大。最常见的并发症是气胸，并且有一名患者在置入活瓣 4 天后死于张力性气胸。

BLVR 的最大问题在于叶间旁路通气。在 Endobronchial valve for Emphysema palliation Trial 中，发现与叶间裂不完整的患者相比较，活瓣治疗对叶间裂完整的患者的效果更好。内镜下测量旁路通气导管技术的出现或将解决这一问题。Herth 等研究了 Chartis 系统，发现其预测患者对活瓣反应的准确性为 75%。通过检测，预测结果良好的患者置入活瓣后,目标肺叶不张的程度和 FEV_1 的改善均优于预测结果不好的患者。

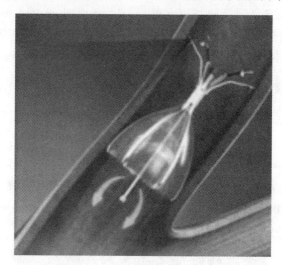

图 1-10 支气管内活瓣(IBV)

(引自 Sterman DH，et al. Respiration，2010)

(二)经支气管镜放置活瓣治疗手术后漏气

肺癌患者肺叶切除手术后发生持续漏气或者支气管胸膜瘘(Bronchopleural fistula，BPF)的概率为 2%～12%。这种情况通常需要再次手术,死亡率极高。已有研究者应用 BLVR 活瓣技术成功治疗手术后 BPF。目前 FDA 已经批准这项技术可以酌情使用在有指征的患者上。

(三)采用经支气管镜热蒸汽消融术(BTVA)治疗肺气肿

经支气管镜热蒸汽消融术(Bronchoscopic thermal vapor ablation，BTVA)是一项新的技术,使用热蒸汽或者热气流作用于肺气肿患者的肺组织,产生不可逆的炎症和纤维化。Snell 等使用低能量(5cal/g 肺组织)BTVA 单侧治疗 11 例不均匀性肺气肿,取得了一定的疗效,但仍需大规模的临床试验佐证。

(四)采用支气管热成形术(BT)治疗重症哮喘

支气管热成形术(Bronchial thermoplasty，BT)是一项新技术,或将成为哮喘治疗的一项重要补充手段。支气管热成形术导管见图 1-11。当重度持续性哮喘患者在吸入糖皮质激素和长效 β_2 受体激动剂后,症状仍难以控制时,应考虑选用这种治疗方法的可能性。其原理是通过恒温灼烧使气道增厚的平滑肌减少,即使用热消融的方法来治疗哮喘,控制温度在 65℃ 最佳,消融顺序为右下叶、左下叶及双上叶,分次间隔完成,气道选择 3～10mm,每个亚段分 4～5 次灼烧,每次有效灼烧 10s。2013 年,Wechsler 等完成了对 162 例进行支气管热成形术治疗患者的连续 5 年、每年一次的随访,以评估支气管热成形术治疗的长期安全性及其疗效的持久性。结果显示:受试者术后 5 年内的严重哮喘急性发作和因呼吸道症状而急诊就医的比例均持续减少,证明了支气管热成形术对哮喘控制的益处和安全性。

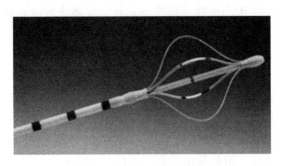

图 1-11 支气管热成形术导管

（引自 Wechsler ME, et al. J Allergy Clin Immunol, 2013）

尽管 FDA 批准了这项技术，但仍需更进一步的研究以确定其短期和长期的安全性以及究竟什么样的患者可以从这项技术中获益最多。

七、采用内科胸腔镜诊治胸膜腔病变

单孔的内科胸腔镜已经在介入肺脏病学中应用以诊断、治疗胸膜腔病变。内科胸腔镜逐渐取代了胸膜腔活检作为恶性胸膜病变和感染性胸膜病变的诊断手段，除了取材的体积较小外，半硬质腔镜在诊断准确率方面和硬质腔镜已经没有差别。在治疗方面，内科胸腔镜也显现出独特优势。

（一）用于恶性胸膜腔积液的处理

2010 年英国胸科协会（BTS）在 *Thorax* 杂志上发布了"Local anaesthetic thoracoscopy: British thoracic society pleural disease guideline"。文中指出：内科胸腔镜同时可进行诊断和治疗，特别适合于胸膜间皮瘤的诊治，可减少胸腔操作，可减少活检针道转移及降低活检部位需要放疗的概率。

如果直视下胸膜呈现明显异常，可在内科胸腔镜下立即进行滑石粉喷洒胸膜腔闭锁术。研究表明，对于恶性胸膜疾病患者，在 1 个月时采用滑石粉喷洒的有效率（影像学评价）为 84% 左右。对于肺癌或乳腺癌胸膜转移的患者，亚组分析提示，滑石粉喷洒也具有明显的优势。滑石粉喷洒的并发症发生率可能与所用滑石粉的剂量和类型有关。Dresler 等报道了一项关于滑石粉喷洒治疗恶性胸腔积液的大型随机临床研究，222 例喷洒滑石粉的患者中有 9 例（4.1%），240 例接受其他治疗的患者中有 7 例（2.9%）死于可能与滑石粉相关的呼吸衰竭和急性呼吸窘迫综合征。所有的这些病例可能与使用等级差、不均匀的滑石粉有关。Janssen 等研究显示：在 558 例患者中，使用质量上乘的滑石粉，未发现与局麻胸腔镜下滑石粉喷洒相关的急性呼吸窘迫综合征或者死亡。因此，内科胸腔镜提供了很高的疾病诊断效力和有效的胸膜腔闭锁的治疗手段，但在考虑使用滑石粉喷洒治疗时，必须使用质量上乘的滑石粉。

（二）用于气胸的处理

在病情评估方面，Noppen 等使用带荧光的胸腔镜，分别在白光下和荧光下观察气胸患者和正常对照人群的肺组织，发现原发性气胸患者的肺脏在白光下未发现异常的地方，

使用荧光却可以看到大小不一的肺大疱。这些肺大疱的破裂可能是导致以后气胸反复发生的原因。

在治疗方面,目前对难治性气胸患者的标准治疗仍是胸外科手术[电视辅助胸腔镜手术(Video-assisted thoracoscopic surgery,VATS)或小开胸下胸膜腔闭锁术伴或不伴肺叶切除]。但多项研究也已表明内科胸腔镜下滑石粉喷洒胸膜腔闭锁术对原发性和继发性气胸都是一种有效的治疗手段。对于临床上不适合进行外科手术或某些继发性气胸伴有明显高危因素的患者,可由操作经验丰富的医师对其进行内科胸腔镜下的治疗。Tschopp 等在内科胸腔镜下滑石粉喷洒胸膜腔闭锁术治疗持续性漏气(>7d)或复发性气胸的患者,具有较好的长期疗效,在平均 5 年的随访中显示有 93% 的成功率(未再出现相同侧的气胸)。一项随机对照研究比较了滑石粉喷洒胸膜腔闭锁术和经肋间胸管引流作为原发性自发性气胸患者的初始治疗的效果,显示滑石粉喷洒(复发率为 5.1%,3/59)较经肋间胸管引流(复发率为 34%,16/47)效果更好。因此,滑石粉喷洒胸膜腔闭锁术似乎是治疗原发性自发性气胸患者的一种有效手段。

慢性阻塞性肺疾病患者出现继发性气胸预示死亡风险增加及需要延长住院时间。这些患者因肺功能差而不适合手术,同时进行全麻的风险大。这些患者可通过胸管注入滑石粉浆治疗,亦可在局麻胸腔镜下治疗。Tschopp 等的另一项随机病例研究中,应用滑石粉喷洒胸膜腔闭锁治疗 41 例 COPD 患者(平均 FEV_1 占预计值 41%)继发性相关气胸,3 年的随访发现成功率约为 95%,但是 4 例患者在术后 30d 内死亡,7 例患者出现超过 7d 的持续性漏气。

内科胸腔镜有望在气胸治疗领域有所发展,但也需进一步与外科手术这一金标准进行疗效比较,以确定其治疗作用。而且,对于具有正常胸膜表面的患者,滑石粉喷洒时疼痛明显,治疗时可能需要深度镇静或者全麻,这也是一个开展治疗时亟待解决的问题。

（三）用于脓胸的处理

内科胸腔镜对治疗胸膜感染非常有帮助,能够分离局部分隔及粘连,准确放置胸管和引流。在欧洲,内科胸腔镜检查已经作为治疗脓胸的初始治疗手段。Colt、Soler、Brutsche 等分别报道了使用内科胸腔镜检查治疗胸膜感染的病例,研究显示,治疗成功率高达 91.6%,且无并发症。但仍需要进行大规模的前瞻性随机对照研究去阐明内科胸腔镜在胸膜感染治疗中的确切作用。内科胸腔镜可能是将来由呼吸内科医师和胸外科医师相互合作使用的一项治疗胸膜感染的技术。

八、展　望

随着介入肺脏病学的不断发展和新技术的不断涌现,诊疗疾病的模式也在不断变化。过去认为只能通过药物和普通外科手术来治疗的疾病,现在可以由更微创的手段来治疗。尽管许多介入肺脏病学技术具有很好的应用前景,但目前还是需要前瞻性的随机对照研究来验证其安全性和临床有效性。可以预见,未来的进步主要来自以下领域:哮喘和 COPD 的管理,原发肿瘤和晚期转移肿瘤的处理,以及间质性肺疾病的诊疗。未来研究将着眼于以下几方面:

（1）支气管镜本身将继续改进其人机功效,提高超声图像质量,增加末梢肺泡显微显像功能，以及透壁显像功能。

（2）持续改进的导航技术不仅可以提高外周小结节的诊断率，而且可以为失去手术机会的患者提供精确热消融治疗。

（3）冷冻诊疗技术将用于活检和肺实质病灶的治疗，在偏心性病灶和间质性肺疾病的冷冻活检方面，应用将优于传统的经支气管肺活检术。

（4）经支气管肺减容术将和支气管热塑成形术一样，成为治疗上叶不均质性肺气肿和难治性哮喘的常规手段。

（5）介入肺脏病学将成为一个正式的亚临床专科，并会进行相应的资质认定。

【思考题】

近年来，介入肺脏病学领域主要出现了哪些应用于呼吸系统疾病诊治的新技术，有何意义？请举例说明。

【参考文献】

[1] Akulian J，Feller-Kopman D，Lee H，et al. Advances in interventional pulmonology. Expert Rev Respir Med，2014，8(2)：191-208.

[2] Hariri LP，Villiger M，Applegate MB，et al. Seeing beyond the bronchoscope to increase the diagnostic yield of bronchoscopic biopsy. Am J Respir Crit Med，2013，187(2)：125-129.

[3] Herth FJ，Eberhardt R，Gompelmann D，et al. Radiological and clinical outcomes of using Chartis to plan endobronchial valve treatment. Eur Respir J，2013，41(2)：302-308.

[4] Herth FJ，Noppen M，Valipour A，et al. Efficacy predictors of lung volume reduction with Zephyr valves in a European cohort. Eur Respir J，2012，39(6)：1334-1342.

[5] Lischke R，Pozniak J，Vondrys D，et al. Novel biodegradable stents in the treatment of bronchial stenosis after lung transplantation. Eur J Cardiothorac Surg，2011，40(3)：619-624.

[6] Rahman NM，Ali NJ，Brown G，et al. Local anaesthetic thoracoscopy：British thoracic society pleural disease guideline 2010. Thorax，2010，65（Suppl 2）：ii54-ii60.

[7] Snell G，Herth FJ，Hopkins P，et al. Bronchoscopic thermal vapour ablation therapy in the management of heterogeneous emphysema. Eur Respir J，2012，39(6)：1326-1333.

[8] Sterman DH，Mehta AC，Wood DE，et al. A multicenter pilot study of a bronchial valve for the treatment of severe emphysema. Respiration，2010，79(3)：222-233.

[9] Wechsler ME，Laviolette M，Rubin AS，et al. Bronchial thermoplasty：Long-term safety and effectiveness in patients with severe persistent asthma. J Allergy Clin

Immunol,2013,132(6):1295-1302.

[10]Xiang Y, Zhang F, Akulian J, et al. EBUS-TBNA by a new Fuji EBUS scope(with video). J Thorac Dis,2013,5(1):36-39.

[11]Yarmus L, Akulian J, Gilbert C, et al. Cryoprobe transbronchial lung biopsy in patients after lung transplantation: a pilot safety study. Chest,2013,143(3): 621-626.

（吕　昕）

第四节　肺血栓栓塞症的诊治进展

摘　要：近年来，对肺血栓栓塞症(PTE)的深入研究为 PTE 的诊断和治疗提供了更多的循证医学证据。美国心脏协会(AHA)和欧洲心脏病学会(ESC)相继制定了 PTE 诊治指南，并多次更新、规范 PTE 的诊断策略及流程，强化危险分层的概念，规范溶栓和抗凝治疗策略等。这有助于提高 PTE 的防治水平，改善 PTE 患者的预后。

关键词：肺血栓栓塞症；诊断；治疗

Abstract：In recent years, deepening research focussing on the diagnosis and treatment of pulmonary thromboembolism(PTE), provide more evidence of evidence-based medicine. Several guidelines focussing on clinical management of PTE have been published by American Heart Association(AHA)and European Society of Cardiology (ESC). New data has extended or modified our knowledge in respect of optimal diagnosis strategies, risk stratification, prognostic assessment and treatment strategies of patients with PTE. It's beneficial to improve the prognosis of patients with PTE.

Keywords：Pulmonary thromboembolism；Diagnosis；Treatment

一、概　述

肺栓塞(Pulmonary embolism,PE)是一种发病凶险的致死性心肺疾病，是内源性或外源性栓子阻塞肺动脉引起肺循环障碍的临床和病理生理综合征，包括肺血栓栓塞症、脂肪栓塞综合征、羊水栓塞、空气栓塞、肿瘤栓塞等。其中 99% 的肺栓塞栓子是血栓。肺血栓栓塞症(Pulmonary thromboembolism,PTE)是指来自静脉系统或右心的血栓阻塞肺动脉或其分支所致疾病，以肺循环和呼吸功能障碍为其主要临床和病理生理特征，占肺栓塞的绝大多数，是最常见的肺栓塞类型，通常所称的 PE 即指 PTE。深静脉血栓形成(Deep venous thrombosis,DVT)是引起 PTE 的主要血栓来源，DVT 多发于下肢或者骨盆深静脉，脱落后随血流循环进入肺动脉及其分支，PTE 常为 DVT 的合并症。由于 PTE 与 DVT 在发病机制上存在相互关联，是同一种疾病病程中两个不同阶段的不同临床表现，因此统称为静脉血栓栓塞症(Venous thromboembolism,VTE)。近年来对肺栓塞的研究取得了迅速发展。在短短的十几年间，肺栓塞的诊断呈十几倍增长，主要与临床医师对肺栓塞的诊断意识和技术水平提高有关。低分子肝素、其他新型抗凝药物和新型溶栓药物在临床上的应用使肺血栓栓塞症的治疗进入新时期。一些多中心临床试验的完成，为肺血栓栓塞症的诊断和治疗提供了更多的循证医学证据。美国心脏协会(American Heart Association,AHA)和欧洲心脏病学会(European Society of Cardiology,ESC)相继制定了肺血栓栓塞症诊治指南，并多次更新。我国对肺血栓栓塞症的诊治水平也取得了显著进步。

二、流行病学

PE 的准确发病率至今尚不清楚。现有的流行病学多将 VTE 作为一个整体进行危险因素、自然病程研究,其年发病率为(100~200)/10 万。根据流行病学模型估计,2004年,欧盟与 VTE 有关的死亡人数超过 317000,其中突发致死性 PE 占 34%,死前未能确诊的占 59%,在早期死亡患者中仅有 7% 死前明确诊断为 PE。我国目前缺乏 PE 准确的流行病学资料。随着临床医师诊断意识的不断提高,更多的 PE 病例能够被正确诊断。

三、危险因素

VTE 危险因素包括任何可以导致静脉血液淤滞、静脉系统内皮损伤和血液高凝状态的因素,即 Virchow 三要素。VTE 是患者自身因素及环境因素相互作用的结果。但 PE 也可能发生在没有任何已知危险因素的情况下。

VTE 的诱发因素包括:

(1)高危因素(OR>10):①下肢骨折;②3 个月内因心力衰竭、心房颤动或心房扑动入院;③髋关节或膝关节置换术;④严重创伤;⑤3 个月内发生心肌梗死;⑥既往 VTE;⑦脊髓损伤。

(2)中危因素(OR=2~9):①膝关节镜手术;②自身免疫疾病;③输血;④中心静脉置管;⑤化疗;⑥充血性心力衰竭或呼吸衰竭;⑦促红细胞生成素;⑧激素替代治疗(按配方而定);⑨体外受精;⑩感染(特别是呼吸系统、泌尿系统感染或 HIV 感染);⑪炎症性肠道疾病;⑫癌症(高危转移性疾病);⑬口服避孕药;⑭脑卒中(卒中)瘫痪;⑮产后;⑯浅静脉血栓;⑰血栓形成倾向。

(3)低危因素(OR<2):①卧床休息>3d;②糖尿病;③高血压;④长时间坐位(例如:长时间的汽车或飞机旅行);⑤年龄增长;⑥腹腔镜手术(例如:腹腔镜下胆囊切除术);⑦肥胖;⑧妊娠;⑨静脉曲张。

注:OR 为相对危险度(odds ratio)。

四、病理生理学

PE 一旦发生,肺动脉管腔阻塞,血流减少或中断,可导致不同程度的血流动力学和呼吸功能改变。轻者几乎无任何症状,重者可导致肺血管阻力突然增加,肺动脉压升高,心排血量下降,严重时因冠状动脉和脑动脉供血不足,导致晕厥甚至死亡。

(一)血流动力学改变

PE 可致肺循环阻力增加,肺动脉压升高。肺血流受损 25%~30% 时,平均肺动脉压轻度升高;肺血流受损 30%~40% 时,平均肺动脉压可达 30mmHg;肺血流受损 40%~50% 时,平均肺动脉压可达 40mmHg,右心室充盈压升高;肺血流受损 50%~70% 可致持续性肺动脉高压;肺血流受损超过 85% 可引起猝死。

(二)右心功能不全

肺血管床阻塞范围和基础心肺功能状态是右心功能不全是否发生的最重要因素。肺血管床阻塞范围越大则肺动脉压升高越明显。5-羟色胺等缩血管物质分泌增多、缺氧及反射性肺动脉收缩导致肺血管阻力及肺动脉压力进一步升高,最终发生右心功能不全。右心室超负荷可致脑钠肽、脑钠肽前体及肌钙蛋白等血清标志物升高,预示预后较差。

(三)心室间相互作用

肺动脉压迅速升高会导致右心室后负荷突然增加,引起右心室扩张、室壁张力增加和功能紊乱。右心室扩张会引起室间隔左移,导致左心室舒张末期容积减小和充盈减少,心排血量减少,体循环血压下降,冠状动脉供血减少,心肌缺血。大面积肺栓塞引起的右心室壁张力增加导致右冠状动脉供血减少,右室心肌耗氧增多,进而导致心肌缺血、心源性休克甚至死亡。

(四)呼吸功能

PE 时呼吸衰竭主要是血流动力学紊乱的结果。心排血量降低引起混合静脉血氧饱和度降低;通气/血流比例失调导致低氧血症;右心房与左心房之间压差倒转,导致部分患者卵圆孔重新开放,右向左分流,可引起严重低氧血症,并增加反常栓塞和脑卒中风险。

五、急性肺栓塞的诊断流程

对怀疑急性 PE 患者采取"三步走"策略,首先进行临床可能性评估,再进行初始危险分层,然后逐级选择检查手段以明确诊断。

(一)临床可能性评估

尽管 PE 的症状、临床表现和常规检查缺乏敏感性和特异性,但综合临床判断和预测评分可帮助我们区分 PE 的疑似患者,并在行特殊检查前初步估计 PE 的可能性,这样可提高 PE 的确诊率。肺栓塞临床预测评分见表 1-9、表 1-10。

(二)临床分期和初始危险分层

急性 PE 发生的严重程度的临床分级是依据 PE 患者院内发生的早期死亡风险或者 30d 死亡率。这个分层是根据患者的临床表现来划分的,对临床诊断及治疗方案的选择有重要作用。存在休克或者持续低血压为高危 PE。不存在休克或者持续低血压为非高危 PE。低血压:排除新发心律失常、血容量下降、脓毒症后,收缩压<90mmHg,或收缩压下降 40mmHg 并持续 15min 以上。

表 1-9　肺栓塞临床预测 Wells 评分

Wells 评分			临床判断评分	
			原始版	简化版
既往 PE 或 DVT 病史			1.5	1
心率≥100 次/min			1.5	1
过去 4 周内有手术或制动史			1.5	1
咯血			1	1
癌症活动期			1	1
DVT 临床表现			3	1
其他鉴别诊断的可能性低于 PE			3	1
临床概率	分为 3 个水平	低	0~1	
		中	2~6	
		高	≥7	
	分为 2 个水平	PE 不太可能	0~4	0~1
		PE 可能	≥5	≥2

表 1-10 肺栓塞临床预测 Geneva 评分

Geneva 评分		临床判断评分	
		原始版	简化版
既往 PE 或 DVT 史		3	1
心率	75~94 次/min	3	1
	≥95 次/min	5	2
过去 1 个月内手术史或骨折史		2	1
咯血		2	1
癌症活动期		2	1
单侧下肢痛		3	1
下肢深静脉触痛和单侧肿胀		4	1
年龄＞65 岁		1	1
临床概率	分为 3 个水平	低	0~3	0~1
		中	4~10	2~4
		高	≥10	≥5
	分为 2 个水平	PE 不太可能	0~5	0~2
		PE 可能	≥6	≥3

1. 疑似高危 PE 的诊断流程

疑似高危 PE 是可迅速致死的危险状态,休克或低血压症状往往提示病情危重。该类患者临床诊断率很高。首选检查为床边经胸超声心动图检查,若急性肺栓塞引起患者血流动力学失代偿改变,超声可发现急性肺动脉高压和右心功能不全的表现。对于极度不稳定的患者,超声心动图一旦发现右心功能不全,应立即进行再灌注治疗,无需进一步检查。疑似高危 PE 的诊断流程见图 1-12。

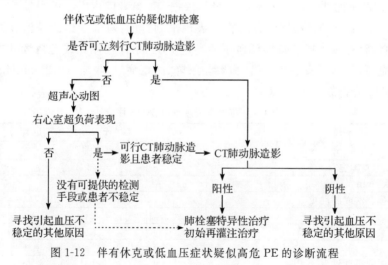

图 1-12 伴有休克或低血压症状疑似高危 PE 的诊断流程

2. 疑似非高危 PE 的诊断流程

血浆 D-二聚体测定结合临床评估是重要的初筛检查,可排除大约 30％的患者,这类患者即使不接受治疗,3 个月内栓塞性事件发生概率低于 1％。临床高度怀疑 PE 的患者不需 D-二聚体检测,因为其阴性预测率较低。多排 CT 肺动脉造影是 D-二聚体升高的患者的二线检查,也是高度怀疑 PE 患者的一线检查。CT 肺动脉造影在肺动脉段以上水平的栓塞中诊断价值较高。不伴有休克或低血压的疑似非高危 PE 患者的诊断流程见图 1-13。不伴有休克或低血压的疑似非高危 PE 病例诊断标准(基于无创性检查)见表 1-11。

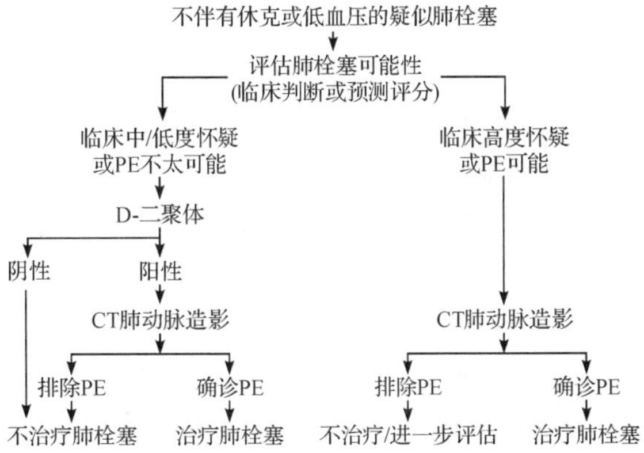

图 1-13　不伴有休克或低血压的疑似非高危 PE 患者的诊断流程

表 1-11　不伴有休克或低血压的疑似非高危 PE 病例诊断标准(基于无创性检查)

诊断标准			PE 的临床诊断可能性				
			低	中	高	PE 不太可能	PE 可能
排除 PE	D-二聚体	阴性结果,高灵敏度分析	+	+	-	+	-
		阴性结果,中灵敏度分析	+	±	-	+	-
	胸部 CT 血管造影	多排 CT 提示正常	+	+	±	+	±
	通气/灌注扫描	肺灌注扫描提示正常	+	+	+	+	+
		肺灌注扫描无诊断意义且下肢静脉超声近端阴性	+	±	-	+	-
确诊 PE		胸部 CT 血管造影发现肺血管段水平以上的栓子	+	+	+	+	+
		通气/灌注扫描提示高度可能	+	+	+	+	+
		静脉超声发现近端 DVT	+	+	+	+	+

注:+提示确定(无需进一步检查);-提示不确定(需行进一步检查);±提示有争议(应考虑进一步检查)。

2014 版 ESC 急性肺血栓栓塞症诊断与管理指南对 PE 疑似病例的诊断建议(推荐等级,证据水平)如下:

(1)对于疑似高危 PE 患者,推荐急诊 CT 血管造影或床旁经胸超声心动图(视当地条件或临床情况而定)(Ⅰ,C)。

(2)对于疑似高危 PE,具有右心功能不全征象且病情不稳定、不能耐受 CT 血管造影检查的患者,考虑床边下肢静脉超声和(或)经胸超声心动图检查静脉、肺动脉血栓以进一步支持 PE 诊断(如可立即行该项检查)(Ⅱb,C)。

(3)对于已经冠状动脉造影检查排除急性冠状动脉综合征而怀疑 PE 的病情不稳定患者,可直接在导管室行肺动脉造影(Ⅱb,C)。

(4)对于非高危 PE 疑似病例,建议采用确诊 PE 的诊断标准(Ⅰ,B);诊断要建立在临床判断和预测评分得出的临床可能性评估之上(Ⅰ,A)。

(5)建议对门诊/急诊低到中度怀疑 PE 或不太可能是 PE 的患者行 D-二聚体检测,以减少不必要的影像学和放射性检查,优先选择使用高灵敏度测定(Ⅰ,A)。

(6)对临床低度怀疑 PE 或不太可能是 PE 的患者,使用高度或中度灵敏度测定 D-二聚体水平正常后可以排除 PE(Ⅰ,A)。

(7)当患者被中度怀疑 PE 且 D-二聚体中度灵敏度检测阴性时,需进一步检查(Ⅱb,C)。

(8)对于临床高度怀疑的患者不建议 D-二聚体检测,即使使用高灵敏度检测方法得到正常值也不能完全排除 PE(Ⅲ,B)。

(9)对于临床评估为低到中度怀疑 PE 或不太可能是 PE 的患者,CT 血管造影正常可排除 PE(Ⅰ,A)。

(10)对于临床评估为高度怀疑 PE 或 PE 可能的患者,CT 血管造影正常可排除 PE(Ⅱa,B);CT 血管造影显示肺血管段水平以上的栓子可确诊 PE(Ⅰ,B)。

(11)孤立亚段血栓需考虑进一步检查以确诊 PE(Ⅱb,C)。

(12)放射性核素显像显示正常的肺灌注可排除 PE(Ⅰ,A);通气/灌注扫描提示 PE 高度可能可确诊 PE(Ⅱa,B);对低危或不太可能是 PE 的患者,若通气/灌注扫描结果无诊断意义,结合下肢近端静脉超声结果阴性可排除 PE(Ⅱa,B)。

(13)考虑对部分 PE 疑似患者行下肢静脉超声寻找 DVT,结果若为阳性可避免进一步影像学检查(Ⅱb,B);对于临床疑似 PE 的患者,若下肢静脉超声发现近端 DVT 可确诊 PE(Ⅰ,B);下肢静脉超声只发现远端 DVT 应考虑进一步检查确诊 PE(Ⅱa,B)。

(14)临床评估和非侵入性检查结果不一致时可考虑行肺动脉造影(Ⅱb,C)。

(三)预后评估

1. 临床指标

有多个基于客观临床指标的预测评分可有效预测评估急性 PE 患者的预后。其中,肺栓塞严重指数(Pulmonary embolism severity index,PESI)已被充分证实(表 1-12)。

表 1-12 肺栓塞严重指数(PESI)

指 标	原始版本	简化版本
年龄	以年龄为分数	1 分(若年龄>80 岁)
男性	+10 分	—
癌症	+30 分	1 分
慢性心力衰竭	+10 分	1 分
慢性肺部疾病	+10 分	
脉搏≥110 次/min	+20 分	1 分
收缩压<100mmHg	+30 分	1 分
呼吸频率>30 次/min	+20 分	—
体温<36℃	+20 分	—
精神状态改变	+60 分	—
动脉血氧饱和度<90%	+20 分	1 分

注:PESI 分级方法:≤65 分为 Ⅰ 级,30 天死亡率极低(0~1.6%);66~85 分为 Ⅱ 级,低死亡率(1.7%~3.5%);86~105 分为 Ⅲ 级,中等死亡率(3.2%~7.1%);106~125 分为 Ⅳ 级,高死亡率(4.0%~11.4%);>125 分为 Ⅴ 级,极高死亡率(10%~24.5%)。

简化 PESI:0 分=30 天死亡率 1.0%(95%CI:0.0%~2.1%);≥1 分=30 天死亡率 10.9%(95% CI:8.5%~13.2%)。

2.超声心动图和 CT 对右心室功能不全的影像学评估

超声心动图发现右心功能不全征象包括:右心室扩大,右心室/左心室直径比值增高,右心室游离壁运动功能减退,三尖瓣反流速度增加,三尖瓣环收缩期位移减少。CT 观察四腔心形态时若发现右心室扩大(舒张末期直径,与左心室相比较),提示右心室功能不全。

3.心脏实验室生物标志物

急性 PE 时,血浆 B 型利尿钠肽(B-natriuretic peptide,BNP)或 N 末端脑钠肽前体(N-terminal pro-brain natriuretic peptide,NT-proBNP)水平反应右心功能不全的程度。血压正常的 PE 患者,BNP 和 NT-proBNP 的水平对早期死亡率的阳性预测价值较低。然而,低水平 BNP 和 NT-proBNP 可预测患者短期转归良好,阴性预测价值较高。

4.预后评估策略

急性 PE 早期预后评估(住院期间或 30d 内)应包括 PE 相关风险、患者临床状态和合并症。急性 PE 患者早期死亡风险分层见表 1-13。

表 1-13　急性 PE 患者早期死亡风险分层

早期死亡风险		风险指标和评分			
		休克或低血压	PESI 分级 Ⅲ-Ⅴ 或简化 PESI≥1[a]	影像学提示右心功能不全[b]	心脏实验室生物标志物[c]
高		+	(+)[d]	+	(+)[d]
中	中-高	—	+	双阳性	
	中-低	—	+	一个(或没有)阳性[e]	
低		—	—	选择性检查;若检查,双阴性[e]	

注:a:PESI Ⅲ～Ⅴ提示中度或极高的 30d 死亡风险,简化 PESI≥1 提示高的 30d 死亡风险;

b:超声提示右心功能不全的标准包括右心室扩张,右心室/左心室舒张末直径比值增加(0.9 或 1.0),右心室游离壁运动减弱,三尖瓣环收缩期位移减少;CT 造影右心功能不全定义为右心室/左室舒张末直径比值增加(0.9 或 1.0);

c:标志物包括心肌损伤标志物(心脏肌钙蛋白 T 或 I),或右心衰竭的标志物(B 型利尿钠肽);

d:当患者出现低血压后休克时就不需要评估 PESI 或标志物的情况;

e:当患者 PESI 评分 Ⅰ～Ⅱ 或简化 PESI=0 分,但右心功能不全或心肌损伤标志物为阳性时,同样应该划为中低危患者。

六、急性肺栓塞治疗

(一)呼吸循环支持治疗

对有低氧血症者,予鼻导管或面罩吸氧。合并呼吸衰竭时,可予经鼻面罩无创性机械通气或经气管插管行机械通气治疗。在患者确诊后,尽可能避免应用其他有创检查手段,以免患者在抗凝或溶栓治疗过程中出现局部大出血。对需机械通气者,应尽量减少正压通气对循环系统的不良影响。对于出现右心功能不全、心排血量下降但血压尚正常者,可予具有一定肺血管扩张作用和正性肌力作用的药物,如多巴胺或多酚丁胺;若患者出现血压下降,可增大剂量或使用其他血管升压药物,如去甲肾上腺素等。

(二)抗凝治疗

对于急性 PE 患者,推荐抗凝治疗,目的在于预防早期死亡和 VTE 复发。

1. 普通肝素

予 2000～5000IU 或按 80IU/kg 静脉注射,继之以 18IU/(kg·h)持续静脉滴注。在开始治疗后的最初 24h 内需每隔 4～6h 测定部分凝血活酶时间(APTT)1 次,并根据该测定值调整剂量,每次调整剂量后 3h 测定 APTT,使 APTT 尽快达到并维持在正常值的 1.5～2.5 倍。治疗达到稳定水平后,改为每日测定 APTT 1 次。因为普通肝素不经肾脏代谢,对于有严重肾功能不全者(肌酐清除率<30mL/min),在初始抗凝治疗时使用普通肝素是更好的选择。

2. 低分子肝素

使用该药的优点是无需监测 APTT。但对肾功能不全的患者需慎用低分子肝素。对过度肥胖患者或孕妇应监测血浆抗 Ⅹa 因子活性,并据以调整剂量。而对于其他急性 PTE 患者,都可通过皮下注射低分子肝素进行抗凝。低分子肝素的相对分子质量较小,肝素相关性血小板减少症(Heparin induced thrombocytopenia, HIT)发生率较普通肝素低,可在疗程大于 7d 时每隔 2～3d 检查血小板计数。各种低分子肝素均应按体重给药,推荐剂量:①依诺肝素,1.0mg/kg,每 12 小时或 1.5mg/kg,1 次/d;②亭扎肝素,175U/kg,1 次/d;③达肝素钠,100IU/kg,每 12 小时或 200IU/kg,1 次/d;(4)那曲肝素,86IU/kg,每 12 小时或 171IU/kg,1 次/d。

3. 华法林

华法林是一种维生素 K 拮抗剂,通过抑制依赖维生素 K 的凝血因子(Ⅱ、Ⅶ、Ⅸ、Ⅹ)发挥抗凝作用。初始华法林通常与肝素或低分子肝素联合使用,起始剂量为 2.5～3.0mg/d,3～4d 后开始测定国际标准化比值(INR),当该比值稳定在 2.0～3.0 时停止使用肝素或低分子肝素,继续予华法林治疗,通常并用 3d 以上。尽管华法林疗效确切,但也存在缺陷,其治疗窗窄、起效慢、需较频繁的监测来调整剂量以及与多种食物和药物间产生相互作用,适当的治疗剂量也可能并发显著性出血。患者 INR 过高时,则应减少或停服华法林,必要时可应用维生素 K 予以纠正。

4. 新型抗凝药物

(1) Ⅹa 因子抑制剂:Ⅹa 因子抑制剂可选择性抑制 Ⅹa 因子,延长凝血时间,减少凝血酶生成而达到抗血栓作用,与常用药物及食物间的相互作用很小,无需调整剂量和用药监控。Ⅹa 因子抑制剂可分为间接 Ⅹa 因子抑制剂和直接 Ⅹa 因子抑制剂。口服直接 Ⅹa 因子抑制剂有利伐沙班(Rivaroxaban)、阿哌沙班(Apixaban)、依度沙班(Edoxaban)、奥米沙班(Otamixaban),间接 Ⅹa 因子抑制剂为皮下注射的磺达肝癸钠(Fondaparinux)和艾卓肝素(Idraparinux)。

①利伐沙班:利伐沙班高度选择性和可竞争性抑制游离和结合的 Ⅹa 因子以及凝血酶原活性,以剂量-依赖方式延长活化部分凝血活酶时间(APTT)和凝血酶原时间(PT)。用法:15mg,2 次/d,持续 3 周;继予 20mg,1 次/d。其治疗有效性不劣于依诺肝素/华法林标准治疗,而利伐沙班大出血发生率更低。但尚无对抗利伐沙班药效的特异性解毒剂。

②阿哌沙班:是新型、高选择性、可逆的直接 Ⅹa 因子抑制剂。用法:10mg,2 次/d,持续 7 天;继予 5mg,2 次/d。其治疗有效性不劣于依诺肝素/华法林标准治疗,而阿哌沙班大出血发生率更低。

③依度沙班：依度沙班是通过选择性、可逆性且直接抑制 Ⅹa 因子从而抑制血栓形成的口服抗凝药物，其对 Ⅹa 因子的选择性比 Ⅱa 因子高 104 倍。其治疗有效性不劣于华法林，而依度沙班大出血发生率更低。

④磺达肝癸钠：又称戊聚糖钠，属选择性凝血因子 Ⅹa 抑制剂，起效快，不经肝脏代谢，不与非特异蛋白结合，生物利用度高达 100%，而且因药物半衰期为 15～20h，药代动力学稳定，可根据体重固定剂量每天皮下注射 1 次，无需监测凝血指标，但对肾功能不全患者应减量或慎用。使用剂量为 5mg(体重<50kg)；7.5mg(体重 50～100kg)；10mg(体重>100kg)。

(2)直接凝血酶抑制剂：达比加群酯是最前沿的新一代直接凝血酶抑制剂(Direct thrombin inhibitor, DTIs)，作为小分子前体药物，未显示有任何药理学活性。口服给药后，达比加群酯可被迅速吸收，并在血浆和肝脏经由酯酶催化水解转化为达比加群。达比加群是强效、竞争性、可逆性、直接凝血酶抑制剂，可提供有效的、可预测的、稳定的抗凝效果，同时较少发生药物相互作用，无食物相互作用，无需常规进行凝血功能监测或剂量调整。成人的推荐剂量为每次 150mg，每天 2 次。治疗有效性不劣于华法林，而达比加群酯大出血发生率更低。

对于短暂的(可逆的)危险因素(如手术、创伤、制动、妊娠、口服避孕药或激素替代治疗)所诱发的诱发型 PE 患者，推荐口服抗凝药物治疗 3 个月(Ⅰ,B)；对于无诱因 PE 患者，推荐口服治疗至少 3 个月(Ⅰ,A)；对于首发无诱因的 PE 和低出血风险患者，可考虑延长口服抗凝治疗时间(Ⅱa,B)；无限期抗凝治疗推荐用于再发的无诱因 PE 患者(Ⅰ,B)；必须延长抗凝治疗时，利伐沙班(20mg,1 次/d)、达比加群(150mg,2 次/d；对于年龄大于 80 岁的患者或同时应用维拉帕米的患者，110mg,2 次/d)、阿哌沙班(2.5mg,2 次/d)应考虑作为维生素 K 拮抗剂的替代治疗(除了患者有严重肾功能减低)(Ⅱa,B)；对已延长抗凝治疗的患者，用药间隔应再评估继续抗凝治疗的风险-获益比(Ⅰ,C)；对于拒绝或不能耐受任何形式口服抗凝药物治疗的患者，考虑阿司匹林作为次级 VTE 预防方法(Ⅱb,B)。

(三)溶栓治疗

溶栓治疗可迅速溶解血栓和恢复肺组织灌注，逆转右心衰竭，增加肺毛细血管血容量，降低病死率和复发率。对于血流动力学不稳定的 PTE 患者建议立即溶栓治疗。

临床常用溶栓药物及用法：

1.尿激酶(UK)

推荐方案：UK 20000IU/kg，静脉滴注 2h；或者负荷量 4400IU/kg，静脉注射 10min，随后以 4400IU/(kg·h)持续静脉滴注 12～24h。我国建议尿激酶治疗高危急性 PE 的用法为：UK 20000 IU/kg，静脉滴注 2h。

2.重组组织型纤溶酶原激活剂(rt-PA)

推荐用法：rt-PA50～100mg，持续静脉滴注 2h。研究显示，小剂量 rt-PA(50mg)与传统剂量(100mg)溶栓治疗相比，有效性相似且更安全，出血风险减少。

3.尿激酶与 rt-PA 比较

国外已开展多项临床研究比较不同溶栓药物的疗效和安全性。结果表明，使用

100mg rt-PA 输注 2h 和尿激酶 4400IU/kg 输注 12h 或 24h 相比,rt-PA 能够更快地改善肺动脉造影和血流动力学指标,治疗 12h 后两种药物的疗效相当。通过导管直接在肺动脉内输注 rt-PA 溶栓(剂量较静脉滴注方法少)和体静脉滴注溶栓相比优势并不明显。尽管尿激酶和 rt-PA 两种溶栓药物 12h 疗效相当,但 rt-PA 能够更快发挥作用,降低早期死亡率,减轻肺动脉内皮损伤,降低慢性血栓栓塞性肺高压的发生危险,因此推荐首选 rt-PA 方案。

4. 溶栓时间窗

肺组织氧供丰富,有肺动静脉、支气管动静脉、肺泡内换气三重氧供,因此肺梗死的发生率低。肺栓塞溶栓治疗的目的主要是尽早溶解血栓疏通血管,减轻血管内皮损伤,降低慢性血栓栓塞性肺高压的发生危险。溶栓的时间窗一般定为 14d 内。在急性 PE 起病 48h 内即开始行溶栓治疗能够取得最大的疗效。

5. 溶栓治疗过程中注意事项

在应用链激酶或尿激酶溶栓治疗时应停用普通肝素,但如果应用 rt-PA,则可以继续使用普通肝素。在溶栓治疗开始时,应用低分子肝素或磺达肝癸钠的患者,应在停止注射低分子肝素(2 次/d)12h 后,或者停止注射低分子肝素或磺达肝癸钠(1 次/d)24h 后再使用普通肝素。考虑到溶栓治疗的出血风险及其可能终止或逆转肝素抗凝效果,溶栓治疗结束后继续使用普通肝素几个小时,再改用低分子肝素或磺达肝癸钠似乎更为合理。

溶栓治疗结束后,应每隔 2~4 h 测定 APTT,当其水平低于基线值的 2 倍(或<80s)时,开始规范的肝素治疗。常规使用肝素或低分子肝素治疗。溶栓结束后 24h 除观察生命体征外,通常需行核素肺灌注扫描,或肺动脉造影,或 CT 肺动脉造影等,以观察溶栓的疗效。

(四)肺动脉血栓摘除术

肺动脉血栓摘除术适用于危及生命伴休克的急性高危肺栓塞,或肺动脉主干、主要分支完全堵塞,而有溶栓治疗禁忌证或溶栓等内科治疗无效的患者。

(五)经皮导管介入治疗

介入治疗的目的是通过清除阻塞主肺动脉的血栓,从而使右心室功能恢复,进而改善症状和生存率。对于有溶栓治疗绝对禁忌证的患者,介入治疗可以选择:猪尾导管或漂浮导管碎栓术;运用流体动力导管装置行流变血栓切除术;运用负压导管行导管血栓抽吸术;血栓旋磨切除术。另外,没有溶栓绝对禁忌证的患者,首选经导管局部溶栓。

(六)腔静脉滤器

推荐有抗凝绝对禁忌证的 PE 患者使用腔静脉滤器(Ⅱa,C),推荐 PE 复发的患者使用腔静脉滤器(Ⅱa,C),不推荐 PE 患者常规使用腔静脉滤器(Ⅲ,A)。观察性研究表明,静脉滤器植入可能降低 PE 急性期病死率,但会增加 VTE 复发风险。

(七)治疗策略

对于急性肺栓塞,需根据病情严重程度制定相应的治疗方案,因此,必须迅速准确地对患者进行危险分层,为制定相应的治疗策略提供重要依据。急性 PE 基于危险分层的管理策略见图 1-14。

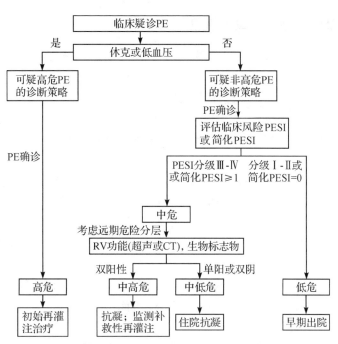

图 1-14　急性 PE 基于危险分层的管理策略

2014 版《ESC 急性肺血栓栓塞症诊断与管理指南》对肺栓塞急性期治疗推荐：

对于高危 PE 患者推荐立即静脉给予普通肝素抗凝（Ⅰ,C），推荐溶栓治疗（Ⅰ,B）；对有抗凝禁忌或抗凝治疗失败的患者，推荐行血栓切除术（Ⅰ,C）；对全量全身溶栓治疗有禁忌或溶栓失败的患者也可选择经皮导管溶栓术（Ⅱa,C）。

对于中危或低危 PE、高度怀疑 PE 诊断的患者，推荐立即予以胃肠外抗凝治疗（Ⅰ,C）；对于多数急性期患者推荐予以低分子肝素或磺达肝癸钠（Ⅰ,A），推荐胃肠外抗凝治疗同时联用维生素 K 拮抗剂，抗凝强度控制 INR 于 2.5(2.0～3.0)（Ⅰ,B）；推荐以利伐沙班(15mg,2 次/d,持续治疗 3 周后改为 20mg,1 次/d)替代胃肠外抗凝联合维生素 K 拮抗剂抗凝治疗（Ⅰ,B），推荐以阿哌沙班(10mg,2 次/d,持续治疗 7d 后改为 5mg,2 次/d)替代胃肠外抗凝联合维生素 K 拮抗剂抗凝治疗（Ⅰ,B），推荐以达比加群(150mg,2 次/d；对于年龄大于 80 岁或使用维拉帕米的患者，剂量为 110mg,2 次/d)替代维生素 K 拮抗剂联合胃肠外抗凝治疗（Ⅰ,B），推荐以依度沙班替代维生素 K 拮抗剂联合胃肠外抗凝治疗（Ⅰ,B）；对于严重肾功能不全者则不推荐使用新型口服抗凝药(利伐沙班、阿哌沙班、依度沙班)（Ⅲ,A）；对于没有休克或低血压的 PE 患者不推荐常规全身溶栓治疗（Ⅲ,B）；推荐对中-高危的 PE 患者严密监测，及时发现血流动力学失代偿，同时应及时行再灌注治疗（Ⅰ,B）；推荐对中-高危的 PE 患者和有血流动力学障碍临床表现的患者行溶栓治疗（Ⅱa,B），推荐对溶栓治疗过程中可能有高出血风险的中-高危患者行血栓切除术（Ⅱb,C），推荐对溶栓治疗过程中可能有高出血风险的中-高危患者行经皮导管溶栓术（Ⅱb,B）。对于低危 PE 患者，如果可提供有效的院外护理及抗凝治疗，应早期出院行家庭治疗（Ⅱa,B）。

七、慢性血栓栓塞性肺动脉高压

慢性血栓栓塞性肺动脉高压（Chronic thromboembolic pulmonary hypertension, CTEPH）是由于肺动脉近端血栓阻塞和远端肺循环重建引起肺动脉压升高和进行性右室功能衰竭，出现呼吸困难、疲劳、运动耐力降低的一种临床综合征。它是急性 PE 的远期并发症，症状性 PE 发生 2 年内 CTEPH 累计发生率为 0.1％～9.1％。其可能机制包括肺内动脉血栓栓塞，或原位血栓播散至分支肺血管且初期栓子溶解不成功，导致血管病变。

CTEPH 患者症状多为非特异性，表现为劳力性呼吸困难伴运动耐量减低，随着疾病进展，可能出现胸痛、轻度头痛和晕厥的症状等。约 50％的 CTEPH 患者可能发作非特异性胸痛，血管内压升高致血管异常扩张，引起咯血。右心系统衰竭时还可表现为水肿、早饱和上腹部饱胀不适或疼痛。随着右心病变进展，出现典型的肺动脉高压体征，病情严重者可能出现低氧血症、发绀。对于原因不明的呼吸困难、运动耐力降低或临床右心衰竭患者，伴或不伴症状性 VTE，应考虑 CTEPH 可能（Ⅰ,C）。急性肺栓塞 6 周后，通过心脏超声筛查，存在持续的肺动脉高压提示 CTEPH 可能（Ⅱa,C）。

肺通气灌注显像仍是 CTEPH 主要的一线诊断方法，灵敏度为 96％～97％，特异度为 90％～95％。相比之下，特发性肺动脉高压或肺静脉闭塞病患者的肺通气灌注显像显示并无肺段灌注缺损或提示正常。CTPA 和右心导管检查对于发现血栓和证实存在毛细血管前肺动脉高压是必要的。进一步行肺动脉造影可明确管腔改变的类型和分布。CTEPH 的诊断需满足 2 个条件：①右心导管平均肺动脉压力≥25mmHg，肺毛细血管锲压≤15mmHg；②肺灌注显像显示至少一个肺段的灌注缺损，或肺动脉 CT 成像、肺动脉造影发现肺动脉闭塞。

肺动脉血栓内膜剥脱术仍是 CTEPH 首选的治疗措施。选择标准包括：纽约心功能分级为Ⅲ或Ⅳ级；术前肺血管阻力大于 30kPa·s/L；血栓位于手术可及的主肺动脉，肺动脉叶、段分支；无严重合并症。强调对于所有 CTEPH 的患者，必须由一个多学科的专家团队评估是否应进行手术治疗或药物治疗（Ⅰ,C）。对于不能手术的 CTEPH 或术后持续存在（或再发）的 CTEPH 患者，可以使用鸟苷酸环化酶激动剂（Ⅰ,B），或者使用其他已经批准的治疗动脉性肺动脉高压的靶向药物进行治疗（Ⅱb,B）。对于目前正在兴起的新技术，如肺动脉球囊成形术，相关指南并没有作任何推荐。

八、特殊情况下的管理

（一）妊娠期肺血栓栓塞症

对于疑诊 PE 的妊娠女性患者，D-二聚体检测若为阴性，同非妊娠患者有相似临床意义；静脉加压超声发现近端 DVT，可进一步证实 PE，可避免不必要的辐射。对疑诊 PE 的妊娠女性，若胸部 X 线正常，应用核素灌注显像以排除 PE；若胸部 X 线异常或核素显像无法进行，考虑 CT 造影检查。双香豆素类药物可通过胎盘，有潜在的致畸危险。如妊娠 6～12 周时服用华法林，10％～25％胎儿可发生鼻、骨骼和肢体发育不良及中枢神经系统和眼部异常。由于华法林会导致胎儿出血和死亡，以及胎盘早剥，在产前 6 周也应禁用华法林。而肝素或者低分子肝素不能通过胎盘,对胎儿无影响。对于无休克或低血压的妊娠 PE 患者,推荐根据体重应用低分子肝素来抗凝治疗。华法林和肝素在母乳中分泌极少,因此母乳喂养时可应用。因溶栓药物都不通过胎盘,所以推荐妊娠期妇女应用。然而,溶栓治疗后孕妇总的出血发生率在 8% 左右,通常是阴道出血。分娩时不能使用溶栓治疗,除非在栓塞极为严重且外科取栓手术无法马上进行的情况下可谨慎溶栓。

(二)恶性肿瘤合并肺血栓栓塞症

恶性肿瘤患者初发 PE 应和有症状的 PE 采取相同的管理策略,D-二聚体阴性结果与非肿瘤患者有相同阴性诊断价值。恶性肿瘤并发 VTE 者的病死率要高于无 VTE 者,故需积极治疗 VTE。推荐初始治疗应用低分子肝素(要优于肝素和华法林),疗程 3~6 个月,必要时可无限期治疗,直到癌症治愈。此外,低分子肝素还有调节肿瘤生长、增殖、浸润、转移和血管生成等抗癌作用。因此,对实体肿瘤不管有无转移,经化疗和低分子肝素联合治疗较单纯化疗效果更好,可延长患者生存期。

(三)肺血栓栓塞症伴咯血

大约 1/3 急性肺栓塞患者发生咯血,可来源于肺梗死出血,也可能是肺组织坏死后支气管动脉血渗出。因咯血多发生在外周较细肺动脉栓塞患者,病情较轻,血流动力学稳定,一般抗凝治疗即可。但当大面积肺栓塞并发咯血,或溶栓抗凝治疗后肺栓塞复发伴咯血,是否溶栓治疗应权衡利弊,并征求家属知情同意。原则上具备以下几点可考虑进行溶栓治疗:①高危 PE 伴血流动力学改变者;②原有心肺疾病的中高危 PE 有右心功能不全者;③无其他溶栓禁忌证或潜在性出血性疾病患者。经验证明,肺栓塞伴咯血患者溶栓治疗后,仅少数患者的咯血量增多,多数变化不大。但对患者检验血型,准备新鲜冷冻血浆和对抗纤溶酶原活性的药物仍是必需的。

九、展　望

尽管目前已有若干关于急性肺血栓栓塞症的诊疗指南,但许多棘手问题仍很难从中找到答案,如近期脑卒中或术后 PE 患者的溶栓治疗,心搏骤停怀疑 PE 患者溶栓药的剂量选择与应用,初始溶栓失败、合并右心房血栓患者的治疗选择,易栓人群的探寻及防治策略等,有待进一步研究。此外,我国 PTE 流行病学研究有待进一步深入,如特定人群PTE 院内发病率调查及危险因素分析,包括住院人群、社会与环境高危人群。

【思考题】

初始抗凝治疗无效的急性肺血栓栓塞症应该如何处理?

【参考文献】

[1] Condliffe R, Elliot CA, Hughes RJ, et al. Management dilemmas in acute pulmonary embolism. Thorax,2014,69(2):174-180.

[2] Jaff MR, McMurtry MS, Archer SL, et al. Management of massive and submassive pulmonary embolism, iliofemoral deep vein thrombosis, and chronic thromboembolic

pulmonary hypertension：A Scientific statement from the American Heart Association. Circulation,2011,123：1788-1830.

［3］Konstantinides SV，Torbicki A，Perrier A，et al. 2014 ESC guidelines on the diagnosis and management of acute pulmonary embolism. Eur Heart J,2014,35 (43)：3033-3069.

［4］Zhang Z，Zhai ZG，Liang LR，et al. Lower dosage of recombinant tissue-type plasminogen activator（rt-PA）in the treatment of acute pulmonary embolism：A systematic review and meta-analysis. Thromb Res,2014,133：357-363.

［5］中华医学会心血管病学分会肺血管病学组,中国医师协会心血管内科医师分会.急性肺血栓栓塞症诊断治疗中国专家共识.中华内科杂志,2010,49：74-81.

（江立斌,王灵聪）

第二章 心血管系统疾病

第一节 急性冠状动脉综合征及其治疗策略

摘 要:随着循证医学的发展,急性冠状动脉综合征(ACS)的诊断方法不断得以完善,治疗策略也不断更新。我们可用心肌梗死溶栓治疗(TIMI)或全球急性冠状动脉事件注册(GRACE)等方法对 ACS 患者进行危险分层,并将心肌肌钙蛋白(cTn)作为心肌损伤标志物用以检测。抗血小板药物替格瑞洛和普拉格雷得到认可并被用于临床。对于 ST 段抬高型心肌梗死(STEMI)患者,应尽早开通血管,完成血运重建;对于非 ST 段抬高型急性冠状动脉综合征(NSTE-ACS)患者,根据情况选择介入治疗的方案及时间。应关注患者的远期预后。

关键词:急性冠脉综合征;经皮冠状动脉介入治疗;抗血小板治疗进展

Abstract:The diagnostic methods of the acute coronary syndrome(ACS) are constantly improved and the treatments are renewed with the development of the evidence-based medicine. We can do risk stratification with thrombolysis in myocardial infarction(TIMI) or Global Registry of Acute Coronary Events(GRACE) risk score and detect the cardiac troponin(cTn) as myocardial damage markers. New antiplatelet drugs as Prasugrel and Ticagrelor are used in clinical medicine. The opening of the infarct-related artery and the revascularization need to be done in patients with ST segment elevation myocardial infarction(STEMI) as soon as possible. The methods and time for revascularization should be evaluated for patients with Non-ST segment elevation acute coronary syndromes(NSTE-ACS). The patients' long outcome needs to be concerned.

Keywords:Acute coronary syndrome; Percutaneous coronary intervention; Antiplatelet treatment process

急性冠状动脉综合征(Acute coronary syndrome,ACS)是以冠状动脉粥样硬化斑块破溃,继发完全或不完全闭塞性血栓形成为病理基础的一组临床综合征,包括不稳定型心绞痛(Unstable angina,UA)、急性心肌梗死(Acute myocardial infarction,AMI)或猝死。

近年来,人们从概念、病理生理机制到治疗策略对 ACS 的认识和理解不断深入,尤其是循证医学的发展为其治疗策略的逐步更新和完善提供了越来越充分的依据。

一、概　念

1. ST 段抬高型与非 ST 段抬高型的 ACS

过去 10 余年中,人们对 ACS 病理生理机制和治疗学的认识经历了一场革命,尤其是急性再灌注疗法的出现使过去 Q 波型 AMI 和非 Q 波型 AMI 的划分(往往需数天方能确定)已不适用于 AMI 的急性期处理。目前根据胸痛时的心电图表现,将急性冠状动脉综合征(ACS)分为 ST 段抬高型心肌梗死(ST segment elevation myocardial infarction,STEMI)和非 ST 段抬高型急性冠状动脉综合征(Non-ST segment elevation acute coronary syndromes,NSTE-ACS)。尽管两者的病理机制均包括冠状动脉粥样硬化斑块破裂、血栓形成,但 STEMI 患者的冠状动脉常常急性完全闭塞,因此需直接行经皮冠状动脉介入治疗(Percutaneous coronary intervention,PCI)或静脉溶栓,以早期、充分和持续开通血管,使心肌充分灌注。而 NSTE-ACS 患者的冠状动脉虽然严重狭窄,但常常存在富含血小板血栓性不完全阻塞。患者常有一过性或短暂 ST 段压低,或 T 波低平,或"伪正常化",也可无心电图改变。根据心肌损伤血清生物标志物(如肌酸激酶同工酶或心肌肌钙蛋白)测定结果,将 NSTE-ACS 分为非 ST 段抬高型心肌梗死(Non-ST segment elevation myocardial infarction,NSTEMI)和不稳定性心绞痛。

2. ACS 危险分层

NSTE-ACS 危险分层目前常用的是心肌梗死溶栓治疗(Thrombolysis in myocardial infarction,TIMI)临床试验危险评分和全球急性冠状动脉事件注册(Global Registry of Acute Coronary Events,GRACE)危险评分。TIMI 评分方法包括 7 个变量,每个变量 1 分,7 个变量之和为 TIMI 分值:$1\sim2$ 分为低危,$3\sim4$ 分为中危,$5\sim7$ 分为高危。7 个变量包括:近 7d 内使用阿司匹林,已知冠状动脉造影提示狭窄$\geqslant50\%$,24h 内心绞痛发作次数$\geqslant2$ 次,心电图 ST 段偏移,心肌损伤标志物水平升高。GRACE 评分包括:年龄、心率、收缩压、Killip 分级、是否有已知心脏事件、血清肌酐、心电图 ST 段偏移、心肌损伤标志物水平升高,各变量之和为 GRACE 分值。分值范围:$1\sim112$ 分为低危,$113\sim159$ 分为中危,$160\sim372$ 分为高危。因两个评分系统选择的危险因素不同,GRACE 评分包含血流动力学变量(血压、心率)和肾功能变量,这些指标已被证实是和预后关系密切的独立危险因素。因此,与 TIMI 评分相比,GRACE 评分可以更好地预测住院期间发生死亡的风险。

3. 出血风险评估

GRACE 评分对 ACS 患者的预后判断价值巨大,同时也可以指导我们对 ACS 患者进行抗栓治疗。然而任何抗栓治疗都存在出血风险,因此,国外学者又提出了一种基线评估出血风险的评分系统——Crusade 评分系统。这个评分系统来自于 Crusade 注册研究的 71277 例患者,且进一步在 17867 例患者中得到了验证,最初是非 ST 段抬高心肌梗死院内出血的基线风险评估。2011 年,欧洲心脏病学会 ESC-NSTE-ACS 管理指南首次推荐通过 Crusade 评分评估 NSTE-ACS 患者院内出血风险。Crusade 评分包括入院时的 8

个指标,即性别(女性)、糖尿病史、既往心血管疾病史、心率、收缩压、充血性心力衰竭的体征、基线血细胞比容小于36%和肌酐清除率。虽然评分中不包括入院后的治疗,但是研究显示Crusade出血评分能够鉴别各个治疗亚组。无论患者采取的是何种治疗,Crusade评分均能鉴别出血风险,因此采用出血风险评估系统有利于制定更安全的诊疗策略。

二、实验室检查

诊断急性心肌梗死的临床心肌标志物经历了几代的发展。肌酸激酶大量存在于肌肉和中枢神经系统中,所以当骨骼肌、心肌或中枢神经系统发生病变时,血液中的肌酸激酶水平会升高,从而可以推断出组织受损的程度。肌酸激酶同工酶(CK-MB)曾一度被认为是诊断AMI的金标准,已广泛应用多年。随着对心肌肌钙蛋白(cardiac troponin,cTn)的深入研究,无论是对心肌的特异性还是诊断的敏感性,CK-MB的地位都受到了严重挑战。2007年,美国检验医学关于ACS生化标志物的实践指南推荐cTn为诊断心肌梗死的首选生物标志物,当无法监测cTn时,CK-MB可作为替代物(Ⅰ类推荐,A级证据)。随着临床需求的不断增加和检测水平的提高,肌钙蛋白的检测水平也大大提高,第五代检测方法检测出的高敏肌钙蛋白(high sensitivity troponin,hs-Tn)较传统检测方法检测限制少,敏感性强,精确性高。对于STEMI患者,危险分层一般于发病早期(数小时内)、住院期间、出院前或出院后短时间内(<3周)分别进行cTn检测,对近期和远期死亡等心脏事件发生率的预测以及治疗策略的选择具有重要价值。对NSTE-ACS患者进行危险分层的意义更着重于早期干预策略的选定,对这类患者早期不同药物干预或是否行介入治疗是近年来研究的热点。

三、治疗策略更新

1. NSTE-ACS治疗策略

(1)早期处理策略:美国心脏病学会/美国心脏协会(ACC/AHA)和ESC指南支持对高危无严重合并症或无心血管造影禁忌证的NSTE-ACS患者行侵入性策略(冠状动脉造影/介入治疗)。高危表现包括:难治性心绞痛、血流动力学或心电不稳定、尽管强化内科治疗但仍在休息或低运动量时反复发作心绞痛或心肌缺血、新近或可能新近发作ST段压低、心脏标志物(TnI/TnT)水平增高、心力衰竭症状或体征、新近发生或加重二尖瓣反流、无创性检查提示高危表现、持续性室性心动过速、6个月内经皮冠状动脉介入治疗史、既往冠状动脉旁路手术史、风险积分高(如TIMI、GRACE)、左心室功能减低(射血分数<40%)。对于稳定且非高危表现者,推荐行负荷试验。对保守治疗的患者,在以后的评估中,如左心室射血分数<40%,可行诊断性冠状动脉造影。ESC指南进一步明确指出,对难治性心绞痛伴心力衰竭、危及生命的室性心律失常或血流动力学不稳定患者,就诊2h内采取紧急侵入性策略。

(2)抗血小板治疗:近年来,新型P2Y12抑制剂替格瑞洛、普拉格雷得到指南认同并逐渐应用于临床。对早期侵入性治疗患者,PCI前可给予氯吡格雷或小分子血小板糖蛋白Ⅱb/Ⅲa(platelet glycoprotein Ⅱb/Ⅲa,GPⅡb/Ⅲa)抑制剂。对于Tn增高、糖尿病、明显ST段变化和无出血高风险的患者,给予阿司匹林、氯吡格雷和GPⅡb/Ⅲa受体拮抗剂。对于以往有脑卒中和(或)一过性脑缺血的患者,不应给予普拉格雷。根据 PLATO 和 TRITON-TIMI38 研究结果,ESC 强烈推荐对所有心肌缺血的中高危 NSTE-ACS 患者,不管其最初的治疗策略如何,均给予替格瑞洛,而对于冠状动脉病变明确、准备行 PCI 的患者给予普拉格雷。氯吡格雷被认为是二线 P2Y12 抑制剂,仅用于不能接受替格瑞洛或普拉格雷的患者。

(3)行侵入性处理策略患者的抗血小板治疗:对行 PCI 的 NSTE-ACS 患者的噻吩吡啶类的剂量做了特别的推荐。负荷量:氯吡格雷 300~600mg,普拉格雷 60mg。如果出血风险不大,PCI 术后 6~7d 给予高维持剂量的氯吡格雷(150mg),然后每天给予 75mg,但可能使严重出血并发症发生率增高。尽管 75mg 氯吡格雷或 10mg 普拉格雷维持治疗需 1 年以上,但 ACC/AHA 指出,使用药物洗脱支架的高危患者服用氯吡格雷或普拉格雷 15 个月也是合理的。目前正在进行的包括 20000 例患者的双联抗血小板治疗试验,将给 PCI 术后双联抗血小板治疗超过 12 个月的风险和疗效提供更明确的回答。

(4)抗凝治疗:对行早期侵入策略的患者,ACC/AHA 指南推荐应用普通肝素、依诺肝素或比伐卢定。ESC 指南对高危和行早期介入治疗的患者推荐比伐卢定+必要时 GP Ⅱb/Ⅲa 受体拮抗剂作为普通肝素+GP Ⅱb/Ⅲa 受体拮抗剂的替代。同时,ACC/AHA 主张,对计划行 PCI 的患者,术前 6h 已接受 300mg 氯吡格雷,则在应用比伐卢定时不需要使用血小板 GP Ⅱb/Ⅲa 受体拮抗剂。

选择保守治疗的患者,ACC/AHA 指南支持应用依诺肝素、普通肝素或磺达肝癸钠,但较普通肝素更为优先考虑依诺肝素、磺达肝癸钠。而 ESC 指南强烈推荐磺达肝癸钠作为一线抗凝用药,并指出磺达肝癸钠具有最好的疗效和安全性。保守患者行抗凝治疗时,ACC/AHA 指南推荐应用普通肝素 48h 和整个住院期间应用依诺肝素或磺达肝癸钠,而在冠状动脉造影后停用比伐卢定或根据需要延用至 72h。ESC 强调对保守治疗的患者,抗凝治疗应延续到出院。两个指南均指出 PCI 术后应停用抗凝治疗。

2.STEMI 治疗策略

(1)介入治疗:介入治疗在降低死亡、脑卒中、心力衰竭等方面优于溶栓治疗,且这种优势在随后的 30d 乃至 6 个月的随访中一直存在。介入优于溶栓的原因可能和梗死相关血管获得更多的 TIMI 血流 3 级有关,GUSTO 研究证实了这一结果。PCI 在联合应用噻吩吡啶类药物后获益更明显。COMMIT 研究对超过 45000 例的发病 24h 内的 STEMI 患者,进行了联合服用阿司匹林和氯吡格雷或单独服用阿司匹林治疗在死亡、再梗及脑卒中方面的比较。研究人群还包括了溶栓患者,结果显示,与单独服用阿司匹林组相比,联合氯吡格雷 300mg 负荷量组明显减少了包括死亡、再梗、再发心肌缺血在内的联合终点,并且不增加出血并发症的发生率。PCI 治疗较溶栓的获益与及时快速处理密切相关,随着介入治疗的延迟,这种获益逐渐减少甚至消失。研究发现,如果从就诊到球囊开通时间延长到 62min,介入和溶栓的死亡可能相同;如果从就诊到球囊开通时间延长到 93min,介入和溶栓在死亡、再梗、脑卒中等联合终点上没有差异。

(2)补救性 PCI:大量研究已经表明,即使有一定的时间延误,介入较溶栓也能带来更多的获益。但从美国和全球范围来看,溶栓仍是常见的 STEMI 治疗方式,这和介入治疗面临的过长时间延误、受导管室限制、当地医疗技术水平有关。到 2000 年早期,补救性 PCI 的资料只限于一些观察性研究中,且对溶栓失败的定义还有很大的分歧。目前建议:对溶栓后有证据表明再发心肌缺血或仍有缺血症状的患者推荐补救性 PCI(Ⅰ级证据),对有心源性休克的患者可行补救性 PCI(Ⅱa),对再发心绞痛但没有缺血证据的患者也可行补救性 PCI(Ⅱb)。对于在溶栓时就考虑进行 PCI 治疗的患者,血流动力学稳定才可以在溶栓后的 3~24h 内进行介入干预或转运介入治疗(Ⅱa)。在 3~24h 内,对于溶栓成功的患者也可以尽早地进行介入干预,这样的策略可以减少再梗和再发缺血事件。

(3)易化 PCI:当急诊 PCI 无法实施时,从理论上讲先溶栓再计划介入治疗的易化 PCI 可以减少血栓负荷和远端微栓塞,减少心梗面积,使左心室功能恢复更好,从而降低死亡率。在实施介入治疗前,联合 GPⅡb/Ⅲa 受体拮抗剂和溶栓有望在早期实现心肌再灌注。但研究结果不支持这些设想,最大的易化 PCI 随机对照 ASSENT-4 研究由于易化 PCI 组过高的死亡率而提前结束,但该研究没有使用双联抗血小板治疗。双盲、对照的 FITMESS 研究也发现两组的全因死亡率无差异,但易化 PCI 组有增加颅内出血的趋势。目前不推荐易化 PCI 作为治疗手段。

(4)GPⅡb/Ⅲa 受体拮抗剂:STEMI 进行介入治疗后血管远端栓塞的发生率高达 16%。由于 GPⅡb/Ⅲa 受体是血小板聚集的最终通路,理论上讲 GPⅡb/Ⅲa 受体拮抗剂可通过预防远端微栓塞,达到减少心梗面积和提高心肌灌注的目的。有 3 个随机对照研究对 GPⅡb/Ⅲa 受体拮抗剂的这种益处提出疑问。在 BRAVE-3 研究中,将心梗面积作为一级终点,结果显示是否使用阿昔单抗在心梗面积、大出血、死亡、脑卒中等方面没有差异。ON-TIMI2 研究显示,使用替罗非班有助于抬高的 ST 段回落,而在 TIMI 血流、心肌 Blush 分级、死亡、再梗上替罗非班组和对照组无差别。

支持 GPⅡb/Ⅲa 受体拮抗剂的研究是一个包括 7 项研究的荟萃分析,其中的 5 项研究显示了阿昔单抗的益处。由于这些数据不一致,ACC/AHA 对 STEMI 进行 PCI 时使用阿昔单抗的建议为Ⅱa 级别,B 级证据水平。目前建议在急诊 PCI 时尽可能早用阿昔单抗(Ⅱa)。

(5)血栓抽吸:急性心肌梗死介入治疗血栓抽吸研究(TAPAS)结果显示,血栓抽吸组有更高的心肌灌注染色分级、更小的持续性 ST 段抬高程度、更多的 ST 段回落和更少的病理性 Q 波;血栓抽吸组有上述提高心肌灌注表现的患者在 30d 内有死亡率下降的趋势,再梗率下降,联合终点事件发生率也下降;随访 1 年抽吸组全因死亡、心血管死亡、再梗等临床事件发生率仍明显下降,而此前使用 AngioJet 的血栓切除术并没有显著地提高 STEMI 患者的长期临床获益,因此对血栓过重患者移除血栓的金标准是血栓抽吸术治疗。

(6)缩短就诊-球囊开通时间:此前提到急诊 PCI 能提高 STEMI 患者生存率,过去数年里,医院系统已经采取了相关措施来缩短患者从到达医院后到进行再灌注的时间。介入治疗已经是最佳治疗方法,因此各医院应尽可能缩短就诊-球囊开通时间,这已成为 STEMI 患者救治的核心要求。资料显示,不到一半的患者能在规定的 90min 内完成就诊-球囊开通。而研究显示,即使在 90min 开通"罪犯血管",任何延迟就诊-球囊开通时间都会增加患者在住院期间及以后的心血管死亡率。

3.他汀类药物治疗争议

他汀类药物自1987年面世以来,其安全性就一直争议不断。最近的争议集中为他汀类药物治疗对认知能力下降、癌症的发病率、糖尿病的发展可能的长期负面影响。

美国FDA已经扩大了一份对他汀类药物的警告声明:他汀类药物的使用可能会导致认知障碍。两项大型随机对照临床试验已将他汀类药物对认知功能的影响作为主要次终点来研究,PROSPER研究调查普伐他汀对认知功能的影响,平均随访42个月。随着时间的推移,所有患者的确被观察到一般显著的认知能力下降,而这种下降在普伐他汀组和安慰剂组之间没有区别。此外,普伐他汀与安慰剂相比,没有更多的记忆丧失或混乱的不良事件的报道。综合随机对照临床试验所得的证据:我们认为,没有任何证据表明他汀类药物对认知功能有不利(或有利)影响。但这并不排除个别患者可能会发生一种罕见的不良反应的可能性。

之前有研究发现低的低密度脂蛋白水平与较高的癌症发病率风险相关,所有大型随机对照试验一直在评估癌症的发病率,直到现在,只有2个随机对照试验报道他汀类药物组比安慰剂组的癌症发病率较高。最新一项荟萃分析涵盖了33项随机对照试验,其首次癌症事件的数据显示,他汀类药物组与对照组无显著性差别。从这些系统评价和大型荟萃分析中,可以得出结论,他汀类药物没有加大癌症事件的风险。

大样本随机对照试验报告,他汀类药物治疗会导致2型糖尿病的发生,这一结果仍有争议。JUPITER研究报告说,瑞舒伐他汀组与安慰剂组对比,糖尿病发病率会增加。而WOSCOPS研究显示,普伐他汀似乎可以减少糖尿病风险。一项涉及13项他汀药物临床试验的荟萃分析结果证明他汀类药物与糖尿病之间的关联。他汀类药物治疗与发生糖尿病事件的风险增加9%有关。然而,他汀类药物可降低冠心病死亡、心肌梗死、脑卒中的发生率。因此益处大于风险,尤其是对年轻的患者,在这项研究中没有发生糖尿病的风险。最近的一项荟萃分析提示,加强剂量的他汀类药物治疗与中等剂量的他汀类药物治疗比较,会导致新发糖尿病的发生率增高。与中等剂量的他汀类药物相比,加强剂量的他汀类药物也能减少主要心血管事件的发生。因此,相比糖尿病风险,益处更突出。

四、展　望

心血管病学的发展让世人瞩目,心血管患者的预后得到了明显改善。而循证医学的不断发展给临床工作提供了越来越多的支持证据,并不断更新和完善了治疗方案,例如抗血小板抗凝等药物的选择和策略、介入治疗的时机和指征等。我们相信随着证据的不断完善,对急性冠脉综合征的诊疗也将不断进步和完善。

【思考题】

1.急性冠脉综合征的诊断要点是什么?

2.STEMI的处理策略是什么?

【参考文献】

[1]Cristian M. Biomarkers and acute coronary syndromes;an update. European Heart

Journal,2014,35:552-556.

[2]Granger CB，Goldberg RJ，Dabbous O，et al. Predictors of hospital mortality in the global registry of acute coronary events. Arch Intern Med，2003，163（19）：2345-2353.

[3]Hamm CW. Bassand JP. Agewall S. et al. ESC guidelines for the management of acute coronary syndromes in patients presenting without persistent ST-segment elevation. European Heart Journal,2011,32:2999-3054.

[4]Morrow DA，Antman EM，Charlesworth A，et al. TIMI risk score for ST-elevation myocardial infarction：a convenient，bedside，clinical score for risk assessment at presentation：An intravenous nPA for treatment of infracting myocardium early Ⅱ trial substudy. Circulation,2000,102(17):2031-2037.

[5] Task force on the management of ST-segment elevation acute myocardial infarction of the European Society of Cardiology（ESC），Steg PG，James SK，et al. ESC Guidelines for the management of acute myocardial infarction in patients presenting with ST-segment elevation. European Heart Journal,2012,33(20):2569-2619.

（毛　威，吕淑敏）

第二节 心力衰竭的诊治进展

摘　要：近年来，心力衰竭（HF）诊治进展主要体现在：确定了慢性收缩性心力衰竭推荐应用的基本药物，包括血管紧张素转化酶抑制剂（ACEI）、β受体阻滞剂、醛固酮拮抗剂和血管紧张素Ⅱ受体阻滞剂（ARB）。其中，ACEI和β受体阻滞剂被合称为黄金搭档，可与醛固酮拮抗剂联用，3种药物被合称为金三角。利尿剂和地高辛可改善心力衰竭症状。新药伊伐布雷定使患者因心力衰竭再住院的概率降低而获得肯定，但能否降低心血管病死率或全因死亡率并改善预后，目前尚有争议。对于伊伐布雷定，推荐的适应证为已使用循证剂量的金三角后仍有症状且静息心率≥70次/min的窦性心律患者，或不能耐受β受体阻滞剂的患者。扩大心脏再同步化治疗（CRT）的适用人群。在标准和优化药物治疗基础上，CRT的应用可进一步降低心力衰竭的病死率（约35%）。如血管扩张剂萘西立肽，正性肌力药物左西孟旦和新型利尿剂托伐普坦等药物对急性心力衰竭的治疗亦有积极作用。推荐应用B型利尿钠肽/N末端脑钠肽前体（BNP/NT-proBNP）动态监测评估慢性心力衰竭治疗效果。

关键词：心力衰竭；诊治；新进展

Abstracts：Progresses in diagnosis and treatment of heart failure(HF) mainly show in the following aspects. the pharmacological therapy for chronic HF is recommended，including angiotensin converting enzyme inhibitors（ACEI），β-blockers，aldosterone antagonists and angiotensin receptor blockers（ARB）. ACEI(or ARB)，β-blockers and aldosterone antagonists（spironolactone or eplerenone）are highlighted as optimal medical therapy because of prognosis improvement，while ACEI and β-blockers are more emphasized. Diuretic and digoxin are considered useful to improve HF symptoms. Ivabradin decreased hospitalization rate of HF according to the clinical trial. However，it is controversial whether Ivabradin could reduce the cardiovascular fatality and all-cause mortality. Ivabradin is considered as beneficial for symptomatic HF patients who are sinus rhythm with resting heart rates ＞70bpm after achieving optimal dosing of optimal medical therapy. The HF patients with intolerance to β-blockers are also indication for Ivabradin. The indications for cardiac resynchronization therapy(CRT)are expanded，because CRT can further reduce the HF fatality by 35% in patients ongoing optimal medical therapy. The serial measurement of B-type natriuretic peptide(BNP) or N-terminal pro-brain natriuretic peptide（NT-proBNP）is recommended to evaluate efficacy of treatment in chronic HF patients. In acute decompensated HF，Nesiritide（vasodilator），Levosimendan(inotropic)and Tolvaptan(Diuretic)showed positive results in clinical trials.

Keywords：Heart failure；Diagnosis and treatment；Progresses

　　心力衰竭(简称心衰)是由于任何心脏结构或功能异常导致心室充盈或射血能力受损的一组复杂临床综合征,其主要临床表现为呼吸困难和乏力(活动耐量受限),以及液体潴留(肺淤血和外周水肿)。心力衰竭为各种心脏疾病的严重和终末阶段,发病率高,是当今最主要的心血管病之一。

　　据我国部分地区42家医院,对10714例心力衰竭住院病例回顾性调查发现,其病因以冠心病居首,其次为高血压,而风湿性心脏瓣膜病比例下降;各年龄段心力衰竭病死率均高于同期其他心血管病,其主要死亡原因依次为左心功能衰竭(59%)、心律失常(13%)和猝死(13%)。

　　依据左心室射血分数(Left ventricular ejection fraction,LVEF),心力衰竭可分为LVEF降低的心力衰竭(Heart failure with reduced left ventricular ejection fraction,HF-REF)和LVEF保留的心力衰竭(Heart failure with preserved left ventricular ejection fraction,HF-PEF)。一般来说,HF-REF指传统概念上的收缩性心力衰竭,而HF-PEF指舒张性心力衰竭。LVEF保留或正常的情况下收缩功能仍可能是异常的,部分心力衰竭患者收缩功能异常和舒张功能异常可以共存。LVEF是心力衰竭患者分类的重要指标,也与预后及治疗反应相关。根据心力衰竭发生的时间、速度、严重程度可分为慢性心力衰竭和急性心力衰竭。在原有慢性心脏疾病基础上逐渐出现心力衰竭症状、体征的为慢性心力衰竭。慢性心力衰竭症状、体征稳定1个月以上称为稳定性心力衰竭。慢性稳定性心力衰竭恶化称为失代偿性心力衰竭,如失代偿突然发生则称为急性心力衰竭。急性心力衰竭的另一种形式为心脏急性病变导致的新发心力衰竭。

　　心力衰竭的主要发病机制之一为心肌病理性重构。导致心力衰竭进展的关键过程有两个:①心肌死亡(坏死、凋亡、自噬等)的发生,如急性心肌梗死(Acute myocardial infarction,AMI)、重症心肌炎等;②神经内分泌系统过度激活所致的系统反应,其中肾素-血管紧张素-醛固酮系统(Renin-angiotensin-aldosterone system,RAAS)和交感神经系统过度兴奋起着主要作用。切断这两个关键过程是心力衰竭有效预防和治疗的基础。

　　根据心力衰竭发生发展的过程,从心力衰竭的危险因素进展成结构性心脏病,出现心力衰竭症状,直至难治性终末期心力衰竭,可分成前心力衰竭(A)、前临床心力衰竭(B)、临床心力衰竭(C)和难治性终末期心力衰竭(D)4个阶段(表2-1)。这4个阶段不同于纽约心脏协会(NYHA)的心功能分级。心力衰竭是一种慢性、自发进展性疾病,很难根治,但可预防。心力衰竭的阶段划分正是体现了重在预防的概念,其中预防患者从阶段A进展至阶段B,即防止发生结构性心脏病,以及预防从阶段B进展至阶段C,即防止出现心力衰竭的症状和体征,尤为重要。

　　慢性心力衰竭的治疗自20世纪90年代以来已有重大的转变:从旨在改善短期血流动力学状态转变为长期的修复性策略,以改变衰竭心脏的生物学性质;从采用强心、利尿、扩血管药物转变为神经内分泌抑制剂,并积极应用非药物的器械治疗。心力衰竭的治疗目标不仅是改善症状、提高生活质量,更重要的是针对心肌重构的机制,防止和延缓心肌重构的发展,从而降低心力衰竭的病死率和住院率。

表 2-1　心力衰竭发生发展的各阶段

阶　段	定　义	患者群
A(前心力衰竭阶段)	患者为心力衰竭的高发危险人群,尚无心脏结构或功能异常,也无心力衰竭的症状和(或)体征	高血压、冠心病、糖尿病患者;肥胖、代谢综合征患者;有应用心脏毒性药物史、酗酒史、风湿热史,或心肌病家族史者等
B(前临床心力衰竭阶段)	患者从无心力衰竭的症状和(或)体征,但已发展成结构性心脏病	左心室肥厚、无症状性心脏瓣膜病、既往有心肌梗死史的患者等
C(临床心力衰竭阶段)	患者已有基础的结构性心脏病,以往或目前有心力衰竭的症状和(或)体征	有结构性心脏病伴气短、乏力、运动耐量下降者等
D(难治性终末期心力衰竭阶段)	患者有进行性结构性心脏病,虽经积极的内科治疗,休息时仍有症状,且需特殊干预	因心力衰竭需反复住院,且不能安全出院者;需长期静脉用药者;等待心脏移植者;应用心脏机械辅助装置者

一、心力衰竭的临床评估

(一)临床状况评估

1.判断心脏病的性质及程度

(1)病史、症状及体征:详细的病史采集及体格检查可为各种心脏疾病提供病因线索。心力衰竭患者多因下列 3 种原因就诊:运动耐量降低、液体潴留以及其他心源性或非心源性疾病,均会有相应症状和体征。接诊时要评估容量状态及生命体征,监测体质量,估测颈静脉压,了解有无水肿、夜间阵发性呼吸困难以及端坐呼吸。

(2)心力衰竭的常规检查:是每位心力衰竭患者都应该做的检查,包括以下几方面。

1)二维超声心动图及多普勒超声(Ⅰ类,C 级),可用于:①诊断心包、心肌或心瓣膜疾病;②定量分析心脏结构及功能各指标;③区别舒张功能不全和收缩功能不全;④估测肺动脉压⑤为评价治疗效果提供客观指标。LVEF 可反映左心室功能,初始评估心力衰竭或有可疑心力衰竭症状患者均应测量,如临床情况发生变化或评估治疗效果、考虑器械治疗时,应重复测量(Ⅰ类,C 级)。不推荐常规反复监测。推荐采用改良 Simpson 法,其测量的左心室容量及 LVEF 与造影或尸检结果相关性较好。

2)心电图(Ⅰ类,C 级):可提供既往心肌梗死(MI)、左心室肥厚、广泛心肌损害及心律失常等信息,可判断是否存在心脏不同步,包括房室、室间和(或)室内运动不同步。对心律失常或怀疑存在无症状性心肌缺血患者,应做 24h 动态心电图。

3)实验室检查:全血细胞计数、尿液分析、血生化(包括钠、钾、钙、血尿素氮、肌酐、肝酶和胆红素、血清铁/总铁结合力)、空腹血糖和糖化血红蛋白、血脂及甲状腺功能等(Ⅰ类,C 级),应列为常规。对某些特定心力衰竭患者应进行血色病或 HIV 的筛查,在相关人群中进行风湿性疾病、淀粉样变性、嗜铬细胞瘤的诊断性检查。

4)生物学标志物:①血浆利尿钠肽[B 型利尿钠肽(BNP)或 N 末端脑钠肽前体(NT-proBNP)]测定(Ⅰ类,A 级):可用于因呼吸困难而疑为心力衰竭患者的诊断和鉴别诊断,BNP<35ng/L,NT-proBNP<125ng/L 时不支持慢性心力衰竭诊断。其诊断敏感性和特异性低于急性心力衰竭时,利尿钠肽可用来评估慢性心力衰竭的严重程度和预后(Ⅰ类,A 级)。②心肌损伤标志物:心肌肌钙蛋白(cTn)可用于诊断原发病(如 AMI),也可以对

心力衰竭患者做进一步的危险分层（Ⅰ类，A级）。③其他生物学标志物：纤维化、炎症、氧化应激、神经激素紊乱及心肌和基质重构的标志物已广泛应用于评价心力衰竭的预后，如反映心肌纤维化的可溶性ST2（Ⅱa类，B级）及半乳糖凝集素-3（Ⅱb类，B级）等指标在慢性心力衰竭的危险分层中可能提供额外信息。

5）X线胸片（Ⅱa类，C级）：可提供心脏增大、肺淤血、肺水肿及原有肺部疾病的信息。

（3）心力衰竭的特殊检查：用于部分需要进一步明确病因的患者，包括：①心脏核磁共振（CMR）。CMR检测心腔容量、心肌质量和室壁运动准确性和可重复性较好。经超声心动图检查不能做出诊断时，CMR是最好的替代影像检查。疑诊心肌病、心脏肿瘤（或肿瘤累及心脏）或心包疾病时，CMR有助于明确诊断，对复杂性先天性心脏病患者则是首选检查。②冠状动脉造影。它适用于有心绞痛、MI或心脏停搏史的患者，也可鉴别缺血性或非缺血性心肌病。③核素心室造影及核素心肌灌注和（或）代谢显像。前者可准确测定左心室容量、LVEF及室壁运动。后者可诊断心肌缺血和心肌存活情况，并对鉴别扩张型心肌病或缺血性心肌病有一定帮助。④负荷超声心动图。运动或药物负荷试验可检出是否存在可诱发的心肌缺血及其程度，并确定心肌是否存活。对于疑为HF-PEF、静息舒张功能参数无法作结论的患者，也可采用舒张性心功能负荷试验，有一定辅助诊断价值。⑤经食管超声心动图。它适用于经胸超声窗不足而CMR不可用或有禁忌证时，还可用于检查左心耳血栓，但对有症状的心力衰竭患者应慎用该检查。⑥心肌活检（Ⅱa类，C级）。它对不明原因的心肌病诊断价值有限，但有助于区分心肌炎症性或浸润性病变。

2.判断心力衰竭的程度

（1）NYHA心功能分级（表2-2）：心力衰竭症状的严重程度与心室功能的相关性较差，但与生存率明确相关，而轻度症状的患者仍可能有较高的住院和死亡的绝对风险。

（2）6min步行试验：用于评定患者的运动耐力。6min步行距离<150m为重度心力衰竭，150～450m为中度心力衰竭，>450m为轻度心力衰竭。

3.判断液体潴留及其严重程度

对应用和调整利尿剂治疗十分重要。短时间内体质量增加是液体潴留的可靠指标。其他征象包括颈静脉充盈、肝颈静脉回流征阳性、肺和肝脏充血（肺部啰音、肝脏肿大），以及水肿（如下肢和骶部水肿）、胸腔积液和腹水。

表2-2　NYHA心功能分级

分　级	症　状
Ⅰ	活动不受限。日常体力活动不引起明显的气促、疲乏或心悸
Ⅱ	活动轻度受限。休息时无症状，日常活动可引起明显的气促、疲乏或心悸
Ⅲ	活动明显受限。休息时可无症状，轻于日常活动即引起显著气促、疲乏或心悸
Ⅳ	休息时也有症状，稍有体力活动症状即加重。任何体力活动均会引起不适。如无需静脉给药，可在室内或床边活动者为Ⅳa级，不能下床并需静脉给药支持者为Ⅳb级

4.其他生理功能评价

（1）有创性血流动力学检查：主要用于严重威胁生命，对治疗反应差的泵衰竭患者，或需对呼吸困难和低血压休克做鉴别诊断的患者。

（2）心脏不同步检查：心力衰竭常并发心脏传导异常，导致房室、室间和（或）室内运动不同步。心脏不同步可严重影响左心室收缩功能，通常用超声心动图来判断心脏不同步。

（二）心力衰竭治疗评估

1. 治疗效果的评估

（1）NYHA 心功能分级：可用来评价心力衰竭治疗后症状的变化。

（2）6min 步行试验：可作为评估运动耐力和劳力性症状的客观指标，或评价药物治疗效果。

（3）超声心动图：LVEF 和各心腔大小的改变可为评价治疗效果提供客观指标。

（4）利尿钠肽测定：动态测定能否用来指导心力衰竭治疗，尚有争论，临床研究的结果也不一致。中等质量证据显示利尿钠肽指导治疗可以降低 75 岁以下患者的病死率，降低中期（9～15 个月）心力衰竭住院风险，故可作为评价治疗效果的一种辅助方法（Ⅱa 类，B级）。虽然患者利尿钠肽水平患者下降则病死率和住院率风险均下降，但需注意，某些晚期心力衰竭患者的利尿钠肽水平可能正常，或因肥胖及 HF-PEF 存在假性正常的利尿钠肽水平。联合多项生物指标检测的策略可能对指导心力衰竭治疗有益。

（5）生活质量评估：心力衰竭患者的治疗目标之一为改善生活质量（Quality of life，QOL）。QOL 评分对住院或非住院心力衰竭患者的生存率有预测价值。QOL 量表分为普适性量表和疾病特异性量表。最常用的普适性量表为 36 条简明健康问卷（SF-36）。疾病特异性量表中较常用的有明尼苏达心力衰竭生活质量量表（MLHFQ）和堪萨斯城心肌病患者生活质量量表（KCCQ）。哪种类型量表更适用于慢性心力衰竭患者尚无定论。有研究显示，SF-36 联合 MLHFQ 可预测心力衰竭患者的短期及长期病死率。

2. 疾病进展的评估

综合评价疾病进展包括：①症状恶化（NYHA 心功能分级加重）；②因心力衰竭加重需要增加药物剂量或增加新的药物；③因心力衰竭或其他原因需住院治疗；④死亡。病死率尤其全因死亡率是评估预后的主要指标，大型临床试验设计均以生存率来评价治疗效果，已对临床实践产生了重要影响。住院事件在临床和经济效益方面最有意义，故近期的临床研究已将住院率列为评估疾病进展及预后的又一个主要指标。

3. 预后的评定

以下临床参数有助于判断心力衰竭的预后：LVEF 下降、NYHA 心功能分级恶化、低钠血症及其程度、运动峰耗氧量减少、红细胞压积容积降低、心电图 QRS 增宽、慢性低血压、静息心动过速、肾功能不全［血肌酐升高、估算的肾小球滤过率（eGFR）降低］、不能耐受常规治疗，以及难治性容量超负荷。此外，心力衰竭住院期间 BNP 和（或）NT-proBNP 水平显著升高或居高不降，或降幅＜30%，均预示再住院和死亡风险增加。其他标志物，如可溶性 ST2 和半乳糖凝集素-3 对利尿钠肽的预后评估作用有一定的补充价值。

二、慢性心力衰竭的治疗

（一）一般治疗

1. 去除诱发因素

各种感染（尤其上呼吸道和肺部感染）、肺梗死、心律失常［尤其伴快速心室率的心房颤动(房颤)〕、电解质紊乱和酸碱失衡、贫血、肾功能损害、过量摄盐、过度静脉补液以及应用损害心肌或心功能的药物等均可引起心力衰竭恶化,应及时处理或纠正。

2. 监测体质量

每日测定体质量以早期发现液体潴留非常重要。如在3d内体质量突然增加2kg以上,应考虑患者已有钠、水潴留(隐性水肿),需要利尿或加大利尿剂的剂量。

3. 调整生活方式

(1)限钠:对控制NYHA Ⅲ～Ⅳ级心力衰竭患者的充血症状和体征有帮助。心力衰竭急性发作伴有容量负荷过重的患者,要限制钠的摄入(<2g/d)。一般不主张严格限制钠摄入和将限钠扩大到轻度或稳定期心力衰竭患者,因其对肾功能和神经体液机制具有不利作用,并可能与慢性代偿性心力衰竭患者预后较差相关。关于每日摄钠量及钠的摄入是否应随心力衰竭严重程度等做适当变动,尚不确定。

(2)限水:严重低钠血症(血钠浓度<130mmol/L)患者每天液体摄入量应少于2L。严重心力衰竭患者的液体摄入量每天应限制在1.5～2.0L,这有助于减轻症状和充血。轻中度症状患者常规限制液体并无益处。

(3)营养和饮食:宜低脂饮食、戒烟,肥胖患者应减轻体质量。严重心力衰竭伴明显消瘦(心脏恶病质)者,应给予营养支持。

(4)休息和适度运动:失代偿期需卧床休息,多做被动运动以预防深部静脉血栓形成。临床情况改善后在不引起症状的情况下,鼓励体力活动,以防止肌肉"去适应状态"(失用性萎缩)。NYHAⅡ～Ⅲ级患者可在康复专业人员指导下进行运动训练(Ⅰ类,B级),能改善症状、提高生活质量。

4. 心理和精神治疗

抑郁、焦虑和孤独在心力衰竭恶化中发挥重要作用,也是心力衰竭患者死亡的重要预后因素。综合性情感干预包括心理疏导,可改善心功能,必要时酌情应用抗焦虑或抗抑郁药物。

5. 氧气治疗

氧气治疗可用于急性心力衰竭,对慢性心力衰竭并无指征。对于无肺水肿的心力衰竭患者,给氧可导致血流动力学恶化;但对心力衰竭伴睡眠呼吸障碍者,无创通气加低流量给氧可改善睡眠时低氧血症。

(二)药物治疗

1. 利尿剂

利尿剂通过抑制肾小管特定部位钠或氯的重吸收,消除心力衰竭时的水钠潴留。在利尿剂开始治疗后数天内就可降低颈静脉压,减轻肺淤血、腹水、外周水肿和体质量,并改善心功能和运动耐量。心力衰竭干预试验均同时应用利尿剂作为基础治疗。试图用血管紧张素转换酶抑制剂(ACEI)替代利尿剂的试验均导致肺和外周淤血。这些观察表明,对于有液体潴留的心力衰竭患者,利尿剂是唯一能充分控制和有效消除液体潴留的药物,是心力衰竭标准治疗中必不可少的组成部分,但单用利尿剂治疗并不能维持长期的临床稳定。

合理使用利尿剂是其他治疗心力衰竭药物取得成功的关键因素之一。如利尿剂用量不足造成液体潴留,会降低对ACEI的反应,增加使用β受体阻滞剂的风险。另一方面,不恰当的大剂量使用利尿剂则会导致血容量不足,使患者发生低血压、肾功能不全和电解质紊乱的风险增加。上述均充分说明,恰当使用利尿剂是各种有效治疗心力衰竭措施的基础。

(1)适应证:对有液体潴留证据的所有心力衰竭患者均应给予利尿剂(Ⅰ类,C级)。

(2)应用方法:从小剂量开始,逐渐增加剂量直至尿量增加,以患者体重每天减轻0.5～1.0kg为宜。一旦症状缓解、病情控制,即以最小有效剂量长期维持,并根据液体潴留的情况随时调整剂量(表2-3)。每天体重的变化是最可靠的监测利尿剂效果和调整利尿剂剂量的指标。

表2-3 慢性 HF-REF 常用利尿剂及其剂量

药　物		起始剂量	每天最大剂量	每天常用剂量
袢利尿剂	呋塞米	20～40mg,1 次/d	120～160mg	20～80mg
	布美他尼	0.5～1.0mg,1 次/d	6～8mg	1～4mg
	托拉塞米	10mg,1 次/d	100mg	10～40mg
噻嗪类利尿剂	氢氯噻嗪	12.5～25.0mg,1～2 次/d	100mg	25～50mg
	美托拉宗	2.5mg,1 次/d	20mg	2.5～10.0mg
	吲达帕胺[a]	2.5mg,1 次/d	5mg	2.5～5.0mg
保钾利尿剂	阿米洛利	2.5mg[b]/5.0mg[c],1 次/d	20mg	5～10mg[b]/10～20mg[c]
	氨苯蝶啶	25mg[b]/50mg[c],1 次/d	200mg	100mg[b]/200mg[c]
血管加压素 V_2 受体拮抗剂	托伐普坦	7.5～15.0mg,1 次/d	60mg	7.5～30.0mg

注:[a] 吲达帕胺是非噻嗪类磺胺类药物,[b] 与血管紧张素转换酶抑制剂(ACEI)或血管紧张素受体拮抗剂(ARB)合用时的剂量,[c] 不与 ACEI 或 ARB 合用时的剂量。

制剂的选择:常用的利尿剂有袢利尿剂和噻嗪类利尿剂。首选袢利尿剂(如呋塞米或托拉塞米),特别适用于有明显液体潴留或伴有肾功能受损的患者。呋塞米的剂量与效应呈线性关系,剂量不受限制,但临床上也不推荐很大剂量。噻嗪类仅适用于有轻度液体潴留、伴有高血压而肾功能正常的心力衰竭患者。氢氯噻嗪 100mg/d 已达最大效应(剂量-效应曲线已达平台期),再增量也无效。新型利尿剂托伐普坦是血管加压素 V_2 受体拮抗剂,具有仅排水不利钠的作用,对伴顽固性水肿或低钠血症者疗效更显著。

(3)不良反应:电解质丢失较常见,如低钾血症、低镁血症、低钠血症。对低钠血症患者,应注意区别缺钠性低钠血症和稀释性低钠血症,后者按利尿剂抵抗处理。利尿剂的使用可激活内源性神经内分泌系统,特别是 RAAS 系统和交感神经系统,故应与 ACEI 或血管紧张素受体拮抗剂(ARB)以及 β 受体阻滞剂联用。出现低血压和肾功能恶化时,应区分是利尿剂不良反应,还是心力衰竭恶化或低血容量的表现。

2. ACEI

ACEI 被证实是能降低心力衰竭患者病死率的第一类药物,也是循证医学证据积累最多的药物,是公认的治疗心力衰竭的基石和首选药物。

(1)适应证:所有 LVEF 下降的心力衰竭患者必须且终身使用,除非有禁忌证或不能耐受(Ⅰ类,A级)。阶段 A 为心力衰竭高发危险人群,应考虑用 ACEI 预防心力衰竭(Ⅱa类,A级)。

（2）禁忌证：曾发生致命性不良反应（如喉头水肿），严重肾功能衰竭和妊娠妇女。以下情况慎用：双侧肾动脉狭窄，血肌酐浓度＞265.2μmol/L（3mg/dL），血钾浓度＞5.5mmol/L，伴症状性低血压（收缩压＜90mmHg，1mmHg＝0.133kPa），左心室流出道梗阻（如主动脉瓣狭窄，肥厚型梗阻性心肌病）等。

（3）制剂和剂量：参见表2-4。

表2-4　慢性HF-REF常用的ACEI及其剂量

药　　物	起始剂量	目标剂量
卡托普利	6.25mg，3次/d	50mg，3次/d
依那普利	2.5mg，2次/d	10mg，2次/d
福辛普利	5mg，1次/d	20～30mg，1次/d
赖诺普利	5mg，1次/d	20～30mg，1次/d
培哚普利	2mg，1次/d	4～8mg，1次/d
雷米普利	2.5mg，1次/d	10mg，1次/d
贝那普利	2.5mg，1次/d	10～20mg，1次/d

（4）应用方法：从小剂量开始，逐渐递增，直至达到目标剂量，一般每隔1～2周剂量倍增1次。滴注剂量及过程需个体化。调整到合适剂量后应终生维持使用，避免突然撤药。应监测血压、血钾和肾功能，如果肌酐增高＞30%，应减量，若仍继续升高，应停用。

（5）不良反应：常见的不良反应有两类。①与血管紧张素Ⅱ（AngⅡ）抑制有关的，如低血压、肾功能恶化、高钾血症；②与缓激肽积聚有关的，如咳嗽和血管性水肿。

3.β受体阻滞剂

由于长期持续性交感神经系统的过度激活和刺激，慢性心力衰竭患者的心肌$β_1$受体下调和功能受损，β受体阻滞剂治疗可恢复$β_1$受体的正常功能，使之上调。研究表明，长期应用（＞3个月）可改善心功能，提高LVEF；治疗4～12个月，还能降低心室肌重量和容量、改善心室形状，提示心肌重构延缓或逆转。这是由于β受体阻滞剂发挥了改善内源性心肌功能的"生物学效应"。这种有益的生物学效应与此类药的急性药理作用截然不同。3个经典的、针对慢性收缩性心力衰竭的大型临床试验（CIBIS-Ⅱ、MERIT-HF和COPERNICUS）分别应用选择性$β_1$受体阻滞剂比索洛尔、琥珀酸美托洛尔和非选择性$β_1/β_2$、$α_1$受体阻滞剂卡维地洛，病死率相对风险分别降低34%、34%和35%，同时降低心力衰竭再住院率28%～36%。β受体阻滞剂治疗心力衰竭的独特之处就是能显著降低猝死率（41%～44%）。

（1）适应证：结构性心脏病，伴LVEF下降的无症状心力衰竭患者，无论有无MI，均可应用。有症状或曾经有症状的NYHAⅡ～Ⅲ级、LVEF下降、病情稳定的慢性心力衰竭患者必须终生应用，除非有禁忌证或不能耐受。NYHAⅣa级心力衰竭患者在严密监护和专科医师指导下也可应用。伴二度及以上房室传导阻滞、活动性哮喘和反应性呼吸道疾病患者禁用。

（2）应用方法：推荐用琥珀酸美托洛尔、比索洛尔或卡维地洛，均能改善患者预后。LVEF下降的心力衰竭患者一经诊断，症状较轻或得到改善后应尽快使用β受体阻滞剂，除非症状反复或进展。绝大多数临床研究均采用美托洛尔缓释片（琥珀酸美托洛尔），比酒石酸美托洛尔证据更充分,但部分患者治疗开始时可用酒石酸美托洛尔过渡。

β受体阻滞剂治疗心力衰竭要达到目标剂量或最大可耐受剂量。目标剂量是在既往临床试验中采用,并证实有效的剂量。起始剂量宜小,一般为目标剂量的1/8(表2-5),每隔2～4周剂量递增1次,滴注的剂量及过程需个体化。这样的用药方法是由β受体阻滞剂治疗心力衰竭发挥独特的生物学效应所决定的。这种生物学效应往往需持续用药2～3个月才逐渐产生,而初始用药主要产生的药理作用是抑制心肌收缩力,可能诱发和加重心力衰竭。为避免这种不良影响,起始剂量需小,递增剂量需慢。静息心率是评估心脏β受体有效阻滞的指标之一,通常心率降至55～60次/min的剂量为β受体阻滞剂应用的目标剂量或最大可耐受剂量。

表2-5　慢性HF-REF常用的β受体阻滞剂及其剂量

药　物	起始剂量	目标剂量
琥珀酸美托洛尔	11.875～23.750mg,1次/d	142.5～190.0mg,1次/d
比索洛尔	1.25mg,1次/d	10mg,1次/d
卡维地洛	3.125～6.250mg,2次/d	25～50mg,2次/d
酒石酸美托洛尔	6.25mg,2～3次/d	50mg,2～3次/d

(3)不良反应:应用早期如出现某些不严重的不良反应一般不需停药,可延迟加量直至不良反应消失。起始治疗时如引起液体潴留,应加大利尿剂用量,直至患者恢复治疗前体重,再继续加量。

①低血压:一般出现于首剂或加量的24～48h内,通常无症状,可自动消失。首先考虑停用可影响血压的药物(如血管扩张剂),减少利尿剂剂量,也可考虑暂时将ACEI减量。如低血压伴有低灌注的症状,则应减量或停用β受体阻滞剂,并重新评定患者的临床情况。

②液体潴留和心力衰竭恶化:用药期间,如患者心力衰竭有轻或中度加重,应加大利尿剂用量。如病情恶化,且与β受体阻滞剂应用或加量相关,宜暂时减量或退回至前一个剂量。如病情恶化与β受体阻滞剂应用无关,则无需停用,应积极控制使心力衰竭加重的诱因,并加强各种治疗措施。

③心动过缓和房室传导阻滞:如心率低于55次/min,或伴有眩晕等症状,或出现二度或三度房室传导阻滞,应减量甚至停药。

4.醛固酮受体拮抗剂

醛固酮对心肌重构,特别是对心肌细胞外基质促进纤维增生的不良影响独立和叠加于AngⅡ的作用。衰竭心脏心室的醛固酮生成量及活化度增加,且与心力衰竭严重程度成正比。长期应用ACEI或ARB时,起初醛固酮降低,随后即出现"逃逸现象"。因此,加用醛固酮受体拮抗剂,可抑制醛固酮的有害作用,对心力衰竭患者有益。

RALES和EPHESUS研究初步证实,螺内酯和依普利酮可使NYHAⅢ～Ⅳ级心力衰竭患者和梗死后心力衰竭患者显著获益。近期公布的EMPHASIS-HF试验结果不仅进一步证实了依普利酮改善心力衰竭预后的良好效果,而且还清楚地表明了NYHAⅡ级患者也同样获益。此类药还可能与β受体阻滞剂一样,可降低心力衰竭患者心脏性猝死发生率。

(1)适应证:LVEF≤35%、NYHAⅡ～Ⅳ级的患者;已使用ACEI(或ARB)和β受体

阻滞剂治疗,仍持续有症状的患者(Ⅰ类,A级);AMI后LVEF≤40%,有心力衰竭症状或既往有糖尿病史者(Ⅰ类,B级)。

(2)应用方法:从小剂量起始,逐渐加量,尤其螺内酯不推荐用大剂量。依普利酮,初始剂量为12.5mg,1次/d;目标剂量为25~50mg,1次/d。螺内酯,初始剂量为10~20mg,1次/d;目标剂量为20mg,1次/d。

(3)注意事项:血钾浓度>5.0mmol/L、肾功能受损者[肌酐浓度>221μmol/L(2.5mg/dL),或eGFR<30mL/(min·1.73m²)]不宜应用。使用后应定期监测血钾和肾功能,如血钾浓度>5.5mmol/L,应减量或停用。避免使用非甾体类抗炎药物和环氧化酶-2抑制剂,尤其是老年人。螺内酯可引起男性乳房增生症,为可逆性,停药后消失。使用依普利酮后的不良反应少见。

5. ARB

ARB可阻断AngⅡ与AngⅡ的1型受体(AT1R)结合,从而阻断或改善因AT1R过度兴奋导致的不良作用,如血管收缩、水钠潴留、组织增生、胶原沉积、促进细胞坏死和凋亡等,这些都在心力衰竭发生、发展中起作用。ARB还可能通过加强AngⅡ与AngⅡ的2型受体结合发挥有益效应。

既往应用ARB治疗慢性心力衰竭的临床试验,如ELITEⅡ、OPTIMAL、CHARM-替代试验、Val-HeFT及CHARM-Added试验等,证实此类药物有效。近期的HEAAL研究显示,大剂量(150mg)氯沙坦降低住院危险性的作用优于小剂量(50mg)。临床试验表明,ACEI加醛固酮受体拮抗剂能显著降低心力衰竭患者总病死率,而ACEI加ARB则不能。

(1)适应证:基本与ACEI相同,推荐用于不能耐受ACEI的患者(Ⅰ类,A级)。也可用于经利尿剂、ACEI和β受体阻滞剂治疗后临床状况改善仍不理想,又不能耐受醛固酮受体拮抗剂的有症状心力衰竭患者(Ⅱb类,A级)。

(2)应用方法:小剂量起始,逐步将剂量增至目标推荐剂量或可耐受的最大剂量(表2-6)。

表2-6 慢性HF-REF常用的ARB及其剂量

药 物	起始剂量	目标剂量
坎地沙坦	4mg,1次/d	32mg,1次/d
缬沙坦	20~40mg,1次/d	80~160mg,2次/d
氯沙坦	25mg,1次/d	100~150mg,1次/d
厄贝沙坦	75mg,1次/d	300mg,1次/d
替米沙坦	40mg,1次/d	80mg,1次/d
奥美沙坦	10mg,1次/d	20~40mg,1次/d

注:已有临床试验证实所列药物中坎地沙坦、缬沙坦和氯沙坦可降低心力衰竭患者病死率。

(3)注意事项:与ACEI相似,可能引起低血压、肾功能不全和高钾血症等;开始应用及改变剂量的1~2周内,应监测血压(包括不同体位血压)、肾功能和血钾浓度。此类药物与ACEI相比,不良反应(如干咳)少,极少数患者也会发生血管性水肿。

6. 地高辛

洋地黄类药物通过抑制衰竭心肌细胞膜Na^+/K^+-ATP酶,使细胞内Na^+水平升高,

促进 Na^+-Ca^{2+} 交换,提高细胞内 Ca^{2+} 水平,发挥正性肌力作用。目前认为其可能通过降低神经内分泌系统活性,发挥治疗心力衰竭的有益作用。

一些早期临床试验(PROVED 和 RADIANCE 试验)结果显示,轻、中度心力衰竭患者均能从地高辛治疗中获益,停用地高辛可导致血流动力学和临床症状恶化。但地高辛对心力衰竭患者总病死率的影响为中性。心力衰竭伴快速心室率的房颤患者,地高辛可减慢心室率。

(1)适应证:适用于慢性 HF-REF 已应用利尿剂、ACEI(或 ARB)、β 受体阻滞剂和醛固酮受体拮抗剂,LVEF≤45%,仍持续有症状的患者,伴有快速心室率的房颤患者尤为适合(Ⅱa 类,B 级)。已应用地高辛者不宜轻易停用。心功能 NYHA Ⅰ 级患者不宜应用地高辛。

(2)应用方法:用量维持 0.125~0.25mg/d,老年或肾功能受损者剂量减半。控制房颤的快速心室率,剂量可增加至 0.375~0.50mg/d。应严格监测地高辛中毒等不良反应及药物浓度。

7.伊伐布雷定

伊伐布雷定是心脏窦房结起搏电流(If)的一种选择性特异性抑制剂,以剂量依赖性方式抑制起搏电流,降低窦房结发放冲动的频率,从而减慢心率。由于心率减缓,舒张期延长,冠状动脉血流量增加,可产生抗心绞痛和改善心肌缺血的作用。近期的 SHIFT 研究纳入 6588 例 NYHA Ⅱ~Ⅳ 级、窦性心律≥70 次/min、LVEF≤35% 的心力衰竭患者,基础治疗为利尿剂、地高辛、ACEI 或 ARB、β 受体阻滞剂和醛固酮受体拮抗剂。伊伐布雷定组(逐步加量至最大剂量 7.5mg、2 次/d)较安慰剂组,主要复合终点(心血管死亡或心力衰竭住院)相对风险下降 18%。此外,患者左心室功能和生活质量均显著改善。

(1)适应证:适用于窦性心律的 HF-REF 患者。使用 ACEI 或 ARB、β 受体阻滞剂、醛固酮受体拮抗剂,已达到推荐剂量或最大耐受剂量,仍然心率≥70 次/min,并持续有症状(NYHA Ⅱ~Ⅳ 级),可加用伊伐布雷定(Ⅱa 类,B 级)。不能耐受 β 受体阻滞剂、心率≥70 次/min 的有症状患者,也可使用伊伐布雷定(Ⅱb 类,C 级)。

(2)应用方法:起始剂量 2.5mg、2 次/d。根据心率调整用量,最大剂量 7.5mg、2 次/d,患者静息心率宜控制在 60 次/min 左右,不宜低于 55 次/min。

(3)不良反应:心动过缓、光幻症、视力模糊、心悸、胃肠道反应等,均少见。

8.神经内分泌抑制剂的联合应用

(1)ACEI 和 β 受体阻滞剂的联用:两药合用称之为"黄金搭档",可产生相加或协同的有益效应,使死亡危险性进一步下降。CIBIS Ⅲ 研究提示,先用 β 受体阻滞剂组较先用 ACEI 组,临床结局并无差异,还可降低早期心脏性猝死发生率。因此,两药孰先孰后并不重要,关键是尽早合用,才能发挥最大的益处。β 受体阻滞剂治疗前,不应使用较大剂量的 ACEI。在一种药低剂量基础上,加用另一种药,比单纯加量获益更多。两药合用后可交替和逐步递加剂量,分别达到各自的目标剂量或最大耐受剂量。为避免低血压,β 受体阻滞剂与 ACEI 可在 1d 中不同时间段服用。

(2)ACEI 与醛固酮受体拮抗剂联用:临床研究证实,两者联合可进一步降低慢性心力衰竭患者的病死率(Ⅰ类,A 级),又较为安全,但要严密监测血钾水平,通常与排钾利尿剂合用以避免发生高钾血症。在上述 ACEI 和 β 受体阻滞剂黄金搭档的基础上加用醛固酮受体拮抗剂(三药合用可称之为"金三角"),应成为慢性 HF-REF 的基本治疗方案。

(3)ACEI 与 ARB 联用:现有临床试验的结论不一致,两者能否合用来治疗心力衰竭,仍有争论。两者联合使用时,有不良反应,如低血压、高钾血症、血肌酐水平升高,甚至肾功能损害发生率增高(ONTARGET 试验),应慎用。AMI 后并发心力衰竭的患者也不宜合用。随着近期的临床试验结果颁布,醛固酮受体拮抗剂的应用获得积极推荐,在 ACEI 和 β 受体阻滞剂黄金搭档之后优先考虑加用。故一般情况下 ARB 不再考虑加用,尤其禁忌将 ACEI、ARB 和醛固酮受体拮抗剂三者合用。

(4)ARB 与 β 受体阻滞剂或醛固酮受体拮抗剂联用:不能耐受 ACEI 的患者,ARB 可代替应用。此时,ARB 和 β 受体阻滞剂的合用,以及在此基础上再加用醛固酮受体拮抗剂,类似于"黄金搭档"和"金三角"。

9.有争议、正在研究或疗效尚不能肯定的药物

(1)血管扩张剂:在慢性心力衰竭的治疗中无证据支持应用直接作用的血管扩张剂或 α 受体阻滞剂。血管扩张剂常与硝酸酯类合用以缓解心绞痛或呼吸困难的症状,但对治疗心力衰竭则缺乏证据。硝酸酯类和肼屈嗪合用可能对非洲裔美国人有益(A-HeFT 试验),中国心力衰竭患者应用这两种药物是否同样获益,尚无研究证据。

(2)中药治疗:在我国有关应用中药治疗心力衰竭的研究已有一些报道,一项以生物标志物为替代终点的多中心、随机、安慰剂对照的研究表明,在标准和优化抗心力衰竭治疗基础上联合应用中药,可显著降低慢性心力衰竭患者 NT-proBNP 水平。未来中药还需要开展以病死率为主要终点的研究,以提供令人更加信服的临床证据。

(3)n-3 多不饱和脂肪酸(n-3PUFA):GISSI-HFPUFA 以及 GISSI-Prevenzione 研究表明 1g/d 的 n-3PUFA 可降低心血管死亡率,但不降低心力衰竭住院率。但 OMEGA 研究表明,n-3 PUFA 对 AMI 后患者的作用不明确。

(4)能量代谢药物:心力衰竭患者长期应用利尿剂时会导致维生素和微量元素的缺乏。心肌细胞能量代谢障碍在心力衰竭的发生和发展中可能发挥一定作用。在心力衰竭治疗方面,对部分改善心肌能量代谢的药物(如曲美他嗪、辅酶 Q10 和左卡尼汀)进行了有益的探索性研究,但总体证据不足,缺少大样本前瞻性研究。曲美他嗪在近几年国内外更新的冠心病指南中获得推荐,故可考虑应用于心力衰竭伴冠心病患者。

(5)肾素抑制剂阿利吉仑:该药是直接肾素抑制剂。最新临床试验(ASTRONAUT)显示,慢性失代偿性心力衰竭患者在使用阿利吉仑治疗后,心血管病死率及心力衰竭住院率与安慰剂对照组相比无显著改善,且高钾血症、低血压、肾功能衰竭的风险增加。尤其不推荐其用于伴糖尿病患者。

(6)他汀类药物:两项最近的试验(CORONA 和 GISSI-HF 试验)评估他汀类药物治疗慢性心力衰竭的疗效,均为中性结果。目前不推荐此类药用于治疗心力衰竭。但如慢性心力衰竭患者的病因或基础疾病为冠心病,或伴其他状况而需要常规和长期应用他汀类药物,仍是可以应用的。

(7)钙通道阻滞剂(Calcium channel blockers,CCB):慢性 HF-REF 患者应避免使用大多数 CCB,尤其是短效的二氢吡啶类以及具有负性肌力作用的非二氢吡啶类(如维拉帕米和地

尔硫草），因为其不能改善患者的症状或提高运动耐量，短期治疗可导致肺水肿和心源性休克，长期应用使心功能恶化，死亡危险增加。但心力衰竭患者若伴有严重的高血压或心绞痛，其他药物不能控制而须应用 CCB，可选择氨氯地平或非洛地平，二者长期使用安全性较好（PRAISEI、II 和 V-HeFTIII 试验），虽不能提高生存率，但对预后并无不利影响。

（8）抗凝和抗血小板药物：慢性心力衰竭出现血栓栓塞事件的发生率较低，每年 1%～3%，一般无须常规抗凝或抗血小板治疗。对伴心力衰竭的单纯扩张型心肌病患者，如无其他适应证，不需应用阿司匹林。如心力衰竭患者伴其他基础疾病，或伴各种血栓栓塞的高危因素，视具体情况应用抗血小板和（或）抗凝药物，应用方法参见相关指南。

（9）不推荐的药物治疗：噻唑烷二酮类（格列酮类）降糖药可引起心力衰竭加重并增加心力衰竭住院的风险，非甾体类抗炎药和环氧化酶-2 抑制剂可引起水钠潴留、肾功能恶化和心力衰竭加重，均应避免使用。

所有 NYHA II～IV 级慢性 HF-REF 患者明确适用的药物见表 2-7，慢性 HF-REF 药物治疗流程见图 2-1。

表 2-7　NYHA II～IV 级慢性 HF-REF 患者明确适用的药物

药　物	推　荐	推荐类别	证据水平
ACEI	所有慢性 HF-REF 患者均必须使用，且需终生使用，除非有禁忌证或不能耐受	I	A
β 受体阻滞剂	所有慢性 HF-REF，病情相对稳定，以及结构性心脏病且 LVEF≤40% 者，均必须使用且需终生使用，除非有禁忌证或不能耐受	I	A
醛固酮受体拮抗剂	对于所有已用 ACEI（或 ARB）和 β 受体阻滞剂治疗，仍持续有症状（NYHA II～IV 级）且 LVEF≤35% 的患者，推荐使用	I	A
	对于 AMI 后 LVEF≤40%，有心力衰竭症状或有糖尿病史的患者，推荐使用	I	B
ARB	LVEF≤40%，不能耐受 ACEI 的患者，推荐使用	I	A
	LVEF≤40%，尽管用了 ACEI 和 β 受体阻滞剂仍有症状的患者，如不能耐受醛固酮受体拮抗剂，可改用 ARB	II b	A
利尿剂	有液体潴留证据的心力衰竭患者均应给予利尿剂，且应在出现水钠潴留的早期应用	I	C
地高辛	适用于已应用 ACEI（或 ARB）、β 受体阻滞剂、醛固酮受体拮抗剂和利尿剂治疗，仍持续有症状、LVEF≤45% 的患者。尤其适用于心力衰竭合并心室率快的房颤者	II a	B
	适用于窦性心律、LVEF≤45%、不能耐受 β 受体阻滞剂的患者	II b	B
伊伐布雷定	对于窦性心律，LVEF≤35%，已使用 ACEI（或 ARB）和醛固酮受体拮抗剂（或 ARB）治疗的心力衰竭患者，如果 β 受体阻滞剂已达到指南推荐剂量或最大耐受剂量，心率仍然≥70 次/min，且持续有症状（NYHA II～IV 级），应考虑使用	II a	B
	如患者不能耐受 β 受体阻滞剂、心率≥70 次/min，也可考虑使用	II b	C

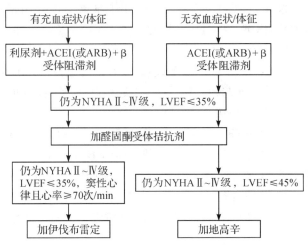

图 2-1　慢性 HF-REF(NYHA Ⅱ-Ⅳ级)药物治疗流程

(三)非药物治疗

1. 心脏再同步化治疗(Cardiac resynchronization therapy,CRT)

心力衰竭患者心电图上 QRS 波时限延长超过 120ms 提示可能存在心室收缩不同步。对于存在左右心室显著不同步的心力衰竭患者,CRT 治疗可恢复正常的左右心室及心室内的同步激动,减轻二尖瓣反流,增加心排血量,改善心功能。

中到重度心力衰竭(NYHAⅢ～Ⅳ级)患者应用 CRT,或兼具 CRT 和埋藏式心脏复律除颤器(Implantable cardioverter defibrillator,ICD)两者功能的心脏再同步化治疗除颤器(CRT-D)的临床研究,均证实可降低全因死亡率和因心力衰竭恶化住院的风险,改善症状、提高生活质量和心室功能(CARE-HF 和 COMPANION 试验)。

对轻到中度(主要为 NYHA Ⅱ级)心力衰竭患者所做的研究(MADIT-CRT、REVERSE 和 RAFT 试验)及对这 3 项研究所做的荟萃分析表明,CRT 或 CRT-D 可使此类轻度心力衰竭患者获益,可延缓心室重构和病情进展。所有这些研究都是在药物治疗的基础上进行的,提示这一器械治疗可在常规、标准和优化的药物治疗后进一步改善慢性心力衰竭的预后。

对于房颤伴心力衰竭的患者,目前尚无确实证据评估 CRT 的疗效。其他情况,如单纯右束支传导阻滞、右心室起搏伴心室不同步等,是否可从 CRT 获益,目前不明确。最近的 BLOCK-HF 研究证实 LVEF 降低、NYHA Ⅰ～Ⅲ级的心力衰竭患者,如果有永久起搏器治疗指征,但无 CRT 指征,仍应首选双心室起搏治疗。EchoCRT 研究提示 LVEF下降、NYHAⅢ～Ⅳ级合并左心室收缩不同步的心力衰竭患者,如果 QRS 不增宽(≤130ms),CRT 治疗不但不能降低病死率及心力衰竭住院率,反而提高病死率。

(1)适应证:适用于窦性心律,经标准和优化的药物治疗至少 3～6 个月仍持续有症状、LVEF 降低,根据临床状况评估预期生存超过 1 年,且状态良好,并符合以下条件的患者。

NYHAⅢ或Ⅳa级患者：①LVEF≤35％，且伴左束支传导阻滞（LBBB）及 QRS≥150ms，推荐置入 CRT 或 CRT-D（Ⅰ类，A 级）。②LVEF≤35％，并伴以下情况之一：伴LBBB 且 120ms≤QRS＜150ms，可置入 CRT 或 CRT-D（Ⅱa 类，B 级）；非 LBBB 但 QRS≥150ms，可置入 CRT/CRT-D（Ⅱa 类，A 级）。③有常规起搏治疗但无 CRT 适应证的患者，如 LVEF≤35％，预计心室起搏比例＞40％，无论 QRS 时限，预期生存超过 1 年，且状态良好，可置入 CRT（Ⅱa 类，C 级）。

NYHAⅠ级患者：①LVEF≤30％，伴 LBBB 及 QRS≥150ms，推荐置入 CRT，最好是 CRT-D（Ⅰ类，A 级）。②LVEF≤30％，伴 LBBB 且 130ms≤QRS＜150ms，可置入 CRT 或 CRT-D（Ⅱa 类，B 级）。③LVEF≤30％，非 LBBB 但 QRS≥150ms，可置入 CRT 或 CRT-D（Ⅱb 类，B 级）。非 LBBB 且 QRS＜150ms，不推荐（Ⅲ类，B 级）。

NYHAⅠ级患者：LVEF≤30％，伴 LBBB 及 QRS≥150ms，缺血性心肌病，推荐置入 CRT 或 CRT-D（Ⅱb 类，C 级）。

永久性房颤、NYHAⅢ或Ⅳa级、QRS≥120ms、LVEF≤35％，能以良好的功能状态预期生存大于 1 年的患者，以下 3 种情况可以考虑置入 CRT 或 CRT-D：固有心率缓慢而需要起搏治疗（Ⅱb 类，C 级）；房室结消融后依赖起搏器（Ⅱb 类，B 级）；静息心率≤60 次/min、运动时心率≤90 次/min（Ⅱb 类，B 级）。但需尽可能保证双心室起搏，否则可考虑房室结消融。

（2）处理要点：应严格掌握适应证，选择适当的治疗人群，特别是有效药物治疗后仍有症状的患者。要选择理想的左心室电极导线置入部位，通常为左心室侧后壁。术后优化起搏参数，包括 AV 间期和 VV 间期的优化。尽量维持窦性心律及降低心率，尽可能实现100％双心室起搏。术后继续规范化药物治疗。

2.ICD

中度心力衰竭患者逾半数以上死于严重室性心律失常所致的心脏性猝死（MADIT-Ⅱ试验），ICD 能降低猝死率，可用于心力衰竭患者猝死的一级预防，也可降低心脏停搏存活者和有症状的持续性室性心律失常患者的病死率，即用作心力衰竭患者猝死的二级预防。

SCD-HeFT 试验表明，ICD 可使中度心力衰竭（NYHAⅡ～Ⅲ级）患者病死率较未置入 ICD 的对照组降低 23％，而胺碘酮不能改善生存率。MADIT-Ⅱ试验针对 AMI 后 1 个月、LVEF≤30％的患者，与常规药物治疗相比，ICD 使患者的死亡风险降低 31％。而另外 2 项研究针对 AMI 后早期（≤40d）患者，患者 ICD 治疗后未获益，因而推荐 ICD 仅用于 AMI 后 40d 以上患者。对于非缺血性心力衰竭，ICD 的临床证据不如缺血性心力衰竭充足。

（1）适应证：①二级预防：慢性心力衰竭伴低 LVEF，曾有心脏停搏、心室颤动（室颤）或室性心动过速（室速）伴血流动力学不稳定（Ⅰ类，A 级）。②一级预防：LVEF≤35％，长期优化药物治疗后（至少 3 个月以上）NYHAⅡ或Ⅲ级，预期生存期＞1 年，且状态良好。缺血性心力衰竭：MI 后至少 40d，ICD 可降低心脏性猝死和总死亡率（Ⅰ类，A 级）；非缺血性心力衰竭：ICD 可降低心脏性猝死和总死亡率（Ⅰ类，B 级）。

（2）处理要点和注意事项：适应证的掌握主要根据心脏性猝死的危险分层、患者的整体状况和预后,要因人而异。猝死的高危人群,尤其是 MI 后或缺血性心肌病患者,符合 CRT 适应证,应尽量置入 CRT-D。所有接受 ICD 治疗的低 LVEF 患者,应密切注意置入的细节、程序设计和起搏功能。非药物治疗流程见图 2-2。

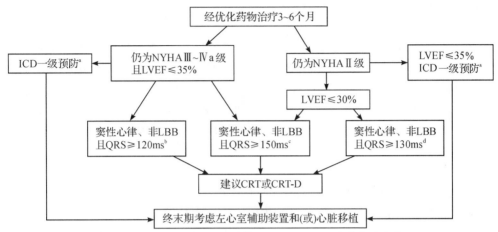

图 2-2　有症状的慢性 HF-REF(NYHA Ⅱ-Ⅳ级)非药物治疗流程

注:[a]. NYHAⅣ级不是适应证;对缺血性心力衰竭,仅用于 AMI 大于 40d 的患者,推荐级别为Ⅰ类 A 级,对于非缺血性心力衰竭推荐级别为Ⅰ类 B 级;[b]. QRS≥150ms 时推荐级别为Ⅰ类 A 级,120ms≤QRS<150ms 时推荐级别为Ⅱa 类 B 级;[c]. NYHAⅡ级时推荐级别为Ⅱb 类 B 级,NYHAⅢ级或非卧床的Ⅳ级时推荐级别为Ⅱa 类 A 级;[d]. QRS≥150ms 时推荐级别为Ⅰ类 A 级,130ms≤QRS<150ms 时推荐级别为Ⅱa 类 B 级。

三、慢性 HF-PEF 的诊断和治疗

HF-PEF 通常被称为舒张性心力衰竭,其病理生理机制尚不明确,目前认为本病是由于左心室舒张期主动松弛能力受损和心肌顺应性降低,即僵硬度增加(心肌细胞肥大伴间质纤维化),导致左心室在舒张期充盈受损,心搏量减少,左心室舒张末压增高而发生的心力衰竭。本病可与收缩功能障碍同时出现,也可单独存在。HF-PEF 约占心力衰竭总数 50%(40%～71%),其预后与 HF-REF 相仿或稍好。无症状左心室舒张功能异常与心力衰竭发生率及病死率相关,来自美国的一项流行病学调查发现社区人群中无症状轻度左心室舒张功能异常占 21%,中重度左心室舒张功能不全占 7%。

1. HF-PEF 的诊断标准

对本病的诊断应充分考虑下列两方面的情况。

(1)主要临床表现:①有典型心力衰竭的症状和体征;②LVEF 正常或轻度下降(≥45%),且左心室不大;③有相关结构性心脏病存在的证据(如左心室肥厚、左心房扩大)和(或)舒张功能不全;④超声心动图检查无心瓣膜病,并可排除心包疾病、肥厚型心肌病、限制型(浸润性)心肌病等。

本病的 LVEF 标准尚未统一。LVEF 在 41%～49% 被称为临界 HF-PEF,其人群特征、治疗及预后均与 HF-REF 类似,这提示将 LVEF>50% 作为临床诊断标准可能更好。此外,有的患者既往出现过 LVEF≤40%,其临床预后与 LVEF 持续性保留的患者可能也不同。

（2）其他需要考虑的因素：①应符合本病的流行病学特征：大多为老年患者、女性，心力衰竭的病因为高血压或有长期高血压史，部分患者可伴糖尿病、肥胖、房颤等。②BNP和（或）NT-proBNP测定有参考价值，但尚有争议。如测定值呈轻至中度升高，或在"灰区值"之间，有助于诊断。

2. 辅助检查

超声心动图参数诊断左心室舒张功能不全准确性不够、重复性较差，应结合所有相关的二维超声参数和多普勒参数，综合评估心脏结构和功能。二尖瓣环舒张早期心肌速度（e′）可用于评估心肌的松弛功能，E/e′值则与左心室充盈压有关。左心室舒张功能不全的超声心动图证据可能包括 e′减小（平均 e′<9cm/s），E/e′值变大（>15），E/A 异常（>2或<1），或这些参数的组合。至少 2 个指标异常和（或）存在房颤，增加左心室舒张功能不全诊断的可能性。

3. 治疗要点

HF-PEF 的临床研究（PEP-CHF、CHARM-Preserved、I-Preserve、J-DHF 等研究）均未能证实对 HF-REF 有效的药物（如 ACEI、ARB、β 受体阻滞剂等）可改善 HF-PEF 患者的预后和降低病死率。VALIDD 试验提示对伴有高血压的心力衰竭患者降压治疗有益。针对 HF-PEF 的症状、并存疾病及危险因素，采用综合性治疗。

（1）积极控制血压：目标血压宜低于单纯高血压患者的标准，即血压<130/80mmHg（Ⅰ类，A 级）。5 大类降压药均可应用，优选 β 受体阻滞剂、ACEI 或 ARB。

（2）应用利尿剂：消除液体潴留和水肿十分重要，可缓解肺淤血，改善心功能。但不宜过度利尿，以免前负荷过度降低而致低血压（Ⅰ类，C 级）。

（3）控制和治疗其他基础疾病和合并症：控制慢性房颤的心室率（Ⅰ类，C 级），可使用β 受体阻滞剂或非二氢吡啶类 CCB（地尔硫草或维拉帕米）。如有可能，转复并维持窦性心律，对患者有益（Ⅱb 类，C 级）。积极治疗糖尿病和控制血糖。肥胖者要减轻体重。伴左心室肥厚者，为逆转左心室肥厚和改善左心室舒张功能，可用 ACEI、ARB、β 受体阻滞剂等（Ⅱb 类，C 级）。地高辛不能增加心肌的松弛性，不推荐使用。

（4）血运重建治疗：由于心肌缺血可以损害心室的舒张功能，对有症状或证实存在心肌缺血的冠心病患者，应行冠状动脉血运重建术（Ⅱa 类，C 级）。

四、急性心力衰竭

急性心力衰竭是指心力衰竭症状和体征迅速发生或恶化。临床上以急性左心力衰竭最为常见，急性右心力衰竭较少见。急性左心力衰竭是指急性发作或加重的左心功能异常所致的心肌收缩力明显降低、心脏负荷加重，造成急性心排血量骤降、肺循环压力突然升高、周围循环阻力增加，从而引起肺循环充血而出现急性肺淤血、肺水肿，以及组织器官灌注不足的心源性休克的一种临床综合征。近 10 余年，急性心力衰竭治疗的循证证据匮乏，尤其是大样本前瞻性随机对照试验很少，使得目前各国指南中推荐的治疗大多基于经验或专家意见，缺少充分的证据支持。

（一）急性心力衰竭的流行病学

急性心力衰竭已成为年龄>65 岁患者住院的主要原因，又称急性心力衰竭综合征，其中15%～20%为新发心力衰竭,大部分则为原有慢性心力衰竭的急性加重,即急性失代偿性心力衰竭。急性心力衰竭患者预后很差,住院病死率为3%,6个月的再住院率约50%,5年病死率高达60%。

(二)急性心力衰竭的病因和诱因

1.急性心力衰竭的常见病因

急性心力衰竭的常见病因包括:慢性心力衰竭急性加重;急性心肌坏死和(或)损伤,如广泛AMI、重症心肌炎;急性血流动力学障碍。

2.急性心力衰竭的诱发因素

(1)可能导致心力衰竭迅速恶化的诱因:快速心律失常,或严重心动过缓,如各种类型的房室传导阻滞;急性冠状动脉综合征及其机械并发症,如室间隔穿孔、二尖瓣腱索断裂、右心室梗死等;急性肺栓塞;高血压危象;心脏压塞;主动脉夹层;围手术期;感染;围产期心肌病。

(2)可能导致慢性心力衰竭急性失代偿的诱因:感染,包括感染性心内膜炎;慢性阻塞性肺疾病(COPD)或支气管哮喘急性加重;贫血;肾功能不全(心肾综合征);药物治疗和生活管理缺乏依从性;医源性因素,如应用了非甾体类抗炎药、皮质激素、抗肿瘤治疗(化疗或放疗),以及药物相互作用等;心律失常;未控制的高血压;甲状腺功能亢进或减退;酒精或药物滥用。

(三)临床表现

急性心力衰竭发作迅速,可以在几分钟到几小时(如AMI引起的急性心力衰竭),或数天至数周内恶化。患者的症状也有所不同,从呼吸困难、外周水肿加重到威胁生命的肺水肿或心源性休克,均可能出现。急性心力衰竭症状也可能因不同病因和伴随临床情况而不同。

1.基础心血管疾病的病史和表现

大多数患者有各种心脏疾病史,存在引起急性心力衰竭的各种病因。老年人中主要病因为冠心病、高血压和老年性退行性心瓣膜病,年轻人中主要病因为风湿性心瓣膜病、扩张型心肌病、急性重症心肌炎等。

2.早期表现

原来心功能正常的患者出现原因不明的疲乏或运动耐力明显减低,以及心率增加15～20次/min,可能是左心功能降低的最早期征兆。继续发展可出现劳力性呼吸困难、夜间阵发性呼吸困难、不能平卧;检查可发现左心室增大、舒张早期或中期奔马律、P2亢进、两肺尤其肺底部有湿性啰音,还可能发现干啰音和哮鸣音,提示已有左心功能障碍。

3.急性肺水肿

起病急骤,病情可迅速发展至危重状态。突发严重呼吸困难、端坐呼吸、喘息不止、烦躁不安,并有恐惧感,呼吸频率可达30～50次/min;频繁咳嗽并咯出大量粉红色泡沫样血痰;听诊心率快,心尖部常可闻及奔马律;两肺满布湿啰音和哮鸣音。

4.心源性休克

心源性休克主要表现为:①持续性低血压,收缩压降至90mmHg以下,且持续30min

以上,需要循环支持。②血流动力学障碍:肺毛细血管楔压(PCWP)≥18mmHg,心脏指数≤2.2L/(min·m²)(有循环支持时)或1.8L/(min·m²)(无循环支持时)。③组织低灌注状态,可有皮肤湿冷、苍白和发绀;尿量显著减少(<30mL/h),甚至无尿;意识障碍;代谢性酸中毒。

(四)急性心力衰竭的临床评估及监测

评估时应尽快明确:①容量状态;②循环灌注是否不足;③是否存在急性心力衰竭的诱因和(或)合并症。

1.无创性监测(Ⅰ类,B级)

每个患者均需应用床边监护仪,持续测量心率、呼吸频率、血压、血氧饱和度等。监测患者的体温、动脉血气、心电图等。

2.血流动力学监测

(1)适应证:适用于血流动力学状态不稳定,病情严重且治疗效果不理想的患者,如伴肺水肿(或)心源性休克患者。

(2)主要方法:

1)右心导管适用于:①患者存在呼吸窘迫或灌注异常,但临床上不能判断心内充盈压力的情况(Ⅰ类,C级)。②急性心力衰竭患者在标准治疗的情况下仍持续有症状,并伴有以下情况之一:容量状态、灌注或肺血管阻力情况不明,收缩压持续低下,肾功能进行性恶化,需静脉血管活性药物维持,考虑机械辅助循环或心脏移植(Ⅱa类,C级)。

2)外周动脉插管(Ⅱa类,B级):可持续监测动脉血压,还可抽取动脉血样标本检查。

3)肺动脉插管(Ⅱa类,B级):不常规应用。

(3)注意事项:在二尖瓣狭窄、主动脉瓣反流、肺动脉闭塞病变,以及左心室顺应性不良等情况下,肺毛细血管楔压往往不能准确地反映左心室舒张末压。对于伴严重三尖瓣反流的患者,热稀释法测定心排血量不可靠。还应避免插入导管的各种并发症,如感染等。

3.生物学标志物检测

(1)利尿钠肽:①有助于急性心力衰竭诊断和鉴别诊断(Ⅰ类,A级),BNP<100ng/L、NT-proBNP<300ng/L为排除急性心力衰竭的切点。应注意测定值与年龄、性别和体重等有关,老龄、女性、肾功能不全患者的利尿钠肽水平升高,肥胖者降低。诊断急性心力衰竭时,NT-proBNP水平应根据年龄和肾功能不全分层:50岁以下的成人血浆NT-proBNP>450ng/L,50岁以上>900ng/L,75岁以上应>1800ng/L,肾功能不全(肾小球滤过率<60mL/min)时应>1200ng/L。②有助于评估患者急性心力衰竭的严重程度和预后(Ⅰ类,A级)。NT-proBNP>5000ng/L提示心力衰竭患者短期死亡风险较高;NT-proBNP>1000ng/L提示长期死亡风险较高。③灰区值定义为介于"排除"和按年龄调整的"纳入"值之间,评估其临床意义需综合考虑临床状况,排除其他原因,因为急性冠状动脉综合征、慢性肺部疾病、肺动脉高压、高血压、房颤等均会引起测定值升高。

(2)心肌坏死标志物:测定cTnT或cTnI旨在评价是否存在心肌损伤、坏死及其严重程度,其特异性和敏感性均较高,AMI时可升高3~5倍以上。重症有症状心力衰竭患者往往存在心肌细胞坏死、肌原纤维崩解,血清中cTn水平可持续升高,这为急性心力衰竭的危险分层提供信息,有助于评估其严重程度和预后(Ⅰ类,A级)。

(3)其他生物学标志物:近几年一些新的标志物也显示在心力衰竭危险分层和预后评价中的作用。其中中段心房利钠肽前体(MR-proANP,分界值为120pmol/L)在一些研究中被证实,将其用于诊断急性心力衰竭的效果不劣于BNP或NT-proBNP。反映心肌纤维化的可溶性ST2及半乳糖凝集素-3等指标在急性心力衰竭的危险分层中可能提供额外信息(Ⅱb类,A级),此外,反映肾功能损害的指标也可增加额外预测价值。

(五)急性心力衰竭严重程度分级

急性心力衰竭严重程度分级主要有Killip法(表2-8)、Forrester法(表2-9)和临床程度床边分级(表2-10)3种。Killip法主要用于AMI患者,根据临床和血流动力学状态分级。Forrester法适用于监护病房,及有血流动力学监测条件的病房、手术室。临床程度床边分级根据Forrester法修改而来,主要根据末梢循环的观察和肺部听诊,无需特殊的监测条件,适用于一般的门诊和住院患者。以Forrester法和临床程度床边分级为例,自Ⅰ级至Ⅳ级的急性期病死率分别为2.2%、10.1%、22.4%和55.5%。

表2-8 AMI的Killip法分级

分 级	症状与体征
Ⅰ	无心力衰竭,无肺部啰音,无S3
Ⅱ	有心力衰竭,两肺中下部有湿啰音,占肺野下1/2,可闻及S3
Ⅲ	严重心力衰竭,有肺水肿,细湿啰音遍布两肺(超过肺野下1/2)
Ⅳ	心源性休克

表2-9 急性心力衰竭的Forrester法分级

分 级	PCWP/mmHg	心脏指数/L·min^{-1}·m^{-2}	组织灌注状态
Ⅰ	≤18	>2.2	无肺淤血,无组织灌注不良
Ⅱ	>18	>2.2	有肺淤血
Ⅲ	≤18	≤2.2	无肺淤血,有组织灌注不良
Ⅳ	>18	≤2.2	有肺淤血,有组织灌注不良

表2-10 急性心力衰竭的临床程度床边分级

分 级	皮肤状况	肺部啰音
Ⅰ	温暖	无
Ⅱ	温暖	有
Ⅲ	寒冷	无或有
Ⅳ	寒冷	有

(六)急性心力衰竭的治疗

1.临床评估和处理流程(图2-3)

(1)临床评估:对患者应根据上述检查方法以及病情变化做出临床评估,包括基础心血管疾病;急性心力衰竭发生的诱因;病情的严重程度和分级,并估计预后;治疗的效果。评估应多次动态进行,以调整治疗方案,且应强调个体化治疗。

(2)治疗目标:治疗目标为改善急性心力衰竭症状,稳定血流动力学状态,维护重要脏器功能,避免急性心力衰竭复发,改善远期预后。

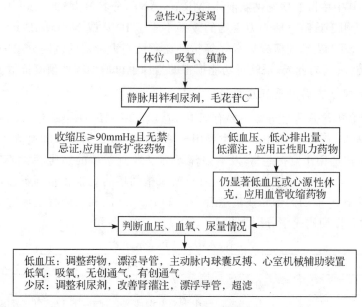

图 2-3 急性心力衰竭处理流程

注:[a].适用于房颤伴快速心室率者、严重收缩功能不全者。

2.一般处理

(1)体位:静息时明显呼吸困难者应半卧位或端坐位,双腿下垂以减少回心血量,降低心脏前负荷。

(2)吸氧:适用于低氧血症和呼吸困难明显,尤其指端血氧饱和度<90%的患者。无低氧血症的患者不应常规应用,这可能导致血管收缩和心排血量下降。如需吸氧,应尽早采用,使患者 $SaO_2 \geqslant 95\%$(伴 COPD 者 $SaO_2 > 90\%$)。

可采用不同方式:①鼻导管吸氧,低氧流量($1 \sim 2L/min$)开始,根据动脉血气分析结果调整氧流量;②面罩吸氧,适用于伴呼吸性碱中毒患者。必要时还可采用无创性或气管插管呼吸机辅助通气治疗。

(3)出入量管理:肺淤血、体循环淤血及水肿明显者应严格限制饮水量和静脉输液速度。

对于无明显低血容量因素(大出血、严重脱水、大汗淋漓等)者,每天摄入液体量一般宜在 1500mL 以内,不要超过 2000mL。保持每天出入量负平衡(约 500mL),严重肺水肿者水负平衡为 $1000 \sim 2000mL/d$,甚至可达 $3000 \sim 5000mL/d$,以减少水钠潴留,缓解症状。$3 \sim 5d$ 后,如肺淤血、水肿明显消退,则应减少水负平衡量,逐渐过渡到出入量大体平衡。在负平衡下应注意防止发生低血容量、低钾血症和低钠血症等,同时限制钠摄入($<2g/d$)。

3.药物治疗

(1)基础治疗:阿片类药物(如吗啡)可减少急性肺水肿患者由焦虑和呼吸困难引起的痛苦。此类药物也被认为是血管扩张剂,可降低前负荷,减少交感兴奋。基础治疗主要应用吗啡(Ⅱa 类,C 级)。应密切观察疗效和呼吸抑制的不良反应。伴明显和持续低血压、休克、意识障碍、COPD 等患者禁忌使用阿片类药物。洋地黄类能轻度增加心排血量、降低左心室充盈压和改善症状（Ⅱa 类，C 级）。伴快速心室率房颤患者可应用毛花苷 C 0.2～0.4mg，缓慢静脉注射，2～4h 后可再用 0.2mg。

（2）利尿剂（Ⅰ类，B 级）：袢利尿剂适用于急性心力衰竭伴肺循环和（或）体循环明显淤血以及容量负荷过重的患者。袢利尿剂，如呋塞米、托拉塞米、布美他尼静脉应用可在短时间里迅速降低容量负荷，应作为首选，且及早应用。临床上袢利尿剂的应用十分普遍，但尚无评估疗效的大样本随机对照试验。

临床上常用袢利尿剂为呋塞米，宜先静脉注射 20～40mg，继以静脉滴注 5～40mg/h，其总剂量在起初 6h 不超过 80mg，起初 24h 不超过 160mg。亦可静脉注射托拉塞米 10～20mg。如果患者平时已使用袢利尿剂治疗，最初静脉剂量应等于或超过长期每日所用剂量。

近期 DOSE 研究发现，利尿剂每 12 小时推注或持续静脉输注，低剂量（与之前口服剂量相等）或高剂量（口服剂量的 2.5 倍）之间的主要复合终点（患者的症状评价和血清肌酐变化）无明显差异；高剂量组可更好地改善一些次要终点（包括呼吸困难等），但同时会出现更多的一过性肾功能不全。

托伐普坦被推荐用于充血性心力衰竭、常规利尿剂治疗效果不佳、有低钠血症或有肾功能损害倾向患者，可显著改善充血相关症状，且无明显短期和长期不良反应。EVEREST 结果显示，该药可快速有效降低体重，并在整个研究期维持肾功能正常，对长期病死率和心力衰竭相关患病率无不良影响。对心力衰竭伴低钠血症的患者，该药能降低心血管病所致病死率（Ⅱb 类，B 级）。建议开始剂量为 7.5～15.0mg/d，疗效欠佳者逐渐加量至 30mg/d。

轻度心力衰竭患者对小剂量利尿剂反应良好，随着心力衰竭的进展，利尿剂反应逐渐不佳。当患者心力衰竭进展和恶化时常需加大利尿剂剂量。当患者对大剂量利尿剂也无反应时，即出现利尿剂抵抗。此时，可尝试以下方法：①增加利尿剂剂量，可在严密监测患者肾功能和电解质的情况下根据临床情况增加剂量，应用过程中应监测尿量，并根据尿量和症状的改善状况调整剂量。②静脉推注联合持续静脉滴注，静脉持续和多次应用可避免因为利尿剂浓度下降引起的钠水重吸收。③2 种及以上利尿剂联合使用，临床研究表明，低剂量联合应用利尿剂，其疗效优于单一利尿剂的大剂量，且不良反应更少。联合应用利尿剂仅适合短期应用，并需更严密监测，以避免低钾血症、肾功能不全和低血容量。也可加用托伐普坦。④应用增加肾血流量的药物，如小剂量多巴胺或萘西立肽，改善利尿效果和肾功能，提高肾灌注，但益处不明确（Ⅱb 类，B 级）。⑤纠正低氧血症、酸中毒、低钠血症、低钾血症等，尤其注意纠正低血容量。

（3）血管扩张药物：

1）应用指征：此类药可用于急性心力衰竭早期阶段。收缩压水平是评估此类药是否适宜的重要指标。收缩压＞110mmHg 的患者通常可安全使用；收缩压 90～110mmHg，应谨慎使用；收缩压＜90mmHg，禁忌使用，因可能增加急性心力衰竭患者的病死率。此外，HF-PEF 患者因对容量更加敏感，应小心使用血管扩张剂。

2）主要作用机制：可降低左、右心室充盈压和全身血管阻力，也降低收缩压，从而减轻心脏负荷，但没有证据表明血管扩张剂可改善预后。

3)药物种类和用法:主要有硝酸酯类、硝普钠及萘西立肽(重组人 BNP)等,不推荐应用钙通道阻滞剂(CCB)。血管扩张剂应用过程中要密切监测血压,根据血压调整合适的维持剂量。

①硝酸酯类药物(Ⅱa 类,B 级):在不减少每搏输出量和不增加心肌耗氧的情况下减轻肺淤血,特别适用于急性冠状动脉综合征伴心力衰竭的患者。硝酸甘油静脉滴注起始剂量 5～10μg/min,每 5～10 分钟递增 5～10μg/min,最大剂量为 200μg/min;亦可每10～15 分钟喷雾 1 次(400μg),或舌下含服 0.3～0.6mg/次。硝酸异山梨酯静脉滴注剂量5～10mg/h。长期应用硝酸甘油及其他硝酸酯类药物均可能使患者发生耐药。

②硝普钠(Ⅱb 类,B 级):适用于严重心力衰竭、原有后负荷增加以及伴肺淤血或肺水肿患者。临床应用宜从小剂量 0.3μg/(kg·min)开始,可酌情逐渐增加剂量至5μg/(kg·min),静脉滴注,通常疗程不要超过 72h。由于硝普钠具强效降压作用,应用过程中要密切监测血压,根据血压调整合适的维持剂量。停药时应逐渐减量,并加用口服血管扩张剂,以避免反跳现象。

③萘西立肽(重组人 BNP)(Ⅱa 类,B 级):其主要药理作用是扩张静脉和动脉(包括冠状动脉),从而降低前、后负荷,故将其归类为血管扩张剂。实际上该药并非单纯的血管扩张剂,而是一种兼具多重作用的药物,有一定的促进钠排泄和利尿作用,还可抑制RAAS 和交感神经系统。

VMAC、PROACTION 以及国内的一项Ⅱ期临床研究表明,该药的应用可以为患者带来临床和血流动力学的改善,推荐用于急性失代偿性心力衰竭患者。ASCEND-HF 研究表明,该药在急性心力衰竭患者中应用安全,但不改善预后。应用方法:先给予负荷剂量 1.5～2μg/kg,静脉缓慢推注,继以 0.01μg/(kg·min)静脉滴注;也可不用负荷剂量而直接静脉滴注。疗程一般 3d。

④ACEI:该药在急性心力衰竭中的应用仍有诸多争议。对急性期、病情尚未稳定的患者不宜应用(Ⅱb 类,C 级)。对 AMI 后的急性心力衰竭患者可试用(Ⅱa 类,C 级),但起始剂量宜小。在患者急性期病情稳定 48h 后逐渐加量(Ⅰ类,A 级),对不能耐受 ACEI者可应用 ARB。

⑤正在研究的药物:重组人松弛素-2(Serelaxin)是一种血管活性肽激素,具有多种生物学和血流动力学效应。RELAX-AHF 研究表明,该药用于治疗急性心力衰竭,可缓解患者呼吸困难,降低心力衰竭恶化病死率,耐受性和安全性良好,且对 HF-REF 或 HF-PEF 效果相仿,但对心力衰竭再住院率无影响。

4)注意事项:下列情况禁用血管扩张药物。收缩压＜90mmHg,或持续低血压伴症状,尤其有肾功能不全的患者,以避免重要脏器灌注减少;严重阻塞性心瓣膜疾病,如主动脉瓣狭窄或肥厚型梗阻性心肌病,患者有可能出现显著低血压;对二尖瓣狭窄患者也不宜应用,有可能造成心排血量明显降低。

(4)正性肌力药物:

1)应用指征和作用机制:适用于低心排血量综合征,如伴症状性低血压(≤85mmHg)或心排血量降低伴循环淤血患者,可缓解组织低灌注所致的症状,保证重要脏器血液供应。

2)药物种类和用法：

①多巴胺(Ⅱa类,C级)：小剂量[$<3\mu g/(kg\cdot min)$]应用有选择性扩张肾动脉,促进利尿的作用；大剂量[$>5\mu g/(kg\cdot min)$]应用有正性肌力作用和血管收缩作用。个体差异较大,一般从小剂量起始,逐渐增加剂量,短期应用。可引起低氧血症,应监测SaO_2,必要时给氧。

②多巴酚丁胺(Ⅱa类,C级)：短期应用可增加心排血量,改善外周灌注,缓解症状。对于重症心力衰竭患者,连续静脉应用会增加死亡风险。用法：$2\sim20\mu g/(kg\cdot min)$静脉滴注。使用时监测患者血压,常见不良反应有心律失常、心动过速,偶尔可因加重心肌缺血而出现胸痛。对于正在应用β受体阻滞剂的患者,不推荐应用多巴酚丁胺和多巴胺。

③磷酸二酯酶抑制剂(Ⅱb类,C级)：主要应用米力农,首剂$25\sim75\mu g/kg$,静脉注射($>10min$),继以$0.375\sim0.750\mu g/(kg\cdot min)$静脉滴注。常见不良反应有低血压和心律失常。OPTIME-CHF研究表明米力农可能增加不良反应事件和病死率。

④左西孟旦(Ⅱa类,B级)：一种钙增敏剂,通过结合于心肌细胞上的TnC促进心肌收缩,还通过介导ATP敏感的钾通道而发挥血管舒张作用和轻度抑制磷酸二酯酶的效应。其正性肌力作用独立于β肾上腺素能刺激,可用于正接受β受体阻滞剂治疗的患者。该药在缓解临床症状、改善预后等方面不劣于多巴酚丁胺,且使患者的BNP水平明显下降。左西孟旦应用于冠心病患者,不会导致病死率增高。用法：首剂$12\mu g/kg$静脉注射($>10min$),继以$0.1\mu g/(kg\cdot min)$静脉滴注,可酌情减半或加倍。对于收缩压<$100mmHg$的患者,不需负荷剂量,可直接用维持剂量,防止发生低血压。应用时需监测患者血压和心电图,避免血压过低和心律失常的发生。

3)注意事项：对急性心力衰竭患者应用此类药需全面权衡。①决定不能仅依赖1~2次血压测量,是否用药必须综合评价临床状况,如是否伴组织低灌注的表现。②当患者血压降低伴低心排血量或低灌注时,应尽早使用,而当器官灌注恢复和(或)循环淤血减轻时,则应尽快停用。③药物的剂量和静脉滴注速度应根据患者的临床反应做调整,强调个体化治疗。④此类药可即刻改善急性心力衰竭患者的血流动力学和临床状态,但也可能促进和诱发一些不良的病理生理反应,甚至导致心肌损伤和靶器官损害,必须警惕。⑤用药期间应持续心电、血压监测,因正性肌力药物可能导致心律失常、心肌缺血等情况。⑥血压正常又无器官和组织灌注不足的急性心力衰竭患者不宜使用。

(5)血管收缩药物：对外周动脉有显著收缩血管作用的药物,如去甲肾上腺素、肾上腺素等,多用于尽管应用了正性肌力药物仍出现心源性休克,或合并显著低血压状态患者。这些药物可以使血液重新分配至重要脏器,收缩外周血管并提高血压,但以增加左心室后负荷为代价。这些药物具有正性肌力活性,也有类似于正性肌力药的不良反应。

(6)抗凝治疗：抗凝治疗(如低分子肝素)建议用于深静脉血栓和肺栓塞发生风险较高,且无抗凝治疗禁忌证的患者。

(7)改善预后的药物：如HF-REF患者出现失代偿和心力衰竭恶化,但无血流动力学不稳定或禁忌证,可继续原有的优化药物治疗方案。

4.非药物治疗

(1)主动脉内球囊反搏(Intra-aortic balloon pump,IABP)：可有效改善心肌灌注,降

低心肌耗氧量和增加心排血量。

适应证（Ⅰ类，B级）：①AMI或严重心肌缺血并发心源性休克，且不能由药物纠正；②伴血流动力学障碍的严重冠心病（如AMI伴机械并发症）；③心肌缺血或急性重症心肌炎伴顽固性肺水肿；④作为左心室辅助装置（Left ventricular assist device，LVAD）或心脏移植前的过渡治疗。对其他原因的心源性休克是否有益尚无证据。

（2）机械通气：指征为心跳呼吸骤停而需进行心肺复苏，以及合并Ⅰ型或Ⅱ型呼吸衰竭。

有下列2种方式：①无创呼吸机辅助通气（Ⅱa类，B级）：分为持续气道正压通气和双相间歇气道正压通气2种模式。推荐用于经常规吸氧和药物治疗仍不能纠正的肺水肿合并呼吸衰竭，呼吸频率＞20次/min，能配合呼吸机通气的患者，但不建议用于收缩压＜85mmHg的患者。近期一项研究表明，无论哪种模式，都不能降低患者的死亡风险或气管内插管的概率。②气道插管和人工机械通气：应用指征为心肺复苏时患者严重呼吸衰竭且经常规治疗不能改善，尤其是出现明显的呼吸性和代谢性酸中毒并影响到意识状态的患者。

（3）血液净化治疗：出现下列情况之一时可考虑采用超滤治疗（Ⅱa类，B级）。①高容量负荷（如肺水肿或严重的外周组织水肿），且对利尿剂抵抗。②低钠血症（血钠＜110mmol/L）且有相应的临床症状，如神志障碍、肌张力减退、腱反射减弱/消失、呕吐以及肺水肿等。③肾功能进行性减退，血肌酐水平＞500μmol/L或符合急性血液透析指征的其他情况可行血液透析治疗。超滤对急性心力衰竭患者有益，但并非常规手段。UNLOAD研究证实，对于心力衰竭患者，超滤治疗与静脉连续应用利尿剂相比，排水量无明显差异，但超滤治疗能更有效地移除体内过剩的钠，并可降低因心力衰竭再住院率。但CARRESS-HF研究表明，在急性失代偿性心力衰竭合并持续淤血和肾功能恶化的患者中，在保护96h肾功能方面，阶梯式药物治疗方案优于超滤治疗，2种治疗方式患者体重减轻情况类似，超滤治疗的不良反应较高。

血液净化治疗患者可出现与体外循环相关的不良反应，如生物不相容、出血、凝血、血管通路相关并发症、感染、机械相关并发症等。应避免患者出现新的内环境紊乱，连续血液净化治疗时应注意患者热量及蛋白的丢失。

（4）心室机械辅助装置（Ⅱa类，B级）：当急性心力衰竭患者经常规药物治疗无明显改善时，有条件的医疗机构可应用该技术。此类装置有体外模式人工肺氧合器（ECMO）、心室辅助泵（如可置入式电动左心辅助泵、全人工心脏）。根据急性心力衰竭类型的不同，可选择应用心室辅助装置。在积极治疗基础心脏疾病的前提下，心室机械辅助装置可短期辅助心脏功能，也可作为心脏移植或心肺移植的过渡。ECMO可以部分或全部代替心肺功能。临床研究表明，短期循环呼吸支持（如应用ECMO）可明显改善患者预后。

（七）急性心力衰竭稳定后的后续处理

1.病情稳定后监测

在患者入院后，至少第1个24h要连续监测心率、心律、血压和SaO$_2$，之后也要经常监测。至少每天评估心力衰竭相关症状（如呼吸困难）、治疗的不良反应，以及评估容量超负荷相关症状。

2.病情稳定后治疗

(1)无基础疾病的急性心力衰竭:在消除诱因后,并不需要继续心力衰竭的相关治疗,应避免诱发急性心力衰竭,如出现各种诱因要及早、积极控制。

(2)伴基础疾病的急性心力衰竭:应针对原发疾病进行积极有效的治疗、康复和预防。

(3)原有慢性心力衰竭:处理方案与慢性心力衰竭相同。

五、难治性终末期心力衰竭的治疗

虽经优化内科治疗,患者休息时仍有症状、极度无力,常有心源性恶病质,且需反复长期住院,这一阶段即难治性心力衰竭的终末阶段。对难治性终末期心力衰竭应谨慎诊断,应考虑是否有其他参与因素,以及是否已经恰当应用了各种治疗措施等。

难治性终末期心力衰竭的治疗应注意以下4点。

1.控制液体潴留

患者的症状常与钠、水潴留有关,因此,控制液体潴留是治疗成功的关键(Ⅰ类,B级)。

2.神经内分泌抑制剂的应用

此类患者对 ACEI 和β受体阻滞剂耐受性差,宜从极小剂量开始。ACEI 易致低血压和肾功能不全,β受体阻滞剂易引起心力衰竭恶化。

3.静脉应用正性肌力药或血管扩张剂

静脉滴注正性肌力药(如多巴酚丁胺、米力农)和血管扩张剂(如硝酸甘油、硝普钠),可作为姑息疗法,短期(3～5d)应用以缓解症状(Ⅱb 类,C 级)。一旦情况稳定,即应改换为口服方案。

对能中断静脉应用正性肌力药者,不推荐常规间歇静脉滴注正性肌力药(Ⅲ类,B级)。若患者无法中断静脉治疗,可持续静脉输注多巴酚丁胺、米力农。静脉治疗通常应用于等待心脏移植的患者。

4.心脏机械辅助和外科治疗

(1)心脏移植:可作为终末期心力衰竭的一种治疗方式,主要适用于严重心功能损害,或依赖静脉正性肌力药物而无其他可选择治疗方法的重度心力衰竭患者(Ⅰ类,B级)。对于有适应证的患者,心脏移植可显著增加患者的生存率、改善其运动耐量和生活质量。除了供体心脏短缺外,心脏移植的主要问题是移植排斥,是术后 1 年死亡的主要原因,长期预后主要受免疫抑制剂并发症影响。近期的研究显示,联合应用 3 种免疫抑制剂可显著提高患者术后 5 年生存率,可达 70%～80%。

(2)左心辅助装置(LVAD):由于终末期心力衰竭患者数量的增多、器官供体受限以及技术进步,LVAD 或双室辅助装置(BiVAD)可作为心脏移植的过渡或替代。在接受最新连续血流装置的患者中,2～3 年的生存率优于仅用药物治疗的患者。然而,尽管技术有了改善,但出血、血栓栓塞(两者都可引起脑卒中)、感染和装置失效仍是显著问题,加之装置和置入费用昂贵,使其应用受限。对双室功能衰竭或可能发生右心室衰竭的患者,应考虑 BiVAD。

对使用优化的药物和器械治疗后仍处于终末期心力衰竭的患者,如适合心脏移植,等待心脏移植过程中可置入 LVAD 或 BiVAD(Ⅰ类,B级)以改善症状,降低因心力衰竭恶化住院和过早死亡的风险。如不适合心脏移植,但能以良好的心功能状态预期生存大于1年者,可置入 LVAD(Ⅱa类,B级)。

使用优化的药物和器械治疗后仍有 2 个多月的严重症状,且至少包括以下一项者适合置入 LVAD:①LVEF<25%且峰值摄氧量<12mL/(kg·min);②近 12 个月内无明显诱因,因心力衰竭住院次数≥3 次;③依赖静脉正性肌力药物治疗;④因灌注下降而非左心室充盈压不足[PCWP≥20mmHg,且收缩压≤80~90mmHg 或心脏指数≤2L/(min·m²)]导致的进行性终末器官功能不全[肾功能和(或)肝功能恶化];⑤有心室功能恶化等。

六、右心力衰竭

1. 右心衰竭的定义和病因

右心衰竭是指任何原因引起的右心室收缩和(或)舒张功能障碍,不足以提供机体所需要的心排血量时所出现的临床综合征。右心衰竭的诊断至少具备 2 个特征:与右心衰竭一致的症状与体征;右侧心脏结构和(或)功能异常,或有右侧心内压增加的客观依据。各种心血管疾病引起的左心衰竭均可发生右心衰竭。右心衰竭是左心衰竭不良预后的独立预测因素。右心衰竭的病因不同、个体遗传背景不同,预后存在差异。

2. 右心衰竭的诊断

右心衰竭诊断标准如下:

(1)存在可能导致右心力衰竭的病因:其中,最重要的是存在左心衰竭、肺动脉高压(包括 COPD 所致)、右室心肌病变[包括右心室梗死,限制性病变和致心律失常性右室心肌病(ARVC)等]、右侧瓣膜病变,以及某些先天性心脏病。

(2)存在右心衰竭的症状和体征:主要由于体循环静脉淤血和右心排血量减少。症状主要有活动耐量下降、乏力以及呼吸困难。体征主要包括颈静脉压增高的征象,肝脏增大,中心性水肿(如胸腔积液、腹水、心包积液)和外周水肿,以及这些体征的组合。

(3)存在右心结构和(或)功能异常,以及心腔内压力增高的客观证据:主要来自影像学检查,包括超声心动图、核素、磁共振等。右心导管可提供心腔内压力增高和功能异常的证据。

3. 右心衰竭的治疗

(1)治疗原则:首先应考虑积极治疗导致右心衰竭的原发疾病,减轻右心的前、后负荷及增强心肌收缩力,维持窦性节律、房室正常顺序和间期,以及维持左、右心室收缩同步。

(2)一般治疗:①去除诱发因素,常见诱因有感染、发热、劳累、情绪激动、妊娠或分娩、长时间乘飞机或高原旅行等。②氧疗,可以改善全身重要脏器的缺氧,降低肺动脉阻力,减轻心脏负荷。对于血氧饱和度低于 90%的患者建议常规氧疗。当肺心病患者动脉血氧分压小于 60mmHg 时,每天要持续 15h 以上的低流量氧疗,以维持动脉血氧分压在 60mmHg 以上。③其他治疗包括调整生活方式、心理与精神治疗、康复和健康教育。

(3)左心衰竭合并右心衰竭:大多为慢性病程,即先有左心衰竭,随后出现右心衰竭,但也有部分情况是左、右心同时受损。右心衰竭加重时呼吸困难会减轻,血压易偏低。基本治疗原则可以遵循左心衰竭治疗的相关指南,但需要更加重视容量的平衡管理,保持恰当的前负荷是必要的。

对左心衰竭合并右心衰竭的患者,磷酸二酯酶-5抑制剂可能有益,但缺少充分的临床证据,仅适用于平均动脉压(MAP)＞25mmHg,肺动脉舒张压(PAPP)－PCWP＞5mmHg的反应性肺动脉高压患者。避免应用内皮素受体拮抗剂和类前列环素。一旦患者发生右心衰竭,单独的左心辅助可能加重右心的负荷,此时建议使用双心室辅助来挽救患者的生命。

(4)肺动脉高压伴发右心衰竭的治疗:①对利尿效果不佳的患者,可以考虑短期应用正性肌力药物,如多巴酚丁胺$2\sim5\mu g/(kg \cdot min)$,或磷酸二酯酶抑制剂米力农。②避免应用非选择性血管扩张剂,如硝普钠、硝酸酯类、肼屈嗪、酚妥拉明。③选择性应用肺血管扩张剂,肺动脉高压的靶向治疗药物可以降低肺动脉压力,但缺乏大样本临床试验评估。

(5)急性肺血栓栓塞症:高危肺血栓栓塞症所致急性右心衰竭和低心排血量是患者死亡的主要原因,因此呼吸和循环支持治疗尤其重要。①对于低氧血症($PaO_2 < 60 \sim 65mmHg$)患者,尤其有心排血量降低者,应予持续吸氧。②对于心源性休克和(或)持续低血压的高危肺栓塞患者,如无绝对禁忌证,首选溶栓治疗;对于伴有急性右心衰竭的中危患者,不推荐常规溶栓治疗。③对于急性肺血栓栓塞症伴心源性休克患者不推荐大量补液,当其低心排血量伴血压正常时,可谨慎补液。

(6)肺部疾病:各种类型的肺部疾病随着病情的进展均可通过缺氧、内皮损伤、局部血栓形成以及炎症机制导致肺动脉高压,最后导致右心衰竭,即慢性肺源性心脏病。治疗原则包括:①积极治疗原发病。②改善右心功能。使用利尿剂要谨慎,快速和大剂量给予利尿剂弊多利少。强心苷易导致心律失常和其他毒副作用,需在积极抗感染和利尿治疗的基础上考虑。③可采用合理的抗凝治疗。

(7)右心瓣膜病:常见引起右心衰竭的右心瓣膜病变类型为三尖瓣关闭不全、肺动脉瓣关闭不全和肺动脉瓣狭窄。治疗原则包括:基础疾病的治疗;防止过度利尿造成的心排血量减少;遵循相关指南进行器质性瓣膜疾病的治疗。

(8)急性右心室MI:右心室MI导致右心衰竭典型的临床表现为低血压、颈静脉显著充盈、双肺呼吸音清晰的三联征。治疗原则包括:积极行冠状动脉血运重建;慎用或避免使用利尿剂、血管扩张剂、吗啡;优化右心室前、后负荷;对于没有左心衰竭和肺水肿的患者,扩容治疗,快速补液直至右心房压升高而心排血量不增加,或PCWP≥18mmHg;对于扩容后仍有低压者,建议使用正性肌力药物;对顽固性低血压者,IABP可增加右冠状动脉灌注和改善右心室收缩功能。

(9)心肌病与右心衰竭:常见可累及右心系统并导致右心衰竭的心肌病主要包括ARVC和限制型心肌病(RCM)。ARVC治疗的主要目的是减少患者心律失常猝死的风险,其次是治疗心律失常和右心衰竭。治疗ARVC引起的右心衰竭时,应该遵循右心衰竭的一般治疗原则,如患者存在难治性心力衰竭和室性快速性心律失常,应考虑心脏移植。

(10)器械治疗引起的右心衰竭:主要见于心脏起搏器和ICD置入。机制为:①右心室心尖部起搏导致异常的激动顺序,心脏运动不同步。②由于右心室导线造成三尖瓣损伤,引起严重三尖瓣关闭不全,从而导致右心衰竭。对于右室心尖部起搏导致激动异常发生的右心衰竭,如药物治疗效果不佳,可行起搏器升级治疗,即心脏再同步化治疗(CRT)。对于导线所致三尖瓣关闭不全的右心衰竭,其临床治疗目前尚无统一建议,应个体化。

七、展　望

近年来,我国心力衰竭诊治工作取得了很大进展。先后发表的《慢性心力衰竭诊断和治疗指南(2007年)》《β肾上腺素能受体阻滞剂在心血管疾病应用的专家共识(2009年)》《急性心力衰竭诊断和治疗指南(2010年)》和《中国心力衰竭诊断和治疗指南2014》等文件,均由中华医学会心血管病分会组织编撰和陆续发表,为心力衰竭临床工作确立了规范。在此期间心力衰竭的继续医学教育工作得到中华医学会和社会各界的有力支持,其中国家卫生和计划生育委员会十年百项的心力衰竭规范化诊治项目,在全国数十个地区组织了数百场巡讲、病例报告和讨论会,使数万名基层一线工作的临床医师受益,又在平面和新媒体上进行广泛交流。心力衰竭不再是被遗忘的角落。在各个大型学术会议上,心力衰竭论坛和专题会均成为最活跃和受欢迎的内容之一。与此同时,心力衰竭的处理逐步走向规范,心力衰竭治疗的基本方案和新理念、新思维逐渐融入医师们的日常医疗工作中。近几年的心力衰竭调查和临床试验资料显示,主要药物(如ACEI、β受体阻滞剂、ARB等)的应用比率大幅提高,剂量达标率有所增加,慢性心力衰竭的治疗效果有望进一步提升。

【思考题】

简要叙述近年来心力衰竭诊治6大进展。

【参考文献】

[1]McMurry JJ, Adamopoulos S, Anker SD, et al. ESC guidelines for the diagnosis and treatment of acute and chronic heart failure 2012:The Task Force for the Diagnosis and Treatment of Acute and Chronic Heart Failure 2012 of the European Society of Cardiology. Developed in collaboration with the Heart Failure Association (HFA)of the ESC. Eur Hearl J,2012,33:1787-1847.

[2]Yancy CW, Jessup M, Bozkurt B, et al. 2013 ACCF/AHA guideline for the management of heart failure:A report of the American College of Cardiology Foundation/American Heart Association Task Force on practice guidelines. Circulation, published online June 5,2013.

[3]中华医学会心血管病学分会,中华心血管病杂志编辑委员会.中国心力衰竭诊断和治疗指南2014.中华心血管病杂志,2014,42(2):98-122.

（黄兆铨）

第三节 Brugada 综合征研究进展

摘　要: Brugada 综合征是一种遗传性心律失常疾病,多以晕厥和猝死为首发症状。根据其心电图特征分为:1 型,以 ST 段"穹隆型"抬高为特征,表现为 J 波或 ST 段顶点抬高(≥0.2mV),伴随 T 波倒置,ST 段与 T 波之间很少或无等电位线;2 型,以 ST 段"马鞍型"抬高为特征,表现为 J 波幅度≥0.2mV,引起 ST 段下斜型抬高(在基线上方且≥0.1mV),紧随正向或双向 T 波;3 型,可以表现为"穹隆型"或"马鞍型",或两者兼有,但右胸前导联 ST 段抬高(<0.1mV)。1 型心电图表现可用于诊断 Brugada 综合征,心电图表现不典型者,使用钠离子通道阻滞剂进行药物激发试验有助于诊断。Brugada 综合征诊断主要依据典型的临床表现和 Brugada 综合征的心电图表现。目前,药物治疗首选奎尼丁,而植入埋藏式心脏复律除颤器仍然是目前唯一被证实能有效预防 Brugada 综合征患者发生心源性猝死的治疗手段。

关键词: Brugada 综合征;心律失常;心源性猝死

Abstract: The Brugada syndrome is a kind of inherited arrhythmogenic disease, usually starting with such symptoms as syncope and cardiac sudden death. The diagnosis of Brugada syndrome includes Brugada-type electrocardiogram and typical clinical symptoms. Three types of repolarization patterns are recognized. Type 1 is characterized by a prominent coved ST-segment elevation displaying J wave amplitude or ST-segment elevation(≥0.2mV) at its peak followed by a negative T-wave, with little or no isoelectric separation. Type 2 also has a high take-off ST-segment elevation. But in this case, J wave amplitude(≥0.2mV) gives rise to a gradually descending ST-segment elevation(remaining ≥0.1mV above the baseline), followed by a positive or biphasic T-wave that results in a saddle back configuration. Type 3 is a right precordial ST-segment elevation (<0.1mV) of saddle back type, coved type, or both. Appearance of a type 1 ST-segment elevation in more than one right precordial lead(V_1 to V_3) should be strongly considered Brugada syndrome. In patients with type 2 and type 3 ECGs, the drug test by using sodium channel block is recommended to clarify the diagnosis. In present, quinidine is the first choice in drug treatment. Up to now, implantable cardioverter defibrillator is the only proven effective treatment which could prevent patients with Brugada syndrome from sudden cardiac death.

Keywords: Brugada syndrome; Arrhythmia; Sudden cardiac death

Brugada 综合征是一种离子通道基因异常所致的原发性心电疾病,其主要特征为心脏结构及功能正常,右胸导联 ST 段抬高,伴或不伴右束支传导阻滞,临床常因多形性室速或室颤引起反复晕厥,甚至猝死。对于 Brugada 综合征,近年来世界各地均有报道,其主要分布于亚洲,尤以东南亚国家发生率最高,故有东南亚夜间猝死综合征(Sudden unexplained nocturnal death syndrome，SUNDS)之称。Brugada综合征在临床工作中需要及时识别，并尽早干预。对缺乏症状的患者(如心电图也正常)，可以做诱发试验，也可做电生理检查，以明确诊断。一旦诊断成立，立即植入埋藏式心脏复律除颤器(Implantable cardioverter defibrillator，ICD)是目前防止患者猝死的唯一有效的办法。

一、认识过程

早在1917年菲律宾的医学杂志已有类似病例报道，将其称为Bangungut(睡眠猝死时尖叫)。在泰国东北部称之为Laitai(睡眠中死亡)，当时人们以为这些男青年是在睡觉时被寡妇鬼带走的，因此，许多男青年睡觉时男扮女装。在日本，类似情况被称为Pokkuri(夜间意外猝死)。美国疾病控制中心于20世纪70年代末报告，东南亚移民中男青年猝死率异常增高，这被称为难以解释的猝死综合征(Sudden unexplained death syndrome，SUDS)。1992年，西班牙的Brugada兄弟报告了8例因室颤发生心脏性猝死且复苏成功的一组病例，这些患者的心电图$V_1 \sim V_3$导联都存在J波、ST段及T波改变的心电图三联征，但临床检查均未发现有器质性心脏病。Brugada认为这是一种新的特殊类型的综合征，它不但是中青年人群猝死的主要原因之一，而且是许多过去认为原因不明的特发性室速或室颤的又一重要病因。1996年日本Miyazaki等将此独特的临床电生理病症命名为Brugada综合征。此后，世界各地报道陆续增多，国内亦有报道。

新近的一项调查显示，在日本1型Brugada综合征的发病率为12/10000，2型和3型的发病率为58/10000。发病人群的平均年龄为41±15岁，以40岁左右患者多见。Brugada综合征多见于男性，男女之比约为8∶1。

Brugada等认为该综合征的异常心电图及多形性室速的发生与心脏器质性疾病无关。然而，研究发现，Brugada综合征患者虽然没有器质性心脏病的存在，但可能会有隐匿的右室心肌病的存在。最近研究表明，Brugada综合征患者右心室流出道收缩延迟，提示引起心律失常的基质部位存在功能异常。故所谓正常心脏性猝死者，其实心脏并不正常，只要有更好的检测手段或方法终能发现心脏结构及功能异常。

二、常见病因

引起Brugada综合征的病因很多，而且随时间的推移，新的病因还在不断被揭示。

1.药物

很多药物能引起Brugada综合征，最经典的药物则属ⅠA及ⅠC类抗心律失常药物。过去，只有1型Brugada波才是该综合征诊断的可靠指标，对于不典型Brugada波(2或3型)，Ⅰ类抗心律失常药物可用于激发试验。目前，已把Ⅰ类抗心律失常药激发试验阳性者都归为Brugada综合征。除Ⅰ类抗心律失常药物外，有些β受体阻滞剂、钾通道阻滞剂和钙通道阻滞剂也能引发Brugada综合征。除抗心律失常药物外，部分抗抑郁药、麻醉药也能引发Brugada综合征。

2.心肌缺血

在急性心肌梗死或心肌缺血，尤其引起右冠状动脉的圆锥支缺血时可诱发患者心电图出现 Brugada 样改变。

3. 电解质紊乱

高钾血症、高钙血症及严重的低钠血症都能诱发患者出现 Brugada 样心电图改变。

4. 体温变化

体温过高或过低都能诱导 Brugada 波,进而诱发室颤及心脏性猝死。

5. 饮酒

饮酒引起猝死的病例有增多趋势,有充分资料表明,酒后猝死与 Brugada 综合征密切相关。

6. 其他

还有很多能引起 Brugada 综合征的因素,如右室流出道的机械性压迫、心脏压塞、急性心包炎、纵隔肿瘤等。急性肺栓塞、胰岛素水平升高、饱餐也能引起 Brugada 综合征。

三、发病机制

1. 遗传学与分子生物学机制

Brugada 综合征为常染色体显性遗传性疾病。分子生物学研究发现钠通道基因突变与 Brugada 综合征的发生有关,突变部位在 LQTS3 型 $SCN5A$ 基因位置上,但与长 QT 间期致尖端扭转性室速的基因缺陷不同,在 R/W+T/W 通道没有观察到持续的抗失活电流。$SCN5A$ 是最早也是唯一被证实的与 Brugada 综合征相关的基因,主要编码钠通道的 α 亚单位。目前研究发现仅有 $18\%\sim30\%$ 的 Brugada 综合征患者可检测到 $SCN5A$ 的突变,且多见于家族遗传性患者。据推测,除 $SCN5A$ 外,还可能存在其他基因突变,导致动作电位早期瞬时外向钾电流(I_{to})活性增加或内向 L 型钙离子流(I_{Ca})活性降低,从而引起这种特异的心电图改变和心律失常发生。可见,Brugada 综合征的基因具有多态性,不同患者基因突变类型可能不同,但都涉及 I_{to} 和 I_{Ca} 的活性改变。

2. 典型心电图发生机制

细胞电生理研究表明,心内膜和心外膜动作电位(Action potential,AP)的形态截然不同,心外膜动作电位复极过程表现为显著的"尖峰-圆隆形状"。这一特点至少与 3 种离子流有关,即钠离子内向电流(I_{Na})、早期瞬时外向钾电流(I_{to})和内向 L 型钙离子流(I_{Ca})。正常情况下,心外膜区域 I_{to} 密集,密度明显高于心内膜。Brugada 综合征时,由于 $SCN5A$ 基因突变导致 I_{Na} 减少和 I_{to} 明显增加,造成心肌(尤其是心外膜心肌)动作电位形态和时程的变化。如心外膜心肌完全复极的时点早于心内膜,则 ST 段呈马鞍形且 T 波直立(图2-4A);当心外膜心肌动作电位 1 相切迹加深伴随动作电位时程延长时,跨室壁电位差反转,造成"穹窿"样的 ST 段抬高,紧随倒置 T 波(图2-4B);部分心外膜心肌部位动作电位"穹顶"完全消失,可导致 2 相折返进而产生心律失常(图2-4C);电流从"穹顶"保留的心外膜心肌处向"穹顶"缺失的心外膜心肌传导,从而产生 2 相折返进而产生短联律间期的室早二联律(图2-4D)。由于右心室壁较薄,且右心室心外膜 I_{to} 电流比左心室的心外膜 I_{to} 电流更具优势,右心室心外膜动作电位对心电图的影响较左心室明显,因此,心电图表现也特征性的定位在 V_1—V_3 的右胸导联。

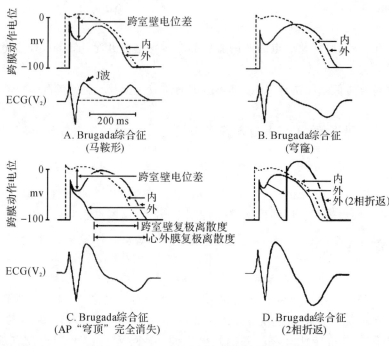

图 2-4　Brugada 综合征心电图的形成机制

（引自 Antzelevitch C. J Cardiovasc Electrophysiol，2001）

3. 室性心律失常发生机制

Brugada 综合征诱发室速/室颤的原因尚不清楚。心外膜动作电位穹顶的消失是不均一的，这种不均一性致使心外膜复极不一致，动作电位穹顶存在区域的电流向缺失区域紧张性扩布，从而通过 2 相折返形成一个联律间期很短的室性期前收缩。期前收缩极易落于心肌的易损期，诱发出短阵的多形性室速/室颤。另外，由于动作电位切迹的形成主要位于心外膜上，而心内膜几乎不存在，从而使心外膜和心内膜之间的跨心室壁电位差增大，这也可能造成心外膜和心内膜之间的 2 相折返，因此认为这种 2 相折返是 Brugada 综合征多形性室速/室颤形成的另一机制。

自主神经的兴奋或抑制对 ST 段下降也有影响，如 β 受体兴奋后 L 型 I_{Ca} 离子流加大，心外膜 AP 穹窿恢复，与心内膜时限相近，内外膜动作电位差异变小，故 ST 段下降。而 β 受体阻滞剂的作用则相反，使 ST 段抬高。α 受体的兴奋与抑制也有相似的作用。另有学者通过晚电位和体表心电图研究提出，右室流出道处心室前壁与间隔区域存在传导延搁，迷走神经兴奋时这种延搁更为明显，这可能与 Brugada 综合征患者易于在夜间出现室颤有关。

四、临床表现

1. 症状

Brugada 综合征具有较宽的临床疾病谱，从无症状携带者、晕厥反复发作者到猝死生还者，提示 Brugada 综合征具有明显的遗传异质性。患者多为中青年男性，常有晕厥或心脏猝死家族史,多发生在夜间睡眠状态,发作间期可无任何症状。常规检查多无异常,病理检查可发现大多患者有轻度左室肥厚。心脏电生理检查大部分可诱发多形性室速或室颤。美国疾病控制预防中心的回顾分析表明,与冠心病患者的猝死不同,具有 Brugada 综合征心电图特征的患者,其猝死大多发生在 10:00pm 至 8:00am,伴有呻吟、呼吸浅慢而困难,有时心脏病突发或晕厥,发作时心电图监护几乎均为多形性室速或室颤。

另有报道,约 20% 以上的 Brugada 综合征患者会出现室上性心律失常,包括房颤、房室结折返性心动过速和预激综合征等。但尚不清楚心房易损是否与诱导室性心律失常发生及触发多形性室速或室颤的发作有关。有研究认为,心房传导减慢和心房静止可能与 Brugada 综合征相关。

2.体征

Brugada 综合征患者症状未发作时常无异常心脏体征,晕厥或猝死发作时,无法触及脉搏,心脏听诊时心音消失,血压亦无法测及,心电图监护表现几乎均为多形性室速或室颤。

五、实验室及其他检查

1.心电图

2002 年和 2005 年欧洲心脏病学会公布的最新专家共识将 Brugada 综合征的心电图特征分为 3 型(图 2-5)。

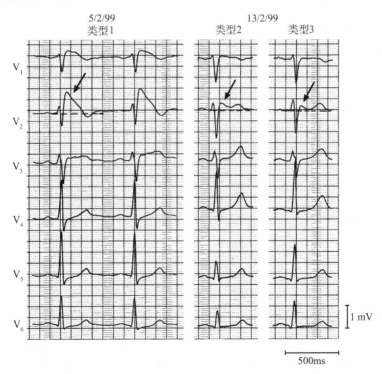

图 2-5　3 型 Brugada 综合征心电图改变

(引自 Wilde AA et al. Circulation,2002)

1型：以ST段"穹隆型"抬高为特征，表现为J波或ST段顶点抬高（≥0.2mV），伴随T波倒置，ST段与T波之间很少或无等电位线。

2型：以ST段"马鞍型"抬高为特征，表现为J波幅度≥0.2mV，引起ST段下斜型抬高（在基线上方且≥0.1mV），紧随正向或双向T波。

3型：ST段可以表现为"穹隆型"或"马鞍型"抬高，或两者兼有，但右胸前导联ST段抬高（<0.1mV）。

其中1型心电图表现可用于诊断Brugada综合征，而2型和3型心电图表现不能用于诊断。Brugada综合征心电图的ST段改变是动态的，不同的心电图图形可以在同一个患者身上先后观察到，三种类型心电图之间可以自发或通过药物试验而发生改变。

Brugada波的特征：①隐匿性：是指一般情况下Brugada波不出现，应用药物激发试验后才出现。②间歇性：在不同次记录的心电图中，该波时有时无。③多变性：在不同次的记录心电图中，该波所属的类型或同一类型的程度均显著不同。Brugada波具有隐匿性、间歇性、多变性等特点，使其确切的检出率很难确定。在一般人群的心电图普查中2型及3型Brugada波的检出率是1型Brugada波检出率的5倍，男性的检出率远远高于女性。在已经确诊Brugada综合征的患者中，1型Brugada波阳性者占60%以上。言外之意，不到40%Brugada综合征患者的1型Brugada波不典型或呈隐匿性，需要进一步做药物激发试验。

2. 药物激发试验

Brugada综合征患者的心电图常随时间动态变化，大部分遗传性Brugada综合征患者心电图检查并不出现典型的心电图表现，但一些情况可将典型的心电图改变诱发出来（图2-6）。目前使用钠离子通道阻滞剂来提高Brugada综合征诊断的敏感性。欧洲心脏病学会推荐的药物为阿义马林（Ajmaline，1mg/kg，10mg/min）、氟卡尼（Flecainide，2mg/kg，最大量为150mg，10min内）和普鲁卡因胺（Procainamide，10mg/kg，100mg/min）。以上药物在国内都不能获得，国内专家推荐的药物为普罗帕酮：1～1.5mg/kg于5min内静脉注入，20min后患者如无不适，则给予0.5mg/kg于2.5min内静脉注入，总量<2mg/kg。

药物试验适应证如下：①无器质性心脏病的猝死生还者；②无器质性心脏病、原因不明晕厥者；③无器质性心脏病的多形性室速者；④有Brugada综合征、心脏猝死和反复发作的不明原因晕厥家族史者；⑤无器质性心脏病，无症状，有疑似Brugada综合征心电图改变者（至少一个右胸导联有"马鞍型"改变或下斜型J波或ST段抬高值<2mm）。药物试验必须持续监测12导联心电图和血压，准备好除颤器、心肺复苏和生命支持系统，保证心电图电极位置正确和静脉通路通畅。

欧洲心脏病学会心律失常组提出药物试验阳性标准：①基础心电图阴性，药物试验V_1～V_3导联ST段从基线抬高绝对值>2mm者（不管有或无右束支阻滞）。②基础心电图呈2型和3型改变，药物试验后转变成1型心电图改变者。③ST段比试验前再增高绝对值>2mm者，虽无典型1型Brugada综合征的典型ST-T改变者。药物试验后由3型转变成2型或ST段抬高值<2mm者则意义不明确。药物试验阳性或出现下列情况必须终止试验：①出现1型Brugada心电图表现；②2型Brugada心电图ST段抬高值≥

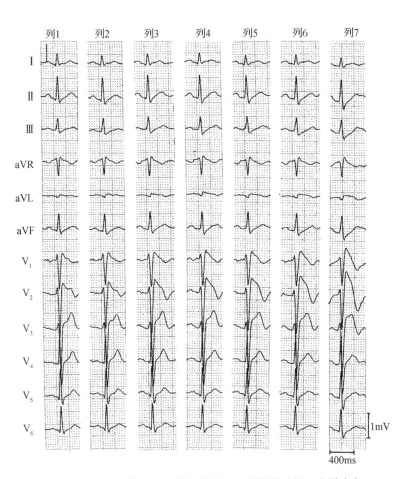

图 2-6　Brugada 综合征患者使用阿义马林激发后的心电图改变

注:列 1~2 为对照心电图;列 3~7 为使用 50mg 阿义马林 1,2,3,4,5min 后的心电图;图中可见患者心电图由"马鞍型"向"穹窿型"转变。(引自 Wilde AA et al. Circulation,2002)

2mm;③室性心律失常(包括室性早搏);④QRS 波时限明显增宽(≥30%)。建议用药后要监测至患者心电图正常(氟卡尼、普鲁卡因胺和阿义马林的半衰期分别为 20h、3~4h 和数分钟)。在药物试验中患者可能发生严重的心律失常(包括室颤),如患者出现严重的心律失常,应立即终止试验,立即通过电复律转复室速、室颤。异丙肾上腺素(1~3μg/min)治疗可使抬高的 ST 段恢复正常,并能预防室颤电风暴发生。

3.心电生理检查

利用心电生理检查,50%~70%患者能被诱发出持续性多形性室速或室颤(图 2-7)。有症状患者较无症状患者更易被诱发出室颤,同时伴随有传导的异常,表现为 QRS 波增宽,右束支传导阻滞和晚电位等。

4.超声心动图

对于 Brugada 综合征患者,M 型超声心动图、二维超声及彩色多普勒显像等可见心脏结构及功能正常。但研究发现,Brugada 综合征虽然没有器质性心脏病的存在,但可能有隐匿的右室心肌病的存在。最近研究亦发现，Brugada 综合征患者右心室流出道收缩延迟，且程度随自发性 ST 段升高的方式不同而异，提示引起心律失常的基质部位存在功能异常。

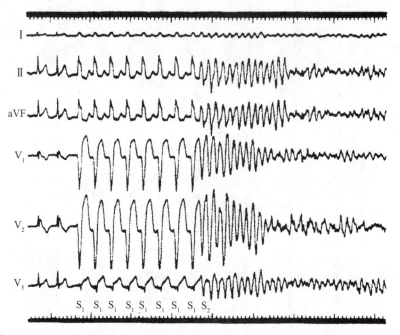

图 2-7　Brugada 综合征患者在心电生理检查中被诱发出室颤综合征而心电图改变

（引自郭继鸿. 临床心电学杂志，2005）

六、诊　断

1. 临床诊断

详细询问病史和家族史是诊断的关键。不能解释的晕厥、晕厥先兆、猝死生还病史和家族性心脏猝死史是诊断的重要线索。如患者出现典型的 1 型心电图改变，且有下列临床表现之一，并排除其他引起心电图异常的因素，可诊断 Brugada 综合征：①记录到室颤；②自行终止的多形性室速；③家族心脏猝死史（<45 岁）；④家族成员有典型的 1 型心电图改变；⑤心电生理检查诱发室颤；⑥晕厥或夜间濒死状的呼吸。

对于 2 和 3 型心电图者，且药物激发试验阳性，如有上述临床表现可诊断 Brugada 综合征。如无上述临床症状仅有特征性心电图改变不能诊断为 Brugada 综合征，只能称为特发 Brugada 综合征样心电图改变。

2. 鉴别诊断

下列情况均可引起"Brugada 综合征样心电图改变"，临床中应加以鉴别：①急性前间壁心肌梗死；②右或左束支阻滞；③左心室肥厚；④左心室室壁瘤；⑤右心室梗死；⑥主动脉夹层动脉瘤；⑦急性肺栓塞；⑧纵隔转移瘤压迫右心室流出道；⑨遗传性运动失调；⑩ Duchenne 肌营养不良；⑪可卡因中毒；⑫杂环类抗抑郁药过量；⑬高钾血症；⑭高钙血症；⑮维生素 B1 缺乏等。在诊断 Brugada 综合征时必须排除以上情况。

3.危险分层

对于 Brugada 综合征患者的危险分层,不同的专家有着不同的观点,甚至分歧很大。一般认为,男性是 Brugada 综合征的独立危险因子。既往有过心脏停搏病史或猝死生还史、至少一次出现室速或室颤、自发性地呈现 1 型 Brugada 综合征的心电图表现、电生理检查能诱发出持续性室速或室颤的患者有较高风险。

Silvia 等基于心搏骤停的危险提出了以下将 Brugada 综合征患者分为 3 组的危险分层策略。A 组:高危组,基础状态下 ST 段抬高并有晕厥发作史。对该组患者应置入 ICD。B 组:中危组,基础状态下 ST 段抬高值≥2mm,但无晕厥发作史。对该组患者的治疗尚未确定。C 组:低危组,遗传学检测阳性,但临床表现为阴性(静息基因携带者)或经药物激发试验才出现阳性心电图表现者。该组患者一旦出现晕厥、心悸等症状,就应立即对其重新评估。

七、治　疗

1.治疗策略

有症状的 Brugada 综合征患者在未接受治疗的情况下,年平均死亡率为 10%,而无症状患者,室性心律失常的发生率为 0~14%。由此可见,Brugada 综合征的预后较差。Brugada 综合征的治疗目的在于防止室颤的发生,减少这部分患者的猝死率。理论上,任何基因或药物的干预,只要能减少显著的 I_{to} 电流,即能改变心电图异常,但临床研究表明,目前尚缺乏这种理想的有效药物。ⅠA 类抗心律失常药中普鲁卡因胺,ⅠC 类抗心律失常药中氟卡尼、普罗帕酮可重现 Brugada 综合征心电图特征,应避免使用。奎尼丁有抑制迷走神经兴奋的作用,能阻滞一过性外向电流发生,纠正心电图异常,防止室颤出现,但临床价值尚待进一步研究。

实际上,目前唯一有效的办法只有植入 ICD。ICD 能及时消除出现的室速和(或)室颤,防止猝死发生。

2.药物治疗

I_{to} 电流过强是 Brugada 综合征患者发病的主要机制。从理论上讲,心脏选择性的特异 I_{to} 阻滞剂应有疗效,但直到目前这类药物尚未研究成功。目前认为有效的药物有以下 3 种:

(1)奎尼丁:是目前唯一能显著阻断 I_{to} 电流的药物,恢复心外膜动作电位的平台期,使 Brugada 综合征患者抬高的 ST 段正常化,阻滞 2 相折返和多形性室速的发生。奎尼丁不但能减少自发性室颤的发生,还使电生理检查中室颤不能被诱发。该药使用剂量较大,为 1200~1500mg/d。但目前奎尼丁还不是 Brugada 综合征的常规治疗措施,其临床使用的安全性及有效性还需更多的临床试验予以证实。

(2)异丙肾上腺素:可增强 I_{Ca} 并具有 β 受体激动剂的作用,使患者抬高的 ST 段恢复。可用作患者在药物诱发试验中发生心律失常时的紧急用药,但还没有研究证实这种药物能预防猝死。

(3)西洛他唑:是一种磷酸二酯酶Ⅲ抑制剂,其通过增加 I_{Ca} 或减弱外向电流来提高心率,可使患者抬高的 ST 段恢复正常。

目前这些药物治疗的循证医学资料尚少，其确切的疗效尚待确定。ⅠA 类抗心律失常药(普鲁卡因胺)，ⅠC 类抗心律失常药(氟卡尼、普罗帕酮)只阻滞 I_{Na}，不改善 I_{to}，可使隐匿的 Brugada 综合征的心电图显露出来，甚至诱发室颤，因此对 Brugada 综合征患者禁用。Ⅲ类药物(胺碘酮)和 β 受体阻滞剂对 Brugada 综合征无效，对猝死无预防效果。

3.非药物治疗

(1)埋藏式心脏复律除颤器(ICD)：ICD 是目前唯一已证实对 Brugada 综合征治疗有效的方法。目前建议下列患者植入 ICD：①有 1 型 Brugada 心电图表现且有临床症状的患者，如果曾有过心脏猝死发作史，无需再做电生理检查，应接受 ICD 治疗。患者如果出现相关的症状(如晕厥、抽搐或夜间濒死性呼吸)，在排除非心脏原因后，可接受 ICD 治疗；②无症状患者，有 1 型 Brugada 心电图表现，有心脏猝死家族史并怀疑是由 Brugada 综合征导致的，应进行电生理检查。如有自发的 1 型 Brugada 心电图表现，无猝死家族史时，心脏电生理检查可明确诊断。如果可诱发出室性心律失常，患者应该接受 ICD 治疗。

(2)心脏起搏器：由于 Brugada 综合征患者的猝死和晕厥常发生在夜间心率较慢时，提示 Brugada 综合征患者室速或室颤的发生可能有慢心率依赖性，因此应用双腔起搏器治疗有希望达到预防的疗效，但目前这种治疗的疗效还未进行过大规模的研究，尚无肯定的结论。

(3)射频消融术：2003 年法国的 Haissaguerre 等报道 3 例 Brugada 综合征的射频消融术，针对诱发室速、室颤的室性早搏进行局部消融，随访(7±6)个月，患者无室颤、晕厥和心脏猝死发生。2011 年法国 Shah 等报道，对 1 例 Brugada 综合征患者射频消融局灶基质获得成功，随访 6.5 年，未发作室速、室颤。同年，美国学者 Nademanee 等报道，9 例已植入 ICD 反复发作室颤患者在射频消融后，7 名患者不再发生室速或室颤，8 名患者心电图正常化。长期随访(20±6)个月，无室速或室颤发作。但目前这种方法积累的病例尚少，其长期效果有待大规模临床试验和长期随访来验证。

八、展　望

Brugada 综合征是遗传性离子通道病，具有明显的遗传和表型异质性。近 20 年来，Brugada 综合征相关的基础与临床研究取得了重大进展。心电图药物激发试验及心脏电生理检查在临床应用逐渐普及，诊断思路逐渐清晰明确，治疗效果也在不断提升，但同时未获诊断或已确诊病例发生猝死的报告仍然很多，及时识别 Brugada 综合征将对心脏性猝死的有效控制起到重要作用。因此，应继续加强对 Brugada 综合征的基础与临床研究，寻找其他诊治 Brugada 综合征的更有效方法。目前，Brugada 综合征患者最有效的治疗方法是植入 ICD，新型特异性 I_{to} 的阻滞药物尚未问世。随着人们对 Brugada 综合征认识的逐步深入，相信不久的将来会有更有效的治疗方案，从而减少其恶性心律失常及心源性猝死的发生。

【思考题】

Brugada 综合征的诊断标准与治疗方法有哪些？

【参考文献】

[1]Antzelevitch C，Brugada P，Borggrefe M，et al. Brugada syndrome：Report of the second consensus conference. Heart Rhythm，2005，2：429-440.

[2]Antzelevitch C. The Brugada syndrome：Ionic basis and arrhythmia mechanisms. J Cardiovasc Electrophysiol，2001，12：268-272.

[3]Bloch TP，Joergensen RM，Kanters JK，et al. Phase 2 reentry in man. Heart Rhythm，2005，2：797-803.

[4]Brugada R，Brugada J，Antzelevitch C，et al. Sodium channel blockers identify risk for sudden death in patients with ST-segment elevation and right bundle branch block but structurally normal hearts. Circulation，2000，101：510-515.

[5]Brugada P，Brugada J. Right bundle branch block，persistent ST segment elevation and sudden cardiac death：A distinct clinical and electrocardiographic syndrome. A multicenter report. J Am Coll Cardiol，1992，20：1391-1396.

[6]Chen Q，Kirsch GE，Zhang D，et al. Genetic basis and molecular mechanism for idiopathic ventricular fibrillation. Nature，1998，392：293-296.

[7]Deschenes I，Baroudi G，Berthet M，et al. Electrophysiological characterization of SCN5A mutations causing long QT（E1784K）and Brugada（R1512W and R1432G）syndromes. Cardiovasc Res，2000，46：55-65.

[8] Haïssaguerre M，Extramiana F，Hocini M，et al. Mapping and ablation of ventricular fibrillation associated with long-QT and Brugada syndromes. Circulation，2003，108：925-928.

[9]Hermida JS，Denjoy I，Clerc J，et al. Hydroquinidine therapy in Brugada syndrome. J Am Coll Cardiol，2004，43：1853-1860.

[10]Mehrotra S，Juneja R，Naik N，et al. Successful use of quinine in the treatment of electrical storm in a child with Brugada syndrome. J Cardiovasc Electrophysiol. 2011；22：594-597.

[11]Nademanee K，Veerakul G，Chandanamattha P，et al. Prevention of ventricular fibrillation episodes in Brugada syndrome by catheter ablation over the anterior right ventricular outflow tract epicardium. Circulation，2011，123：1270-1279.

[12]Pfahnl AE，Viswanathan PC，Weiss R，et al. A sodium channel pore mutation causing Brugada syndrome. Heart Rhythm，2007，4：46-53.

[13]Priori SG，Wilde AA，Horie M，et al. HRS/EHRA/APHRS expert consensus statement on the diagnosis and management of patients with inherited primary arrhythmia syndromes：Document endorsed by HRS，EHRA，and APHRS in May 2013 and by ACCF，AHA，PACES，and AEPC in June 2013. Heart Rhythm，2013，10（12）：1932-1963.

[14]Rook MB，Bezzina AC，Groenewegen WA，et al. Human SCN5A gene mutations

alter cardiac sodium channel kinetics and are associated with the Brugada syndrome. Cardiovasc Res,1999,44:507-517.

[15]Shah AJ，Hocini M，Lamaison D，et al. Regional substrate ablation abolishes Brugada syndrome. J Cardiovasc Electrophysiol,2011,22:1290-1291.

[16]Tsuchiya T，Ashikaga K，Honda T，et al. Prevention of ventricular fibrillation by cilostazol，an oral phosphodiesterase inhibitor，in a patient with Brugada syndrome. J Cardiovasc Electrophysiol. 2002;13:698-701.

[17]Vatta M，Dumaine R，Varghese G，et al. Genetic and biophysical basis of sudden unexplained nocturnal death syndrome（SUNDS），a disease allelic to Brugada syndrome. Hum Mol Genet,2002,11:337-345.

[18]Wilde AA，Antzelevitch C，Borggrefe M，et al. Proposed diagnostic criteria for the Brugada syndrome：Consensus report. Circulation,2002,106:2514-2519.

[19]Zipes DP，Camm AJ，Borggrefe M，et al. ACC/AHA/ESC 2006 guidelines for management of patients with ventricular arrhythmias and the prevention of sudden cardiac death：A report of the American College of Cardiology/American Heart Association Task Force and the European Society of Cardiology Committee for Practice guidelines（writing committee to develop guidelines for management of patients with ventricular arrhythmias and the prevention of sudden cardiac death）：Developed in collaboration with the European Heart Rhythm Association and the Heart Rhythm Society. Circulation,2006,114:e385-484.

[20]郭继鸿. Brugada 综合征的诊断与治疗. 临床心电学杂志,2005,14:215-223.

[21]郭继鸿. 获得性 Brugada 综合征. 临床心电学杂志,2013,2:131-142.

（邱原刚，杨锦秀）

第四节　高血压疾病的诊治进展

摘　要：随着社会经济的发展，一直被认为是老年性疾病的高血压的发病年龄也越来越小，其治疗难度也越来越大。对于高血压的控制及治疗也成了心血管医生关注的焦点。国际上对于高血压的定义、分类、诊断及治疗策略仍存在不同的争议。本章节从不同的角度解读国际上重要的高血压管理指南，对高血压的定义及治疗策略进行阐述，以寻求合适的治疗策略。

关键词：高血压；定义；治疗策略

Abstract：Hypertension is one major disease in cardiovascular field. The majority of patients have high blood pressure complicated by the diabetes mellitus and renal problems which make the treatment difficult. In order to get the proper way to solve the problem, we compare the different guidelines, and show the difference in the diagnosis and treatment.

Keywords：Hypertension；Diagnosis；Treatment strategy

心血管疾病目前在我国患者死亡原因中位居第二，究其病因，高血压疾病在其中起到很重要的作用。高血压在人群中较为常见，是一种全身性的疾病，其特征以动脉压升高为主，可伴有心脏、脑和肾脏等器官功能性或器质性改变。目前主要将其分为原发性高血压和继发性高血压，患者常伴有脂肪和糖代谢紊乱以及心、脑、肾和眼等器官功能性或器质性改变，其病理改变以主要器官结构重建为特征。既往我们认为高血压疾病为老年性疾病，随着社会发展的进步，高血压的患病人群具有越来越年轻的趋势。

一、高血压的定义

对于高血压的定义，不同指南根据不同人群，具有不同的定义。目前普遍使用 2013 年欧洲高血压指南中的定义：当舒张压（Diastolic blood pressure，DBP）高于 90mmHg，收缩压（Systolic blood pressure，SBP）高于 140mmHg 时，即可判定患者出现高血压症状。普遍认为高血压是由于患者长期神经紧张，继而引发血管运动神经系统的调节障碍，引起全身小动脉痉挛，导致的动脉压增高，其临床表现为头晕、心悸、晕厥等症状，甚至可危及生命。2013 年欧洲高血压管理指南提出"诊间血压"概念，将患者面对医务人员产生紧张情绪从而引发血压升高的因素考虑在内，即将"白大衣效应"考虑在内，建议结合诊间血压和家庭血压来诊断高血压。该指南重新对高血压进行定义：诊间血压≥140/90mmHg 或家庭血压≥135/85mmHg 为高血压；当诊间血压≥140/90mmHg 及家庭血压＜135/85mmHg 时，定义为白大衣性高血压；当诊间血压＜140/90mmHg 及家庭血压≥135/85mmHg 时，定义为隐蔽性高血压。

由于高血压的诊断通常是在医疗场所进行的，因此 2013 年欧洲高血压指南就诊间血压对高血压疾病进行分级并对正常值进行了界定。

1. 诊间血压水平定义

2013 欧洲高血压指南认为诊间血压所监测到的最佳血压＜120/80mmHg，同时将血压正常值定义为(120～129)/(80～84)mmHg。同时将高血压分级定义为：

(1)1 级高血压:(140～159)/(90～99)mmHg；

(2)2 级高血压:(160～179)/(100～109)mmHg；

(3)3 级高血压:≥180/110mmHg；

(4)单纯收缩期高血压:SBP＞140mmHg，DBP＜90mmHg。

2. 诊间及家庭血压水平

2013 欧洲高血压指南着重强调了不同场所测得的不同血压测量值对于诊断高血压的影响，提出诊间血压定义。高血压疾病需要结合动态血压监测进行:当诊间血压≥140/90mmHg 时，应行动态血压监测。若白天动态血压≥135/85mmHg，夜间动态血压≥120/70mmHg，24h 平均血压≥130/80mmHg，即可诊断为诊间高血压；若同时对家庭血压进行监测，发现血压≥135/85mmHg，即可诊断为高血压。

2013 年欧洲高血压指南被认为是后续其他指南的基石，包括 2014 年日本高血压学会指南以及 2015 加拿大高血压学会指南所使用的高血压定义及诊断都是以 2013 年欧洲指南为根据的。

二、高血压的治疗

由于目前社会经济的发展，高血压的患病年龄趋于年轻化。在高血压的治疗中，不仅仅包括药物治疗，同时也要兼顾生活习惯的改变，例如饮食不宜过咸、油腻，戒烟以及放松心情、减压等。

高血压并不是独立的一种疾病，作为一种全身性疾病，其治疗也需要考虑全身的情况。通常患有高血压的患者也会合并其他系统性疾病，例如肾脏疾病、糖尿病等，因此对于高血压的药物治疗国际上存在争议。

1. 药物治疗的启动时间

并非所有的高血压患者都需要使用药物治疗，因此何时启动药物治疗目前在国际上存在争议。2013 年法国高血压学会提出，越早进行药物治疗，患者获益越大。2014 年南非高血压指南却提出在一定程度上可以延迟药物使用的启动时间以预防耐药性，提高药物的疗效。

2013 年欧洲高血压指南对于药物治疗启动时间提出:

(1)2 级、3 级高血压患者:在生活习惯改变的同时可进行药物治疗。

(2)合并糖尿病、心血管疾病或慢性肾病及其他器官损害的患者:1 级高血压水平也推荐药物治疗。

(3)1 级高血压患者:改变生活习惯后仍处于 1 级高血压水平，建议启用药物治疗。

(4)老年高血压患者:收缩压≥160mmHg，建议药物治疗；年龄＜80 岁，收缩压在 140～159mmHg 范围内，也推荐药物治疗。

该指南提出对于正常高值血压[(130～139)/(80～89)mmHg]患者不推荐降压药物治疗；同时对于单纯收缩压升高的年轻患者，也不推荐药物治疗，建议随访其改变生活习惯后的血压情况。

2.降压治疗的目标

对于高血压患者的血压控制目标存在个体化差异,2013年欧洲指南提出:对于低、中度心血管风险患者,糖尿病患者,既往有脑卒中或短暂性脑缺血患者,冠心病患者及糖尿病或非糖尿病引起的慢性肾病患者,建议血压控制目标为140mmHg以下;而2014年美国高血压指南(JNC8)提出高龄糖尿病患者的血压控制目标为血压≤130/80mmHg。

对于高龄老年患者,在国际上仍存在争议。2013年欧洲指南提出:对于年龄<80岁、收缩压≥160mmHg的高血压患者建议将收缩压控制在140~150mmHg;对于年龄≥80岁、收缩压≥160mmHg的患者,同样建议控制于同前水平。对于糖尿病患者,指南提出建议将舒张压控制在85mmHg以下。对于其他情况的患者根据个体差异进行调整,推荐舒张压控制目标为90mmHg以下。指南还提出,在个体目标血压的设立过程中,需要考虑舒张压80~85mmHg是安全且能良好耐受的。2014年日本高血压学会对于高龄患者提出不同的推荐目标:建议高龄患者血压控制目标可设立为150/90mmHg,如患者自身情况能够耐受,最优目标可以控制为140/90mmHg。

2014年美国高血压指南(JNC8)则将人群以60岁为界限设定不同的降压目标:

(1)对于60岁以上、收缩压≥150mmHg或舒张压≥90mmHg的患者,建议血压控制目标为150/90mmHg以下;

(2)对于60岁以下、舒张压≥90mmHg的患者,目标血压为舒张压<90mmHg,进一步降低并无更多获益;

(3)对于60岁以下、收缩压≥140mmHg的患者,建议目标血压为收缩压<140mmHg,其中对于中青年患者,推荐血压控制目标为130/80mmHg以下;

(4)对于18岁以上合并慢性肾病、血压≥140/90mmHg的患者,建议目标血压<140/90mmHg;对于70岁以下合并慢性肾病的患者而言,尽管有研究指出血压<130/80mmHg比<140/90mmHg对于肾脏功能的保护更有利,但是对于心血管事件发生及延缓肾病发展无明显改善;

(5)对于18岁以上合并糖尿病、血压≥140/90mmHg患者,建议目标血压<140/90mmHg。

JNC8不再认为合并糖尿病的高血压患者血压需降至130/80mmHg,血压控制在140/90mmHg以下与之前相比在心血管事件发生上并无明显差异。

3.药物使用策略

目前常用的降压药物有利尿剂(氢氯噻嗪、氯噻酮和吲哒帕胺)、β受体阻滞剂、钙离子拮抗剂(Calcium channel blocker,CCB)、血管紧张素转换酶抑制剂(Angiotension converting enzyme inhibitor,ACEI)及血管紧张素受体拮抗剂(Angiotension receptor blocker,ARB),通常单药或者联合用药。

根据2013年欧洲指南提出的诊间血压及家庭血压概念,针对"白大衣效应"引起的高血压情况,可做密切随访,建议其改变生活方式;若"白大衣高血压"合并具有较高心血管疾病风险,例如存在代谢紊乱、糖尿病等情况或无症状器官损害,建议进行药物治疗。同时针对隐匿性高血压,建议使用药物治疗。

对于老年患者的降压治疗,欧洲指南提出需进行个体化药物治疗,各类高血压药物都能用于老年人。若老年患者为单纯收缩期高血压,可以首选利尿剂和 CCB 类药物。对于合并糖尿病的患者,欧洲指南认为所有降压药物都可使用;考虑其可能存在的并发症,推荐首选肾素-血管紧张素系统(Renin-angiotensin system,RAS)阻滞剂,尤其是合并肾脏损害时;但指南同时指出不建议使用两种 RAS 阻滞剂。对于存在肾脏损害的高血压患者同样推荐 RAS 阻滞剂,不推荐使用醛固酮拮抗剂,尤其不推荐醛固酮拮抗剂联合 RAS 阻滞剂的使用,因为考虑其可能会引起高钾血症及加重肾功能损害。

对于合并心脑血管疾病的高血压患者,除去以下情况外认为所有的降压药物均有效:

(1)对于合并脑血管疾病风险的患者,认为可使用任何类型的降压药物;

(2)若患者近期发生心肌梗死,且再次发生心脑血管意外风险较大的患者,推荐首选 β 受体阻滞剂;

(3)对于存在心房颤动的患者,无论其新发还是复发,均应首先考虑 ACEI 及 ARB 类药物;若同时存在心力衰竭,推荐联合使用 β 受体阻滞剂和盐皮质激素受体拮抗剂;

(4)对于有动脉粥样硬化的患者,推荐使用 CCB 及 ACEI 类药物,有研究证明该类药物对于减缓粥样硬化进展效果更好。

高血压是一种全身性疾病,不仅会合并糖尿病、肾脏疾病,同时也会伴有其他疾病。2013 年欧洲指南特别提出对伴有代谢综合征的高血压患者进行药物治疗的策略,将代谢综合征认为是"糖尿病前期",推荐使用 RAS 阻滞剂和 CCB 类药物,认为 β 受体阻滞剂应当与利尿剂合用以起附加作用。

对于难治性高血压患者,推荐使用盐皮质激素受体拮抗剂和 α 受体阻滞剂,如果仍没有效果,可使用有创的方法。

JNC 8 对于高血压的药物治疗提出新的观念,JNC 7 中 β 受体阻滞剂几乎被推荐给所有类型的高血压患者,而在 JNC 8 中将 β 受体阻滞剂降级为二线用药,推荐高血压患者首选 ACEI 类药物。产生这样改变的原因在于高血压患者多为老年人,大部分患者同时合并糖尿病及肾脏疾病,而 ACEI 类药物相较 β 受体阻滞剂而言,有一定延缓糖尿病及肾脏疾病进展的作用。因此基于大部分 RCT 研究,JNC 8 提出将 ACEI 类药物作为一线降压药物。

三、展　望

纵观高血压疾病的发展,不难发现高血压作为全身性疾病,其诊断治疗也在不断地改变。从最开始定义血压≥140/90mmHg 为高血压到目前结合心理因素影响的"白大衣高血压",高血压的定义分类越来越详细;从所有降压药物均可使用的时代到 β 受体阻滞剂为一线药物的时代,再到目前 ACEI 为一线药物的时代,高血压的控制及治疗策略也在不断地改进。高血压是一种复杂的疾病,笔者认为结合生活方式改变的药物策略在今后可能会有更完善的改进。难治性高血压作为目前高血压疾病未被攻克的堡垒,在不远的将来有望被攻克。

【思考题】

1.高血压的诊断标准是什么？如何通过诊间血压及家庭血压进行诊断？

2.对于糖尿病合并肾脏损害的患者,其血压控制目标是多少？如何进行治疗？

【参考文献】

[1] James PA，Oparil S，Carter BL，et al. 2014 evidence-based guideline for the management of high blood pressure in adults：Report from the panel members appointed to the Eighth Joint National Committee（JNC 8）. JAMA，2014，311：507-520.

[2] Mancia G，de Backer G，Dominiczak A，et al. 2007 guidelines for the management of arterial hypertension：The task force for the management of arterial hypertension of the European Society of Hypertension（ESH）and of the European Society of Cardiology（ESC）. J Hypertens，2007，25(6)：1105-1187.

[3] Mancia G，Fagard R，Narkiewicz K，et al. 2013 ESH/ESC guidelines for the management of arterial hypertension：The task force for the management of arterial hypertension of the European Society of Hypertension（ESH）and of the European Society of Cardiology（ESC）. Eur Heart J，2013.

[4] Shimamoto K，Ando K，Fujita T，et al. The Japanese Society of Hypertension guidelines for the management of Hypertension（JSH 2014）. Hypertens Res，2014，37(4)：253-387.

[5] Stella SD，Doreen MR，Kelly BZ，et al. The 2015 Canadian Hypertension Education Program Recommendations for Blood Pressure Measurement，Diagnosis，Assessment of Risk，Prevention，and Treatment of Hypertension. Canadian Journal of Cardiology，2015，31：549-568.

（叶　武,戎溪清）

第三章 消化系统疾病

第一节 胃癌前病变的风险评估

摘　要：胃癌的发病是多步骤，受多因素影响，多由幽门螺杆菌感染导致的胃炎、胃癌前病变发展而来。正确评估胃癌前病变发展为胃癌的风险，有利于选择高危人群进行胃镜精查。胃癌前病变的进展与胃黏膜萎缩、肠化的范围和程度密切相关，新的胃炎评价标准（OLGA）和胃黏膜肠化评价标准（OLGIM）有助于对胃癌前病变进行风险分层。幽门螺杆菌感染、血清胃蛋白酶原水平以及年龄、胃癌家族史等均与胃癌风险相关。

关键词：胃癌；幽门螺杆菌；胃癌前病变；风险因素

Abstract：It is accepted that a multistep process initiating from *Helicobacter pylori*-related chronic inflammation of the gastric mucosa progresses to chronic atrophic gastritis, intestinal metaplasia, dysplasia, and finally leads to the development of gastric cancer. To identify risk factors linked with the progression of precancerous lesions towards gastric cancer is benefit to select those patients who should undergo endoscopic surveillance. The risk of gastric cancer in the patients with precancerous lesions is strongly correlated with the extensive and severity of atrophy and intestinal metaplasia. New systems for histopathological staging(OLGA, OLGIM)have been developed with the aim of combining pathological findings with the risk of gastric cancer for the patient and to identify a subgroup of those at higher risk. Also, genetic or hereditary risks, the status of *H. pylori* infection, and serum pepsinogen Ⅰ and Ⅱ are associated with the risk of gastric cancer.

Keywords：Gastric cancer; *Helicobacter pylori*; Gastric precancerous lesions; Risk factor

据 2012 年国际癌症研究机构（International Agency for Research on Cancer,IARC）发表的数据，胃癌在肿瘤相关死因中占第三位。胃癌的预后与分期密切相关，患者早期胃癌术后 5 年的生存率＞95％，而进展期通常胃癌术后 5 年的生存率＜30％。因此，胃癌的早发现、早诊断和早治疗对降低死亡率具有重要的意义。胃黏膜癌变是一个多步骤、渐进的过程,目前较为认可的模式为:慢性萎缩性胃炎—肠上皮化生—异型增生—胃癌,在发展为恶性肿瘤之前,常经历多年持续的癌前变化。荷兰一项对首次诊断为胃癌前病变的患者进行了大规模队列研究,结果显示萎缩性胃炎、肠上皮化生、轻中度异型增生和重度异型增生组胃癌年发病率分别为 0.1%、0.25%、0.6% 和 6%,且胃癌前病变(尤其是重度异型增生)的严重程度与患者的预后相关。一项随访 3.3±2.8 年、有关胃癌前病变演变的研究显示,病变减轻者占 37%、加重者占 6%,胃体部肠化较胃窦部进展比例更高,在胃癌前病变减轻中肠化 27%、萎缩 44%、低级别瘤变 100%。大部分萎缩、肠化患者在长期随访过程中维持稳定,部分或可逆转,仅少数进展为胃癌。对所有胃癌前病变者进行常规筛查既不符合卫生经济学,在具体工作中也存在一定难度,因此,应根据胃癌前病变的癌变风险进行风险分层评估,从而制定胃癌风险筛查策略。下文将讨论与胃癌前病变进展风险相关的主要因素。

一、胃黏膜萎缩范围、程度

胃黏膜萎缩和肠化作为重要的癌前病变,与胃癌的发生关系紧密。长期幽门螺杆菌(*Helicobacter pylori*,Hp)感染导致正常黏膜腺体萎缩,同时伴随肠上皮化生,而随着胃黏膜的萎缩、肠化,特别是涉及胃体部时,可发生一系列病理生理变化,如胃 pH 升高、抗坏血酸减少、亚硝酸盐和其他潜在致癌物质清除减少,从而可能导致胃癌的发生。

胃黏膜萎缩的程度和部位与胃癌的发生风险密切相关,而对萎缩性胃炎范围与程度的评估,具有较好的预测作用。Correa 等分析发现,胃体部重度萎缩性胃炎的患者进展为肠型胃癌的风险更大。意大利一项针对 300 名萎缩性胃炎患者,平均随访 4.3 年的研究显示,年龄大于 50 岁、萎缩性全胃炎、胃体肠化是萎缩性胃炎进展为胃癌的 3 个独立危险因子。因此,根据胃炎萎缩的程度和范围的不同,近年来国际胃癌研究会推出了新的胃炎评价标准(Operative Link for Gastritis Assessment,OLGA)以及胃黏膜肠化评价标准(Operative Link for Gastric Intestinal Metaplasia Assessment,OLGIM)。两者根据胃窦、胃体萎缩和肠化的程度相应分为 5 层,萎缩程度越重、萎缩范围越广,发生胃癌的风险越大。Rugge 等进行的一项随访 12 年以上的临床研究显示,所有的侵入性或上皮内胃肿瘤与高等级 OLGA(Ⅲ/Ⅳ stages)密切相关。一项前瞻性横断面临床研究显示,良性疾病(包括十二指肠溃疡)的胃炎分期总是处于 OLGA 0-Ⅱ,而所有肿瘤(浸润性、非浸润性)性病灶均处于 OLGA Ⅲ-Ⅳ,提示 OLGA 结合 Hp 状态能提供胃癌前病变进展和控制的相关临床信息。韩国的一项回顾性分析显示,胃癌组 OLGAⅢ-Ⅳ 比例高于对照组,肠型胃癌高于弥漫型胃癌,OLGA Ⅲ/Ⅳ 与胃癌风险增高相关,表明高分层等级的 OLGA 和OLGIM 是胃癌的独立风险因素。OLGA 分期系统可用于胃癌高发地区的风险评估,尤其是肠型胃癌。张贺军等通过对胃镜活组织病理学评价发现,OLGA 分层越高的患者,胃癌的发生率越高。在病理诊断方面,萎缩性胃炎的诊断一致性较低,而肠化的一致性较高。有学者将 OLGA 与 OLGIM 进行比较,认为 OLGIM 较 OLGA 评价胃炎严重度及预测胃癌风险的价值更高。但由于 OLGIM 只关注肠化本身,所以判断胃癌风险的敏感性低于 OLGA。Maastricht Ⅳ 共识和日本京都胃炎共识均认可两者在胃癌风险预测中的价值,认为两者起到互补作用。

二、幽门螺杆菌感染

Hp 被认为是最重要的胃癌相关风险因素,据估计约 78% 以上的胃癌与 Hp 感染直接相关。近年来多项研究显示,Hp 阳性人群胃癌的发生风险明显高于 Hp 阴性人群。Hp 阴性胃癌在胃癌患者中的比例大致为 0.66%～5.4%,这也从另一方面体现了 Hp 感染在胃癌发生发展中所起的重要作用。

Hp 不仅是导致胃黏膜炎症的第一步,而且也是胃癌前病变进展过程中每一步的致病因素。Hp 感染后胃黏膜病变的进展取决于病原菌、宿主的敏感性以及内在环境。Hp 菌株的毒力是一个重要因素,cag 阳性、vacA s1m1 菌株与胃癌的发展相关,而 cag 阴性、vacA s2m2 菌株感染则不增加胃癌的发生风险,只与持续非萎缩性胃炎相关。

目前普遍认为根除 Hp 能明显降低胃癌的发生风险,但根除时间点的选择非常重要。根除 Hp 的收效很大程度上取决于行根除治疗时胃黏膜自身的组织学状态。王振宇等的研究证实,根除 Hp 对于没有胃癌前病变的患者具有预防胃癌作用,但已有胃癌前病变的患者,则不足以预防胃癌。一项根除 Hp 后随访 14 年的研究发现,Hp 根除组和安慰剂组的胃癌发生率分别为 3% 和 4.6%,认为根除 Hp 对降低轻度慢性萎缩性胃炎癌变的风险效果显著。Chen 等对根除 Hp 是否能降低肠化患者的胃癌风险进行了一项荟萃分析,发现根除 Hp 对胃癌的预防作用,取决于根除时胃黏膜的萎缩严重程度,肠化可能是胃癌前病变发生发展过程中不可逆转的点。Rugge 等的随访研究显示,Hp 持续感染组,OLGA 分期较高(Ⅲ和Ⅳ stages),Hp 根除后,OLGA 分期降低。

Maastricht Ⅳ 共识指出,根除 Hp 可以消除胃黏膜炎症反应,减缓胃黏膜萎缩过程,甚至可能在部分萎缩性胃炎患者中实现逆转。日本京都胃炎共识中,在充分肯定根除 Hp 对患者所带来的收益的同时,建议将 Hp 根除作为胃癌的一级预防。

三、血清胃蛋白酶原

胃蛋白酶原(Pepsinogen, PG)PGⅠ主要由胃底腺主细胞分泌,而 PGⅡ主要由胃窦和幽门腺体分泌。PG 水平反应胃黏膜的功能状态,当胃黏膜出现萎缩,PGⅠ和 PGⅡ水平下降;而由于 PGⅠ水平下降得更明显,因而 PGⅠ/PGⅡ比值也随之降低。PG 测定有助于判断萎缩的范围,已经在欧洲和日本广泛用于胃癌风险的筛查,在日本通常使用 PGⅠ浓度≤70g/L 且 PGⅠ/PGⅡ≤3.0 作为萎缩性胃炎诊断的临界值以及胃癌高危人群筛查的标准,其敏感性和特异性均令人满意;而在国内,胃癌高发区筛查则采用 PGⅠ浓度≤70g/L 且 PGⅠ/PGⅡ≤7.0 的标准,目前尚缺乏大样本的随访数据加以佐证。

日本一项采用血清胃蛋白酶原对胃癌高危人群风险分层的研究,针对 5209 名中年男性、无症状者进行为期 10 年的随访,用 PGⅠ浓度≤70g/L 且 PGⅠ/Ⅱ≤3.0 作为萎缩性胃炎的诊断值(敏感性 58.7%、特异性 73.4%、阳性预测值 2.6%),观察胃癌的发生情况,结果显示:PG 筛查试验诊断萎缩者,尤其是符合严格标准者(PGⅠ<50ng/mL 且 PGⅠ/Ⅱ≤3.0,或 PGⅠ<30ng/mL 且 PGⅠ/Ⅱ≤2.0),以及 PG 试验诊断萎缩阴性、但 PGⅠ/Ⅱ较低者,有较高的胃癌发病风险,应进一步进行胃镜检查。伊朗的一项研究显示,PG 检测预测胃癌风险与年龄有关,60 岁以上人群联合检测血清抗 Hp 抗体、PGⅠ、PGⅡ

有助于判断胃癌风险,与三者均阴性比较,单阳性(sPGⅠ低,$OR=2.6$)、双阳性(sPGⅠ低、sPGⅠ/Ⅱ低,$OR=3.55$;Hp+、sPGⅠ低,$OR=5.0$)、三阳性(Hp+、PGⅠ低、PGⅠ/Ⅱ低,$OR=10.48$)胃癌风险依次增加,因此抗Hp抗体、PGⅠ、PGⅠ/Ⅱ三者阳性是60岁以上老年人胃癌发病的高危预测因素。Rugge等的研究证实PGⅠ/Ⅱ与OLGA分级显著相关(低比值、高分期),采用PGⅠ/Ⅱ≤3.00区别低危和高危OLGA分期,其敏感性为77%、特异性为85%、阳性预测值为45%、阴性预测值高达96%;诊断胃癌的敏感性为67%、特异性为80%、阳性预测值为18%,同样有较高的阴性预测值(97%)。

一项基于人群的调查,将6984名入选者按照抗Hp抗体和PG检测结果分为A组(PG正常、抗Hp抗体阴性)、B组(PG正常、抗Hp抗体阳性)、C组(PG诊断萎缩、抗Hp抗体阳性)和D组(PG诊断萎缩、抗Hp抗体阴性),平均随访4.7年,胃癌的年发生率分别为0.04%、0.06%、0.35%和0.60%,与A组比较,B、C、D组的风险比分别是1.1、6.0和8.2,结果表明联合血清抗Hp抗体和PG检测是一项有价值的胃癌风险预测指标。日本已以此作为胃癌风险的分层方法(ABCD法),制定了相应的检查策略。

四、其　他

年龄大于50岁是胃癌的独立危险因子;有研究显示年龄大于45岁的肠化患者发生胃癌的风险是年轻人的2倍;一项大规模队列研究显示年龄与胃癌风险正相关。这些发现均提示年龄可以作为一项标准来选择推荐胃癌筛查的人群。流行病学资料显示,胃癌家族史是胃癌发生发展的一项高危因素,其发生风险较普通人群增加1.5~3.5倍。

已有多项研究证实不良饮食习惯与胃癌的发病率有关。日本的一项大型前瞻性随访研究发现,每日摄入超过10g食盐会显著增加胃癌的发病风险,而这对于Hp感染的萎缩性胃炎更明显。近来,同样来自日本的一项研究发现,高盐饮食能增加CagA阳性Hp菌种的致癌能力,导致感染者胃癌的发生风险升高。富含亚硝酸盐类物质的食品也与胃肠道癌症的发生密切相关。一项为期11年的大型前瞻性研究发现长期摄入亚硝酸盐类物质可明显增加胃癌的发生风险,而维生素C能起到一定的预防作用。

不良的生活习惯与胃癌的发生存在联系。多项研究发现,吸烟、饮酒与三餐不规律均能增加胃癌的发生风险。胃腺癌的发生风险与患者BMI指数关系密切,可能与肥胖导致的内分泌功能紊乱有关,包括胰岛素与胰岛素样生长因子轴、类固醇以及脂肪因子类代谢。

因此,对于胃癌前病变患者,应根据其年龄、胃癌家族史、Hp感染情况、血清PG水平,尤其是胃黏膜萎缩及肠化的部位和程度综合评估其癌变风险,从而制定相应的筛查和控制策略。

五、展　望

采用窄带成像、光谱成像、共聚焦胃镜等新型胃镜对胃炎及萎缩、肠化的分布范围、严重程度进行精准判断,以及开发更为敏感的血清学标志物用于评估胃癌前病变的进展风险,有益于对胃癌前病变的进展风险进行分层管理,并制定个体化的筛查措施。

【思考题】

如何预测胃癌前病变患者的癌变风险?

【参考文献】

[1] Capelle LG, de Vries AC, Haringsma J, et al. The staging of gastritis with the OLGA system by using intestinal metaplasia as an accurate alternative for atrophic gastritis. Gastrointest Endosc, 2010, 71: 1150-1158.

[2] den Hoed CM, Holster IL, Capelle LG, et al. Follow-up of premalignant lesions in patients at risk for progression to gastric cancer. Endoscopy, 2013, 45: 249-256.

[3] de Vries AC, Vall Gfieken NC, Looman CW. et al. Gastric cancer risk in patients with premalignant gastric lesions: A nationwide cohort study in the Netherlands. Gastroenterology, 2008, 134(4): 945-952.

[4] O'Doherty MG, Freedman ND, Hollenbeck AR, et al. A prospective cohort study of obesity and risk of oesophageal and gastric adenocarcinoma in the NIH-AARP Diet and Health Study. Gut, 2012, 61: 1261-1268.

[5] Rugge M, Deboni M, Pennelli G, et al. Gastritis OLGA-staging and gastric cancer risk: A twelve-year clinico-pathological follow-up study. Aliment Pharmacol Ther, 2010, 31: 1104-1111.

[6] Rugge M, Fassar M, Pizzi M, et al. Operative Link for Gastritis Assessment gastritis staging incorporates intestinal metaplasia subtyping. Hum Pathol, 2011, 42 (10): 1539-1544.

[7] Sugano K, Tack J, Kuipers EJ, et al. Kyoto global consensus report on *Helicobacter pylori* Gastritis. Gut, 2015, 64: 1353-1367.

[8] Watabe H, Mitsushima T, Yamaji Y, et al. Predicting the development of gastric cancer from combining *Helicobacter pylori* antibodies and serum pepsinogen status: A prospective endoscopic cohort study. Gut, 2005, 54: 764-768.

[9] Wong BC, Lam SK, Wong WM, et al. *Helicobacter pylori* eradication to prevent gastric cancer in a high-risk region of China: A randomized controlled trial. JAMA, 2004, 291: 187-194.

（吕　宾）

第二节　胃食管反流病的诊治进展

　　摘　要：胃食管反流病(GERD)是指胃、十二指肠内容物反流入食管引起的以反酸、烧心等不适症状和(或)并发症的一种疾病，主要包括非糜烂性胃食管反流病(NERD)、糜烂性食管炎(EE)和 Barrett 食管(BE)。近年来 GERD 发病率呈逐渐升高趋势，已成为常见病，可显著影响患者的生活质量。随着胃食管反流检测手段的进步，对 GERD 的发病机制有了新的认识。虽然质子泵抑制剂(PPIs)的出现使 GERD 的治疗取得了很大进步，但仍有一部分患者经 PPIs 治疗后，症状反复或持续无法缓解。GERD 领域研究活跃，本章节阐述其发病机制、诊断手段及治疗的最新进展。

　　关键词：胃食管反流病；发病机制；诊断；治疗

　　Abstract：Gastroesophageal reflux disease(GERD)，including non-erosive reflux disease(NERD)，erosive esophagitis(EE)and Barrett's esophagus(BE)，is defined by consensus and as such is a disease comprising symptoms，end-organ effects and complications related to the reflux of gastric and duodenal contents into the esophagus. As the incidence rate of GERD is significantly increasing，it has become a common disease which can significantly affect the quality of life of patients. With the progress of detection means，we have a new understanding of the pathogenesis in GERD. Although the emergence of proton pump inhibitors(PPIs)has made great progress in GERD treatment，there are still some patients whose symptoms can not be alleviated after PPIs treatment. In this chapter，progress about pathogenesis，diagnostic methods and treatment of GERD in recent years will be discussed.

　　Keywords：Gastroesophageal reflux disease；Nosogenesis；Diagnosis；Treatment

　　胃食管反流病(Gastroesophageal reflux disease，GERD)是指胃、十二指肠内容物反流入食管引起的以反酸、烧心等不适症状和(或)并发症的一种疾病。最新的 GERD 症状和反流性食管炎患病率研究显示，GERD 在亚洲的患病率不断升高，被认为是一个重大的公共卫生问题，但其发病机制尚未完全明确。流行病学显示，GERD 在西方国家的发病率为 10%～20%，在亚洲的发病率近年已上升至 10.5%。GERD 主要包括非糜烂性胃食管反流病(Non-erosive reflux disease，NERD)、糜烂性食管炎(Erosive esophagitis，EE)和 Barrett 食管(Barrett's esophagus，BE)。

　　2007 年，中华医学会消化病学分会胃肠动力学组发布了《中国胃食管反流病诊治共识意见》。2013 年，美国胃肠病学院(American College of Gastroenterology，ACG)更新了《GERD 诊断和处理指南》。基于近年来 GERD 基础和临床研究的进展，2014 年我国胃食管反流病专家发布了《2014 年中国胃食管反流病专家共识意见》。

一、GERD 发病机制研究进展

GERD 是上消化道动力障碍性疾病,其发病机制至今仍存在诸多问题尚未解决。目前认为 GERD 是由多种因素共同促成,包括抗反流防御机制减弱和反流物对食管黏膜攻击作用增强等。

(一)抗反流防御机制减弱

胃食管交界处(Esophagogastric junction,EGJ)高压带是防御胃食管反流发生的重要屏障,主要包括下食管括约肌(Low esophageal sphincter,LES)和膈脚。食管对反流物的清除及食管黏膜组织对反流物攻击作用的抵抗力也是防御胃食管反流的重要因素。

1. 胃食管交界处抗反流功能下降

胃食管交界处(EGJ)的组织结构包括 LES、膈脚、膈食管韧带、His 角等,在功能上起抗反流的屏障作用,其中以 LES 和膈脚尤为重要。EGJ 的作用相当于阀门,在 EGJ 区域形成一个高压带,能有效防止胃内容物反流,其功能失调将导致胃食管反流的发生。LES 长 3~4cm,在静息状态下,LES 是高压区,压力为 10~30mmHg,高于胃内压,其张力起主要的抗反流屏障作用。膈脚在 LES 近端 2cm 处环绕 LES,在功能上相当于外括约肌,起到抗反流第二道防线的作用。不同消化间期下食管括约肌压力(Low esophageal sphincter pressure,LESP)变化也很大。在胃窦移行性复合运动(Migrating motor complex,MMC)Ⅲ期,LESP 明显升高,甚至高达 80mmHg 以上,同时伴 LES 松弛不全,这很可能是一种抗反流机制。餐后 LESP 明显下降,LESP 低于 6mmHg 时,易发生反流。

随着测压技术的发展,近来研究证明呼气末 EGJ 的压力源于 LES,而吸气末 EGJ 的压力源于膈脚的张力。北京协和医院的研究显示,GERD 患者和健康人在深吸气时,膈脚的收缩可使 EGJ 的压力增加 2~3 倍。

2. 一过性下食管括约肌松弛

胃食管反流发生与 LESP 降低有关,但一些患者的 LESP 并不低。LES 功能失调在 GERD 发病中起重要作用,其中 TLESR 是目前公认的胃食管反流的主要机制。研究表明,GERD 患者反流易发生于一过性下食管括约肌松弛(Transit Lower esophageal sphincter relaxation,TLESR)时。TLESR 是指与吞咽无关的一过性 LES 松弛。TLESR 可伴随膈脚收缩的抑制,持续时间达 10s 以上,同时食管基础压稍有上升,但缺乏食管体部蠕动收缩。TLESR 的发生与自主神经调控、胃扩张、咽反射、膈肌抑制等有关。虽然 TLESR 也常发生于健康人,但 GERD 患者 TLESR 的发生频率及伴随的酸反流比例高于健康人。食管动态压力和食管 pH 监测发现大多数反流发生于 TLESR 时,而健康人的 TLESR 很少发生反流,这可能与膈脚屏障功能和食管体部蠕动清除功能的完整性有关。LES 的抗反流功能不仅受神经体液控制,也受消化道其他激素影响。近年研究认为一氧化氮(NO)、血管活性肠肽(Vasoactive intestinal peptide,VIP)、缩胆囊素、胰升糖素和 γ-氨基丁酸(Gamma aminobutyric acid,GABA)是促发、调控 TLESR 的重要神经递质。

3.食管裂孔疝和酸袋

近年来有关食管裂孔疝和近端胃酸袋在 GERD 中的作用也备受关注。部分食管裂孔疝的患者往往伴有中至重度的反流性食管炎,但亦有不少患者的食管裂孔疝并未合并胃食管反流或反流性食管炎,两者之间的因果关系尚有争论。食管裂孔疝可影响 LES 功能或增加胃底的感觉刺激以至触发 TLESR。酸袋紧邻鳞柱交接处(Scale column junction,SCJ)远端,酸袋位置与胃食管反流的发生密切相关。酸袋多于餐后 15min 出现,约持续至餐后 90min,平均 pH 为 1.6。研究提示,当酸袋位于膈下时,7%～20% 的 TLESR 伴随酸反流;当酸袋位于膈上时,70%～85% 的 TLESR 伴随酸反流。食管裂孔疝患者的疝囊具有正常酸分泌功能,可在膈上方形成一个相对高酸的区域,即酸袋。当跨膈压力增加,如弯腰、咳嗽、肥胖等,可促进酸反流入食管。食管裂孔疝合并胃食管反流的机制与膈脚对 EGJ 的张力低下有关,同时也与频繁出现的 TLESR 有关。

引起 EGJ 抗反流屏障功能降低的机制主要有 3 个方面:①LES 压力低下或膈脚功能障碍;②TLESR 频繁;③EGJ 的组织结构异常以及食管裂孔疝。目前,GERD 以何种机制为主尚无定论。研究表明,TLESR 可能是轻度 GERD 的主要病理生理基础,而食管裂孔疝和 EGJ 的屏障功能降低与较重的 GERD 关系更为密切。

4.食管廓清能力降低

(1)食管的排空能力下降:食管廓清能力基本依靠食管的蠕动和唾液中和来完成。通过食管蠕动可以清除大约 90% 的反流物,站立时食管体部蠕动将唾液稀释的食物依靠重力作用推进胃内消化;睡眠状态下,食管体部蠕动减慢,吞咽功能减弱,重力作用下降。生理状态下,吞咽后食管体部出现原发性蠕动,由近端食管向远端推进;遇有反流时,食管扩张,通过神经反射出现继发性蠕动,达到容量清除作用。

GERD 患者食管体部的这种清除功能减弱,导致食管黏膜酸暴露的时间延长。食管体部动力异常有以下 3 种形式:①食管体部对湿咽的有效收缩率低于 80%;②非蠕动性收缩(非传导性收缩和同步收缩)超过 30%,甚至超过 50%;③食管远端收缩波幅降低,常低于 30mmHg。对 GERD 患者同步监测食管 pH 和动态压力,可观察到 GERD 组餐前、餐后食管体部的收缩波幅均显著低于健康对照组,因而食管清酸能力降低。

(2)唾液分泌能力下降:唾液在清除反流物方面具有重要作用,唾液能有效地中和胃酸,达到化学清除作用。胃食管反流物通过食管蠕动收缩排入胃,少量残留酸性物质可被唾液中和。唾液中还含有可促进食管上皮细胞生长的表皮因子。各种原因导致的唾液分泌减少(如吸烟可致唾液分泌量明显减少),都可导致食管酸暴露的时间延长;口腔干燥症患者的食管酸暴露时间明显延长,食管炎的发病率高。

5.近端胃扩张及胃排空功能延缓

各种原因引起的胃排空不良可以使近端胃扩张,引发 TLESR,是反流形成的诱因之一。研究表明,近端胃扩张可通过迷走神经反射途径引起 LES 松弛,近端胃扩张还可使 LES 腹段变短,减弱 LES 的屏障作用。一些研究显示,约半数 GERD 患者有胃排空障碍,导致胃潴留,引起胃内高压,进而诱发 TLESR,引起反流。另有研究显示,大容量试餐较标准餐和高脂餐更易引起餐后频发 TLESR,从而导致反流。餐后 1h 内 TLESR 频率明显增加,随着胃内食物的排空,TLESR 的频率逐渐下降,至餐后 3h 时 TLESR 的频率基本恢复至空腹水平。

6.食管壁抵抗力下降

食管组织抵抗力包括覆盖于食管上皮细胞表面的黏液凝胶层、碳酸氢盐层、上皮细胞层及黏膜下丰富的毛细血管网,具有调节组织酸碱平衡,为细胞修复提供营养及氧,排出有毒的代谢产物,减少反流物对食管黏膜损伤的作用。24 小时 pH 监测表明多数 GERD 患者食管酸暴露时间延长,削弱了食管黏膜的抵御能力,当上述防御屏障受损伤时,可致食管黏膜损伤。

食管黏膜组织抵抗异常是指食管黏膜上皮屏障功能障碍,当前研究热点是食管下段鳞状上皮细胞间隙增宽(Dilated intercellular space,DIS)。酸和胆汁等破坏了黏膜上皮屏障,导致膜电位和跨膜电阻抗下降,从而使黏膜对水、电解质及小分子物质的通透性增加。食管上皮细胞增生和修复能力的削弱是反流性食管炎产生的重要因素之一。临床上,反流性食管炎仅仅发生在部分有反流症状的患者身上,有的反流症状虽然突出,却不一定有明显的食管组织损害,提示组织损害是攻击因子和组织抵抗力消长作用的结果。

GERD 为上胃肠动力疾病,由于 EGJ 抗反流屏障功能失调及食管体部清除功能下降导致食管黏膜长期、反复暴露于攻击因子,进而引起食管或食管外与反流相关的症状或食管黏膜的炎症性改变。

(二)反流物对食管黏膜攻击作用增强

反流物中具有大量损伤因子,如胆汁酸、胃酸、胃蛋白酶、胰淀粉酶等,这些物质对食管黏膜的侵蚀作用是造成食管黏膜损害的主要原因。食管黏膜受损的程度与反流物的质和量有关,也和黏膜与其接触的时间、体位有关,其中损害食管黏膜最强的是胃酸和胃蛋白酶。动物实验研究证实黏膜损伤程度和酸、胃蛋白酶呈相关性,当 pH<3 时,胃蛋白酶呈活化状态,可消化上皮蛋白,而食管黏膜与酸接触会引起局部迷走神经末梢兴奋,影响 LES 功能。反流物中的攻击因子可使食管上皮细胞通透性增加(细胞间隙改变)。研究表明无论是 EE 还是 NERD,镜检下相当一部分患者可见到食管黏膜组织学的异常改变,这些异常改变可能有助于 GERD 的诊断。

有胃大部切除史,食管小肠吻合术后,或有过多十二指肠胃反流存在时,胆盐、胰酶能损伤食管上皮,增加食管上皮的通透性,加重胃酸、胃蛋白酶对食管黏膜的损害作用。

(三)GERD 与精神心理的关系

GERD 与精神心理、自主神经功能关系是目前的研究热点。越来越多的研究表明,精神心理因素在 GERD 的发生、发展中有重要的作用,而 GERD 的发生、发展也可诱发或加重精神心理疾患。1980 年,Heatley 就发现 GERD 患者存在迷走神经功能紊乱。近年来的研究表明,除了食管抗反流机制减弱及反流物对食管黏膜攻击作用增强等因素外,精神心理因素和自主神经功能紊乱也与 GERD 密切相关。

精神心理因素可以通过脑肠反射改变胃肠道的激素分泌及动力反应。自主神经功能紊乱会导致胃肠道动力的变化及消化道高敏状态。侯艳红等采用症状自评量表（Symptom Checklist 90，SCL-90）对GERD病例组和健康对照组进行心理因素评分，发现病例组较对照组普遍存在抑郁、焦虑、恐惧、强迫观念和人际关系敏感等异常心理，以焦虑和抑郁更为突出。GERD与精神心理因素相互作用的病理生理学基础也是国内外学者研究的热点。焦虑和抑郁会降低GERD患者的内脏感觉阈值，增强患者的内脏敏感性，抑郁还可以导致全消化系的转运延迟。近年来的研究发现，精神心理因素通过免疫-神经-内分泌网络实现对胃肠动力及感觉的影响，从而建立了神经胃肠病学（Neurogastroenterology），提出了"脑-肠轴"（Brain-gut axis，BGA）和"脑-肠互动"（Brain-gut interaction，BGI）的概念。GERD患者存在自主神经调节失衡，主要表现为迷走神经活性显著降低，交感神经活性增高。Punkkinen等研究发现，自主神经功能病变会影响消化系，引起食管运动障碍。对GERD等胃肠功能紊乱性疾病患者加用改善自主神经功能紊乱的药物，则有助于改善患者的症状。

（四）GERD与幽门螺杆菌

GERD是否与幽门螺杆菌（*Helicobacter pylori*，Hp）感染有关尚存在争议。先后出现了3种观点：以往认为Hp感染可促进GERD发生、发展，后来有学者认为Hp感染可能对食管黏膜具有保护作用，目前则越来越多的资料显示Hp感染与GERD之间并无必然联系。有观点认为，GERD症状的发生是由食管异常的酸负荷所致，胃酸分泌过多是GERD发生的基本前提。因此，根除Hp后减少还是增加食管的酸负荷，取决于胃炎的类型与严重程度。在以胃体为主的胃炎或萎缩性胃炎中，胃酸分泌减少，从而不利于GERD形成。在以胃窦为主的胃炎中，胃酸分泌明显增强，并且胃窦炎在Hp阳性的GERD患者中也最常见。目前大多数临床试验并未发现Hp根除后GERD症状恶化，以及GERD患者的Hp感染状态对食管酸负荷的影响。

（五）GERD与Cajal间质细胞

Cajal间质细胞（Interstitial cells of Cajal，ICC）是广泛分布于哺乳动物胃肠道中的一种特殊间质细胞，近年来被公认为胃肠平滑肌的起搏细胞。此外，它也参与自主神经、肠神经和某些胃肠激素对胃肠运动的调节。Shafik等发现在GERD患者胃食管连接处ICC缺乏或减少，且与CERD的严重程度呈正相关。迄今已有许多有关GERD伴有ICC数量、结构功能变化的报道，但这些改变属于原发性还是继发性，以及ICC在GERD病程中的确切作用等问题还有待进一步研究。

二、GERD诊断进展

（一）GERD症状

烧心和反流是GERD最常见的典型症状，烧心和（或）反流在GERD中的特异性约为70%。烧心定义为胸骨后烧灼感；反流指胃内容物向咽部或口腔方向流动的感觉。采用GERD Q问卷，可初步确定GERD诊断，评估GERD对患者生活质量造成的影响，并可观察治疗效果。GERD Q问卷调查患者过去一周是否有：A.烧心、反流；B.上腹痛、恶心；C.睡眠情况、额外服药情况。A+B+C组项目评分≥8，提示GERD诊断；C组项目评分

≥3,提示症状影响生活质量;A+C组项目评分≤1,提示治疗效果明显;A+C组项目评分≥2,提示治疗方案须做调整。GERD Q问卷调查简洁明了,临床使用方便。

但是,烧心和反流并不是GERD所特有的症状,亦可见于消化性溃疡、功能性烧心、嗜酸性细胞食管炎、贲门失弛缓症、食管癌或胃癌等患者。胸痛、上腹痛、上腹饱胀、上腹烧灼感、嗳气等为GERD的不典型症状。我国GERD流行病学调查显示,GERD患者胸痛及上腹痛的比例分别为37.6%、35.55%。GERD还可伴随食管外症状,包括咳嗽、咽喉症状、哮喘和牙蚀症等。

需要引起注意的是,对于胸痛患者需先排除心血管疾病,尤其是高血压史或者老年患者。因为心血管疾病严重者可危及生命,只有排除心源性因素后,才可按照非心源性胸痛的诊断流程进行处理。

(二)质子泵抑制剂试验

《2014年中国胃食管反流病专家共识意见》指出,质子泵抑制剂(Proton pump inhibitors,PPIs)试验简便有效,可作为GERD的初步诊断方法。对拟诊患者或疑有反流相关食管外症状的患者,尤其是上消化道内镜检查阴性时,可采用此诊断性治疗,作为GERD的初步诊断方法。当患者出现烧心和(或)反流症状后,排除报警症状,可基于临床表现初步诊断为GERD,并行经验性质子泵抑制剂治疗。报警症状主要包括吞咽困难和(或)吞咽疼痛、出血、贫血、消瘦或反复呕吐等,此类患者应立刻行内镜检查。

PPIs抑制胃酸分泌,可使胃食管反流物的pH>4.0。使用标准剂量PPIs,2次/d,1~2周,若患者烧心、反流症状减轻50%以上,则为PPIs试验阳性,提示症状与酸反流相关。PPIs试验的敏感度较高,可达78%,但是特异度略低,约54%。因其可操作性强,在临床实践中仍具有较高的意义。

(三)内镜检查

对具有反流症状的初诊患者行内镜检查,可明确烧心、反流病因,确定GERD类型。鉴于我国内镜检查费用低、普及率高,部分地区上消化道肿瘤发病率高《2014年中国胃食管反流病专家共识意见》提出,对于具有反流症状但未经调查的初诊患者,建议先行内镜检查(图3-1)。

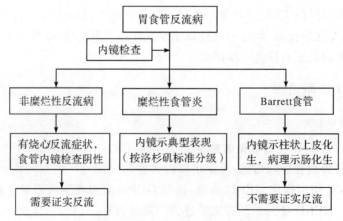

图3-1 胃食管反流病内镜检查

欧美国家医疗机构通常在对具有反流症状的患者进行内镜检查时,常规行食管下段活组织检查以排除嗜酸性细胞食管炎。然而,由于食管黏膜正常的患者进行活组织检查的异常检出率低,部分 GERD 患者也可伴有嗜酸性细胞增高,且 PPIs 治疗有效;同时GERD 的组织学异常(如基底细胞增生等)的敏感度低,所以并不推荐对内镜检查无食管黏膜损伤的患者行病理检查。虽然普通白光内镜对 GERD 诊断的特异性较高(90%～95%),但敏感性较差,限制了普通白光内镜作为 GERD 检查的临床运用。近年来,放大内镜、色素内镜、智能色素内镜、窄带成像技术、共聚焦激光显微内镜等新型内镜技术提供了各具特色的新型显像模式,使镜下组织细节显示得更为清晰,为 GERD 的诊断提供了更多新的证据。已有研究证实,NERD 患者食管远端黏膜存在显微镜下的微改变(Minimal change),包括乳头延长、基底细胞增生及鳞状上皮细胞间隙增宽等,这为新型内镜技术在 NERD 中的运用提供了理论基础。

(四)食管反流监测

食管反流监测是 GERD 的有效检查方法,是唯一能评估反流与症状相关性的检查,为诊断 GERD 提供了客观证据,包括食管 pH 监测、食管 pH-阻抗监测和无线胶囊监测。对未使用质子泵抑制剂者可选择单纯 pH 监测;若患者正在使用质子泵抑制剂,则需加阻抗监测以检测非酸反流。近年来,食管腔内阻抗监测为诊断难治性 GERD 或 NERD 提供了新的手段,也用于手术前评估(可以发现更多的反流事件)。食管多通道腔内 pH-阻抗监测,能准确确定反流事件的种类、与症状的相关性及研究 PPIs 治疗失败的原因。传统的 pH 监测只能判定酸反流,而无法对弱酸或非酸性反流做出明确判断。利用物理学电阻原理(不同的反流物对应不同的阻抗值,气体阻抗值高,液体阻抗值低),pH-阻抗监测不仅可以判断酸、弱酸和非酸反流(弱酸反流:pH4.0～7.0;弱碱反流:pH>7.0),还能辨别气体、液体、气液混合反流,提高临床对胃食管反流病的诊断。有研究对 EE、Barrett食管和 NERD 患者进行 24h 食管反流监测,结果显示三者的差异有统计学意义。食管反流监测诊断反流性食管炎的敏感度和特异度分别为 77%～100% 和 85%～100%,在内镜检查阴性的患者中,其敏感度和特异度略低。食管阻抗 pH 监测可提高单纯 pH监测的敏感度,使其增至 90%。如患者内镜下表现阴性,24 小时 pH-阻抗监测症状与反流之间没有相关的证据,且 PPIs 试验阴性,则可排除胃食管反流,诊断为功能性烧心。

一项 Meta 分析表明,在患者服用质子泵抑制剂时进行反流监测,弱酸反流是最常见的反流形式,这也是部分患者质子泵抑制剂疗效欠佳的重要原因。

(五)高分辨率食管测压

高分辨率食管测压系统采用 36 通道固态电极,能对全食管的收缩功能进行实时同步监测。相较传统二维曲线图,三维空间图像能更清晰地描述食管运动功能,不同的颜色代表不同的压力值。该系统可静态和动态观察被测部位的动力学变化,能够区分抗反流屏障的组成部分(下食管括约肌和膈脚),并研究它们的动力学相互作用(图 3-2)。

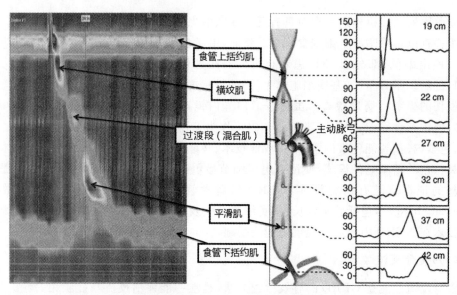

图 3-2　高分辨率食管测压示意图

高分辨率食管测压可了解食管动力状态,显示食管上、下括约肌压力和食管体部压力,反映食管传送和清除内容物的能力及胃食管交界处的屏障功能。美国 GERD 诊治指南推荐将食管测压用于术前评估,而不用于 GERD 诊断。通过食管测压可以对下食管括约肌定位,有利于准确放置食管反流监测导管;在进行抗反流手术前可以排除其他食管动力障碍性疾病,如贲门失弛缓症及硬皮病引起的严重食管动力低下等。因此,食管测压在临床上有利于评估食管功能。

对于部分难治性 GERD 患者,其病因除了反流相关因素之外,还包括非反流相关因素,主要为食管运动障碍综合征(如贲门失弛缓症、硬皮病)及其他食管炎(如嗜酸粒细胞食管炎),可通过多通道食管腔内 pH-阻抗监测、高分辨率食管测压等对其进行鉴别。

(六)食管吞钡造影

食管吞钡造影用于吞咽困难的诊断和评估,如弥漫性食管痉挛、贲门失弛缓症、食管异常收缩等,但不用于 GERD 的诊断,除非评价并发症。

(七)难治性胃食管反流病

虽然 PPIs 的出现使 GERD 的治疗得到了很大进步,但仍有一部分患者经 PPIs 治疗后,症状持续无法缓解。因此,"难治性胃食管反流病"(Refractory gastroesophageal reflux disease,RGERD)被提出。RGERD 尚无统一定义,目前 RGERD 诊断标准为:经 PPIs,2 次/d,8~12 周后烧心和(或)反流等症状无明显改善,或症状改善<50%,且足以影响生活质量者。RGERD 患者的共同点是标准剂量 PPIs 治疗效果不佳。对于 RGERD 患者,需通过内镜检查、24 小时 pH-阻抗监测、高分辨率食管测压等手段判断其症状与反流的相关性,排除其他食管疾患,还需对其精神心理及自主神经功能进行评估。引起 RGERD 的病因很多,主要包括:①持续的酸反流(不正确的用药时间,患者用药依从性差,病理性酸反流,PPIs 代谢快,酸高分泌状态,解剖异常,如巨大食管裂孔疝等);②持续的胃或十二指肠非酸反流;③食管黏膜完整性持续被破坏;④患者对酸、弱酸和(或)气体反流具有高敏感性。

（八）嗜酸细胞性食管炎

嗜酸细胞性食管炎（Eosinophilic esophagitis，EoE）是一种病理生理尚未明确的食管壁全层以嗜酸细胞浸润为特征的慢性炎性反应疾病，需排除继发于嗜酸细胞性胃肠炎、胃食管反流病、消化道感染及肠道炎性反应疾病。目前 EoE 的定义为仅发生在食管的嗜酸细胞浸润。

EoE 需结合临床、内镜、病理组织学特征和实验室检查等综合进行诊断，美国胃肠病学会诊治指南中的标准为：①有食管功能异常症状（成年人：吞咽困难、食物嵌塞和吞咽无关的胸骨后疼痛。儿童：胸痛、上腹痛、呕吐、拒食、反食、生长迟缓和腹泻）；②食管的一块或多块组织中至少 1 个高倍视野存在≥15 个的嗜酸细胞浸润；③胃食管反流病也可能出现嗜酸细胞浸润，必须除外；④其他导致嗜酸细胞浸润的疾病除外。值得注意的是，EoE 的诊断不能建立在任何单一的诊断依据上。目前，EoE 诊断的金标准仍然是病理组织学检查。

正常食管黏膜中无嗜酸细胞浸润，所以几乎所有发生嗜酸细胞浸润的食管黏膜病变均应加以鉴别，主要包括胃食管反流病、食物过敏、嗜酸细胞性胃肠炎、慢性感染性食管炎（如真菌性、巨细胞病毒性、疱疹病毒性、寄生虫性等）、外周血嗜酸细胞增多症、自身免疫性疾病、药物性/医源性创伤、器官移植后排异反应等。其中最重要的是胃食管反流病。胃食管反流病以烧心感常见，对 PPIs 治疗有效，组织学上嗜酸性粒细胞少，数目多小于 7 个/HP，无嗜酸性细胞微脓肿形成。

（九）Barrett 食管

根据中华医学会消化病学分会 2011 年在重庆达成的 Barrett 食管诊治共识，BE 是指食管下段复层鳞状上皮被化生的单层柱状上皮替代的一种病理现象，可伴有或不伴有肠上皮化生。其中伴有肠上皮化生者属于食管腺癌的癌前病变。至于不伴有肠化生者是否属于癌前病变，目前仍有争议。BE 可通过化生—异型增生—肿瘤导致食管腺癌（Esophageal adenocarcinoma，AC）的发生。近 20 多年来，BE 发病率的增高，导致了 AC 发病率的迅速增高，使得 AC 成为目前西方国家食管肿瘤中的主要病理类型之一。文献报道，5%～10% 的 GERD 患者会发展成 BE，每年 0.5%～1% 的 BE 患者可发展成 AC。BE 患者发生 AC 的危险性是正常人群的 30～125 倍，因此，BE 和 GERD 作为 AC 的重要危险因素应当引起足够的重视。

目前，研究认为胃食管反流物是 Barrett 食管重要的致病因子，大量临床及动物实验结果支持 BE 是胃食管反流的结果。酸暴露和胆汁反流引起食管黏膜损伤和炎症，炎症时氧化应激损伤可能是 BE 发生中的一个重要的启动机制。氧自由基使食管鳞状上皮基底层内的上皮内干细胞发生基因突变，向腺上皮化生，形成 BE。通过对人体食管内胆酸和 pH 水平监测及动物实验研究亦证实，反流相关性炎症可能是 BE 发生的重要机制。

目前，内镜及病理是检测 BE 的唯一手段。

三、GERD 治疗进展

GERD 治疗的主要目标是缓解症状，治愈食管炎，维持缓解，提高生活质量，预防复发和并发症的发生。

（一）改变生活方式

改变生活方式是 GERD 治疗的一部分。一些可能诱发 GERD 症状的食物有脂肪、柑橘类果汁、咖啡（含咖啡因）、可乐类饮料、洋葱、番茄汁、烟及酒等。目前临床常用的改善生活方式的建议包括减轻体重、抬高床头、戒烟/戒酒、避免睡前进食、避免食用可能诱发反流症状的食物，生活方式的改变对部分 GERD 可能有效。

（二）PPIs 抑酸治疗

PPIs 目前仍是 GERD 患者的主要及首选治疗药物。抑酸类药物可以通过抑制胃酸分泌来降低反流物的酸度，减少其对食管黏膜的刺激，常见的抑酸药物包括 PPIs 和 H_2 受体拮抗剂（H_2RA）。抑酸强度及时间与食管炎愈合密切相关，多个 Mate 分析显示，在食管炎愈合率、愈合速度和反流症状缓解率方面，PPIs 均优于 H2RA，PPIs 能早期缓解症状，是治疗 GERD 的首选药物。PPIs 治疗 GERD 的使用疗程至少 8 周，70%～80%的反流性食管炎患者和 60%的 NERD 患者经过 8 周 PPIs 治疗后可获得完全缓解。合并食管裂孔疝的 GERD 患者以及 LA 分类 C、D 级患者的 PPIs 剂量通常需要加倍。对单剂量 PPIs 治疗未完全缓解的患者，可考虑每天 2 次用药或更换不同的 PPI。治疗 GERD 时，PPIs 主要用于减轻反流物的酸刺激，而不能阻止反流，因此停药后患者可能复发。已有研究显示 60%～80%的 NERD 患者停药后症状复发，糜烂性食管炎 LA 分类 C、D 级患者停药后 1 年内复发率接近 100%。对这部分患者应予维持治疗以巩固疗效。GERD 的维持治疗方法主要包括以下 3 种。

（1）持续治疗：指当症状缓解后维持原剂量或半量 PPIs，1 次/d，长期使用。

（2）间歇治疗：指 PPIs 剂量保持不变，但延长用药周期，最常应用的是隔日疗法。在维持治疗中，若症状反复出现，应增至足量 PPIs 来维持治疗。

（3）按需治疗：指经初始治疗成功后停药观察，一旦出现烧心、反流症状，随机再用药至症状消失。

（三）促动力药

促动力药（如多潘立酮、莫沙必利、伊托必利等）可用于 GERD 的治疗。研究显示，促动力药能增加 LES 压力，促进胃排空，刺激食管蠕动及增强食管收缩幅度，改善食管清除酸能力，但目前尚未研制出有效的靶点药物。一般不单独用药，多与抑酸剂联合使用。

TLESR 是 GERD 治疗的潜在标靶。γ-氨基丁酸（GABA）受体激动剂巴氯芬可通过增加下食管括约肌基础压，加速胃排空，降低 TLESR 的发生率，可明显改善 PPIs 治疗无效的 GERD 患者的反流症状，但因其副作用而应用受限。

（四）心理治疗

精神心理因素通过促肾上腺皮质释放激素介导的下丘脑-垂体-肾上腺轴激活，导致消化道症状的产生，反流事件与症状相关性较差的 GERD 患者常伴有一定程度的焦虑和抑郁，而焦虑和抑郁已被证明会加重 GERD 相关症状。Nojkow 等提出 PPIs 治疗失败的患者需要心理评估和心理治疗的介入，但此类研究纳入的样本量较少，仍有待大样本的临床研究加以证实。

（五）手术治疗

结合美国内镜外科医师协会工作指南和《2014 年中国 GERD 专家共识意见》，GERD 手术指征为：对 PPIs 有良好应答，但需要长期服药的 GERD 患者；自愿接受外科治疗者；并发 BE 及重症食管炎的 GERD 者；伴有哮喘、嘶哑、咳嗽、胸痛及误咽等非典型症状，或经 24 小时 pH 监测证明有中、重度反流者；测压排除食管动力异常，合并食管裂孔疝，甚至出现出血、吞咽困难等并发症者。

抗反流手术通过重建 EGJ 的抗反流屏障降低反流时间、频率、反流量和高度等，只要改善任何一个反流参数，其相应反流症状就会有所缓解，从发病机制上消除反流。需注意的是，手术治疗只对抗酸治疗有效的患者才有效。手术的目的是降低酸反流，起到类似抑酸药的作用，术前须审慎选择患者。抗反流手术是一种安全、有效的方法，可作为 PPIs 治疗有效但须长期服药患者的另一种治疗选择。

（1）经腹腔镜 Nissen 胃底折叠术：是治疗 GERD 的标准术式，围绕远端食管行 360°胃底折叠（图 3-3），能改善酸和弱酸反流，术后有较高的症状缓解率。为避免胃底包得过紧或张力过大造成术后吞咽困难而再次手术，要充分游离胃底，绝大多数需游离并切断胃短血管。经腹腔镜 Nissen 胃底折叠术的成功率是 75% 左右。

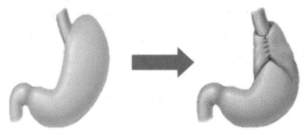

图 3-3　Nissen 胃底折叠术

（2）磁珠 Linx 抗反流术：腹腔镜下植入磁珠 Linx 来抗反流治疗 GERD，于 2012 年由 FDA 批准应用。磁珠 Linx 是一个环形的磁性装置，经腹腔镜围绕在 LES 的位置，只使食物通过并阻止胃内容物反流。初步的研究结果显示，在 2 年的随访中绝大多数患者 PPIs 药物的摄入量减少，同时 EE 的发生率从 40% 下降到 11%。最主要的手术并发症是吞咽困难，但到目前为止还没有该设备与胃底折叠术的随机对照试验。因此，是否能替代传统的胃底折叠术还有待进一步研究。

总体而言，手术疗效与长期药物治疗相当，有经验的外科医生实施手术的安全性更高。

（六）内镜下治疗

内镜下治疗包括 Stretta 射频治疗、内镜下注射/植入技术、内镜下缝合治疗（腔内胃食管成形术）等，但其长期有效性有待进一步证实。除 Stretta 射频治疗外，其余方式都不被推荐应用。

胃镜下 Stretta 射频技术在 2000 年由 FDA 批准用于治疗 GERD。应用特殊的经口球囊导管系统向 LES 及贲门提供射频能量，主要通过热能引起组织破坏增生、重构，从而增加 LES 厚度和压力；同时通过阻断神经通路，减少一过性下食管括约肌松弛，减少胃食管反流。Stretta 射频治疗可显著改善 GERD 症状,并减少 PPIs 的使用。具有操作简单、微创、安全、有效、副作用少、恢复快等特点,易于被患者接受,为临床上药物疗效不理想的患者提供了新的微创治疗方法。

（七）其他治疗

（1）RGERD 治疗:对任何 RGERD 患者,应先确定患者 PPIs 服药的依从性,并优化剂量和方式,保证合适的用药时间和剂量。可予双倍剂量或换用另一种质子泵抑制剂,注意夜间酸突破。例如,在服用药物方面注意提高患者的依从性,选择抑酸强度高、个体间代谢速率差异小的质子泵抑制剂。美国 GERD 诊治指南指出,与其他质子泵抑制剂相比,埃索美拉唑治疗 4 周可使 GERD 症状控制率提高 8%,治疗 8 周可使糜烂食管炎愈合率提高 5%。

对 RGERD 患者需行食管阻抗-pH 检测及内镜检查等评估。若反流监测提示 RGERD 患者仍存在与症状相关的酸反流,可在权衡利弊后行外科手术治疗或加用抗 TLESR 治疗,不建议对非酸反流者行手术治疗。

（2）GERD 合并症与食管外症状:对反流性食管炎患者（尤其是 LA 分类 C、D 级患者）,治疗后建议进行定期随访;对 Barrett 食管患者,推荐进行定期内镜复查;对合并食管狭窄的患者,经扩张后需 PPIs 维持治疗以改善吞咽困难及减少再次扩张的需要。

GERD 为哮喘、慢性咳嗽及喉炎的可能原因,在确诊反流相关前需先排除非反流因素。若有典型的反流症状,可进行 PPIs 试验。如 GERD 患者食管外症状在优化 PPIs 治疗后仍持续存在,则应由五官科、呼吸科及变态反应专科医师共同评估,寻找其他病因。对 PPIs 治疗无效的食管外症状患者,不建议行外科手术治疗。

（八）中医中药

针灸、中医药的应用亦为 GERD 治疗提供了有效的途径。Dickman 等的研究表明,双倍剂量的质子泵抑制剂联合针灸治疗单倍剂量失败的患者,较单用双倍剂量的质子泵抑制剂能更好地控制反流。Rodriguez 等研究发现,短期刺激 GERD 患者下食管括约肌能显著增加 LESP,而不影响食管蠕动和 LES 松弛。电刺激 LES 可能为 GERD 患者提供一种新的治疗手段。国内也有不少文献报道,针灸治疗 GERD 可取得良好疗效,一些研究证实了针灸不仅可以抑制胃酸分泌,对胃食管平滑肌还具有良性调节作用,配合中药治疗有保护胃、食管黏膜屏障,增加食管抗反流,促进胃排空的作用。

四、展　望

近年来,随着胃食管反流检测手段的进步,对 GERD 的发病机制有了新的认识;对 PPIs 和胃肠动力药物长期使用所带来的不良反应的关注,推动了 GERD 治疗方法的不断发展。但对于各种治疗方式的选择,应进行更多的临床观察和研究,才能得出结论。

目前,PPIs 仍是 GERD 治疗的首选药物,对 PPIs 长期使用可能出现的一些风险,需要引起警惕。对 PPIs 治疗有效但需要长期服药的患者,抗反流手术是另一种治疗选择,但须重视手术及内镜下治疗的长期疗效及潜在并发症。未来,影响胃肠蠕动,减少 TLESR,降低食管高敏感,调整内脏感觉功能紊乱的治疗,如新的药物、膈肌生物反馈、胃电起博、心理干预及针灸等,或将成为 GERD 综合治疗的新热点。GERD 是一种慢性复发性疾病,根据患者情况选择合适的个体化治疗和分级管理方案将是今后的研究方向。

【思考题】

　　1.简述 GERD 的诊断方法及临床意义。

　　2.如何诊断和治疗 RGERD?

【参考文献】

[1]Amarasiri WA,Pathmeswaran A,de Silva AP,et al. Gastric motility following ingestion of a solid meal in a cohort of adult asthmatics. Neurogastroenterol Motil,2013,19:355-365.

[2]Dvorak K,Payne CM,Chavarria M,et al. Bile acids in combination with low pH induce oxidative stress and oxidative DNA damage:Relevance to the pathogenesis of Barrett's oesophagus. Gut,2007,56:763-771.

[3]Furuta GT,Liacouras CA,Collins MH,et al. Eosinophilic esophagitis in children and adults:A systematic review and consensus recommendations for diagnosis and treatment. Gastroenterology,2007,133(4):1342-1363.

[4]Galmiche JP,Hatlebakk J,Attwood S,et al. Laparoscopic antireflux surgery vs esomeprazole treatment for chronic GERD:The LOTUS randomized clinical trial. JAMA,2011,305:1969-1977.

[5]Iurenev GL,Sirota NA,Dicheva DT,et al. Role of psychological correction in the combination treatment of patients with gastroesophageal reflux disease. Terapevticheskii Arkhiv,2014,86:42-49.

[6]Jansson C,Wallander MA,Johansson S,et al. Stressful psychosocial factors and symptoms of gastroesophageal reflux disease:A population-based study in Norway. Scand J Gastroenterol,2010,45:21-29.

[7]Katz PO,Gerson LB,Vela MF. Guidelines for the diagnosis and management of gastroesophageal reflux disease. Am J Gastroenterol,2013. 108(3):308-328;quiz329.

[8]Punkkinen J,Koskenpato J,Rosengård-Bärlund M. Autonomic neuropathy—a problem of the circulatory system and digestive tract. Duodecim,2014,130:1223-1233.

[9]Rodriguez L,Rodriguez P,Neto MG,et al. Short-term electrical stimulation of the lower esophageal sphincter increases sphincter pressure in patients with gastroesophageal reflux disease. Neurogastroenterol Motil,2012,24(5):446-450.

[10]Shimizu S,Akiyama T,Kawada T,et al. Medetomidine suppresses cardiac and gastric sympathetic nerve activities but selectively activates cardiac vagus nerve. Circulation Journal Official Journal of the Japanese Circulation Society,2014,78:

1405-1413.

[11]Sigterman KE，van Pinxteren B，Bonis PA，et al. Short term treatment with proton pump inhibitors，H₂ receptor antagonists and prokinetics for gastroesophageal reflux disease like symptoms and endoscopy negative reflux disease. Cochrane Database SystRev，2013，4：CD002095.

[12]Yeria L，Fiocca R. Refinement and reproducibility of histologic criteria for the assessment of microscopic lesions in patients with gastroesophageal reflux disease：The Esohisto project. Dig Dis Sci，2011，56：2656.

[13]Zhou LY，Wang Y，Lu JJ，et al. Accuracy of diagnosing gastroesophageal reflux disease by Gerd Q，esophageal impedance monitoring and histology. Journal of Digestive Diseases，2014，15(5)：230-238.

[14]孙晓红，柯美云，王智风，等.膈脚屏障作用及食管体部清除功能存胃食管反流中的作用.中国医学科学院学报，2002，24：288-293.

[15]中华医学会消化病学分会.2014年中国胃食管反流病专家共识意见.中华消化杂志，2014，34(10)：649-656.

（孟立娜，陈姗姗）

第三节　黄疸的诊断与鉴别诊断进展

摘　要：黄疸病因繁多，诊断时有困难，因此有必要提供黄疸的诊断思路。首先要根据胆红素水平确定患者有无黄疸，如有胆红素升高，需了解是结合胆红素升高还是非结合胆红素升高。非结合胆红素升高常与溶血性黄疸与肝细胞性黄疸相关，而结合胆红素升高常与胆汁淤积性黄疸相关。如结合胆红素升高伴有其他肝功能指标的异常，需考虑是肝源性还是胆源性。做出黄疸病因的完整诊断，需结合详细病史、体格检查、实验室检查及影像学等。本文简述黄疸诊断及鉴别诊断的思路。

关键词：黄疸；胆汁淤积；结合胆红素；非结合胆红素

Abstract：It is necessary to provide a framework that helps a physician to evaluate the patients with jaundice in a logical way，because there are many causes of jaundice and it is difficulty to diagnosis sometimes. The first step is to obtain laboratory test to determine if the patient has jaundice. If so，is the bilirubin elevation due to an increased unconjugated or conjugated? Unconjugated bilirubin increase is usual related to hemolytic jaundice or hepatocellular jaundice. Conjugated bilirubin increase is often in connection with cholestasis. If conjugated bilirubin increase is accompanied by other liver test abnormalities，is the disorder hepatocellular or cholestatic? Acquiring thoughtful history，physical examination，laboratory and imageologic inspection can provide the accuracy diagnosis. So，we provide the simple procedure of jaundice diagnosis and differential diagnosis.

Keywords：Jaundice；Cholestasis；Conjugated bilirubin；Unconjugated bilirubin

黄疸是由于患者血清内胆红素浓度增高，致巩膜、皮肤、黏膜等黄染的一种临床症状正常人血清总胆红素（TB）低于 $17.1\mu mol/L$，结合胆红素（CB）低于 $3.4\mu mol/L$，当 TB 高于 $34.2\mu mol/L$，巩膜则出现黄染，若 TB 为 $17.1\sim34.2\mu mol/L$，则称隐性黄染。黄疸程度根据 TB 含量可分轻度：$17.1\sim34.2\mu mol/L$；中度：$34.2\sim171\mu mol/L$；重度：$171\sim342\mu mol/L$，但除非并发肾功能衰竭，血清胆红素一般不会超过 $500\mu mol/L$。如果黄疸深、病程久、胆红素氧化为胆绿素，皮肤将表现为绿色。服用大量含有胡萝卜素的蔬菜水果（如胡萝卜、橘子）也会引起皮肤发黄，这种高胡萝卜素血症引起的皮肤发黄主要表现在手掌、脚底、前额、鼻唇沟等部位。

一、正常胆红素的代谢

胆红素是血红蛋白的分解产物，70％来源于衰老的红细胞（正常人红细胞寿命 $100\sim120d$），10％来自血循环中红细胞过早的分解，10％～15％来自肝肾内铁卟啉蛋白（由细胞色素 C、过氧化氢酶、肌红蛋白产生），1％～5％源于旁路（骨髓中红细胞成熟前，少量血红蛋白、血红素分解）。衰老的红细胞在网状内皮系统内破坏形成血红蛋白，又在血红蛋白氧合酶作用下形成珠蛋白及亚铁血红素(胆绿素),后者经还原酶作用形成非结合性胆红素(UCB)。非结合胆红素在血管内与血清白蛋白结合,运输到肝脏,在肝血窦处非结合胆红素与白蛋白分离,进入肝细胞与线粒体载体蛋白 Y、Z 结合,又在肝细胞微粒体光面内质网上经尿嘧啶二磷酸葡萄糖醛酸转换酶催化作用,最后形成结合胆红素(CB)。结合胆红素通过毛细胆管微绒毛排泄到毛细胆管腔内,然后通过细胆管、小叶间胆管、中膈胆管、左右肝内胆管、左右肝管在不同高度汇入肝总管,其中约 80% 以上在肝内(即肝门内)汇合,不足 20% 在肝外汇合后,经胆囊、胆囊管汇入胆总管而排入十二指肠。结合胆红素进入肠道,经细菌还原成为尿胆原,少量尿胆原被结肠吸收,10% 经尿排出,而 90% 被再吸收进入肠肝循环。部分尿胆原经脱氢变成尿胆素,从粪便排出为粪胆素。

二、黄疸分类

按病因学可将黄疸分为溶血性黄疸、肝细胞性黄疸、胆汁淤积性黄疸和先天性非溶血性黄疸,临床上以前三者多见。按胆红素的性质分类:以非结合胆红素升高为主的黄疸,血清非结合胆红素在总胆红素中占比 80% 以上;以结合胆红素升高为主的黄疸,结合胆红素在总胆红素中占比超过 50%。在临床工作中,常采用病因学分类。

溶血性黄疸:由于溶血红细胞大量破坏,血中非结合胆红素增多,超过肝脏的代谢能力,导致血中非结合胆红素潴留。若肝脏清除胆红素功能正常,则肝脏处理非结合胆红素可较正常提高 6 倍,故血清胆红素浓度一般不超过 $85\mu mol/L$,即使是严重溶血,血清胆红素浓度也在 $153.9\mu mol/L$ 之内,而尿胆原则可明显增高,但随着溶血加重,血红蛋白减少,缺氧而导致肝细胞功能损害,发生肝细胞性黄疸,而成混合性黄疸。

肝细胞性黄疸:肝细胞摄取、结合、转运和排泄胆红素障碍,可导致血中结合胆红素和非结合胆红素浓度均增高而出现黄疸,如各种病毒性肝炎、中毒性肝炎、肝硬化、肝癌等。

胆汁淤积性黄疸:以往称为阻塞性黄疸,根据病因可分为肝细胞性胆汁淤积、胆管性胆汁淤积及混合性胆汁淤积。肝内阻塞主要指肝内胆汁淤积,亦称内科黄疸,由于肝细胞质膜结构功能改变,微丝和微管功能障碍,毛细胆管有机阴离子转运器异常,毛细胆管膜通透性增加及细小胆管上皮坏死,都可影响胆红素排泌,导致肝内胆汁淤滞,血中胆红素增高,如淤胆性肝炎、药物性黄疸、原发性胆汁性肝硬化、硬化性胆管炎、妊娠期复发性黄疸、生物毒素中毒等。肝外阻塞由于机械性梗阻,使胆总管内压力增高,导致肝外胆管扩张,然后肝内胆管逐渐扩张,最后肝内胆管胆汁淤积,使连接胆小管和毛细胆管的 Hering 壶腹破裂,胆汁进入淋巴液继而进入血液,使血中结合胆红素增高,如胆石症、胰头癌、壶腹癌、胆管癌等,因皆需外科手术治疗,故又称外科黄疸。胆管性胆汁淤积与肝细胞性胆汁淤积互为可逆,可致混合性胆汁淤积。有文献将胆汁淤积分为梗阻性胆汁淤积与非梗阻性胆汁淤积,但目前较多文献仍习惯采用阻塞性黄疸这一名词。

先天性非溶血性黄疸:由于先天性酶缺陷所致肝细胞对胆红素的摄取、结合及排泄障碍,临床上少见,多数发病于小儿和青年期,有家族史,除 Crigler-Najjar 综合征 Ⅰ 型外,Gilbert 综合征、Crigler-Najjar 综合征 Ⅱ 型、Dubin-Johnson 综合征、Rotor 综合征预后良好,前两者以间接胆红素升高为主,后两者以直接胆红素升高为主。

三、黄疸鉴别常用肝功能试验

1.总胆红素测定

各种黄疸发生时血清胆红素均有增高,在肝细胞性或胆汁淤积性黄疸,血清胆红素升高明显,尤以胆总管恶性梗阻为著。但血清胆红素水平不总是与疾病转归相一致,当疾病趋向恢复,其他肝功能指标均接近正常,而血清胆红素仍可升高,这是由于部分胆红素可与白蛋白共价结合,因此胆红素从血中清除与白蛋白的半寿期(12~14d)有关。

2.胆红素与尿胆原测定

正常尿中无胆红素,尿中出现胆红素标志肝内或肝外胆汁淤积。正常尿中有少量尿胆原0.2~3.5mg/d,尿中尿胆原增多,见于溶血、Gilbert综合征、肝细胞功能损害等。阻塞性黄疸、肝外胆管梗阻、胆汁进入肠道受阻,尿中尿胆原可减少甚至阴性。

3.胆汁酸测定

胆汁酸的前体胆固醇经肝细胞加工合成初级胆汁酸,再结合成胆盐,胆汁酸向毛细胆管排泌。病毒性肝炎和肝外胆道梗阻患者的胆汁酸水平升高明显,可先于转氨酶。胆汁淤积性肝病患者(尤其是原发性胆汁性肝硬化、硬化性胆管炎患者)胆汁酸水平明显升高。对于阻塞性黄疸患者,恶性疾病的胆汁酸水平高于良性疾病。

4.胆汁淤积血清酶谱

血清碱性磷酸酶(Alkaline phosphatase,ALP):肝内占位、无黄疸的胆系疾病及胆道完全梗阻患者ALP水平升高至正常值的2.5倍以上,而肿瘤引起的胆道梗阻患者的ALP水平高于结石所致胆道梗阻患者。ALP水平升高一般与胆红素平行,胆道不完全梗阻时,胆红素升高虽不显著,但ALP含量可明显增加。若ALP仅持续低值,则阻塞性黄疸诊断可以排除。病毒性肝炎肝细胞性黄疸患者的ALP水平升高,但一般不超过正常的2.5倍。药物性肝损引起的肝内胆汁淤积患者的ALP水平可明显上升,难与肝外胆管梗阻相鉴别。对于无黄疸而ALP水平明显升高病例,应考虑原发性肝癌。原发性胆汁性肝硬化、硬化性胆管炎患者的ALP水平也可异常升高。

血清γ谷氨酸转肽酶(γ-glutamyl-transpeptidase,γ-GT):主要来自肝脏和胆管,炎症胆汁淤积、癌肿患者的γ-GT水平皆可增高,但较ALP敏感。约90%以上的肝胆疾病患者的血清γ-GT水平可升高,尤以胆道梗阻和肝恶性肿瘤时升高明显,该酶在骨病时不升高。γ-GT同工酶与甲胎蛋白(Alpha fetoprotein,AFP)联合测定有助于提高肝癌的诊断。

血清5′-核苷酸酶(5′-nucleotidase,5′-NT):各种肝胆疾病患者的5′-NT均可升高,其中尤以肝内外胆汁淤积时升高最明显,与ALP相一致;但在胆汁淤积并发胆管炎、原发性和继发性胆汁性肝硬化、慢性重症肝炎和肝脏肿瘤时,5′-NT升高率高于ALP。若5′-NT正常,则可排除肝胆疾病。

5.胆固醇和脂蛋白X

肝内外胆汁淤积患者的胆固醇水平均可升高,且胆道癌肿梗阻患者的胆固醇水平高于胆总管结石梗阻患者。脂蛋白X(Lipoprotein X,LPX)为异常脂蛋白,正常健康人的血清中测不出,阳性仅见于胆汁淤积患者,但无法鉴别肝内抑或肝外胆汁淤积。

6.自身抗体的检测

血清抗线粒体抗体（Anti-mitochondrial antibody，AMA）：AMA-M2 是诊断原发性胆汁性肝硬化（Primary biliary cirrhosis，PBC）最重要的诊断指标，在区分原发性硬化性胆管炎（Primary sclerosing cholangitis，PSC）和 PBC 方面有重要作用。AMA-M2 在肝功能正常或疾病早期无症状时都可表现出阳性，诊断 PBC 敏感性和特异性均超过 95%，由于 AMA-M2 为肝内胆管上皮细胞的特异性表达抗体，故其特异性较 AMA 更高。同时，PBC 患者还常伴有其他重要自身抗体的出现。也有研究认为 M2 阳性患者迟早会出现原发性胆汁性肝硬化。IgG4 相关性胆管炎（Immunoglobulin G4-associated cholangitis，IAC）是近期备受临床关注的一类胆汁淤积性肝病，因其生物化学特点及胆管造影表现与 PSC 相似，会被认为是 PSC 的变异形式。对于自身免疫性抗体的检测，抗中性粒细胞胞质抗体是 PSC 相对特异性的抗体，见于大部分 PSC 患者，但却在 IAC 患者中罕见，而在 IAC 中血清 IgG4 水平明显升高。自身免疫性肝病（AIH）Ⅰ型：抗核抗体（ANA）阳性和（或）抗平滑肌抗体（SMA）阳性。AIH-Ⅱ型：抗肝肾微粒体抗体-1（LKM-1）阳性。AIH-Ⅲ型：抗可溶性肝抗原抗体（SLA）阳性。

7.血清肿瘤标志物

血清 CA19-9 检测诊断胆道癌的敏感度、特异度和准确度分别是 93.75%、66.33% 和 70.18%，但如果联合 CA242 和 CEA，可以明显提高胆道恶性黄疸的特异性和准确度。但急性胰腺炎、胆汁淤积性胆管炎、胆囊炎、胆石症、肝炎、肝硬化患者的 CA19-9 亦可有不同程度的升高。

四、黄疸的临床类型

确定黄疸的临床类型，可根据初步的实验室检查作出判断，见表 3-1。

表 3-1　三种黄疸的实验室区别

检测指标	溶血性黄疸	肝细胞性黄疸	阻塞性黄疸
UCB	明显增加	中度增加	轻度增加
CB	正常或者轻度增加	增加中度	明显增加
CB/TB	<20%	>30%	>50%
尿胆红素	阴性	阳性	强阳性
尿胆原	明显增加	正常或轻度增加	减少或消失
GOT、GPT	正常	明显增加	可增高
ALP	正常	增高	明显增高
GGT	正常	增高	明显增高
5'-核苷酸酶（5'-NT）	正常	轻度增高	明显增高
脂蛋白-X（LP-X）	—	—	＋
PT	正常	延长	延长
对维生素 K 反应	无	差	好
胆固醇	正常	轻度增加或降低	明显增加
血浆蛋白	正常	A 降低，G 升高	正常

注：CB/TB：直接胆红素/总胆红素。

五、肝内胆汁淤积与肝外胆管阻塞性黄疸(肝外胆汁淤积)的鉴别

肝内胆汁淤积与肝外胆管阻塞性黄疸(肝外胆汁淤积)的鉴别见表 3-2。

表 3-2　肝内、肝外阻塞性黄疸的鉴别

检测指标	肝内胆汁淤积	肝外阻塞(肝外胆汁淤积)
病因	肝炎、药物、胆管炎等	结石、癌肿等
黄疸与症状关系	症状缓解,黄疸出现	黄疸加重、症状也重
肝脏	轻—中度肿大	中—重度肿大
GPT、GOT	升高	升高不著
ALP(AKP)	升高不明显	升高明显
ALP 同Ⅰ酶	ALP-Ⅱ增高	ALP-Ⅶ增高
GGT	升高不明显	升高明显
$5'$-NT	升高不明显	升高明显
LP-X	增高<200mg	增高明显>300mg
总蛋白	降低	正常
γ 球蛋白	升高	正常
血清铁	升高	正常或偏低
凝血酶原时间	Vit. K 不能纠正	Vit. K 可以纠正
B 超	肝内、外胆管不扩张 胆囊不大,可有肝、脾肿大	肝内、外胆管扩张 胆囊可增大,可见结石或肿瘤
皮质激素试验性治疗 泼尼松 30mg/d, 7d	血清胆红素降低 40% 以上	胆红素下降不明显,且停药后很快回升

皮质激素对肝内胆汁淤积性黄疸 60% 病例有效,剂量 30mg/d×7d。若降低 40% 以上为肝内胆汁淤积性黄疸,肝外阻塞性黄疸血清胆红素下降不明显,且停药后很快回升。

六、黄疸的诊断

黄疸的诊断步骤,可按以下程序进行(图 3-4)。

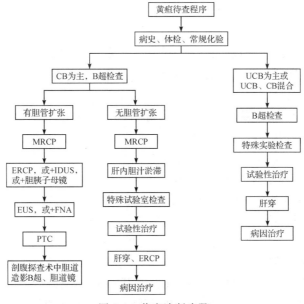

图 3-4　黄疸诊断步骤

黄疸的诊断与鉴别诊断较为复杂,但仍应记住约 70% 的黄疸患者可通过详细询问病史及仔细的体格检查作出明确诊断,一般可将如下要点作为切入口。

1.询问病史

详细询问病史可了解患者黄疸发生的特征,是先天遗传性或是后天获得性的;是初次发病或是反复发作;是急性发病或是慢性发病;持续的或者是波动的黄疸。要确定黄疸的类型性质可以从以下几方面深入。

(1)年龄:青少年出现不明原因黄疸,要了解其家族中有无类似情况,要注意 Gilbert 综合征、Dubin-Johnson 综合征等遗传性肝病。青年人出现肝细胞性黄疸,多见于病毒性肝炎,老年人出现阻塞性黄疸,除应考虑胆管结石外半数以上是癌肿。

(2)性别:若是胆汁淤积性黄疸,如原发性胆汁性肝硬化,90% 见于女性,此外还有妊娠妇女所特有的妊娠复发性胆汁淤滞、妊娠急性脂肪肝等。

(3)有无传染病接触史(如病毒性肝炎),疫水接触史(如血吸虫、钩端螺旋体感染等)。

(4)有无服用致肝损的中西医药物史及化学物接触史,饮酒史,腹部手术或腹部外伤史,输血史,家族史等。

2.黄疸伴随症状

注意结合黄疸伴随症状,对明确疾病诊断有重要帮助。

(1)短期内出现食欲减退、乏力、恶心、腹胀等消化道症状,要考虑病毒性肝炎。若伴有寒战发热、肌肉酸痛、咽痛、扁桃体炎、颈淋巴结肿大,则有非嗜肝病毒感染所致的肝炎可能。若伴有关节酸痛、肌痛、皮疹,则有自身免疫性肝炎可能。

(2)寒战发热及右上腹痛并向腰背部放射,有以往类似发作,要考虑胆囊炎、胆囊结石或胆管结石。

(3)皮肤瘙痒,多半是肝内胆汁淤积或肝外胆管阻塞。

(4)阻塞性黄疸或肝内胆汁淤积,伴有近期体重减轻在 5kg 以上,要考虑肝、胆、胰等脏器恶性肿瘤的可能。

3.体格检查

(1)必须在灯光良好的自然光下观察巩膜有无黄染,对鉴别黄疸性质有一定帮助。柠檬色黄疸提示溶血性黄疸;金黄色黄疸提示急性肝细胞性黄疸;黄绿色黄疸提示肝内胆汁淤积或肝外阻塞性黄疸。

(2)颜面部、颈部、胸部及上肢等上腔静脉引流范围内有无蜘蛛痣,男性乳房发育,硬块,杵状指,皮肤色素沉着,瘀斑或出血点,提示肝硬化。伴有扑翼样震颤及其他神经系统的改变,则患者存在肝性脑病。四肢皮肤有抓痕和脱屑,提示肝内胆汁淤积或肝外胆管梗阻。皮肤出现斑丘疹,可见于药物性肝损。

(3)颈部及腋下腹股沟有淋巴结肿大,应考虑淋巴瘤或结核等。

(4)肝大及其硬度:肝脏轻度肿大,质软,考虑急性肝炎。肝右叶缩小而左肝肿大,质硬,考虑肝硬化。肝大,质硬,表面结节感,应考虑肝癌。肝局部有囊肿性肿块,压痛,要考虑肝脓肿或肝囊肿伴感染。

(5)脾肿大:肝硬化门静脉高压时脾脏发生阻塞性淤血性脾肿大。门静脉血栓形成、慢性病毒性肝炎、慢性血吸虫病、恶性淋巴瘤及骨髓硬化症等都可以导致脾肿大。

(6)胆囊增大:胆囊结石阻塞胆囊管或胆囊颈部可引起胆囊积液或积脓,使胆囊增大,胆囊光滑且有弹性;若胆囊增大、硬且呈结节状,则为胆囊癌。25%胰头癌及壶腹部周围癌病例可扪及肿大的胆囊。

(7)腹水:肝硬化失代偿期致腹腔积液,若伴有感染表现为自发性细菌性腹膜炎。肝癌所致门静脉、肝静脉、下腔静脉癌栓皆可引起腹腔积液,肝癌结节破裂为血性腹腔积液。

4.相关检查

首先确定直接抑或间接胆红素增高,正常人血清 CB/TB 为 20%～35%,若 CB/TB 为 15%～20%,可进一步行溶血有关检查,如外周血网织细胞增多 5%～20%,幼红细胞一般不超过 1%,骨髓有核细胞增多。尿胆原增多,而尿胆红素阴性,自身免疫性溶血时,抗人体球蛋白 Coombs 阳性。若 CB/TB 达 50%～60%,考虑阻塞性黄疸,然后分析是肝内胆汁淤滞,抑或肝外胆管梗阻。若肝内胆汁淤积,则 ALP、GGT、5′-NT 增高不如GPT、GOT 升高明显;若肝外胆管阻塞,则 GPT、GOT 增高不显而 ALP、GGT、5′-NT 增高明显。ALP、GGT、5′-NT 是胆道疾病酶,一般而言,此三种酶肝外阻塞＞肝内胆汁淤积,完全阻塞＞部分阻塞,癌性阻塞＞良性阻塞。阻塞性黄疸,尿胆红素增加,若完全梗阻,胆汁不能排入肠道,无尿胆原形成,故尿胆原阴性,粪便呈白陶土色。若 CB/TB 为 30%～40%,则考虑肝细胞黄疸,尿胆红素及尿胆原均可呈阳性。

5.影像学检查

(1)B 型超声显像:B 超检测对胆总管扩张的确诊率为 86%～99%,正常人胆总管直径≤6mm,上限为 8mm,肝内胆管＞3mm 提示扩张,胆总管扩张提示远端梗阻,胆囊与胆总管扩张提示梗阻于两者汇合部以下;肝内胆管扩张而肝外胆管不扩张,提示梗阻在肝门;胆总管和胰管双扩张,则梗阻在壶腹部。B 超还可确定病因和病变性质,如胆石、胆总管癌、胰头癌和肝癌。结石的确诊率为 73%～87%,良、恶性肿瘤的确诊率分别为 61%～77%、90%～91%,胰头癌符合率为 80%。

(2)经皮经肝穿刺胆管造影(Percutaneous transhepatic cholangiography, PTC):患者凝血酶原时间测定需正常,禁忌高热、腹水。PTC 能较清楚地显示梗阻上端的胆管情况,对定位、范围、程度、病因有帮助,对于 Roux-en-Y 手术患者更有助于诊断。采用 B超、CT 引导下穿刺成功率:胆管扩张 98%～100%,不扩张 25%～63.3%。PTC 诊断符合率 94.4%,其中恶性梗阻占 30.98%。并发症发生率为 18%,包括胆瘘、胆囊穿孔、出血、胆管炎、败血症、感染性休克、死亡。故梗阻性黄疸的患者宜先行无损害的磁共振胰胆管成像,必要时再行 PTC。

(3)经十二指肠镜逆行胰胆管造影(Endoscopic retrograde cholangiopancreatography, ERCP):禁忌证为不能耐受内镜检查,心、肺、肝、肾功能严重不全患者;幽门或十二指肠球部狭窄,内镜无法通过者。选择性插管成功率 90%,插管成功可取胆汁、胰液行实验案检查,注入造影剂可观察胆管、胰管有无狭窄、扩张,管壁是否规则,有无中断。缺点:不能显示梗阻上端的管道,诊断手术符合率达 90%以上,并发症发生率为 8%～10%,常见有穿孔、出血、胰腺炎、胆管炎等。

(4)CT:CT 诊断胆管扩张的准确率为 94%,判断梗阻病因的准确率在 80%左右。在胆管 4 个梗阻水平面诊断:肝门段(无环)、胰上段(1-2 环)、胰腺段(3-6 环)、壶腹段(7-8

环)(注:环之间层距为 10mm)。梗阻病因诊断:扩张胆管逐渐同心性变细,距离>2cm,100%为良性,恶性肿瘤胆管环突然中断,或不规则,或环内呈结节状。胰头癌:CT 表现胰头局限性肿大或变形,平扫时多呈稍低密度,有坏死液化时呈低密度影,其远侧胰管扩张,胰头癌可引起胰上段胆管扩张,胆囊增大及肝内胆管扩张。CT 诊断胰腺癌的正确率为 88%,胰腺癌侵犯周围血管表现为静脉管腔闭塞、肿瘤包绕静脉大于管周 1/2、管壁浸润、管腔狭窄、肠系膜上静脉呈泪滴征,具备上述表现之一即判为静脉受侵,有较高的敏感性和特异性。对恶性黄疸 CT 检查的阳性率为 92.59%,总的诊断正确率为 86.16%。

(5)磁共振(Magnetic resonance imaging,MRI):可显示胆管扩张,T1 加权象扩张的胆管呈圆形(横断面)或条形(各种不同方向断面暗影),T2 加权象呈亮影。胆石表现为低或无 MR 信号的圆形或不规则阴影。胆管癌早期细小,且腔内生长不易发现,有一定体积时可表现局部中度 MR 信号块影。MRI 对梗阻性黄疸的诊断不如 B 超及 CT。

(6)磁共振胰胆管成像(Magnetic resonance cholangiopancreatography,MRCP):对阻塞性黄疸的诊断,良性疾病定位诊断率为 96%,定性诊断率为 57%;恶性疾病定位诊断率为 100%,定性诊断率为 55%。优势:无创伤、快速、可重复、显像效果接近或达到 ERCP 和 PTC 水平,无需造影剂,也不受肝功能制约,可为胆管梗阻检查的首选。胆管内信号缺失灶:良性以杯口型、镂空型多见,恶生以截断型、漏斗型多见。梗阻近端的胆管扩张,良性轻度扩张多见,恶性重度扩张多见。

(7)超声内镜(Endoscopic ultrasonography,EUS):对胃、十二指肠壁外邻近脏器具有较高的判断准确性,诊断胆总管结石的敏感性和特异性均达 90%以上,还可以发现隐匿性胆管结石。有报道称,EUS 对胰腺癌术前 T 分期的准确率为 93.1%,判断血管浸润的准确率为 90.0%,淋巴结转移的准确率为 87.5%,EUS 对小胰癌的诊断与其他影像学检查方法相比有着明显的优势。EUS 诊断胰腺肿瘤的准确率为 97%,对小于 2cm 的胰腺肿瘤,EUS 诊断准确率达 100%。还可在 EUS 引导下细针穿刺抽吸(Fine-needle aspiration,FNA)做病理检查,可提高胆总管下段和壶腹周围病变诊断正确率。Zhang 等报道 EUS-FNA 对胰腺实性病变诊断的敏感性和准确性分别达到94.7%和97.7%,EUS-FNA 诊断肿瘤的敏感性差异较大,主要与操作者的技术水平、穿刺次数、穿刺负压、穿刺针型号等有关。

(8)ERCP 联合腔内超声(Intraductal ultrasonography,IDUS):能更好地显示胆管狭窄或扩张良、恶性疾病及周围毗邻结构与胆管病变的关系,亦有助于胆管恶性肿瘤 TNM 的分期。对胰腺肿块,IDUS 通过 ERCP 直接插入胰管,对良、恶性病变性质及胰腺癌浸润情况的判断亦有一定的价值。

(9)ERCP 联合胆胰管镜:胆胰管镜(子母镜)对胆胰疾病引起的梗阻性黄疸,可有直观性诊断,亦可做活检,使诊断更加正确,特别适合于胆胰管狭窄和导管内病变者。

(10)ERCP 联合分子生物学检测:在 ERCP 下引流胆汁、胰液做细胞学检查,通过细针穿刺细胞学,细胞刷检,是诊断的金标准。ERCP 下收集胰液,进行 *k-ras* 基因点突变检测,胰腺癌患者的阳性率明显高于胰腺良性疾病患者。

(11)SpyGlass 单人操作胆道镜:SpyGlass 系统是在胆道子母镜的基础上开发出来的一种胆胰管诊疗系统,相比传统的胆道子母镜,其具有单人操作、可 4 个方向调节、冲洗、活检等优点。操作时先将十二指肠镜送至十二指肠乳头部,取直镜身并插管成功后,在导丝引导下将 SpyGlass 送入目的胆胰管内,可对病变行直视下活检,同时还可利用 SpyGlass 系统进行其他的检查和治疗。临床上对于胆管内隆起型病变的性质很难确定,行 ERCP 术中刷片或活检的阳性率往往很低,在 SpyGlass 直视下行目标部位活检则可大大提高诊断的阳性率,对一些少见的胆管病变可作出准确的诊断。

对影像学检查的选择,应遵循一定的程序。首先是从简便、安全、无创伤、费用较低的 B 超开始。B 超对胆管扩张的敏感性达 96.6％,与 CT 的 98.1％相比差异无显著性($P>0.05$);在判断梗阻的部位和原因方面 B 超准确率分别为 96.9％和 73.2％,与 CT 检查相比差异无显著性。但 B 超检查易受肠道气体干扰,影响其对胆总管下端或胰头病变的检查。B 超可发现直径 2cm 的胰腺癌,而 CT 可发现直径 1cm 的胰腺癌。ERCP 对有胆管扩张的黄疸患者,不但具有重要的诊断价值,且同时可行乳头括约肌切开取石。采用磁共振胰胆管成像(MRCP)诊断胰胆管疾病所致黄疸患者,具有无创伤、安全的特性,可确定黄疸的梗阻部位和范围,特别适合 ERCP 检查失败毕氏Ⅱ式、Roux-y 术后患者。但不能替代 ERCP 在治疗方面的应用。PTC 对胆管近端梗阻部位诊断的准确率可达 100％,如肝门部胆管癌、胆囊癌、肝内胆管癌。但其缺点是属于有创伤性检查。超声内镜(EUS),对胃、十二指肠壁外邻近脏器所致黄疸,具有较高的诊断准确率,诊断胆总管结石的敏感性和特异性均达 90％,与 ERCP 相近,不存在胆管插管失败、胰腺炎及胆道感染的危险。EUS 对胰腺癌诊断率可达 100％,远超过 B 超、ERCP 和 CT。因此合理选择影像学检查,对黄疸的诊断与鉴别诊断有重要价值。

总之,对黄疸患者的诊断,各科临床医师必须充分掌握患者的病史及进行详尽体格检查,要正确选择各项实验室检查及影像学检查,遵循各项诊断程序,步步深入。必要时直至肝穿刺及剖腹探查,总能明确诊断,但应注意避免不必要的检查,这样不仅可节约费用,又可减少并发症的发生。

七、展　望

由于全身各系统疾病均可引起黄疸,因此黄疸的鉴别诊断颇为复杂,故必须掌握患者的病史、详细的体格检查及辅助检查,认真阅读影像学资料,进行综合分析,才能明确黄疸的原因。正确地选择各项实验室检查及影像学检查,综合考虑,多学科讨论,密切随访,必要时进行病理学检查,大部分不明原因黄疸也是可以明确诊断的。近年来,内镜技术及实验室检查技术的突飞猛进,更是给黄疸的鉴别诊断提供了有力的工具。

【思考题】

　　1.从实验室检查方面如何鉴别溶血性黄疸、肝细胞性黄疸和胆汁淤积性黄疸?

　　2.黄疸患者的问诊要点是什么?

　　3.如何鉴别是肝内,还是肝外胆汁淤积?

【参考文献】

[1]Kalaitzakis E, Sturgess R. Biliary leiomyoma diagnosed by Spyglass cholangioscopy

(with video). Gastrointest Endosc,2011,74:409-410.

[2]Nakazawa T, Ando T, Hayashi K, et al. Diagnostic procedures for IgG4-related sclerosing cholangitis. J Hepatobiliary Pancreat Sci,2011,18(2):127-136.

[3]Pratt DS, Kaplan MM. Jaundice. //Longo DL,Fauci AS. 哈里森胃肠病学与肝病学. 北京:北京大学医学出版社,2011:68-76.

[4]Reuben A. Jaundice. //Hawkey CJ, Bosch J, Richter J, et al. Textbook of clinical gastroenterology and hepatology. 2nd ed. A John Wiley & Sons,Ltd. ,2012,84-92.

[5]陈灏珠,林果为,陈洁耀. 实用内科学,14 版,北京:人民卫生出版社,2013.

[6]胆汁淤积性肝病诊断治疗专家委员会.胆汁淤积性肝病诊断治疗专家共识 2013.中华肝脏病杂志,2014,22(1):9-19.

[7]李艳明,彭敏源,简子娟,等.甲胎蛋白和 GGT-Ⅱ联合检测在肝癌患者诊断中的意义.国际病理科学与临床杂志,2013,33(6):507-510.

[8]朱疆依,齐林嵩,韩英,等.原发性硬化性胆管炎和 IgG4 相关性胆管炎的鉴别及诊治进展.中华肝脏病杂志,2013,21(2):154-157.

（项柏康,黄　宣）

第四节　上消化道出血的诊治进展

摘　要:上消化道出血(UGIB)分为非静脉曲张性上消化道出血(NVUGIB)和静脉曲张性上消化道出血(VUGIB)两类。非静脉曲张性上消化道出血经内镜检查可确诊;出血的严重度与预后的判断是临床的重要内容;临床监测和液体复苏是止血治疗的前提和关键;止血治疗以药物治疗和内镜下治疗为主;介入治疗和手术治疗也是重要的手段。内镜检查也可确诊静脉曲张性上消化道出血,对静脉曲张性出血风险的评估非常重要;液体复苏和输血治疗对临床预后起关键作用;治疗包括一级预防、急性出血的处理、二级预防;止血措施中,药物治疗和内镜下治疗的疗效相仿,介入治疗和手术治疗是重要的治疗方案。

关键词:上消化道出血;非静脉曲张性上消化道出血;静脉曲张性上消化道出血;药物治疗;内镜下治疗;介入治疗;手术治疗

Abstract: Upper gastrointestinal bleeding (UGIB) is associated with significant morbidity,and including of nonvariceal upper gastrointestinal bleeding(NVUGIB) and variceal upper gastrointestinal bleeding(VUGIB). Endoscopy has a higher sensitivity in diagnosis of NVUGIB. Endoscopic therapy is the mainstay of treatment in patients with active bleeding, as it achieves hemostasis and improves patient outcomes. Pharmacotherapy is an important adjunct to endoscopic hemostasis. Interventional therapy and surgery are important treatments. Endoscopy is also important in diagnosis of VUGIB. In managing patients with variceal bleeding, early administrations of fluid resuscitation and blood transfusion make subsequent treatment easier. Pharmacotherapy and endoscopic therapy have both been shown to achieves hemostasis and reduce mortality similarly. Interventional therapy and surgery are important treatments. In manage of variceal bleeding, primary prevention and secondary prevention can improve the prognosis of variceal hemorrhage.

Keywords: Upper gastrointestinal bleeding;Nonvariceal upper gastrointestinal bleeding;Variceal upper gastrointestinal bleeding;Pharmacotherapy;Endoscopic therapy;Interventional therapy;Surgery

上消化道出血是指屈氏韧带以上的消化道,包括食管、胃、十二指肠、胆道、胰管和胃空肠吻合术后吻合口附近疾患引起的出血。上消化道出血包括消化道本身疾病所导致的出血及全身性疾病所导致的出血,如血液系统疾病。在所有引起急性上消化道出血的病因中,消化性溃疡、急性胃黏膜病变和食管-胃底静脉曲张破裂占前三位。大出血是指在短时间内出血量超过 1000mL 或达血容量 20% 的出血,急性大量出血的死亡率约为10%。60 岁以上患者出血死亡率高于中青年,为 30%~50%。

　　临床根据出血的病因分为非静脉曲张性上消化道出血和静脉曲张性上消化道出血两类。

一、急性非静脉曲张性上消化道出血

　　急性非静脉曲张性上消化道出血（Acute nonvariceal upper gastrointestinal bleeding，ANVUGIB）是指屈氏韧带以上的消化道的非静脉曲张性疾患引起的出血，年发病率为50～150/10万，病死率为6%～10%。

　　临床诊治流程如下：

　　1. ANVUGIB 的诊断

　　（1）患者出现呕血、黑便及头晕、面色苍白、心率增快、血压降低等周围循环衰竭征象，急性上消化道出血诊断基本可成立。

　　（2）内镜检查发现无食管胃底静脉曲张，而上消化道有出血病灶，诊断可确立。

　　（3）下列情况可误诊为 ANVUGIB：某些口、鼻、咽部或呼吸道病变出血被吞入食管，服某些药物（如铁剂、铋剂等）和食物（如动物血等）引起粪便发黑。对可疑患者可做胃液、呕吐物或粪便隐血试验。

　　（4）部分患者出血量较大，肠蠕动过快也可出现血便。少数患者仅有周围循环衰竭征象，而无显性出血，此类患者不应漏诊。

　　2. 出血严重度与预后的判断

　　（1）实验室检查：常用实验室检查项目包括胃液/呕吐物/粪便隐血试验、外周血红细胞计数、血红蛋白浓度、红细胞压积（Hct）等。为明确病因、判断病情和指导治疗，尚需进行凝血功能试验（如出凝血时间、凝血酶原时间）、血肌酐和尿素氮、肝功能、肿瘤标志物等检查。

　　（2）失血量的判断：病情严重度与失血量呈正相关，因呕血与黑便混有胃内容物与粪便，而部分血液贮留在胃肠道内未排出，故难以根据呕血或黑便的量来判断出血量。常根据临床综合指标判断失血量的多寡，对出血量的判断通常分为：大量出血（急性循环衰竭，需输血纠正者，一般出血量在1000mL以上或血容量减少20%以上）、显性出血（呕血或黑便，不伴循环衰竭）和隐性出血（粪隐血试验阳性）。临床可以根据血容量减少导致周围循环的改变（伴随症状、脉搏和血压、实验室检查）来判断失血量。消化道出血严重程度评估见表3-3，再出血和死亡危险评估见表3-4。

表3-3　上消化道出血严重程度评估

分级	年龄（岁）	伴发病	失血量（mL）	血压（mmHg）	脉搏（次/min）	Hb(g/L)	症状
轻度	<60	无	<500	基本正常	正常	无变化	头晕
中度	<60	无	500～1000	下降	>100	70～100	晕厥、口渴、少尿
重度	>60	有	>1000	SP<80	>120	<70	肢冷、少尿、意识模糊

表 3-4 Rockall 再出血和死亡危险性评分

项 目	分 值			
	0	1	2	3
年龄	<60	60～79	≥80	
休克	无休克	心动过速	低血压	
伴发病	无		心力衰竭、缺血性心脏病或其他重要伴发症	肝衰竭、肾衰竭和癌肿播散
内镜诊断	无病变,Mallory-Weiss 综合征	溃疡等其他病变	上消化道恶性疾病	
内镜下出血征象	无或有黑斑		上消化道血液潴留,黏附血凝块,血管裸露或喷血	

注:无休克:SP>100mmHg,HR<100 次/min;心动过速:SP>100mmHg,HR>100 次/min;低血压:SP<100mmHg,HR>100 次/min。

年龄超过 60 岁、伴发重要器官疾患、休克、血红蛋白浓度低、需要输血者再出血危险性增高。无肝肾疾患者的血尿素氮,或肌酐,或血清转氨酶升高者,病死率增高。

3. 活动性出血的判断

判断出血有无停止对决定治疗措施极有帮助。如果患者症状好转、脉搏及血压稳定、尿量足(>30mL/h),提示出血停止。

(1)临床上,下述症候与化验提示有活动性出血:①呕血或黑便次数增多,呕吐物呈鲜红色或排出暗红血便,或伴有肠鸣音亢进;②经快速输液输血,周围循环衰竭的表现未见明显改善,或虽暂时好转而又恶化,中心静脉压仍有波动,稍稳定又再下降;③红细胞计数、血红蛋白测定与 Hct 继续下降,网织红细胞计数持续增高;④补液与尿量足够的情况下,血尿素氮持续或再次增高;⑤胃管抽出物有较多新鲜血。

(2)内镜检查:根据溃疡基底特征,可判断病变是否稳定,凡基底有血凝块、血管显露等患者易于再出血。内镜检查时对出血灶病变应做 Forrest 分级,并预测再出血风险,详见表 3-5。

表 3-5 Forrest 分级和再出血风险

Forrest 分级	溃疡病变	再出血概率
Ⅰa	喷射性出血	55%
Ⅰb	活动性渗血	55%
Ⅱa	血管裸露	43%
Ⅱb	附着血凝块	22%
Ⅱc	黑色基地	10%
Ⅲ	基地洁净	5%

4. ANVUGIB 的病因诊断

上消化道出血的病因繁多,多为上消化道病变所致,少数由胆胰疾患引起,其中以消化性溃疡、上消化道肿瘤、应激性溃疡、急性上消化道黏膜病变最为常见。某些全身性疾病,如感染、肝肾功能障碍、凝血机制障碍、结缔组织病等也可引起本病。

内镜检查是病因诊断的关键,应在出血后 24～48h 内进行,并备好止血药物和器械。有内镜检查禁忌证者不宜做此检查:如心率＞120 次/min,收缩压＜90mmHg 或较基础收缩压降低 30mmHg 以上、血红蛋白含量＜50g/L 等,应先迅速纠正循环衰竭,血红蛋白上升至 70g/L 后再行检查。危重患者内镜检查时应进行血氧饱和度和心电、血压监护。对于内镜检查阴性,但仍有活动性出血的患者,应急诊行选择性腹腔动脉或肠系膜动脉造影,以明确出血部位和病因,必要时同时进行栓塞止血治疗。在出血停止、病情稳定后可做胃肠钡剂造影或放射性核素扫描,但此检查特异性差。对慢性隐性出血或少量出血者,可考虑做小肠镜检查。对经多种检查仍未能明确诊断而出血不止者,病情紧急时可考虑剖腹探查,可在术中结合内镜检查,明确出血部位。对内镜检查发现的病灶,只要情况许可,应在直视下进行活组织检查以明确病灶性质,对钡剂等影像检查应根据其特点做出是炎症、溃疡或恶性肿瘤的诊断。

5. ANVUGIB 的治疗

ANVUGIB 再出血或持续出血的患者病死率较高,因此应根据病情行个体化分级救治。Rockall 低位患者可以口服用药,并尽早出院;但对于 Rockall 高危 ANVUGIB 的救治应由富有经验的消化内科医师、普通外科医师、内镜医师、资深护士等协作实施。监护室应具备上消化道内镜治疗设备;血库应备有 O 型及 Rh 阴性血液,并可提供 24h 输血服务;常规配备急救设备与药物,救治人员应掌握气管插管技术。

治疗分为 3 个阶段,分别是紧急治疗期、病因诊断期和加强治疗期。

(1)紧急治疗期:患者入院 3～39h,治疗目标是控制急性出血、维持患者生命体征平稳并针对患者病情做出初步诊断及评估,治疗手段以药物治疗为主。

(2)病因诊断期:入院 48h 内,急性出血得到控制,患者血流动力学稳定的情况下,行急诊内镜检查以明确病因并进行相应的内镜下治疗。无法行内镜检查的患者,可根据情况进行经验性诊断、评估和治疗。

(3)加强治疗期:明确病因后的进一步治疗。治疗方式可分为药物治疗、内镜下治疗、介入治疗和手术治疗。

6. 出血征象的监测

(1)记录呕血、黑便和便血的频度、颜色、性质、次数和总量,定期复查红细胞计数、血红蛋白、Hct 与血尿素氮等,需要注意 Hct 在出血 24～72h 后才能真实反映出血程度。推荐对活动性出血或重度 ANVUGIB 患者插入胃管,以观察出血停止与否。

(2)监测意识状态、脉搏和血压(注意排除服用 β 受体阻滞剂或抗胆碱能药物对脉搏和血压的影响)、肢体温度,皮肤和甲床色泽、周围静脉特别是颈静脉充盈情况、尿量等。意识障碍和排尿困难者需留置尿管,危重大出血者必要时进行中心静脉压测定,老年患者常需心电、血氧饱和度和呼吸监护。

7. 液体复苏

(1)应立即建立快速静脉通道,并选择较粗静脉以备输血,最好能留置导管。根据失血的多少在短时间内输入足量液体,以纠正循环血量的不足。对高龄、伴心肺肾疾病患者,应防止输液量过多,以免引起急性肺水肿。对于急性大量出血者,应尽可能施行中心静脉压监测,以指导液体的输入量。下述征象提示血容量已补足:意识恢复,四肢末端由湿冷、青紫转为温暖、红润,肛温与皮温差减小(1℃),脉搏由快转慢、正常有力,收缩压接近正常,脉压>30mmHg;尿量>30mL/h;中心静脉压恢复正常。

(2)液体的种类和输液量:常用液体包括等渗葡萄糖液、生理盐水、平衡液、血浆、全血或其他血浆代用品。急性失血后血液浓缩,血较黏稠,应静脉输入5%～10%葡萄糖液或平衡液等晶体液。失血量较大(如减少20%血容量以上)时,可输入血浆等胶体扩容剂。必要时可输血,紧急时输液、输血同时进行。输血指征为:①收缩压<90mmHg,或较基础收缩压降低幅度>30mmHg;②血红蛋白含量<50～70g/L,Hct<25%;③心率增快(>120次/min)。

(3)血管活性药物:在补足液体的前提下,如血压仍不稳定,可以适当地选用血管活性药物(如多巴胺)以改善重要脏器的血液灌注。

8.止血措施

(1)药物治疗:包括抑酸药物和止血药物。

①抑酸药物:抑酸药能提高胃内pH值,既可促进血小板聚集和纤维蛋白凝块的形成,避免血凝块过早溶解,有利于止血和预防再出血,又可治疗消化性溃疡。临床常用的抑酸制剂主要包括质子泵抑制剂(PPI)和组胺H_2受体拮抗剂(H_2RA)。对于高危患者,在内镜治疗前,静脉使用PPI有助于改善预后。内镜治疗后给予PPI,可减少再出血的发生。诊断明确后推荐使用大剂量PPI治疗,如奥美拉唑(洛赛克)80mg静脉推注后,以8mg/h输注持续72h。其他PPI有泮托拉唑、兰索拉唑、雷贝拉唑、埃索美拉唑等。PPI的疗效优于H_2RA,并可降低再出血的发生率。H_2RA仅推荐用于低危患者,包括西咪替丁、雷尼替丁、法莫替丁等,口服或静脉滴注。

②止血药物:止血药物对ANVUGIB的确切效果未能证实,不作为一线药物使用。对有凝血功能障碍者,可静脉注射维生素K_1;为防止继发性纤溶,可使用氨甲苯酸等抗纤溶药,云南白药等中药也有一定疗效。对插入胃管者可灌注硫糖铝混悬液或冰冻去甲肾上腺素溶液(去甲肾上腺素8mg,加入冰生理盐水100～200mL),应避免滥用止血药。

(2)内镜下治疗:起效迅速、疗效确切,应作为首选。推荐对Forrest Ⅰa～Ⅱb的出血病灶进行内镜下止血治疗。可根据医院的设备和病变的性质选用药物喷洒和注射止血、热凝治疗和止血夹等治疗方法。

1)药物喷洒:多用于黏膜面的弥漫出血。

2)注射止血:出血点四周注射1:10000肾上腺素溶液,然后注入出血病灶周围,总共注射4～16mL。止血成功率为95%,但再出血率为15%～20%。加用硬化剂并不能降低再出血率,反而可能引起注射部位坏死。注射无水乙醇并不优于肾上腺素,并有穿孔的危险性。也可以注射直接刺激血凝块形成的制剂,如纤维蛋白胶和凝血酶。

3)热凝治疗:包括电凝止血、氩离子凝固术、激光光凝止血和微波组织凝固止血等治疗方法。

①电凝止血:直接将单极电极压在出血部位上,通过高频电流产生的热量使组织蛋白凝固而止血。止血成功率为80%～95%。电凝止血法对出血性胃炎、胃十二指肠溃疡出血、贲门黏膜撕裂和吻合口出血均有止血作用,但对较大血管的出血效果不满意,尚有1.8%穿孔的发生率。

②氩离子凝固术(APC):APC是用高频电流将氩气电离成氩离子束,使得电极的高频电流流向目标组织而产生高频电凝固效应。APC具有不接触组织,组织损伤程度控制在 3mm 以内,不易导致薄壁脏器穿孔的特点,可在短时间内有效制止大面积出血,且容易操作,视野清晰。

③激光光凝止血:激光照射止血病灶后,光子被组织吸收,转为热能,使蛋白质凝固,血管收缩闭塞而致出血停止。常用的激光有氩激光和石榴石激光两种。氩激光止血安全且组织损伤小,激光照射对出血血管直径大于 1mm 者不易止血。

④微波组织凝固止血:微波可使组织加热到一定温度而发生凝固。微波组织凝固区范围直径达 3~5mm,凝固深度视电极插入的深度而定,一次照射后组织修复可在 2~4 周内完成,无穿孔等并发症。对于较大创面的出血,需在不同部位作多点凝固,方能达到止血的目的。国内受治的病例数和病种不多。

4)止血夹:对大血管活动性出血尤其有效,止血成功率高,但难以用于部位不易到达的溃疡。

(3)选择性血管造影介入疗法:在做选择性腹腔动脉和肠系膜上动脉造影以诊断上消化道出血病因的同时,可进行介入疗法,必要时做胃左动脉、胃十二指肠动脉、脾动脉或胰十二指肠动脉的选择性血管造影,针对造影剂外溢或病变部位经血管导管滴注垂叶后叶素、加压素或去甲肾上腺素,使小动脉和毛细血管收缩,出血停止。对注入加压素止血失败者,胃肠壁血管畸形,以及上消化道恶性肿瘤出血而不能立即手术者,还可采用选择性动脉栓塞。

(4)手术治疗:手术疗法在上消化道出血的治疗中仍占重要的地位,尤其是胃十二指肠溃疡或肿瘤引起的出血,如经上述非手术疗法不能控制止血,患者的病情稳定,则手术治疗的效果是令人满意的。凡对出血部位及其病因已基本明确的上消化道出血病例,经非手术治疗未能奏效者,可改用手术治疗。手术的目的是首先控制出血,然后根据病情许可对病变部位做彻底的手术治疗。如经各种检查仍未能明确诊断而出血仍不停止者,可考虑剖腹探查,找出病因,做针对性处理。

二、急性静脉曲张性上消化道出血

急性静脉曲张性上消化道出血是指门脉高压症所导致的食管胃静脉曲张破裂出血。门脉高压症是指门静脉系统血流受阻和(或)血流量增加,导致门静脉及其属支血管内静力压升高,伴侧支循环形成的一组临床综合征,包括腹水、肝性脑病、食管胃静脉曲张出血(Esophageal variceal bleeding,EVB)等。肝硬化门脉高压症是我国临床常见病,预后较差,病死率可达 30%~50%。

1.静脉曲张性上消化道出血风险评估

研究显示肝脏贮备功能及肝静脉压力梯度(Hepatic venous pressure gradient,HVPG)是决定 EVB 的重要因素。

(1)HVPG:正常值为 3~5mmHg,如果 HVPG<10mmHg,则肝硬化患者不发生静脉曲张;如果 HVPG<12mmHg,可控制门静脉高压相关的并发症,包括 EVB。肝硬化伴胃食管静脉曲张患者的 HVPG 至少 10~12mmHg。出血 24h 内患者如果 HVPG>

20mmHg,与压力较低者相比,入院一周内早期再出血的风险率或止血失败率为 83% vs.29%,1 年病死率为 64% vs.20%。

(2)肝脏储备功能:胃食管静脉曲张可见于平均 50% 左右的肝硬化患者。Child A 级患者发生静脉曲张为 40%,Child C 级者为 85%。没有静脉曲张的患者以每年 8% 的速度发展为静脉曲张。小直径的静脉曲张也以每年 8% 的速度发展为较大直径的曲张静脉。

(3)曲张静脉的直径大小:曲张静脉壁的张力可能是决定破裂的主要因素。血管直径是张力的决定因子之一,在相同的张力下,直径越大,越容易破裂。HVPG 下降会导致曲张静脉壁的张力降低,从而减少破裂出血的风险。事实上,HVPG 低于 12mmHg 者不会发生静脉曲张出血,HVPG 从基线值下降超过 20% 者,再出血的风险也会显著下降,同时静脉曲张出血复发的机会减少,而且发生腹水、肝性脑病和死亡的风险均会降低。

(4)红色征:是近期出血的重要征象。与食管静脉曲张相比,胃静脉曲张发生率不高,可见于 5%～33% 的门脉高压患者,2 年的出血发生率约 25%,胃底静脉曲张者的出血发生率较高。出血的风险因素包括胃底静脉曲张的大小(粗大者＞中等者＞细小者,分别定义为＞10mm、5～10mm 和＜5mm)、Child 分级(C 级＞B 级＞A 级)以及红色征。

2.静脉曲张出血的诊断

内镜检查(出血 24～48h 内)是唯一可靠的诊断方法。内镜下出血征象包括:静脉曲张活动性出血(渗血、喷血);曲张静脉上有"白色血栓头";曲张静脉表面有血凝块;曲张静脉有血栓或血痂形成;或者静脉曲张患者没有其他潜在的出血部位,内镜下除曲张静脉外,无其他病灶。

食管胶囊内镜是诊断食管胃静脉曲张的一项新的检查手段,有可能替代内镜检查。最近的初步研究显示,食管胶囊内镜是诊断食管静脉曲张的一项安全而耐受良好的方法,但其敏感性尚未确立,目前无法成为替代内镜的常规治疗。

3.门脉高压症的治疗目的

(1)控制急性食管胃底静脉曲张出血。

(2)预防食管胃底静脉曲张首次出血或再次出血,预防分为两个层次:一级预防主要针对首次出血,二级预防主要针对再出血。

4.静脉曲张出血的一级预防

一级预防的目的是防止曲张静脉形成和进展,预防中-重度曲张静脉破裂出血,防止并发症发生,从而提高生存率。如果诊断有Ⅰ级静脉曲张且红色征阳性或Ⅱ—Ⅲ级静脉曲张,无论肝功能如何,均建议行一级预防(Ⅰa,A 级)。

(1)不同程度静脉曲张的预防措施:

①对无静脉曲张的患者,不推荐使用非选择性 β 受体阻滞剂预防出血,但推荐内镜复查。无静脉曲张的代偿期肝硬化患者,建议每 2～3 年胃镜检查 1 次。对有小静脉曲张的患者,建议每 1～2 年胃镜检查 1 次。对于失代偿期肝硬化患者建议每年检查 1 次。

②对轻度(小)静脉曲张的患者,如果出血风险较大(Child B/C 或者红色征阳性),推荐使用非选择性 β 受体阻滞剂预防首次静脉曲张出血;如果出血风险不大,使用非选择性 β 受体阻滞剂的长期益处并未得到证实,但要重视对原发病的治疗,如建议抗病毒和抗肝

纤维化治疗等。对于轻度静脉曲张未接受 β 受体阻滞剂的患者,应在 1～2 年后复查胃镜。如果有肝脏失代偿的证据,应每年检测 1 次。

③对于肝硬化中/重度静脉曲张未出血的患者,如果出血风险较大(Child B/C 或者红色征阳性),推荐使用非选择性 β 受体阻滞剂或者内镜下套扎(Endoscopic variceal ligation,EVL)治疗来预防首次静脉曲张出血。如果出血风险不大(Child A 或者红色征阴性),推荐使用非选择性 β 受体阻滞剂而不用内镜下治疗。对于那些对 β 受体阻滞剂有禁忌证或者不耐受的患者,可以考虑内镜下套扎治疗,不推荐预防性使用硬化剂(Endoscopic sclerotherapy, EIS)治疗。但对于儿童肝外型门脉高压食管静脉曲张 15 年的随访观察认为硬化疗法是安全、有效的措施。

(2)一级预防的药物:

首选非选择性 β 受体阻滞剂:普萘洛尔(心得安),起始 10～20mg,2 次/d,渐增至最大耐受剂量(国外推荐最大剂量 160mg/d,国内尚无报道);纳多洛尔(心得乐),起始 20～40mg,1 次/d,渐增至最大耐受剂量(国外推荐最大剂量 160mg/d,国内尚无报道),应长期使用。卡维地洛是具有 α_1 作用的非选择性 β 受体阻滞剂,新近开始应用于门脉高压的治疗。禁忌证:窦性心动过缓、支气管哮喘、慢性阻塞性肺部疾病、心力衰竭、低血压、房室传导阻滞、胰岛素依赖性糖尿病、外周血管病变、肝功能 Child C 级、急性出血期。不良反应有头晕、乏力、呼吸困难、性功能障碍。应达标准:HVPG 下降至 12mmHg 以下和(或)基线水平下降超过 20%。若不能测 HVPG,则应使静息心率下降到基础心率的 75% 或静息心率达 50～60 次/min。

以下方法不用于一级预防,如 PPI、硝酸酯类药物单用或与非选择性 β 受体阻滞剂联用,外科分流术。经颈静脉肝内门腔静脉内支架分流术(Transjugular intrahepatic portosystemic shunt,TIPS)也不推荐用于一级预防。

5.控制活动性急性出血

(1)一般处理:对中等量及大量出血的早期治疗主要针对纠正低血容量休克、防止胃肠道出血相关并发症和止血、监护生命体征、尿量。

(2)血容量的恢复:保持静脉通畅,以便快速补液输血;应尽早恢复血容量,根据出血的程度确定扩容量及液体性质,以维持血流动力学稳定并使血红蛋白维持在 6g/dL 以上。需要强调的是,血容量的恢复要适当保守。

(3)并发症的预防和处理:主要的并发症包括吸入性肺炎、肝性脑病、感染、低氧血症和电解质紊乱等,这些往往会导致肝功能的进一步损害并最终导致死亡。

(4)抗生素治疗:荟萃分析表明,预防性使用抗生素有助于止血,并且显示出减少早期再出血及预防感染的良好效果。我国指南和 2015 年英国相关指南对肝硬化急性静脉曲张破裂出血的患者建议短期使用抗生素,可使用喹诺酮类抗生素,也可使用头孢类抗生素。

(5)降低门静脉压和止血药物应用:药物治疗具有方便可行的优点,荟萃分析通过比较急诊内镜治疗与血管活性药物疗效,认为内镜治疗并不优于药物,而且风险大,条件要求较高,副作用较多。因此,药物治疗是静脉曲张出血的首选治疗手段,在急性出血期不宜使用 β 受体阻滞剂。

①血管加压素及其类似物：这类药物包括垂体后叶素、血管加压素、特利加压素等。静脉使用血管加压素可明显控制曲张静脉的出血，但死亡率没有降低，副作用较多，约为32％～36％。这些副作用包括心脏及外周器官的缺血、心律不齐、高血压、肠缺血等。加用硝酸酯类药物后其安全性及有效性均得到了改善，然而联合用药的副作用仍然高于特利加压素、生长抑素及类似物，因此为了减少不良反应，其最高剂量持续时间不应超过24h。垂体后叶素包含血管加压素及催产素，用法同血管加压素，按照 0.2～0.4U/min 连续静脉泵入，最高可加至 0.8U/min。通常合并静脉使用硝酸酯类药物，并保证收缩压大于 90mmHg。特利加压素是合成的血管加压素的类似物，可持久而有效地降低 HVPG 以及门脉血流，并且对全身血流动力学影响较小。特利加压素推荐的起始剂量是 2mg，每 4 小时 1 次；出血停止后可改为 1mg，2 次/d，一般维持 5d，以预防早期的再出血。

②生长抑素及其类似物：这类药物包括八肽生长抑素类似物奥曲肽、十四肽生长抑素。奥曲肽是人工合成的含 8 个氨基酸肽的生长抑素类似物，它保留了生长抑素的大多数效应并且半衰期更长。用法通常为起始静脉滴注 100μg，之后 50μg/h 静点，首次控制出血率 85％～90％，无明显的副作用，使用 5d 或更长时间。生长抑素是人工合成的环状 14 氨基酸肽，能显著改善出血控制率，但对死亡率不产生影响。和血管加压素相比，两者控制出血的疗效相同，死亡率也大致相同，但是生长抑素的副作用更少、更轻。与血管加压素相反，生长抑素加硝酸甘油不能增加疗效，反而会带来更多副作用。此外，生长抑素可以有效预防内镜治疗后的 HVPG 升高，从而提高内镜治疗的成功率，使用方法是在首剂负荷量 250μg 快速静脉内滴注后，持续 250μg/h 进行静脉滴注。

③H_2RA 和 PPI：国内指南认为 H_2RA 和 PPI 能提高胃内 pH 值，可促进血小板聚集和纤维蛋白凝块的形成，避免血凝块过早溶解，有利于止血和预防再出血。但 2015 年英国指南并不推荐，除非伴有消化性溃疡。

④其他：口服或局部使用凝血酶、冰盐水（8mg 去甲肾上腺素/100mL 盐水）、云南白药等的疗效不确定，不推荐使用。

（6）三腔两囊管压迫止血：可使 80％～90％病例的出血得到控制，但出血复发率高。多用于药物治疗无效或 TIPS、内镜下治疗及手术前的过渡疗法。应注意并发症，包括吸入性肺炎、气管阻塞等，严重者可引起死亡，因此气囊压迫应该由有经验和技术熟练的医生进行。应根据病情 8～24h 放气 1 次，拔管应在出血停止 24h 后。

（7）内镜下治疗措施：内镜治疗包括内镜下曲张静脉套扎术（Endoscopic variceal ligation，EVL）、硬化剂（EIS）或组织胶治疗。

①EVL 治疗：适应证包括急性食管静脉曲张出血、初级预防和二级预防。国外指南推荐 EVL 作为急性期出血的首选内镜治疗方法。套扎间隔 10～14d 可行第 2 次套扎，直至静脉曲张消失或基本消失。建议疗程结束 1 个月后复查胃镜，每隔 3 个月复查第 2 次、第 3 次胃镜，以后每 6～12 个月进行 1 次胃镜检查，若发现复发的情况，必要时行追加治疗。EVL 并发症，有曲张静脉套勒割裂出血、皮圈脱落、发热等；EVL 并发症的发生率约为 14％，最常见的并发症是一过性吞咽困难和胸部不适，通常较轻。

②EIS 治疗：适应证包括急性食管静脉曲张出血、二级预防。第 1 次硬化治疗后，再行第 2 次、第 3 次硬化治疗，直至静脉曲张消失或基本消失。每次硬化治疗间隔时间为

1 周左右。第一疗程一般需 3～5 次硬化治疗。建议疗程结束 1 个月后复查胃镜,每隔 3 个月复查第 2 次、第 3 次胃镜,6～12 个月后再次复查胃镜。若发现食管静脉曲张再生,必要时行追加治疗。由于胃静脉曲张直径较大,血流速度较快,硬化剂不能很好地闭塞血管,因此胃静脉曲张较少应用硬化治疗,但是在下列情况下可行胃静脉曲张硬化治疗:急诊上消化道出血,胃镜检查见胃静脉喷射状出血者,胃曲张静脉(Gastric varices,GV)有血囊、纤维素样渗出,或其附近有糜烂或溃疡者,单位不具备组织胶治疗条件。EIS 的并发症有近期出血、发热、败血症、食管穿孔、狭窄及异位栓塞等。

③组织胶治疗:适应证包括急性食管静脉曲张出血、二级预防。组织胶是快速固化水样物质,与血液接触后即时发毛聚合反应,闭塞血管以控制出血。每点组织胶混合液不超过 2mL。总量根据胃静脉曲张的大小进行估计,最好一次将曲张静脉闭塞。1 周、1 个月、3 个月及 6 个月复查胃镜,可重复治疗至胃静脉闭塞。组织胶治疗后可发生排胶出血、败血症和异位栓塞等并发症。胃静脉曲张组织胶注射急诊止血率为 95.2%,静脉曲张完全根除率 76.9%,部分萎缩占 17.3%,并发症的发生率为 5.2%,随访 3～115 个月,再出血率为 8%,1、2、3、4、5 年的生存率分别为 95%、92%、90%、83%、81%。

EVL、EIS 和组织胶治疗方法均是治疗食管胃静脉曲张出血的一线疗法,但临床研究证明,EVL、EIS 和组织胶控制 EVB 与生长抑素及其类似物相似,因此对于活动性 EVB 患者,应首先选择药物和输血等方法,效果不佳者可联合胃镜下治疗。与外科手术相比,组织胶疗法和 TIPS 更为有效和经济。与 TIPS 相比,组织胶治疗在累积再出血率和生存率方面无差别,但早期止血率较高,且并发症的发生率较 TIPS 明显降低。因此,选用何种方法应结合当地的具体条件、经验和患者的病情来考虑。食管胃静脉曲张是门脉高压严重的并发症,内镜下检查和治疗是不可缺少的手段。硬化和套扎疗法以其安全有效、并发症少成为食管静脉曲张的一线疗法。胃静脉曲张应选组织胶注射治疗,对不能控制的胃底静脉曲张出血、内科治疗失败的患者,介入治疗或外科分流手术亦是有效的抢救措施。

(8)介入治疗

①经 TIPS:在短期内能明显降低门静脉压,目前国内外指南均推荐其用于治疗 EVB。与外科门-体分流术相比,TIPS 具有创伤性小、技术成功率高、降低门静脉压力可靠、可控制分流道的直径、能同时做断流术(栓塞静脉曲张)、并发症发生率低等优点。

TIPS 适应证包括食管、胃底静脉曲张破裂大出血,经保守治疗(药物、内镜下治疗等)效果不佳者;外科手术后再发静脉曲张破裂出血;终末期肝病,在等待肝移植术期间需要处理静脉曲张破裂出血者。对于救治急诊静脉曲张破裂大出血而言,TIPS 无绝对禁忌证,但在下列情况下应持谨慎态度:重要脏器(心、肺、肝、肾等)功能有严重障碍者;难以纠正的凝血功能异常;未能控制的感染性疾病,尤其存在胆系感染者;肺动脉高压,存在右心衰竭者,顽固性肝性脑病等;多囊肝或多发性肝囊肿(容易导致囊腔内出血)肝癌合并重度静脉曲张;门静脉海绵样变性等。

TIPS 的技术成功率可达 95%～99%,并发症发生率 3%～8%,与操作直接相关的死亡率 0.5%～1%。临床疗效方面,TIPS 对急诊静脉曲张破裂出血的即刻止血成功率达 90%～99%;TIPS 的中远期(≥1 年)疗效尚不十分理想。术后再出血 1 年发生率为 20%

～26%,2年累计复发出血率达32%。影响疗效的主要因素是术后分流道狭窄或闭塞,主要发生在术后6～12个月。

②其他的介入治疗方法:经球囊导管阻塞下逆行闭塞静脉曲张术、脾动脉栓塞术、经皮经肝穿刺门静脉行胃食管静脉曲张栓塞术可作为辅助介入治疗方法。

(9)外科手术治疗肝硬化门静脉高压曲张静脉破裂出血:临床有大约20%的患者出血不能控制或者出血一度停止之后24h内复发出血(早期复发出血),特别对于HVPG>20mmHg者。Child A级患者,急诊分流手术有可能挽救患者生命,对其中Child B级者应多考虑实施急诊断流手术。对Child C级患者进行手术应当极为慎重,手术死亡率≥50%。外科分流手术在降低再出血率方面非常有效,但是增加了肝性脑病的风险,所以与内镜及药物治疗相比生存率并未改善,肝移植是最理想的选择。

6.静脉曲张出血的二级预防

急性静脉曲张出血停止后,患者再次发生出血和死亡的风险很大。对于未经预防治疗的患者,1～2年内平均出血复发率为60%,死亡率可达33%。国外指南建议使用非选择性β受体阻滞剂和EVL,或联合使用。国内指南建议除用非选择性β受体阻滞剂和EVL外,EIS、组织胶注射也建议用于二级预防。

(1)非选择性β受体阻滞剂二级预防要求详见一级预防。

(2)内镜下治疗二级预防的要求:有静脉曲张出血史的患者要求进行二级预防,急性静脉曲张出血终止后的患者要继续进行内镜二级预防。

(3)二级预防的目的:消除曲张静脉。

三、展　望

上消化道出血(UGIB)研究获得了很大的进展,药物治疗、内镜下治疗取得了长足进展,介入治疗、手术治疗方面也获得了较多的临床共识。但不管是非静脉曲张性上消化道出血还是静脉曲张性上消化道出血,死亡率的下降并不令人满意,甚者并不能降低死亡率。如何降低UGIB的死亡率是未来一个主要的临床研究方向。对于非静脉曲张性上消化道出血,临床如何快速有效地评估出血严重程度和预后,仍有许多问题待解决;如何提高介入治疗止血成功率,确定其在止血措施中的作用,仍有许多工作要做。对于静脉曲张性上消化道出血,如何无创测定HVPG及如何全面准确评估肝功能以达到准确预测曲张静脉出血风险将是重要的研究内容。无创测定HVPG和全面准确评估肝功能将是静脉曲张性上消化道出血一级预防、二级预防的基础,也是控制急性出血的基础。在二级预防上,关于内镜治疗方法的选择,国内外还有不同意见,需要临床进一步验证。对TIPS的临床价值,还有待进一步确定。

【思考题】

1.如何评估上消化道出血的严重程度及预后。

2.依据Forrest分级,如何在内镜下评估再出血风险及选择内镜下治疗?

3.如何评估食管胃底静脉曲张的出血风险,如何进行一级预防和二级预防?

【参考文献】

［1］Barkun AN，Bardou M，Kuipers EJ，et al. International consensus recommendations on the management of patients w1ith nonvariceal upper gastrointestinal bleeding. Ann Intern Med，2010，152：101-113.

［2］邓哈，祁兴顺，郭晓钟.《2015 年英国肝硬化静脉曲张出血防治指南》摘译. 临床肝胆病杂志，2015，31(6)：852-854.

［3］顾而立，高建萍，王虹. 食管胃静脉曲张及其出血的预防与治疗美国肝病研究学会(AASLD)和美国胃肠病学院(ACG)诊治指南. 肝脏，2007，12：488-491.

［4］中华内科杂志编委会，中华消化杂志编委会，中华消化内镜杂志编委会. 急性非静脉曲张性上消化道出血诊治指南. 中华内科杂志，2009，48：891-894.

［5］中华消化杂志编委会. 亚太地区非静脉曲张性上消化道出血专家共识意见解读(二)：风险评估、复苏与内镜前处理. 中华消化杂志，2012，32：12-13.

［6］中华消化杂志编委会. 亚太地区非静脉曲张性上消化道出血专家共识意见解读(三)：内镜止血的补救措施. 中华消化杂志，2012，32：82.

［7］中华消化杂志编委会. 亚太地区非静脉曲张性上消化道出血专家共识意见解读(四)：24 小时内的内镜干预能够改善高危患者的预后. 中华消化杂志，2012，32：83-84.

［8］中华消化杂志编委会. 亚太地区非静脉曲张性上消化道出血专家共识意见解读(六)：药物治疗. 中华消化杂志，2012，32：149-150.

［9］中华医学会消化病学分会，中华医学会肝病学分会，中华医学会内镜学分会. 肝硬化门静脉高压食管胃静脉曲张出血的防治共识. 中华肝脏病杂，2008，16：564-569.

（徐　毅）

第五节　消化内镜的诊治进展

摘　要：随着科技的发展,消化内镜已经从最初的单纯性诊断技术变成了诊断治疗相结合的技术,在消化道疾病的诊断以及治疗中发挥着越来越重要的作用。在诊断方面,窄带成像技术(NBI)用于诊断消化道各种疾病,能够突显消化道黏膜表面腺管开口和表浅血管,以及显示黏膜下微血管的形态,从而发现一些普通内镜下难以发现的微小黏膜改变,更好地引导活检,提高病变检出率;智能分光染色技术(FICE)使病变部位与正常黏膜对比更加鲜明,能够更好地引导医生对可疑组织进行活检,从而提高胃肠道疾病诊断的准确率;放大内镜(ME)在发现一些微小病变时,展现了巨大的优势,从而提高了消化道疾病的早期诊断率;传统电子内镜和共聚焦显微镜的有机结合,对黏膜做高分辨率的即时组织学诊断;超声内镜(EUS)通过内镜直接观察腔内的形态,同时又可进行实时超声扫描,提高内镜和超声的诊断水平。在治疗方面,内镜下黏膜切除术(EMR)和内镜黏膜下层剥离术(ESD)逐渐成为一种切除消化道癌前病变与早期癌变的一种标准微创治疗手段;隧道内镜(TE)运用消化内镜治疗技术在消化系的黏膜层与固有肌层之间建立管状的人工隧道,并利用该人工隧道进行相应的诊疗操作;经内镜逆行胰胆管造影(ERCP)可清晰地显示胰胆管,已成为胆道疾病和胰腺疾病重要的诊断手段。

关键词：窄带成像技术;智能分光染色技术;共聚焦内镜;内镜下黏膜切除术;内镜下黏膜剥离术;超声内镜;经内镜逆行胰胆管造影

Abstract：With the development of technology, Gastrointestinal endoscopy has become a combination of diagnosis and treatment techniques from the initial simple diagnostic techniques and has played an increasingly important role in the diagnosis and treatment of gastrointestinal diseases. In diagnosis, narrow band imaging(NBI)for the diagnosis of gastrointestinal diseases, highlights the gastrointestinal mucosal surface pit and superficial vascular and displays submucosal microvascular morphology, which can find some minute mucosal changes while common endoscopic is difficult to find, so as to better guide biopsy and improve disease testing rates; Fujinon intelligent chromoendoscopy(FICE)makes lesions and normal mucosa contrast sharper, and better guides the doctor to biopsy suspicious tissue, thus improving the accuracy of gastrointestinal diseases rate; when some minor lesions occur, magnifying endoscopy (ME) shows a huge advantage to improve the early diagnosis of gastrointestinal diseases; traditional electronic endoscopy combined with confocal microscopy makes high-resolution mucosa instant tissue diagnosis; Endoscopic ultrasonography (EUS) makes direct observation through endoscopy and ultrasound scanning, and improves the diagnosis of endoscopy and ultrasound. In terms of treatment, endoscopic mucosal resection(EMR) and endoscopic submucosal dissection (ESD) are becoming standard means of minimally invasive treatment of precancerous lesions and early resection of gastrointestinal cancer；tunnel endoscopy（TE）uses therapeutic digestive endoscopy technology to build a tubular artificial tunnel between the mucous layer of the digestive system and proper muscular layer，and uses the artificial tunnel to implement corresponding treatment operations；endoscopic retrograde cholangiopancreatography （ERCP）can clearly show pancreatic duct，and has become an important diagnosis means of biliary disease and pancreatic disease.

Keywords：Narrow band imaging；Fujinon intelligent chromoendoscopy；Confocal laser endoscopy；Endoscopic mucosal resection；Endoscopic submucosal dissection；Endoscopic ultrasonography；Endoscopic retrograde cholangiopancreatography

20世纪以来，随着社会进步和科学发展，越来越多的研究成果被运用于疾病的诊断与治疗中，因此人类对消化系统疾病的认识在过去100年里取得了显著进展，尤其是近年来消化内镜新技术飞速发展，对消化系统疾病的诊断和治疗更是起到了革命性的推动作用。与此同时，随着大量内镜诊疗附件的研制与开发，除了传统内镜治疗技术逐步完善外，不断有创新性的技术相继问世，如内镜下黏膜切除术（Endoscopy mucosal resection，EMR）、内镜下黏膜剥离术（Endoscopic submucosal dissection，ESD）、内镜联合腹腔镜、胆胰恶性肿瘤的介入治疗及难治性胆胰管结石碎石治疗等，使得消化内镜从单纯的诊断工具发展成为消化系统疾病微创治疗最重要的措施。

一、消化内镜诊断技术

1. 电子染色内镜

电子染色内镜（digital chromoendoscopy）在内镜下可不喷洒染色剂就能显示黏膜腺管形态的改变，从而避免因染料分布不均匀而导致对病变的错误判断。与色素内镜相比，电子染色内镜还可清晰地观察黏膜浅表微血管形态，并能在普通白光内镜和电子染色内镜之间反复切换对比观察，操作更为简便。

（1）窄带成像技术（Narrow band imaging，NBI）：NBI是一种新兴的内镜技术，它是利用滤光器过滤掉内镜光源所发出的红蓝绿光波中的宽带光谱，仅留下窄带光谱用于诊断消化道的各种疾病。NBI具有相当于黏膜染色的功效，应用时仅需按键切换，无需喷洒染色剂，故被称为电子染色内镜。NBI的主要优势在于：能突显消化道黏膜表面腺管开口和表浅血管以及显示黏膜下微血管的形态，从而发现一些普通内镜下难以发现的微小黏膜改变，更好地引导活检，提高病变检出率。目前，NBI主要被用于观察Barrett食管黏膜、癌前病变、早期肿瘤及结肠息肉等。近年来NBI的研究主要集中在早期消化道肿瘤方面，此外，对于胆道疾病的诊断也在逐步开展。

早期消化道肿瘤发生时，其黏膜会发生一系列微小的改变，很容易被忽视。利用NBI的优势，可以提高早期消化道肿瘤的发现率，从而降低死亡率。窄带成像技术对早期食管癌的诊断价值已经获得公认。食管癌患者的上皮乳头内毛细血管袢（Intraepithelial papillary capillary loops，IPCL）会出现不规则变化。利用NBI并结合放大内镜观察食管IPCL和黏膜微细结构，有助于区分病变与正常黏膜，以及评估病变浸润深度和对食管病灶进行分型，已成为早期食管癌内镜精查的重要手段。NBI对胃黏膜病灶良、恶性鉴别有其优势。NBI 放大内镜下,正常胃黏膜可见规则清晰的集合静脉与上皮下毛细血管网;若出现不规则的微血管变化则提示肿瘤性黏膜;胃黏膜腺管开口呈不规则状或缺失则提示早期胃癌的可能。根据腺管和微血管的变化可以对病灶进行分型。在结直肠早期癌症方面,NBI 也可以更好地观察黏膜变化,并且通过微血管和腺管的变化来对病灶进行分型。日本学者首次报道了其在胆道疾病中的应用,证实其能更好地发现胆管上皮黏膜细微病变及肿瘤浸润范围。有学者追踪观察了 39 例原发性硬化性胆管炎的患者,2 年后有 2 例发生肝外胆管癌,NBI 都能准确发现,因而可以考虑对高危人群定期行 NBI 检查,对在体检时发现肝酶异常的人群必要时也可行 NBI 检查。

(2)智能分光染色技术(Fujinon intelligent chromoendoscopy,FICE):FICE 是日本 Chiba 大学 Yoichi Miyake 发明的,可通过电子分光技术将彩色电荷耦合元件图像传感器(Charge-coupled device,CCD)采集到的不同色数元素进行分解、纯化,根据内镜主机预设置参数,能提供 400～600nm 间任意波长组合的图像处理模式,并通过内镜操作部按键快速切换。波长组合也可根据操作者的喜好及经验进行个性化调整,并为操作者预存 10 组不同参数,以期达到最佳观察效果。FICA 主要应用于食管疾病、消化道早期癌变等的诊断。

通过肉眼难以辨认 Barrett 食管与普通炎症黏膜表面血管,因此其诊断难度较大,FICE 使细胞间血管显像更清晰。大量临床研究表明,与白光内镜相比,FICE 在 Barrett 食管和早期食管癌的诊断中有明显优势。各类消化道肿瘤专家共识中都提及了 FICE 在消化道早期肿瘤以及癌前病变诊断中的重要作用。在各种消化内镜临床研究中证实 FICE 使得在内镜观察中更好地了解了肿瘤组织黏膜和正常黏膜的区别,提高了消化道肿瘤的早期诊断率以及确诊率。

2.放大内镜

放大内镜(Magnifying endoscopy,ME)是一种新型诊断用内镜,通过调节镜头,可光学放大 1.5～170 倍,与实体显微镜所见相当。常规的电子胃镜对于大部分消化道病变都能作出准确判断,但在一些微小病变发生时,放大内镜发挥了巨大的优势,从而提高消化道疾病的早期诊断率。该优势特别表现在消化道早期肿瘤方面。

有研究对慢性胃炎患者进行检查发现色素放大内镜对肠上皮化生和及胃早期癌变的检出率高于普通内镜,与病理结果一致性高。临床上,放大内镜通常结合 NBI 及 FICE 可以更清晰地显示消化道黏膜的表面形态。近年来大量研究证实其与 NBI 联合应用在观察早期消化道肿瘤等微小黏膜改变疾病中的重要作用,与白光内镜相比,ME＋NBI 具有更准确的诊断效果。

3.共聚焦内镜

共聚焦内镜(Confocal laser endoscopy,CLE)是在内窥镜头端整合一个共聚焦激光探头,通过特殊的荧光剂,使用激光激发产生人体局部组织学图像的装置。目前该装置由原 Pentax 公司独家生产,国内已经开始将其运用到胃镜和结肠镜的检查当中。与其他光学技术相比,其优势在于不仅可以观察上皮表层结构,还能进行断层扫描,观察黏膜深层结构,被公认为是最接近虚拟组织病理学观察的设备之一。临床实践表明该装置对于某些胃肠道常见疾病,比如食管炎、Barrett 食管、食管癌、胃炎、胃肠上皮化生、胃不典型增生、溃疡性结肠炎、结肠息肉、结肠癌,尤其是对于较小病灶以及早期胃肠道肿瘤的诊断具有快速、准确的优势，并有可能在未来替代传统的内镜活检与病理学检查。

除了消化管腔外，亦有学者将激光共聚焦应于胰腺疾病的诊断，有学者成功进行了共聚焦激光显微内镜经细针行胰腺检查，实时观察放大的组织图像，增加了细针靶向取样的准确率。也有研究采用 CLE 对胰腺囊性病灶患者进行实时扫描，局部进行 1000 倍放大，进而对胰腺囊性病灶的组织结构、血管形态和红细胞进行观察，达到光学活检的效果，不但可以进行实时诊断，而且可以进行进一步的酒精盥洗治疗，可避免多次 EUS 扫查或多次超声内镜引导下细针穿刺活检术（Endoscopic ultrasonography-fine needle aspiration，EUS-FNA），有助于缩短住院时间和节省治疗费用，并且患者术后均未出现腹痛及胰腺炎等并发症。

4. 荧光内镜

荧光内镜（Fluorescence endoscopy）是以荧光为基础的内镜成像系统，能发现和鉴别普通内镜难以发现的癌前病变和一些隐匿的恶性病变。但该方法对设备要求高，检查费用昂贵，目前在临床常规推广中应用仍较少。

5. 超声内镜

自 1980 年，超声内镜（Endoscopic ultrasonography，EUS）被发明以来，经 30 多年发展，EUS 在消化系统疾病的诊断和治疗中发挥着越来越重要的作用。EUS 是将微型高频超声探头安置在内镜顶端，通过内镜直接观察腔内的形态，同时又可进行实时超声扫描。EUS 可以清楚地显示消化道管壁三高二低的五层回声结构，可以鉴别病变来源于黏膜层、黏膜下层，还是壁外压迫，以及有无淋巴结浸润，准确率可达 95％以上。

EUS 有助于明确诊断并判断肿瘤分期，在诊断消化系统肿瘤方面有很大优势。尤其是在胰腺肿瘤诊断，EUS 引导下细针抽吸活检术（EUS-FNA）能够比较准确地判断癌的浸润深度及周围淋巴结的转移情况。此外，谐波造影增强 EUS 技术（CEH-EUS）诊断胰管腺癌十分有效，诊断的准确率为 88％，阴性预测值 88.5％，不同经验的内镜医师准确率相似。EUS 也广泛用于判断直肠癌分期，有学者研究了不同内镜医师直肠癌分期的诊断一致性，发现总体是一致的，T3 和 N2 的一致性更高。胃肠道间质瘤（GIST）是消化道最常见的间叶源性肿瘤，起源于胃肠道起搏细胞。GIST 表面覆盖有正常的黏膜组织，常规内镜活检很难获得深层次的组织样本，而 EUS 能清晰地显示 GIST 的起源部位及与周围脏器、组织的关系，故有非常重要的诊断和指导治疗价值。然而 EUS 在早期消化道肿瘤的浸润深度判断方面并没有很大优势，判断早期食管癌、胃癌及大肠癌 T 分期的准确率接近，但均不够理想，尤其是对黏膜下层癌的诊断敏感度较低，即便 EUS 诊断为黏膜内的病灶也难以排除黏膜下浸润的可能。使用超声微探头诊断的准确率高于传统 EUS。由于 EUS 能够清晰地显示消化道管壁的层次结构以及消化道各层厚度，急性克罗恩病黏膜下层明显增厚，黏膜和固有层接近正常结肠 EUS 可通过壁厚鉴别诊断溃疡性结肠炎和克罗恩病。同时，EUS 能很好地发现瘘管、脓肿等肠外并发症，可为外科治疗提供有价值的信息。

二、消化内镜治疗技术

1. 内镜下黏膜切除术和内镜黏膜剥离术

1984 年，日本学者首次报道内镜下黏膜切除术（Endoscopic mucosal resection，

EMR)用于早期胃癌局部病灶全层黏膜组织大块切除以进行病理学检查,判断肿瘤的浸润深度。1994 年,Takekoshi 等发明尖端带有陶瓷绝缘头的新型电刀(insulated-tip knife,IT 刀),使更大胃肠道黏膜病灶的一次性完整切除成为可能。1999 年,日本专家 Gotoda 等首先报道了使用 IT 刀进行早期胃癌的完全切除,2003 年将其正式命名内镜黏膜下层剥离术(Endoscopic submucosal dissection,ESD)。EMR 和 ESD 逐渐成为切除消化道癌前病变与早期癌变的一种标准微创治疗手段。随着癌前病变与早期癌变检出率的升高,这两项内镜治疗手段也在不断发展。

EMR 与 ESD 适应证最大的区别在于两种方法切除的病变大小和浸润深度不同。EMR 对整块切除的病变有大小限制,且仅能切除黏膜层病灶;而 ESD 则无大小限制,可切除 SM1 层病灶(浸润深度局限于黏膜下层的上 1/3)。与 EMR 相比,ESD 治疗早期胃癌的整块切除率和完全切除率更高、局部复发率更低,但穿孔等并发症发生率更高。

目前国内较为公认的早期胃癌内镜切除适应证:

(1)绝对适应证:病灶直径≤2cm、无合并溃疡的分化型黏膜内癌;胃黏膜高级别上皮内瘤变(High grade intraepithelial neoplasia, HGIN)。

(2)相对适应证:病灶直径>2cm、无溃疡的分化型黏膜内癌;病灶直径≤3cm、有溃疡的分化型黏膜内癌;病灶直径≤2cm、无溃疡的未分化型黏膜内癌;病灶直径≤3cm、无溃疡的分化型浅层黏膜下癌。除外以上条件的早期胃癌,伴有一般情况差、外科手术禁忌或拒绝外科手术者可视为 ESD 相对适应证。

国内目前较为公认的内镜切除禁忌证为:明确淋巴结转移的早期胃癌;癌症侵犯固有肌层;患者存在凝血功能障碍。

此外,ESD 的相对手术禁忌证还包括抬举征阴性,即在病灶基底部的黏膜下层注射 0.9%NaCl 溶液后局部不能形成隆起,提示病灶基底部的黏膜下层与肌层之间已有粘连;此时行 ESD 治疗,发生穿孔的危险性较高,但随着 ESD 操作技术的不断熟练,即使抬举征阴性亦可安全行 ESD。

2.经内镜逆行胰胆管造影

经内镜逆行胰胆管造影(Endoscopic retrograde cholangiopancreatography,ERCP)是将十二指肠镜插至十二指肠降部,找到十二指肠乳头(简称乳头),由活检管道内插入塑料导管至乳头开口部,注入造影剂后 X 线摄片,以显示胰胆管。近年来,随着器械及插管技术的不断进步,ERCP 成为诊断胆道疾病和胰腺疾病的重要手段。ERCP 是一项有风险的侵入操作,其并发症并不少见,常见的有术后胰腺炎、胆管炎、脓毒症、消化道出血和肠穿孔等,大量探索性研究的开展为并发症的预防提供帮助。2010 年中华医学会 ERCP 指南建议严格掌握 ERCP 的适应证,避免不必要/难以达到目的的 ERCP,不主张实施单纯诊断性的 ERCP,对高危病理应采取必要的防范措施(如预防性药物、胰管支架等)。

(1)胆总管结石:单纯肝外胆管结石且胆囊摘除患者首选 ERCP/EST 胆管取石。合并胆囊结石的患者,在 ERCP 清楚胆管结石后,建议限期实施胆囊腹腔镜手术。急性胆源性胰腺炎,重症患者建议尽早(<72h)行紧急 ERCP。对肝硬化、肠道重建、小儿以及孕妇患者实施 ERCP,具有较高风险和技术难度,建议由有经验的单位和操作者实施。常规操作包括内镜下乳头括约肌切开术(endoscopic sphincterotomy,EST)和内镜下乳头气

囊扩张术(Endoscopic papillary balloon dilatation，EPBD)。

(2)胆管良、恶性狭窄：ERCP操作者应采用各种方法，尽可能明确胆管狭窄的性质和范围，为进一步治疗提供依据。胆管狭窄的ERCP治疗常用方法包括内镜下鼻胆管引流(ENBD)、塑料支架引流(ERBD)、自膨式金属胆道支架(SEMS/EMBE)。ENBD建议作为临时性引流措施，一般不宜超过1个月。塑料支架的平均使用时间通常在3～4月左右，应在支架失效时及时更换。覆膜金属支架只能用于胆管中下段肿瘤的治疗，不宜用于肝门区或肝内肿瘤的引流。

(3)胰腺疾病：ERCP不推荐作为临床一线的诊断手段，而是作为其他影像学检查的补充，或研究确诊病例的介入治疗手段，主要用于急慢性胰腺炎的治疗。

近年来，在ERCP的基础上，医师们进一步开展了胆管多支架引流术、胆胰管双支架引流术、胆肠双支架引流术、胆胰肠多支架引流术、胰管括约肌切开术、胰管取石术、鼻胰管引流术、胰腺假性囊肿引流术等多项临床操作。

3.超声内镜介入治疗

超声内镜在消化道疾病内镜治疗中起指导意义。在消化道肿物的内镜治疗中，可以通过超声内镜实时观察病灶治疗状况，从而提高治疗的准确性和安全性。超声内镜引导下放置消化道支架等也可以提高操作的成功率。

超声内镜引导下腹腔神经节阻滞术(Endoscopic ultrasound-guided celiac plexus neurolysis，EUS-CPN)是应用EUS将药物注射于腹腔神经节区域，可以有效缓解胰腺等腹腔脏器晚期肿瘤引起的剧烈腹痛，是安全、高效、经济的镇痛方案。与CT引导相比，超声内镜引导下神经丛阻滞术有其独特的优势，因为胃壁距腹腔干较近，能对神经丛连续实时显像，可区别血管，使穿刺比较准确，可减少因CT引导穿刺所引发的后腹膜出血、气胸、截瘫等严重并发症的风险。

超声内镜引导下胆管引流作为ERCP的补救治疗手段，已得到内镜界的广泛认可，它是一种有效且安全的引流方式，成功率高，并发症发生率低，同时经济上、解剖上及生理上优势明显，可行性和安全性较强。超声内镜引导下胆管引流的主要手术路径包括肝内途径和肝外途径，主要手术方式有经胃肠道和经乳头引流。此外，EUS判断恶性胆管下端狭窄的敏感度和准确率均较高，可用于胆管下端狭窄的定性诊断，具有较好的临床应用价值。胰腺假性囊肿可在EUS引导下进行囊肿穿刺引流，疗效较好。

4.经自然腔道内镜外科手术

经自然腔道内镜外科手术(Natural orifice transluminal endoscopic surgery，NOTES)是以内镜为治疗工具，经自然腔道(口、阴道、结直肠、脐、尿道等)对腹腔疾病进行治疗的微创外科手术方法，具有腹壁无瘢痕、无腹壁切口感染、手术后疼痛轻、住院时间短等优点。其中消化道内镜在该技术中发挥了重要作用。目前，国内外临床上NOTES主要用于腹腔探查、胆囊切除及阑尾切除等腹腔脏器切除术、胃肠吻合术等。国外研究显示88%的NOTES路径为阴道，经胃途径NOTES手术数量排第二位。腹腔活检胆囊切除、阑尾切除等经胃腹腔探查技术已比较成熟，经胃通路NOTES手术优点明显，胃切口闭合技术经过实际检验，可靠性相对提高，经胃切口操作程序和手术消毒程序基本定型，结果令人满意，其不足在于胃壁闭合不良，动物实验中仍有10%吻合口瘘。

5. 隧道内镜

随着消化内镜技术和器械的迅速发展,尤其是 NOTES 和内镜下黏膜剥离术(ESD)在临床上的应用和不断成熟,消化内镜治疗的范围在不断拓宽,治疗效果也在不断提高。近年来出现的隧道内镜(Tunnel endoscopy,TE)技术就是在 NOTES 和 ESD 手术基础上发展起来的一种新的内镜治疗技术。目前,隧道内镜技术已经开始应用于贲门失迟缓症(achalasia,AC)以及固有肌层来源的黏膜下肿瘤(Submucosal tumors,SMT)等食管胃疾病的治疗,其近期治疗效果可以与外科手术媲美,同时又具有安全、微创、恢复快和住院时间短等优点。

(1)经口内镜肌切开术治疗 AC:2010 年,Lee 等进行了首例人体运用 ESD 技术成功建立黏膜下隧道以作为 NOTES 手术通路,并成功进行腹腔探查和活检术的报道。同年,日本学者 Inoue 等开展了第 1 例经口内镜肌切开术(Peroral endoscopic myotomy,POEM)治疗人类 AC 的临床试验并获得成功。这标志着隧道内镜技术的进一步成熟,也标志着隧道内镜技术真正被运用于临床疾病的治疗。

POEM 是利用 ESD 技术,通过内镜在食管下段切开黏膜层,然后在黏膜下层进行分离,并逐渐向前推进,建立黏膜下隧道直达贲门下方,显露食管贲门平滑肌,然后在内镜直视下纵向切开食管下段括约肌,解除贲门狭窄,然后退出隧道,关闭隧道口黏膜切开处。与传统手术治疗相比,POEM 治疗具有许多优点,如医生可通过内镜观察和测量对食管下段贲门狭窄段进行准确定位以确定切开长度和深度,在肌切开后可感受内镜通过贲门的阻力变化并判断疗效;另外,该手术由于有内镜的放大作用,在内镜下进行食管平滑肌切开,切开深度可以掌控,疗效确切。由于是在隧道内进行切开,避免直接切开覆盖于平滑肌上的食管黏膜,有助于患者快速恢复。而经颈部切口纵隔隧道 Heller 肌切开术则无法在术中判断肌切开的长度和深度,也无法即时判断肌切开后的疗效,而且食管穿孔风险较高。

POEM 作为一种新的微创治疗方法,并发症少、恢复快、疗效确切,已逐渐被用于 AC 的治疗,但是 POEM 手术是建立在熟练使用内镜 ESD 手术技术之上的,掌握操作有一定的难度,而且 POEM 手术开展至今时间较短,其长期疗效和远期并发症仍有待长期随访观察。

(2)内镜经黏膜下隧道肿瘤切除术治疗食管胃固有肌层肿瘤:内镜经黏膜下隧道肿瘤切除术(Submucosal tunneling endoscopic resection,STER)是通过在病变部位的口侧端3~5cm 处切开黏膜,在黏膜下层进行剥离,建立黏膜下隧道,并逐步剥离达到肿瘤部位,充分暴露肿瘤后,直视下将肿瘤完整切除,然后经由隧道取出肿瘤,最后关闭隧道入口黏膜。医生行 STER 时,应用隧道内镜技术,直视下进行固有肌层肿瘤的切除,这样既能完整切除肿瘤,又可避免损伤周围的组织和脏器,导致严重并发症的发生。STER 选择在瘤体上方 3~5cm 处切开黏膜,建立黏膜下隧道,使肿瘤切除部位黏膜层保持完整,而在非肿瘤切除部位的隧道入口关闭创面,既能保证术后缝合黏膜切口后消化道的完整性可以完全恢复,避免出现术后消化道瘘和胸腹腔的继发感染,又最大限度地缩短了手术的时间。STER 既不同于传统内镜下食管胃腔内的治疗,也不同于经自然腔道的食管胃腔外的内镜治疗,而是巧妙地利用消化道黏膜和固有肌层之间的空间建立隧道进行操作。

(3)大面积食管黏膜病变:我国学者于 2009 年起对人体食管环周病变使用隧道式剥离技术进行治疗,效果令人满意。该方法使用 TE 技术来剥离大面积的食管病变,改进了经典的 ESD 的操作方式。

三、展　望

近年来,消化内镜取得了根本性的变革,从仅用于诊断到现在诊断与治疗融为一体,不仅可以诊断出消化道的微小病变,还在某些领域逐步取代外科手术,降低了手术并发症的发生率,缓解了患者的生理与心理压力。随着消化内镜技术的不断发展,消化内镜下治疗技术正从消化道腔内,向管壁内及腔外逐步深入。在早期消化道肿瘤的诊治中,消化内镜技术显示了其独特的优势,成为微创肿瘤治疗的主要组成部分。在未来消化道疾病的诊治过程中,消化内镜将取得进一步的成果,为消化道疾病的诊治开创新的天地。

【思考题】

1.内镜下发现早期消化道肿瘤的手段有哪些?

2.简述电子染色内镜与普通染色的区别。

3.试述早期胃癌内镜治疗的适应证和禁忌证。

【参考文献】

[1] Azeem N, Gostout CJ, Knipschield M, et al. Cholangioscopy with narrow band imaging in patients with primary sclerosing cholangitis undergoing ERCP. Gastrointest Endosc,2014,79(5):773-779.

[2] Inoue H, Minami H, Kobayashi Y, et al. Peroral endoscopic myotomy(POEM)for esophageal achalasia. Endoscopy,2010,42:265-271.

[3] Itoi T, Sofuni A, Itokawa F, et al. Peroral cholangioscopic diagnosis of biliary-tract diseases by using narrow-band imaging(with videos). Gastrointest Endosc,2007,66(4):730-736.

[4] Wang L, Ren W, Fan CQ, et al. Full-thickness endoscopic resection of nonintracavitary gastric stromal tumors:A novel approach. Surg Endosc,2011,25:641-647.

[5] Zhou PH, Yao LQ, Qin XY, et al. Endoscopic full-thickness resection without laparoscopic assistance for gastric submucosal tumors originated from the muscularis propria. Surg Endosc,2011,25:2926-2931.

（张　烁）

第六节　炎症性肠病的诊治进展

摘　要：炎症性肠病（IBD）是一类反复发作的肠道慢性非特异性疾病，包括溃疡性结肠炎（UC）、克罗恩病（CD）和未定型肠炎。亚洲作为 IBD 低发地区，近年来 IBD 发病率也有大幅增加的趋势，故 IBD 领域的研究极其活跃，在基础和临床诊治上均取得了很大的突破。本文就近年来国内外在 IBD 诊断和治疗方面取得的进展做简要介绍。

关键词：溃疡性结肠炎；克罗恩病；诊断；治疗

Abstract：Inflammatory bowel disease（IBD），including ulcerative colitis（UC），Crohn's disease（CD）and unsubtyped bowel disease，is a nonspecific chronic bowel disease with recurrent attacks. Recently，the incidence rate of IBD is significantly increasing in Asia，which used to be a low incidence rate area. Thus，much attention has been laid on IBD research，which has made big breakthroughs in fundamental and clinical research both in diagnosis and treatment. In this article，domestic and overseas progress about diagnosis and treatment of IBD in recent years will be discussed.

Keywords：Ulcerative colitis；Crohn's disease；Diagnosis；Treatment

炎症性肠病（Inflammatory bowel disease，IBD）是一类反复发作的肠道慢性非特异性疾病，包括溃疡性结肠炎（Ulcerative colitis，UC）、克罗恩病（Crohn's disease，CD）和未定型肠炎。UC 表现为持续或反复发作的腹泻、黏液脓血便伴腹痛、里急后重和不同程度的全身症状，病程多在 4 周以上。CD 可有类似症状，但以脐周腹痛更多见，并发症较多，常见的有瘘管、腹腔脓肿、肠狭窄和梗阻、肛周病变（肛周脓肿、肛周瘘管、皮赘、肛裂等）。UC 内镜表现为结肠黏膜连续性炎症，通常先累及直肠，逐渐向全结肠蔓延，病理以隐窝脓肿、隐窝结构改变为主；而克罗恩病可累及全消化道，非连续性，最常累及部位为末端回肠、结肠和肛周，病理表现以非干酪性肉芽肿为主。IBD 中尚有一部分表现为结肠炎性病变的病例，无论在临床表型抑或组织病理学检查方面均无法判定是 UC 或 CD，则临床可诊断为 IBD 类型待定（Inflammatory bowel disease unclassified，IBDU）。而结肠切除术后病理检查仍然无法区分 UC 或 CD 者，则诊断为未定型结肠炎（Indeterminate colitis，IC）。

亚洲作为低发地区，近年来 IBD 发病率也有大幅增加的趋势。最新的一项流行病学调查显示，亚洲地区 IBD 发病率为 1.37/10 万。尽管这个发病率远低于西方国家，但由于其病程的迁延反复，严重影响患者的生活质量，近年来备受医学界关注。IBD 发病机制迄今未明，但目前普遍认为是由遗传因素、免疫功能紊乱、肠屏障功能障碍和肠道菌群改变等多因素所致。近年来 IBD 领域的研究极其活跃，在基础和临床诊治水平上均取得了很大的进展。

一、IBD 诊断进展

(一)IBD 诊断指南的更新与完善

1. 全球炎症性肠病实践指南

IBD 日趋多发,其临床问题逐渐变得纷繁复杂,诊断治疗十分棘手,因而在世界范围内都倍受重视。欧美发达国家 IBD 诊治指南每 4 年更新一次,逐渐变得相当完备,对诊断治疗具有指导意义。其涉及的鉴别诊断相对单纯,诊断手段相当到位,治疗药物较为昂贵,外科手术相当普遍。这无疑与欧美丰富的医疗资源密不可分,同时也存在较多的治疗矛盾,如费效比率和长期并发症等。发展中国家的 IBD 研究起点不一、疾病的临床表现各异、医疗资源参差不齐,各国和地区现存的诊治指南尚难发挥其普遍适用性。因此在世界胃肠病组织(World Gastroenterology Organisation,WGO)的倡导下,加拿大胃肠病学专家 Bernstein 等召集 11 个国家 20 名学者于 2009 年起草了全球炎症性肠病实践指南,在回顾全球 IBD 发病情况之后,对疾病的诊断、评估和治疗做了全面介绍,提出分级诊断治疗方案,规定 IBD 的诊断标准为:①出现典型临床表现为临床疑诊,要求进一步检查;②临床表现加影像学或内镜检查支持为拟诊;③拟诊的基础上,UC 应排除慢性血吸虫病、阿米巴病、肠结核、缺血性肠炎、放射性肠炎、结肠 CD,CD 则排除慢性肠道感染(小肠结核、阿米巴病、耶尔森菌感染)、性病性淋巴肉芽肿、放线菌病、肠道淋巴瘤、慢性憩室炎、缺血性结肠炎、白塞氏病、NSAID 肠病,在结核患病率高的地区,结核分枝杆菌培养阴性(活检或肠切除);④拟诊基础上,排除上述疾病,再加上典型的组织病理学表现即可确诊。世界卫生组织推荐的 CD 诊断标准见表 3-6。

表 3-6　世界卫生组织推荐的克罗恩病诊断标准

项　目	临床	放射影像	内镜	活检	切除标本
①非连续性或节段性改变		＋	＋		＋
②卵石样外观或纵形溃疡		＋	＋		＋
③全壁性炎性反应改变	＋(腹块)	＋(狭窄)	＋(狭窄)		＋
④非干酪性肉芽肿				＋	＋
⑤裂沟、瘘管	＋	＋			＋
⑥肛周病变	＋			＋	＋

注:具有①、②、③者为疑诊;再加上④、⑤、⑥三者之一可确诊;具有第④项者,只要加上①、②、③三者之二亦可确诊。

2. 中国

我国于 2012 年在广州通过了 IBD 诊治共识意见,该意见是在以往诊治规范基础上加以补充和完善的,指出 UC 和 CD 诊断缺乏金标准,强调 IBD 的诊断需结合临床表现、结肠镜检查、放射影像学及组织病理学检查进行综合考虑,并注重病程(UC 强调时间超过 6 周)和随诊。其中,IBD 的发病类型和炎性改变严重程度影响着治疗方案的选择。共识意见中明确提出,IBD 诊断成立后需要进行疾病评估和进一步分型,以利全面估计病情和预后,并制定治疗方案。

UC 的完整诊断包括病变类型、病变范围及疾病活动的严重程度。病变类型分为初发型和慢性复发型：初发型指无既往病史的首次发作；慢性复发型指临床缓解期再次出现症状，临床最常见此型病变。病变范围采用蒙特利尔分类：E1，直肠；E2，左半结肠；E3，广泛结肠。疾病活动程度根据病情分为活动期和缓解期，活动期的严重程度采用改良的 Truelove 和 Witts 严重程度分型标准（表 3-7）分轻、中、重度。例如：溃疡性结肠炎慢性复发型、左半结肠、活动期中度。此外，改良 Mayo 评分因有量化标准，更多用于科学研究和疗效评估。

CD 的临床类型按蒙特利尔分型（表 3-8）：分为确诊时年龄（Age，A）、病变累及部位（Location，L）和疾病行为（Behavior，B），以及是否有肛周病变（Perianal，P）。此外尚需评估疾病的活动性。临床上常用 CD 活动指数（Best CDAI）（表 3-9）评估疾病活动的严重程度。CD 的完整诊断必须包括蒙特利尔分型及活动的严重程度。例如：克罗恩病（回结肠型、狭窄型＋肛瘘、活动期中度）。

表 3-7　改良 Truelove 和 Witts 严重程度分型

项 目	轻 度	重 度
便（次/d）	<4	≥6
便血	轻或无	重
脉搏	正常	>90 次/min
体温	正常	>37.8℃
血红蛋白	正常	<75% 正常值
血沉	<20mm/h	>30mm/h

注：中度为介于轻、重度之间；缓解期为无症状。

表 3-8　克罗恩病的蒙特利尔分型

确诊年龄（A）	A1	A2	A3	
	≤16 岁	17～40 岁	>40 岁	
病变部位（L）	L1	L2	L3	L4
	回肠末段	结肠	回结肠	上消化道
疾病行为（B）	B1/B1P	B2/B2P	B3/B3P	
	非狭窄、非穿透	狭窄	穿透	

注：P 为肛周病变，可与 B1、B2、B3 同时存在。

表 3-9　Best CDAI 计算法

变 量	权 重
稀便次数（1 周）	2
腹痛程度（1 周总评，0～3 分）	5
一般情况（1 周总评，0～4 分）	7
肠外表现与并发症（1 项 1 分）	20
阿片类止泻药（0、1 分）	30
腹部包块（可疑 2 分；肯定 5 分）	10
红细胞压积降低值（正常：男 40，女 37）	6
100×（1－体重/标准体重）	1

注：总分＝各分值之和，CDAI<150 为缓解期，CDAI≥150 为活动期，150～220 为轻度，221～450 为中度，>450 为重度。

（二）IBD 诊断技术与诊断标记的研发

1. 诊断技术的进展

通常发生在上消化道及结肠的 IBD 比较容易诊断，但有将近 1/3 的 CD 患者病变仅局限于小肠。既往临床上应用常规检查手段确诊小肠这一"盲区"的病变存在很大困难，而近年来多种内镜技术及影像手段的发展大大提高了小肠 CD 的确诊率。

胶囊内镜的推广使 CD 的早期识别成为可能，从红斑、糜烂、溃疡到黏膜中断、铺路石改变等，均可动态观察病变的演变和协助判定疾病的活动性和严重度，对发现早期小肠黏膜表面病变比其他检查的敏感性更高，但约 10% 的健康者中亦可发现黏膜中断及糜烂。通常认为，若发现小肠多发性阿弗他溃疡，环形、线形或不规则溃疡 ≥3 个，或发现狭窄，则应当考虑 CD 的诊断。单气囊/双气囊小肠镜则可同时取活检做病理检查。放大内镜技术可将黏膜放大 30～100 倍，能有效发现黏膜的细微病变及病变形态的特征和差异；内镜下黏膜染色技术能显著提高内镜对黏膜微细结构及病变的识别能力，两者结合应用能显著提高 IBD 的诊断准确率。

影像技术方面，CT 或磁共振肠道显像（CT/MR enterography，CTE/MRE）是迄今评估小肠炎性病变的标准影像学检查。活动期 CD 典型的 CTE 表现为肠壁明显增厚（＞4mm）；肠黏膜明显强化伴有肠壁分层改变，黏膜内环和浆膜外环明显强化，呈"靶征"或"双晕征"；肠系膜血管增多、扩张、扭曲，呈"木梳征"；相应系膜脂肪密度增高，呈现模糊；肠系膜淋巴结肿大等。

2. 血清标志物

（1）经典标志物：主要包括红细胞沉降率（Erythrocyte sedimentation rate，ESR，简称为血沉）和 C 反应蛋白（C-reactive protein，CRP）。ESR 升高一般认为与血浆中纤维蛋白原、α-球蛋白及丙种球蛋白有关，同时受红细胞大小、形态及数量的影响。UC 患者的 ESR 升高与疾病活动性呈良好的相关性。结肠 CD 患者的 ESR 升高一般不明显。CRP 半衰期为 19h，随炎症消长迅速改变，CD 患者的 CRP 明显升高，UC 患者的 CRP 中度升高，是一种简单价廉适用于基层医院检查的实验室指标。

（2）自身免疫抗体与微生物抗体：抗中性粒细胞胞浆抗体（ANCA）的核周染色型（p-ANCA）与 IBD 相关。UC 患者血中 pANCA 阳性率较正常人明显增高（60%～80%）；抗酿酒酵母菌抗体（ASCA）存在于 50%～70% 的 CD 患者和 6%～14% 的 UC 患者中，是一种对 CD 具有高度特异性的抗体，且具有家族聚集性。其他标志物，如抗乙糖苷昆布糖抗体（ALCA）、抗乙糖苷壳糖抗体（ACCA）和抗 mannobioside 糖抗体（AMCA）、抗细胞外膜孔道蛋白 C 抗体（Anti-OmpC）在疾病的鉴别诊断、明确其病变部位和类型发挥的作用等方面仍有待进一步研究。

3. 粪便标志物

粪便标志物检查因容易被患者接受，可反复进行，且能客观而连续地反映肠道局部炎症的变化情况，近年来受到广泛重视，其中最具价值的是钙卫蛋白和乳铁蛋白。

钙卫蛋白（Calprotectin，Cal）主要存在于中性粒细胞内，Cal 在粪便中极其稳定，室温下 1 周不致被破坏。Cal 与疾病炎症程度有较好的相关性，同血液指标 CRP 和 ESR 相比，敏感性明显高于后两者。此外，Cal 浓度较高的患者复发的可能性亦更大。乳铁蛋白

(Lactoferrin,Lf)是贮藏在中性粒细胞特殊颗粒中的铁结合蛋白,能及时反映急性炎症的情况。有研究发现 Lf 在活动性 IBD 患者粪便中的浓度明显高于非活动性、肠易激综合征患者及健康对照组,因此其可作为 IBD 活动性监测的有效标志。另有学者认为 Lf 还是一种可用来监测英夫利昔单抗治疗疗效的可靠指标。其他标志物,如髓过氧化酶(Myeloperoxidase,MPO)、S100A12 等,目前国内外研究较少。

4.其他诊断标记

IBD 易感基因的确定可产生更为新颖而准确的诊断方法,甚至形成基于遗传学特征的疾病分类。此外,一些 IBD 相关的细胞因子、黏附分子等均有报道,将来或可应用于临床作为诊断活动性的标记。

二、IBD 的治疗进展

(一)传统药物研究进展

维持患者的临床缓解及肠镜下的黏膜愈合是 IBD 治疗的主要目标。在 IBD 治疗方面,目前主要有三类经典药物,分别为 5-氨基水杨酸(5-aminosalicylic acid,5-ASA)、糖皮质激素、免疫抑制剂。

1.氨基水杨酸类药物

水杨酸柳氮磺胺吡啶(Sulfasalazine,SASP)可在结肠内由细菌分解为 5-ASA 和磺胺。5-ASA 是 IBD 治疗的有效成分,活动期予 $2\sim4.8g/d$,维持期予 $\geqslant2g/d$,是目前轻-中度 UC 和轻度 CD 诱导缓解和维持缓解的首选主要药物,尤其在维持缓解中发挥着重要作用,但对中度活动性 CD 的疗效不明确。常用的 5-ASA 有美沙拉嗪,前体药物如奥沙拉嗪和巴柳氮。不同制剂和剂型的 5-ASA 作用部位不同:pH 依赖性释放型(丙烯酸树脂包衣制剂:商品名莎尔福、艾迪莎、安萨科和马沙拉嗪)作用于末端回肠和结肠;时间控释型(乙基纤维素包被制剂:商品名颇得斯安)作用于全小肠和结肠;栓剂作用范围约10cm,泡沫剂型可达 $15\sim20cm$,灌肠液可至结肠脾曲。临床上应根据病变范围的不同选择适合的制剂和剂型。研究表明,口服和直肠给药联合治疗优于口服或直肠给药单药治疗。

除了初发、轻症远端结肠炎患者,症状完全缓解后可停药观察,其余患者均需维持治疗,时间一般为 $3\sim5$ 年,甚至更长。开始时应用 5-ASA 诱导缓解的,维持期仍应用 5-ASA,维持剂量为诱导缓解剂量的全量或半量。

2.糖皮质激素

糖皮质激素(Glucocorticoids,GCS)适用于 IBD 急性活动且对足量 5-ASA 无反应者的诱导缓解,但不建议将其用于 CD 或 UC 的维持缓解。糖皮质激素的给药途径有口服、静脉滴注和直肠给药 3 种。静脉滴注主要给予甲泼尼龙、氢化可的松,口服给药主要有泼尼松、泼尼松龙、布地奈德、地塞米松等,而直肠给药有灌肠剂、泡沫剂和栓剂 3 种。在GCS 治疗过程中,应密切关注及判断需要转换治疗的时机及选择合适的转换治疗方案。

3.免疫抑制剂

(1)硫嘌呤类药物:目前临床上使用的主要为硫唑嘌呤(Azathioprine,AZA)和 6-巯基嘌呤(6-mercaptopurine,6-MP),主要用于激素依赖或无效以及激素诱导缓解后的维持治疗。AZA 的治疗剂量为 1.5～2.5mg/kg,对于国人,一般推荐剂量为 50mg/d,但对此尚未达成共识;6-MP 的治疗剂量为 0.75～1.5mg/kg,但由于该类药物起效缓慢,3～4 个月才能达到最大的疗效,故不能单独用于诱导 CD 缓解,治疗时可与 GCS 联用,待免疫抑制剂起效后,GCS 再逐渐减量。对于那些激素依赖、5-ASA 不能耐受的 UC 患者,AZA 和 6-MP 也可用于长期的维持治疗;AZA 是维持 CD 缓解最常用的药物,能够有效维持激素撤离后的临床缓解或减少激素的用量。2013 年美国胃肠病学会(American Gastroenterological Association,AGA)公布的关于硫唑嘌呤、甲氨蝶呤和抗肿瘤坏死因子生物制剂治疗克罗恩病诱导和维持缓解的临床指南(以下简称 AGA 指南)中明确指出:关于 AZA 单药治疗,不推荐其用于活动性中重度 CD 诱导缓解治疗,但是强等级推荐其应用于维持缓解治疗。

巯嘌呤类药物可以导致骨髓抑制,当血清巯嘌呤转甲基酶低时骨髓抑制会更严重。因此 2012 年英国国家卫生与保健优化研究所(National Institute for Health and Care Excellence,NICE)发布的克罗恩病管理指南指出,在应用硫唑嘌呤或巯嘌呤治疗前,应评估巯嘌呤甲基转移酶的活性,若该酶的活性缺乏或极低,应禁用这类药物;若活性低于正常,建议小剂量使用。对 AZA 使用后出现不良反应的患者可换用 6-MP。对巯嘌呤类药物无效或不能耐受的患者,可以换用甲氨蝶呤(Methotrexate,MTX)。

(2)神经钙调蛋白抑制剂:环孢素 A(Cyclosporine A,CsA)或者他克莫司主要用于激素无效或依赖的重症或难治性 UC 患者。CsA 起效迅速,多小于 1 周,适用于短期治疗严重 UC 且 GCS 治疗无效的患者,静脉滴注 2～4mg/kg 可缓解症状,避免急诊手术。因 CsA 有效浓度范围窄(100～200ng/mL),且不良反应大,故使用时需严密监测血药浓度。对于 CsA 有效的患者,缓解后改为口服(4～6mg/kg),并过渡到巯嘌呤类药物维持。

(二)新型生物治疗药物的研发

1.抗肿瘤坏死因子-α 单克隆抗体

抗肿瘤坏死因子-α(Tumor necrosis factor-α,TNF-α)单克隆抗体包括英夫利昔(Infliximab,IFX)、阿达木单抗和塞妥珠单抗。IFX 为人-鼠嵌合的 IgG1 单克隆抗体,主要适用于经传统治疗(即 GCS 及免疫抑制剂治疗)无效或不能耐受的 CD 患者;或合并瘘管经传统治疗(抗生素、免疫抑制剂和外科引流)无效者;以及激素抵抗的顽固性重度 UC 患者。2013 年 AGA 指南强等级推荐抗 TNF-α 单药用于中重度 CD 患者的诱导缓解(中等质量证据级别)和维持缓解治疗(高等质量证据级别)。推荐在第 0 周、2 周、6 周给予 IFX 5mg/kg 作为诱导缓解,随后每隔 8 周给予相同剂量以作维持治疗。因为尚无足够的临床资料提出何时停用 IFX,目前暂推荐维持治疗 1 年,当撤离激素后临床症状缓解伴黏膜愈合及 CRP 正常者,可以考虑停用 IFX。停用 IFX 后复发者,再次使用 IFX 可能仍然有效。阿达木单抗是一种完全人源化的 IgG1 单克隆抗体,塞妥珠单抗是人源化抗 TNF 单抗 Fab' 段,两者分别通过每 2 周和每 4 周皮下注射给药,对于 IFX 耐药或不耐受的患者,也均显示出了良好的效果和安全性。

生物制剂和 AZA 联用:原先对免疫抑制剂无效者,无需继续联合;IFX 治疗前未用过免疫抑制剂者,IFX 与 AZA 合用可提高缓解率及黏膜愈合率。2013 年 AGA 指南强等级推荐两者联合用于诱导缓解治疗(高等质量证据级别),但不推荐联合应用于维持缓解治疗。

值得注意的是,在使用上述生物制剂之前,应首先排除潜在的感染(如肺结核、乙型肝炎,或免疫缺陷病毒等)。此外2011年伦敦共识还指出有恶性肿瘤病史(除外非黑色素瘤皮肤癌)、淋巴细胞增生性疾病,严重充血性心力衰竭或神经系统脱髓鞘病患者在存在其他治疗选择的情况下,不应接受抗TNF治疗。在生物制剂使用过程中应密切关注其可能发生的不良反应。

2.新型生物治疗药物

近年来随着IBD研究领域的不断深入,更多新型生物制剂有望应用于临床(表3-10)

表3-10　IBD新型生物治疗药物举例

	细胞因子	细胞因子抗体	反义核苷酸
新近进展	重组IL-10、重组IL-11、重组CSF	TNF-单抗、TNF抑制物、IL-6R单抗	ICAM-1
未来发展方向		IL-1抗体、IL-1Ra、IFN-γ抗体、IL-12抗体	NF-κB

(1)促炎细胞因子抑制剂或炎症抑制因子激动剂:白细胞介素-10(Interleukin-10,IL-10)具有抗炎和免疫调节作用,在IBD的肠黏膜免疫调节中起关键作用。注射IL-10对于部分轻-中度的CD患者有作用,但对一部分患者无效,推测可能与局部药物浓度不足或半衰期短难以抑制黏膜反应有关。除此之外,也陆续有报道,促炎细胞因子中的IL抗体,如抗IL-6抗体、抗IL-12抗体等有希望用于治疗IBD。

(2)抗黏附分子:抗黏附分子可通过抑制体内免疫细胞上的黏附分子与血管内皮细胞受体的结合,减少炎症细胞向肠道的输送,减轻肠道炎症反应。那他珠单抗(Natalizumab)属重组人源性IgG4单抗,是一种非选择性整合素 α_4 抑制剂,该制剂可用于治疗IBD、多发性硬化、风湿性关节炎等多种疾病,其用于治疗活动性IBD已获FDA批准,但有发生进行性多病灶脑白质病的风险,目前推荐在抗TNF-α制剂无效后,严格筛选后考虑使用。维多珠单抗(Vedolizumab)是选择性的整合素 α_4-β_7 抑制剂,有效避免了进行性多病灶脑白质病的发生,有望成为治疗IBD的新药物。

(3)JAK抑制剂:JAK抑制剂被认为可以阻断含有γ链细胞因子的信号转导,包括IL-2、IL-4、IL-9、IL-15和IL-21。这些细胞因子对于淋巴细胞的活性、功能和增殖是必不可少的,同时还能阻止JAK1、前细胞因子[如IL-6、γ干扰素(Interferon-γ,IFN-γ)]的信号转导。如JAK抑制剂托法替尼(tofacitinib)已被FDA批准用于风湿性关节炎的治疗,这种新的生物制剂的一个重要亮点是其为一种口服制剂。在一项UC的研究中也发现接受托法替尼的患者有78%在第8周达到了有意义的临床应答,而安慰剂组患者只有10%达到缓解。

(三)其他新疗法

近年来,越来越多的证据提示肠道细菌在IBD发病中发挥重要作用。虽然目前尚未发现特异性细菌与IBD的发病相关,但随着现代微生物学的发展以及肠道细菌与IBD研究的进展,发现肠道细菌可能是参与 IBD 始动和持续的因素,因此调节肠道微生态可能是治疗 IBD 的一种新方法。

1.抗生素

肠道菌群为慢性肠道炎症提供刺激。抗生素常用于 CD 并发症的治疗,即肛周病变、瘘管、炎性包块及肠道狭窄时细菌过度增长等。甲硝唑和环丙沙星是最常用于 CD 的一线治疗抗生素,但尚无确切随机对照试验证实其在肛瘘治疗中有确切疗效。此外,抗生素亦可用于 UC 并发中毒性巨结肠时治疗转位的细菌毒素。

2.益生菌、益生元和合生元

益生菌是指一定量服用后可对宿主(人或动物)健康有益的微生物。已证实益生菌能够有效治疗结肠袋炎,维持 UC 缓解并治疗复发。然而迄今为止,尽管理论支持对 CD 患者使用益生菌,但仍没有证据证明益生菌对 CD 的维持缓解有效。益生元是一种不被消化的物质,可通过选择性刺激肠内有限数量的益生菌生长或活性对宿主产生有益的生理作用。合生元则是指同时含有益生菌和益生元的产品。目前关于两者在 IBD 维持治疗中的作用尚存在争议。

3.肠内营养

尽管肠内营养减少疾病活动度的确切机制仍未完全明确,但是它对肠道微生态的影响和对于肠道屏障的继发效应及对肠道微生物的免疫反应似乎是可信的。营养支持治疗可维持 IBD 缓解,促进其黏膜的愈合,改善患者的自然病程。对于儿童或青少年患者,单一肠内营养(EEN)为诱导活动期 CD 缓解的首选方案,其诱导缓解率与激素相当,可促进深度缓解及肠黏膜溃疡愈合,而激素不具备促生长发育这一优势。对于成人,有研究表明联合肠内营养能增加药物的疗效。

4.粪菌移植

随着越来越多的研究者聚焦于肠道生态失衡(IBD 的潜在发病机制),以及使用粪菌移植(Fecal microbiota transplantation,FMT)治疗艰难梭状芽孢杆菌感染的成功,很多研究者对于将该方法应用于 IBD 产生了很大的兴趣。FMT 是将健康人粪便中的功能菌群,移植到患者胃肠道内,重建具有正常功能的肠道菌群,从而实现肠道及肠道外疾病的诊疗。自从 1988 年首例 UC 患者接受 FMT 治疗后出现持续性的临床和组织病理学治愈以来,相继有 FMT 成功治疗 IBD 的报道。最近的一项系统评价显示 FMT 可使患者出现临床缓解,部分 FMT 患者可停用 IBD 相关药物且消化系统症状减少。尽管很多研究者看好 FMT 在 IBD 中的应用前景,然而在随机对照试验没有完成之前对其的争论仍将继续。

(四)治疗策略的选择

现今,IBD 的最佳治疗策略的选择依靠多学科协作诊疗(Multi-disciplinary treatment,MDT)模式。IBD 的 MDT 诊疗模式体现在内科、外科、内镜室、影像科及病理科的多学科协作。一般来说,药物可根据疾病的严重程度进行选择(表 3-11)。

而针对 IBD 治疗策略上选择"升阶梯"(step-up)治疗策略,还是"降阶梯"(top-down)治疗策略(图 3-5)仍未达成共识。

表 3-11　疾病状态和药物治疗概况

类型	远端 UC	广泛 UC	CD
轻度	直肠或口服 5-ASA、直肠 GCS	局部和口服 5-ASA	无并发症时可仅给予 SASP 或 5-ASA、出现肛周病变时加用甲硝唑或环丙沙星、回结肠和/或右半结肠病变时给予 BUD
中度	直肠或口服 5-ASA、直肠 GCS	局部和口服 5-ASA	口服 GCS、AZA 或 6-MP、MTX、抗 TNF
重度	直肠或口服 5-ASA、口服或静脉 GCS、直肠 GCS	静脉 GCS、静脉 CsA 或静脉英夫利昔	口服或静脉 GCS、皮下或肌内 MTX、静脉下阿达木单抗或皮下塞妥珠单抗
顽固性	口服或静脉 GCS＋AZA 或 6-MP	口服或静脉 GCS＋AZA，或 6-MP 或英夫利昔，或 CsA	静脉英夫利昔、皮下阿达木单抗、皮下塞妥珠单抗
缓解期	口服或直肠 5-ASA、口服 AZA 或 6-MP	口服 5-ASA、口服 AZA 或 6-MP	AZA 或 6-MP，或 MTX
肛周	/	/	口服抗生素、AZA 或 6-MP、静脉英夫利昔

　　注:布地奈德仅用于轻中度回肠和(或)近端结肠病变;5-ASA:5-氨基水杨酸;6-MP:6-巯嘌呤;AZA:硫唑嘌呤;BUD:布地奈德;GCS:糖皮质激素;MTX:甲氨蝶呤。

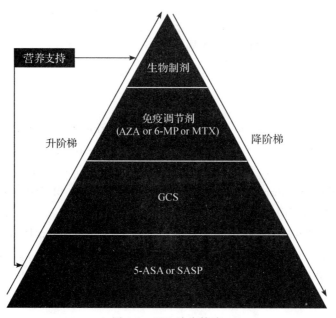

图 3-5　IBD 治疗策略

　　传统的"升阶梯"治疗策略为:首先使用 5-ASA,若疾病不能控制则再加用激素、免疫抑制剂、生物制剂或手术治疗。而"降阶梯"治疗就是在疾病初期就给予强有力的积极干预,迅速进入缓解期后再减少剂量或更改药物维持,但并非所有 IBD 病例均适合早期积极治疗。根据 2014 年 12 月 12 日国内 IFX 临床应用专家讨论会提出的纪要,目前比较公认的是,当 CD 患者出现以下高危因素时,可以考虑选择降阶梯治疗策略:消化道出血;广泛结肠受累;起病年龄＜30 岁;有肠外表现和多系统累及者;有妊娠愿望的育龄期患者(可在妊娠早中期使用);有激素使用禁忌者;手术后短期内疾病复发者;处于生长发育期的青少年。通过早期应用生物制剂能尽早控制上述患者的疾病活动程度,以期改变疾病病程。早期积极治疗有两大途径:GCS 联合免疫抑制剂,或直接予以生物制剂(单用或与免疫抑制剂联用)。目前对 UC 患者仍推荐使用传统升阶梯治疗。

三、展　望

总之,IBD 的发病率在我国呈逐渐上升的趋势,因此越来越受到人们重视。在诊断方面,我们对于影像学检查以及内镜检查、血液和粪便生物标志物在诊疗炎症性肠病中的优点和局限性都已有了更进一步的了解。而如何恰当地联合应用这些方法,从而更准确地了解及预测每个患者的疾病进展,进行个体化的治疗,则有待进一步研究。此外,对于IBD 遗传易感因素与自身肠道微生态改变之间的相互作用仍需进行大量研究,但不可否认的是,这一思路将是今后研究的主要发展方向。

IBD 新药的研发也取得了令人鼓舞的结果,一些新研发出来的靶向新通路、肠道炎症发病机制相关的单克隆抗体以及一些可以干扰细胞内促炎信号通路的小分子药物,都显示出了很有应用前景的结果,在未来有望应用于临床使得更多的 IBD 患者获益。

【思考题】

1. UC 和 CD 的诊断需排除哪些疾病?
2. 生物制剂使用的指征是什么?

【参考文献】

[1] Antunes O, Filippi J, Hébuterne X, et al. Treatment algorithms in Crohn's-Up, down or something else? Best Pract Res Clin Gastroenterol, 2014, 28(3): 473-483.

[2] Bernstein CN, Fried M, Krabshuis JH, et al. World Gastroenterology Organization Practice Guidelines for the diagnosis and management of IBD in 2010. Inflamm Bowel Dis, 2010, 16(1): 112-124.

[3] D'Haens GR, Panaccione R, Higgins PD, et al. The London Position Statement of the World Congress of Gastroenterology on Biological Therapy for IBD with the European Crohn's and Colitis Organization: when to start, when to stop, which drug to choose, and how to predict response? Am J Gastroenterol, 2011, 106(2): 199-212.

[4] Mayberry JF, Lobo A, Ford AC, et al. NICE clinical guideline (CG152): the management of Crohn's disease in adults, children and young people. Alimentary pharmacology & therapeutics, 2013, 37(2): 195-203.

[5] Terdiman JP, Gruss CB, Heidelbaugh JJ, et al. American Gastroenterological Association institute guideline on the use of thiopurines, methotrexate, and anti-TNF-α biologic drugs

for the induction and maintenance of remission in inflammatory Crohn's disease. Gastroenterology,2013,145(6):1459-1463.

[6]顾于蓓,钟捷.英夫利昔单克隆抗体临床应用.中华消化杂志,2015,35(04):273-274.

[7]中华医学会消化病学分会炎症性肠病学组.我国炎症性肠病诊断与治疗的共识意见（2012 年·广州）.中华内科杂志,2012,51(10):818-831.

[8]中华医学会消化病学分会炎症性肠病学组.炎症性肠病营养支持治疗专家共识（2013·深圳）.中华内科杂志,2013,52(12):1082-1087.

（范一宏,王诗怡）

第四章　血液系统疾病

第一节　血栓性微血管病的诊治进展

　　摘　要：血栓性微血管病(TMA)是一组较罕见的急性临床病理综合征,年发病率约为 6/100 万,主要表现为微血管病性溶血性贫血、血小板减少和微循环中血小板血栓造成的靶器官受累。经典的 TMA 主要指溶血尿毒症综合征(HUS)及血栓性血小板减少性紫癜(TTP)。其他常见的 TMA 包括妊娠相关 TTP、移植相关微血管病、肿瘤相关 TTP、胰腺炎相关 TTP、HIV 相关 TTP 及药物相关的 TTP 等。病理学上,TMA 主要表现为内皮细胞肿胀、内皮下无定形绒毛状物质沉积和血管腔内血小板聚集形成微血栓、血管腔内栓塞及红细胞破碎等微血管系统异常。虽然 TMA 在病理学和临床表现上有诸多相似之处,但因其病因复杂多样,发病机制各异,诊治方案也不尽相同。

　　关键词：溶血尿毒症综合征;血栓性血小板减少性紫癜;诊断;治疗;进展

　　Abstract：Thrombotic microangiopathy (TMA) is a rare set of acute clinical syndrome, which the incidence is about 6 cases per million per year. The main clinical manifestations of TMA are microangiopathic hemolytic anemia, thrombocytopenia and target organ damage caused by platelet thrombus in microcirculation. The classic TMA primarily refers to hemolytic uremic syndrome(HUS)and thrombotic thrombocytopenic purpura (TTP). The other common TMA includes pregnancy-associated TTP, transplant-associated microangiopathy, malignancy-associated TTP, pancreatitis-associated TTP, HIV-associated TTP and drug-associated TTP, and so on. Pathologically, TMA is charactered by the endothelial swelling, subendothelial amorphous villous material deposition and intravascular platelet aggregation formation micro thrombus, intracavitary embolism and erythrocytorrhexis, etc. Although TMA has many similarities on the pathology and clinical manifestations, because of its pathogeny and pathogenesis is complicated and various, the regimens of diagnosis and treatment are different.

　　Keywords：Hemolytic uremic syndrome; Thrombotic thrombocytopenic purpura; Diagnosis; Treatment; Development

一、溶血尿毒症综合征

溶血尿毒症综合征（Hemolytic uremic syndrome，HUS）首次由 Gasser 于 1955 年报道，临床主要表现为微血管性溶血性贫血、消耗性血小板减少及急性肾功能不全三联征。根据病因及临床特征差异，HUS 包括经典型（D＋HUS，腹泻相关型，约占 90％）、非经典型（D－HUS，非腹泻相关型，aHUS）。近年来随着现代遗传学及免疫学技术的发展，在 aHUS 中又分出一个新的种类称为 H 相关补体因子的血浆蛋白和自身抗体阳性的溶血尿毒综合征［Deficiency of CFHR（Complement factor H-related）plasma proteins and autoantibody positive form of hemolytic uremic syndrome，DEAP-HUS］。根据发病时临床表现是否包含全部三联征，分为完全型（三联征）、部分型（只表现三联征中两项）。

（一）发病机制

1.感染

D＋HUS 的致病菌多为产志贺毒素的大肠杆菌（*E.coli*），未煮熟的牛肉是最常见的感染源，但火腿、奶酪和污染的水源、蔬菜等均可致病。其中志贺毒素分为 Stx1（以 O157：H7 为主）和 Stx2（如 O104：H4）两种，它们与细胞膜受体结合后进入细胞内，促进细胞表达各种炎性因子，如白细胞介素（IL）-1 和肿瘤坏死因子（TNF）-α，这些因子上调内皮细胞 Gb3 受体，使内皮细胞更易与其结合，导致各靶器官微血管损伤，引发不同的临床表现。其他少见病原体包括志贺痢疾杆菌、肺炎链球菌等。

2.遗传因素

D－HUS 发病机制多与补体旁路途径调节异常有关，约 60％的患者存在基因易感性，编码补体旁路途径调节蛋白的基因发生突变，常见于 H 因子、膜辅蛋白（MCP 或 CD46）及 I 因子基因突变，其中 H 因子基因突变占 50％～60％，因子突变或异常导致补体旁路途径的过度激活或降解异常，产生大量 C3a、C5a、C5b-9，导致肾血管内皮损伤，血小板黏附聚集，组织因子及凝血酶活化，导致 HUS。

（二）临床表现

1.一般症状

多数患儿出现乏力、恶心、呕吐、食欲缺乏，D＋HUS 患儿多急性起病，伴腹泻甚至血性腹泻，有胃肠道感染前驱症状。

2.微血管病性溶血性贫血

多表现为面色苍白，黄疸，肝大，血尿或酱油色尿伴腰背部酸痛；实验室检查提示血红蛋白水平降低，重症者可低于 65g/L，血浆结合珠蛋白水平降低，抗人球蛋白试验阴性，间接胆红素增高，乳酸脱氢酶（Lactic dehydrogenase，LDH）水平升高，外周血红细胞碎片阳性。

3.消耗性血小板减少

表现为皮肤瘀点、瘀斑，血小板计数多降至（30～100）×10^9/L，凝血功能基本正常。

4. 急性肾功能不全

90％以上患儿出现急性肾功能不全,表现为少尿、无尿、高氮质血症,可伴有高血压。D＋HUS高血压常表现为一过性,可随肾功能好转恢复。

（三）实验室检查

1. 血液学检查

白细胞计数增高伴核左移,血红蛋白和血小板计数降低,网织红细胞计数增高,血浆结合珠蛋白水平降低,抗人球蛋白试验阴性,间接胆红素水平增高,LDH水平升高,外周血红细胞碎片阳性。肾功能异常,血尿素氮及肌酐水平异常增高,电解质异常或酸中毒。

2. 尿液检查

可出现蛋白尿及血尿,重症者可出现血红蛋白尿。

3. 病原学检查

大便中可检出大肠杆菌O157:H7,或大便培养出产Stx的大肠杆菌,血培养或抗体检测阳性。

4. 补体及ADAMTS-13检查

D－HUS存在补体H因子及抗体、补体I因子、C3肾炎因子的基因异常或蛋白含量异常,VWF多聚体裂解蛋白酶ADAMTS-13活性正常或暂时性降低。

5. 肾脏超声及病理检查

超声显示双肾体积增大;病理表现为肾血管内皮细胞肿胀、剥脱,内皮下间隙增宽,肾小球内毛细血管袢坏死,毛细血管外周袢双轨征,慢性期血管内膜增厚,血管可出现洋葱皮样改变,严重者可导致管腔狭窄或闭锁,致皮质坏死。肾小管及间质可表现为肾小管上皮细胞肿胀、间质水肿及单核细胞浸润。

（四）诊　断

根据典型三联征即可诊断HUS,根据起病时是否伴有腹泻分为经典型和非典型HUS;根据三联征是否全部具备,分为部分型及完全型(表4-1)。

表 4-1　经典型与非典型 HUS 的鉴别要点

HUS 类型	发病年龄	发病率/%	起　病	流行性	临床表现	病　因	补体异常	ADAMTS-13 急性期	ADAMTS-13 恢复期	复发性	预　后	移植后复发
D＋HUS	婴幼儿	90	急性伴腹泻	流行	完全型三联征	O157:H7, 志贺菌, 沙门菌	无	正常	正常	无	好	无
D－HUS	儿童	10	隐匿性无腹泻	散发	部分型	遗传性, 继发性	H、I 因子	降低	正常或降低	可复发	差	易复发

（五）治　疗

1. 一般治疗

检测各项血液及大小便指标,同时检测溶血相关指标,必要时输注红细胞;维持血液及电解质平衡,维生素及能量等足够供应等。

2.病因治疗

目前在国内外,应用抗生素治疗 D+HUS 仍存在较大争议,认为抗生素的使用会使细菌毒素释放增加,加重病情。最近研究显示环丙沙星可增加志贺菌毒素的产生,而美罗培南、阿奇霉素、利福平则不诱导毒素产生,国内普遍认为早期可试用非肾毒性抗生素药物。

3.血浆治疗

(1)血浆输注或血浆置换是治疗 HUS(特别是 D-HUS)的首选方法,血浆置换效果明显优于血浆输注,血浆置换可去除抗 H 因子等自身抗体以及循环中突变的异常补体成分,对 H 因子异常导致的 HUS 效果较好,但对 MCP 异常诱发的 HUS 效果较差。

(2)国内推荐血浆置换剂量起始 60mL/kg,2d 后减为 40mL/kg,国外推荐剂量为每天 35~40mL/kg,后改为 10~20mL/kg 至完全缓解第 2 天。血浆置换停止指征为:血小板计数正常,溶血停止,LDH 降至 400IU/L(国内 120IU/L)。应注意肺炎球菌感染禁输血浆,因输注血浆会加重病情。

4.血液净化治疗

严重肾功能不全,行血液净化治疗可以改善预后,恢复或改善肾功能,尿量恢复正常。50%~60%的 D-HUS 患者发展至终末期肾病,可考虑肾脏移植手术治疗,但 80%的患者在移植肾脏后由于 HUS 复发而导致移植失败。

5.免疫抑制剂治疗

(1)糖皮质激素:抑制自身抗体形成,稳定血小板及内皮细胞膜,减轻血管内皮损伤,可联合血浆置换治疗。剂量推荐 2mg/kg,待肾功能及血尿、蛋白尿等情况概述后逐步减量。

(2)利妥昔单抗:针对 B 细胞的单克隆抗体,减少自身抗体产生,促使病情缓解。

(3)合成补体调节剂:H 因子已被推荐用于 H 因子异常的患者;近年来,针对 C5a 的单克隆抗体(anti-C5a)被用于不典型的 HUS,可阻止末端补体活化;Eculizumab 是一种长效人源型单克隆抗体,可特异性与补体蛋白 C5 结合且能有效抑制其裂解为 C5a 和 C5b,阻止补体末端复合物 C5a 的释放和 C5b-9 的形成,从而有效抑制补体末端级联反应,阻断 HUS 的发病过程。两项前瞻性非盲的临床试验(2 阶段)共纳入 37 例患者,接受 Eculizumab 治疗的中位时间分别为 64 周和 62 周,结果提示 Eculizumab 可显著提高血小板计数、肾小球滤过率,约 80%的患者相关临床症状恢复正常,且耐受性良好,因此 FDA 已批准 Eculizumab 应用治疗 D-HUS,并且已成功用于治疗 D-HUS 复发及肾移植前的预防治疗。

6.其他

(1)脾切除:对血浆治疗无效和复发的 aHUS,可考虑行脾切除术。

(2)可溶性补体抑制剂(CR1)可为补体阻断剂,阻断补体介导的肾损害、肝功能异常。

(3)其他如阿司匹林、肝素、抗血小板药物和静脉丙球等,对 aHUS 的治疗尚需进一步验证。

（六）预　后

D＋HUS 预后良好，aHUS 预后较差，约 50％的 aHUS 进展至终末期肾病，25％在急性期死亡。补体 H 因子异常预后差，60％～70％患儿可在发病 1 年内进展为肾功能衰竭甚至死亡，补体 I 因子异常者 50％进展为终末期肾病。

二、血栓性血小板减少性紫癜

血栓性血小板减少性紫癜（Thrombotic thrombocytopenic purpura，TTP）最早于 1924 年由 Moschcowitz 报道，临床主要表现为发热、微血管性溶血性贫血、血小板减少、急性肾衰竭及神经系统症状五联征，其发病急骤，病情凶险，如不及时抢救，病死率达 90％以上。

（一）发病机制

1982 年，Moake 等在 TTP 患者中发现超大的血友病因子（von Willebrand factor，vWF）多聚体；1998 年，两组研究者同时发现 TTP 患者血清中存在 vWF 剪切酶（vWF-CP，ADAMTS-13）的缺陷，继而发现在获得性 TTP 患者血清中存在 IgG 型抗 AMAMTS-13 自身抗体。TTP 主要包括家族性 TTP 和获得性 TTP。前者主要是由于编码 vWF 剪切酶（vWF-CP，ADAMTS-13）基因的纯合或复杂杂合突变导致的 ADAMTS-13 严重缺陷。获得性 TTP 分为特发性 TTP（存在 ADAMTS-13 自身抗体，即检测到 ADAMTS-13 抑制物）和继发性 TTP（如感染、药物、肿瘤、自身免疫性疾病、造血干细胞移植、妊娠等因素诱发，预后较差）。

ADAMTS-13 是具有凝血酶敏感蛋白结构的去整合素域和金属蛋白酶域蛋白家族中的一员，基因定位于染色体 9a34，主要由肝细胞合成，足细胞、肾小管上皮细胞、内皮细胞和血小板也有少量合成。该蛋白存在于血浆和内皮细胞表面，具有裂解 vWF 络氨酸 842-甲硫氨酸 843 之间肽键并防止后者形成多聚体的功能。在正常人群中，ADAMTS-13 的血浆浓度约为 $1\mu g/mL$，活性为 50％～178％。ADAMTS-13 基因突变或血清中存在抑制性抗体时可导致 ADAMTS-13 活性下降，导致血浆中超大分子量 vWF 多聚体增多，导致血小板黏附和聚集能力增加，一旦血管内皮损伤就易导致微血管内血小板血栓的形成和 TTP 的发生。目前已发现的 ADAMTS-13 基因突变超过 140 种，突变导致 ADAMTS-13 的合成、分泌和（或）功能缺失，家族性 TTP 多为复合杂合突变。获得性 TTP 通常由于 ADAMTS-13 自身抗体抑制患者体内 ADAMTS-13 的活性所致，但 10％～15％的患者体内并没有抑制物形成，而是 ADAMTS-13 清除率增加导致 ADAMT-13 活性严重降低所致。抑制物主要为 IgG 型，其中 IgG4 占主导，其次为 IgG1、IgG2 和 IgG3。它们主要针对 ADAMTS-13 的空白区，大多数患者体内尚存在针对 ADAMTS-13 其他区域的抑制物抗体。

但近几年，有研究表明并非所有严重的 ADAMTS-13 缺乏患者均能诊断为 TTP，且部分学者认为 ADAMTS-13 的活性测定对于初始治疗决定可能并无帮助。严重的 ADAMTS-13 缺乏（<10％）患者对于是否启动或渐撤血浆置换既不够敏感，也非特异。缓解期严重的 ADAMTS-13 缺乏与 TTP 临床症状并无关联性，但严重 ADAMTS-13 缺

乏的TTP患者存在较高的复发危险,尤其是缓解后1年内最为常见,预期7.5年复发危险为41%,因此认知ADAMTS-13的作用有助于理解TTP发病机制。ADAMTS-13活性和抑制物的检测可以帮助确诊TTP以及监测疾病病情,而初始评估和临床治疗决定仍主要取决于患者的临床表现。

（二）临床表现

本病可见于任何年龄,多在10～40岁发病,年轻妇女稍多(约占60%),好发于育龄期。临床主要表现为发热、微血管性溶血性贫血、血小板减少、急性肾衰竭及神经系统症状五联征,但高达35%的患者起病时缺乏神经系统症状,且肾功能损害和发热也非必备临床表现,临床表现异质性大。

1.发热

约90%的患者在本病病程的某一阶段出现发热,多为低中度热,可能与体温调节中枢受损、组织坏死、继发感染等因素有关。

2.微血管病性溶血性贫血

当红细胞经过病变血管时,由于机械损伤而被破坏,血红蛋白常降至80～100g/L,出现红细胞压积降低,网织红细胞计数增高,外周血涂片见破碎红细胞,直接抗人球蛋白试验阴性,乳酸脱氢酶(LDH)水平升高,半数患者出现黄疸。

3.消耗性血小板减少性

因微血栓消耗血小板导致血小板减少,其血小板多降至$(10～30)×10^9/L$,临床常表现为皮肤淤点、瘀斑或紫癜,其他如鼻出血、胃肠道出血、血尿、月经过多、视网膜出血也可发生,血小板数下降明显者有颅内出血风险。凝血功能多正常。

4.肾功能损害

88%的患者的肾功能损害表现为蛋白尿、镜下血尿和管型尿,肉眼血尿较少,由于肾小球毛细血管及小动脉增生性病变与微血栓所致,约有一半的患者出现肾功能不全,仅少数患者可发生肾皮质坏死导致的急性肾功能衰竭。

5.神经系统症状

神经系统症状见于92%的患者,其中一半在起病时即有神经症状,主要表现为头痛、眩晕、失语、惊厥、癫痫发作、精神错乱、共济失调、昏迷等,病变初期多为一过性,具有波动性、反复发作等特点。可能是由大脑皮质或脑干小血管病变所致。

其他较少见的症状包括急性心肌梗死、肺出血、急性呼吸窘迫综合征、呼吸衰竭,约20%的患者可出现腹部血管栓塞表现。

（三）诊　断

传统多数认为具有"三联症"即可诊断,即一般要求患者存在血小板减少和微血管性溶血性贫血的症状或实验室检查的主要依据之外,再加一项典型的临床表现即可做出诊断;如具备"五联征",则诊断更为可靠。TTP临床表现异质性强,多数患者为特发性,与抗vWF-CP的自身抗体有关。少数情况下一个家族内可先后出现多个TTP患者,往往表现为先天性缺乏vWF-CP。

TTP诊断标准如下：

1. 主要诊断依据

(1)血管性溶血性贫血：①贫血。多为正细胞正色素性中、重度贫血。②微血管病性溶血。a.黄疸，深色尿，尿胆红素阴性，偶有血红蛋白血症、血红蛋白尿症与含铁黄素尿症；b.外周血涂片中破碎红细胞＞2％，偶见有核红细胞和幼稚粒细胞；c.网织红细胞计数增高；d.骨髓红系高度增生，粒/红比例下降；高胆红素血症，以间接胆红素为主；e.血浆结合珠蛋白、血红素结合蛋白水平下降，LDH水平增高。

(2)血小板减少：①血小板计数明显降低，外周血涂片可见巨大血小板。②皮肤和(或)其他部位出血。③骨髓巨核细胞数正常或增多，可伴成熟障碍。④血小板寿命缩短。⑤凝血试验(APTT,PT与纤维蛋白原)及DIC检测大体正常。

(3)神经精神异常：头痛，性格改变，精神错乱，神智异常，语言、感觉与运动障碍，抽搐，木僵，阳性病理反射等。常有一过性、反复性、多样性与多变性特征。

以上3项同时存在，称为三联征。

(4)肾脏损害：蛋白尿，尿中出现红、白细胞与管型，血尿素氮、肌酐升高等。重者出现肾病综合征或肾功能衰竭。

(5)发热：多为低、中度发热。

以上5项同时存在称为五联征。

(6)血浆ADAMTS-13活性及抑制物检测：ADAMTS-13检测标本应在治疗前获取，采用残余胶原结合试验或FRET-VWF荧光底物试验方法。如ADAMTS-13活性＜5％且伴随相关临床表现，可确诊遗传性TTP；5％＜ADAMTS-13活性＜40％，不能排除TTP；ADAMTS-13活性多缺乏且抑制物阳性，有助于诊断获得性TTP；继发性TTP患者ADAMTS-13活性多无明显变化。

2. 辅助诊断依据

组织病理学检查可作为TTP诊断的辅助条件。牙龈、骨髓、淋巴结、肌肉及肾脏等均可取材。表现为小动脉与毛细血管中有均一性"透明"血小板血栓，PAS染色阳性，栓塞局部可有坏死，但无炎症细胞浸润和炎症反应。

(四)鉴别诊断

TTP的临床表现也可见于弥散性血管内凝血(Disseminated intravascular coagulation,DIC)、Evans综合征、先兆子痫、HELLP综合征、恶性高血压、系统性红斑狼疮(Systemic lupus erythematosus,SLE)、自身免疫性疾病等。除应与上述疾病鉴别外，应特别注意TTP和HUS各自的发病特点(表4-2)。

表 4-2　TTP 和 HUS 主要临床特征比较

项　目	TTP	HUS
起病年龄	发病高峰：20～30岁	通常小于3岁
性别	多见于女性	男女发病率相同
前驱症状	少见	常见感染，血性腹泻
流行性	无	有
病因	病因多不明	最常见于感染

续表

项 目	TTP	HUS
继发原因	妊娠、自身免性疾病(SLE、抗磷脂抗体综合征、硬皮病)、转移性肿瘤、药物(磺胺类、口服避孕药、奎宁、砷等)	儿童患者与出血性肠炎相关,家族性罕见成人患者;产后、药物(丝裂霉素、环孢素)
诊断	五联征	三联征
	血小板减少	血小板减少
	微血管病性溶血性贫血	微血管病性溶血性贫血
	急性肾功能衰竭少见	急性肾功能衰竭
	常累及中枢神经系统	较少累及中枢神经系统
	发热	较少发热
	ADAMTS-13 活性<5% 或 ADAMTS-13 抑制物阳性	ADAMTS-13 活性正常,ADAMTS-13 抑制物阴性
治疗	血浆置换	血浆置换
	糖皮质激素	血液净化
	利妥昔单抗	糖皮质激素、肾移植
	脾切除	Eculizumab
预后	90%的患者经血浆置换获得缓解,常复发,病死率 9%~15%	90%的患者完全恢复,罕见复发及死亡

1. DIC

DIC 患者存在严重出血、血小板减少、凝血因子减少和纤溶活性增高,但无严重的溶血性贫血和神经精神症状。

2. SLE

SLE 患者可有肾脏损害、精神症状、溶血性贫血和发热,但外周血涂片无红细胞碎片。

3. Evans 综合征

Evans 综合征患者存在自身免疫性溶血和免疫性血小板减少症,但血涂片无破碎红细胞和神经症状,抗人球蛋白试验常阳性。

4. HELLP 综合征

HELLP 综合征患者临床以溶血、肝酶升高或血小板计数减少为特点,但缺乏神经精神症状。ADAMTS-13 活性正常,ADAMTS-13 抗体阴性。

(五)治 疗

1. 一般治疗

维持电解质平衡,维持维生素及能量等足够供应,维持生命体征平稳等。

2. 血浆治疗

近些年来,特别是采用血浆置换疗法后,TTP 的死亡率从 1964 年前的 90%以上降至目前的 10%~20%。TTP 发病具有致命性,病情发展难以预测,一旦怀疑此病,应立即予以血浆置换治疗。血浆置换是治疗 TTP 最主要的治疗措施。血浆置换可以补充患者缺乏的或被抑制的 vWF-CP,同时清除抗该酶的自身抗体与促血小板凝集的巨大 vWF。很多学者认为,只要患者出现明显的血小板减少与微血管性溶血性贫血,不能用其他疾病解释时,就应警惕 TTP 或 TTP-HUS 的可能,并立即行血浆置换治疗。如患者未能立即行血浆置换,可先输注新鲜冰冻血浆(10~15mL/kg),但可造成该患者血容量过多,且疗效比血浆置换差(分别为 49% 与 79%),因此只能作为应急措施,不能代替血浆置换。

血浆置换量为 1.5 个血浆容量,1 次/d,3d 后血浆置换量改为 1 个血浆容量,1 次/d,直至完全缓解。完全缓解的主要指标是血小板计数正常(>150×10⁹/L)2d 以上。然后降低血浆置换频率或减少血浆置换量。通常在治疗 1 周内即有明显好转,然后逐渐缓解。缓解率在 1 周后为 50%,2 周后为 70%。各种临床症状的恢复速度不完全相同,精神与神智异常通常在血浆置换后好转,LDH 水平明显下降,但血小板和血红蛋白水平的上升较缓慢。在缓解数日后可逐渐将血浆置换频率减慢,直至完全停用。但如在减量或停用过程中病情复发,应重新治疗。反复血浆置换应留置中心静脉插管,可能造成局部血肿或血栓,且细菌和真菌感染的发生率高达 30%,严重者发生致命性感染,因此需引起警惕并加强护理。

3.糖皮质激素治疗

在血浆置换时加用糖皮质激素并未增加疗效。近年来发现,特发性 TTP 与抗 vWF-CP 自身抗体引起的免疫异常有关,因此在血浆置换后予静脉甲强龙(成人剂量:1g/d,连续 3d)或口服泼尼松[1mg/(kg·d)]治疗合理有效,缓解后渐减量至停药。

4.利妥昔单抗治疗

前瞻性研究显示利妥昔单抗治疗免疫性 TTP 安全、有效,特别是对于每日血浆置换和应用糖皮质激素无效的患者,给予 375mg/(m²·w) 连续 4 周,可有效降低抗 ADAMTS-13 抗体水平和增加 ADAMTS-13 活性,且复发率降低。血浆置换最好在应用利妥昔单抗 4h 后进行。目前尚无证据证明利妥昔单抗可增加 TTP 患者的感染率。对于出现神经或心脏症状的患者,可予利妥昔单抗联合血浆置换和糖皮质激素。脾脏切除对于 TTP 的疗效有限,且仅用于急性期的免疫性 TTP 的治疗。

5.抗血小板药物治疗

抗血小板药物(如阿司匹林与双嘧达莫)不增加血浆置换的效果,且在血小板计数明显减少时有可能增加出血的危险性,因此不主张在 TTP 发作过程中应用抗血小板药物,仅在血浆置换后血小板计数上升至 50×10⁹/L 后可考虑适当应用低分子肝素或口服低剂量阿司匹林(75mg/d)。

6.输血制品支持治疗

血小板输注可能加重微血管血栓性病变,导致临床症状恶化,应列为禁忌,仅在严重出血危及生命时可考虑输注血小板。如因溶血导致严重贫血出现心脏症状时,可输注浓缩红细胞或洗涤红细胞。在溶血过程中时,应注意补充叶酸。

7.难治复发 TTP 治疗

难治复发 TTP 患者的治疗仍是一个巨大的挑战。难治性 TTP 定义为在血浆置换过程中临床症状进展或血小板持续低下。可将血浆置换量增加至 2 个血浆容量并联合糖皮质激素治疗,也可选择利妥昔单抗治疗。急性 TTP 缓解 30d 后再次发作称为复发,其复发率高达 20%～50%。复发时间从 8 个月到 10 年不等,有的患者可多次复发。利妥昔单抗是不错的选择,环孢霉素是治疗急性和慢性复发的获得性 TTP 的二线药物。

（六）TTP 其他类型

1.妊娠相关 TTP

妊娠相关 TTP 占初诊 TTP 的 5%～25%,区别它与妊娠相关微血管病(如先兆子痫、HELLP 综合征和 HUS)十分困难(表 4-3),先兆子痫和 HELLP 综合征中 ADAMTS-13 的活性同样降低(12%～43%),但抗 ADAMTS-13 抗体阴性。妊娠期间 TTP 可致胎盘发生血栓,严重影响胎儿的生长发育,发生宫内死胎和先兆子痫,因此应密切监测胎儿的子宫动脉以评估病情,且再次妊娠可致 TTP 复发。

表 4-3　妊娠相关微血管病的典型特征

	微血管病性溶血性贫血	血小板减少	凝血障碍	高血压	腹部症状	肾脏损害	中枢神经症状
PET	+	+	±	+++	±	±	++
HELLP	+	++	±	+	+++	+	±
TTP	++	+++	－	±	+	++	+++
HUS	+	++	±	++	+	+++	±
AFLP	±	+	++++	+	+++	++	±
SLE	+	+	±	+	±	++	+
APLS	+	++	±	±	±	±	±

注:PET:先兆子痫;HELLP:溶血,肝酶升高和血小板计数降低;TTP:血栓性血小板减少性紫癜;HUS:溶血尿毒症综合征;AFLP:妊娠期急性脂肪肝;SLE:系统性红斑狼疮;APLS:抗磷脂抗体综合征。

有报道称在妊娠早期发生的 TTP,常规的血浆置换治疗可使妊娠继续至分娩,但因其危险性高,流产是治疗妊娠相关 TTP 的有效手段,尽管它并不能保证流产后可使 TTP 缓解。单纯血浆输注可能对患有遗传性 TTP 的母亲是有效的,但分娩时需要血浆置换以提高 ADAMTS-13 的水平。然而妊娠期间最佳的血浆置换频率至今未知。

2.移植相关微血管病

移植相关微血管病是指在骨髓造血干细胞移植后患者发生微血管病性溶血性贫血和血小板减少。它的发生可能与化疗、感染、免疫抑制剂的应用,如环孢霉素和移植物抗宿主病等对内皮细胞的毒性有关。患者不缺乏 ADAMTS-13,且较少出现神经症状。一旦怀疑患者有移植相关微血管病,应立即停用环孢霉素,改用其他免疫抑制剂,如他克莫司。没有证据显示血浆置换对移植相关微血管病有效。有研究显示去纤维蛋白多核苷酸对于移植相关微血管病有一定疗效。

3.肿瘤相关 TTP

各类肿瘤均可引发血栓性微血管病,特别是腺癌。该病患者 ADAMTS-13 活性并未明显减少。血浆置换对肿瘤相关 TTP 无效。加强对应肿瘤的治疗是该病治疗最有效的措施。

4.胰腺炎相关 TTP

急性胰腺炎可表现为微血管病性溶血性贫血。患者 ADAMTS-13 活性仅适度降低,且与 TTP 和胰腺炎的严重程度无关。对于此类患者,血浆置换和糖皮质激素治疗效果较佳。

5. HIV 相关 TTP

TTP 可能是 HIV 患者的初始症状，HIV 相关 TTP 患者常呈现 ADAMTS-13 的严重缺乏和抗 ADAMTS-13 自身抗体阳性，且 ADAMTS-13 活性＜5％的 HIV 患者往往具有较多的并发症和更少的 CD4$^+$ T 细胞计数，因此具有更高的死亡率。可选择血浆置换联合抗病毒治疗，且抗病毒药物应在血浆置换后立即服用；或应用利妥昔单抗或糖皮质激素治疗。

6. 药物相关 TTP

药物相关 TTP 不到 TTP 总数的 15％。奎宁、噻吩吡啶、辛伐他汀、甲氧苄啶、口服避孕药等药物均有诱发 TTP 的报道；吉西他滨、博来霉素和丝裂霉素可诱发 HUS。

三、展　望

目前 TTP 的治疗方案复杂，价格昂贵，且可引发一系列并发症甚至死亡。近年来，动物实验不仅进一步阐明了 TTP 的发病机制，也为防治 TTP 的新疗法提供了可能。

Schiviz 等建立 vWF 诱导的 TTP 小鼠模型，通过预防性给予人 ADAMTS-13 重组体用以对抗 vWF 重组体，3h 后，TTP 症状及严重性均有不同程度的降低，提示人 ADAMTS-13 重组体具有防治 TTP 的功能。

基因疗法是通过敲除 ADAMTS-13 基因建立 TTP 小鼠模型，通过基因工程方法修复基因敲除小鼠 ADAMTS-13 的表达。通过转基因编码 ADAMTS-13 使其获得性持续表达的方法有以下几种：①子宫内转移慢病毒 ADAMTS-13 基因；②慢病毒 ADAMTS-13 基因在体外转导至自体移植的造血干细胞；③通过腺病毒编码 ADAMTS-13 基因并实现转导。

【思考题】

HUS 和 TTP 的鉴别要点是什么？

【参考文献】

[1]Fakhouri F，Frémeaux-Bacchi V，Loirat C. Atypical hemolytic uremic syndrome：From the rediscovery of complement to targeted therapy. Eur J Intern Med，2013，24（6）：492-495.

[2]Kaplan BS，Ruebner RL，Spinale JM，et al. Current treatment of atypical hemolytic uremic syndrome. Intractable Rare Dis Res，2014，3（2）：34-45.

[3]Kappler S，Ronan-Bentle S，Graham A. Thrombotic microangiopathies（TTP，HUS，HELLP）. Emerg Med Clin North Am，2014，32（3）：649-671.

[4]Scully M，Hunt BJ，Benjamin S，et al. Guidelines on the diagnosis and management of thrombotic thrombocytopenic purpura and other thromboticmicroangiopathies. Br J Haematol，2012，158（3）：323-335.

[5]Westra D，Wetzels JF，Volokhina EB，et al. A new era in the diagnosis and treatment of atypical haemolytic uraemic syndrome. Neth J Med，2012，70（3）：121-129.

[6]中华医学会血液学分会血栓与止血学组. 血栓性血小板减少性紫癜诊断与治疗中国专家共识(2012 年版). 中华血液学杂志，2012，33(11)：983-984.

（周郁鸿，刘文宾）

第二节　骨髓增生异常综合征的诊治进展

摘　要：骨髓增生异常综合征（MDS）是一组起源于造血干细胞的恶性克隆性疾病，目前仍为不可治愈的恶性克隆性血液病。WHO最近修改的MDS诊断分类，在预后判断、治疗反应和白血病转化方面，比FAB分类有更好的相关性。维也纳会议提出了MDS诊断标准的新建议。新的去甲基化药物和治疗手段对于延长MDS患者的生存时间和改善患者生活质量有很重要的意义。

关键词：骨髓增生异常综合征；诊断标准；预后；治疗

Abstract：myelodysplastic syndrome（MDS）is a set of origin in malignant hematopoietic stem cell cloning of disease，and is still incurable malignant blood disease. The WHO classification of MDS continuously modified has better correlation than the FAB classification in prognosis，response to treatment and the transformation of leukemia. Vienna meeting put forward new suggestions about the diagnostic criteria of MDS. New demethylation drugs and treatments can prolong the survival time of patients with MDS and have very important significance to improve their quality of life.

Keywords：Myelodysplastic syndrome；Diagnostic criteria；Prognosis；Treatment

一、定　义

骨髓增生异常综合征（Myelodysplastic syndrome，MDS）是一组克隆性造血干细胞疾病，代表了一组异质性的髓系克隆性疾病——髓系细胞分化及病态造血，表现为无效造血、难治性血细胞减少、造血功能衰竭，具有向急性髓系白血病（Acute myeloid leukemia，AML）转化的高风险。

二、发病情况

MDS多见于老年，男性多于女性，随着年龄增长，发病率增加。2001—2004年美国的流行病学调查结果显示：MDS发病率约为3.3/10万；2010年Sekeres等调查结果显示：英格兰＋威尔士＋瑞典MDS发病率为3.6/10万，德国为4.1/10万，法国为3.2/10万，而日本发病率仅1.0/10万。

三、临床表现

（一）症　状

MDS临床表现无特殊性，最常见的为缓慢进行性贫血症状，包括面色苍白、乏力、活动后心悸、气短，老年人贫血常使原有的慢性心肺疾病加重。严重的粒细胞缺乏可降低患者的抵抗力，表现为反复发生的感染及发热。严重的血小板降低可致皮肤淤斑、鼻出血、牙龈出血及内脏出血。少数患者可有关节肿痛、发热、皮肤血管炎等症状，多伴有自身抗体,类似风湿病。

（二）体 征

MDS患者体征不典型,常表现为贫血所致的面色苍白,血小板减少所致的皮肤瘀点、瘀斑。肝脾肿大者占10％左右。极少数患者可有淋巴结肿大和皮肤浸润,多为慢性粒-单核细胞白血病(Chronic myelomonocytic leukaemia,CMML)型患者。

（三）实验室检查

1. 血象的改变

典型表现是2系或3系血细胞联合减少,也可以是单一的血细胞减少或单纯的血小板减少。约90％的MDS患者有贫血症状,50％呈全血细胞减少,20％显示贫血加血小板减少,5％表现为贫血加白细胞减少。

2. 细胞形态改变

（1）红细胞:血涂片红细胞形态异常,表现为大红细胞与椭圆形红细胞增多,大小不均/异形红细胞明显,约2/3的血涂片内可见核红细胞,并伴有巨幼样改变,可见嗜点彩和豪周氏小体。

（2）白细胞:偶见少量幼稚粒细胞,中性粒细胞胞质稀少或缺如,核分叶过多或减少及假性Pelger-Huet畸形(中性粒细胞染色质致密,单叶或两叶核,典型形态呈夹鼻眼镜形)。

（3）血小板:可见巨大或畸形血小板,偶见小巨核细胞。

3. 骨髓象改变

（1）病态红细胞生成

1）红细胞量的异常:MDS骨髓涂片中红细胞量的异常非常常见,铁染色常见铁粒幼细胞增多,甚至出现环形铁粒幼细胞。

2）红细胞质的异常:①幼红细胞的类巨幼变为MDS红系形态异常中最常见的表现,以晚幼红细胞最为常见[以难治性贫血(Refractory anemia, RA)/环形铁粒幼细胞性难治性贫血(RA with ringed sideroblasts, RAS)多见],形态特征为胞体增大,胞核常不增大或核固缩,胞质丰富,血红蛋白含量高;②幼红细胞碎裂也为MDS常见的形态异常,幼红细胞核碎裂多见于晚幼红细胞,且多与类巨幼变同时存在,是MDS无效造血常见的形态学表现(以RA多见);③Howell-Jolly小体幼红细胞及成熟红细胞均可出现,是幼红细胞过快造血的异常表现;④幼红细胞空泡形成可能与接触有毒物质或细胞代谢异常有关;⑤幼红细胞病态改变,如有巨大的多核,尤其是奇数核,胞核的大小不一,胞核长芽或单个核染色质粗糙且胞核异形显著(核有凹陷或突起);⑥幼红细胞的其他异常,如呈花瓣样、溶解状、核质发育不同步、胞质嗜碱性着色不均匀,出现点彩颗粒、幼红细胞核桥联和哑铃样核。

（2）病态粒细胞生成

1）粒细胞量的异常:粒系数量以减少为主,增多者可见以下情况。①原始粒细胞增多或可见簇状原始粒细胞;②幼粒细胞增多以中幼粒细胞增多为主且伴有早幼粒细胞和晚幼粒细胞增多,同时伴有核质发育不同步的改变;③粒细胞减少以早、中期细胞减少为主

（以 RA/RAS 常见）。

2）粒细胞质的异常：①中性粒细胞分叶过多或过少在 MDS 粒细胞形态学异常中最为常见；②粒细胞空泡形成可出现于各期粒细胞，有时在 1 个细胞中可出现多个空泡；③粒系细胞颗粒减少或无颗粒，胞质内缺乏特异性着色的颗粒而呈现清淡的浅灰色；④双核幼粒细胞可见于早幼粒至杆状核各阶段，多见于幼粒细胞增多的 MDS 患者；⑤幼粒细胞核质发育不同步，胞质明显发育不平衡，中幼粒明显，胞质充满粉红色中性颗粒，而胞核较幼稚，染色质疏松，有时还可见核仁；⑥可见环状核和（类）巨幼变粒细胞。

（3）病态巨核细胞生成

1）巨核细胞量的异常：MDS 时骨髓巨核细胞以减少为主。

2）巨核细胞质的异常：①淋巴样小巨核细胞大小类似淋巴细胞，细胞边缘不整，细胞质少，呈云雾状；②单圆核小巨核细胞多为一个核，胞质量少，颗粒也少；③多圆核巨核细胞为 2 个以上的小圆核，胞质丰富，为 MDS 病态巨核细胞的主要类型；④大单圆核巨核细胞的细胞核呈圆形或椭圆形，胞质中充满尘土样颗粒；⑤多分叶巨核细胞以分叶过多为主，染色质呈疏松网状。

值得注意的是：红系巨幼变诊断 MDS 意义最小，微巨核细胞为最可靠的发育异常标志。

（四）骨髓病理活检

关于 MDS 的诊断，WHO 建议对患者骨穿时进行骨髓活检，关注点在于前体细胞异常定位（Abnormal localization of immature precursor，ALIP）现象的存在与否。维也纳会议提出诊断 MDS 时病理活检是必需的，其中有关检查项目及意义有了极大的增加和提高，这弥补了骨髓涂片检查的不足。对所有病理活检被怀疑为 MDS 的患者，均应进行免疫组化标志检测，至少要包括：CD34（造血祖细胞），巨核细胞标志（CD31、CD42 或 CD61）和类胰蛋白酶（肥大细胞相关抗原）。诊断有困难或鉴别诊断需要时，还可以增加其他组化抗体。

（五）细胞遗传学分析

细胞遗传学分析（即核型分析）是 MDS 诊断最核心的技术之一，40%～60% 的 MDS 患者具有非随机的染色体异常，对所有被疑诊为 MDS 的患者均应进行染色体核型检测，通常需检测 20～25 个骨髓细胞的中期分裂象，5q-/-5、7q-/-7、+8、20q-和-Y 为 MDS 患者最常见细胞遗传学异常。2013 年欧洲推荐了 AML 的诊断标准，原始细胞比例＞20%，但如果 t（8；21）、t（15；17）或 inv（16）阳性，不论原始细胞比例多少，均可以诊断 AML；如缺乏形态学改变，则检出-Y、+8、del（20q）不足以诊断 MDS；如患者有难治性血细胞减少，但缺乏形态学的病态造血，则检出其他 MDS 相关的染色体异常，提示患者为 MDS。荧光原位杂交（Fluorescence in situ hybridization，FISH）检测是常规核型分析的有益补充，对于分裂象数量少或缺如、质量差或核型复杂的 MDS 患者可提高细胞遗传学的异常检出率，FISH 检测对于核型分析成功的患者价值相对有限。

（六）流式细胞技术在 MDS 中应用

当原始细胞增加和发育异常（病态造血）显著时，MDS 容易诊断；但当患者这些特征不显著,又缺乏细胞遗传学异常等克隆性异常证据时,MDS 很难诊断。近来许多数据表明,流式细胞技术有助于 MDS 的诊断和预后判断。流式细胞技术在骨髓涂片质量不好,或单核细胞很多时,对血细胞计数、CMML 与 AML 的鉴别尤其有帮助。虽然 MDS 在流式细胞参数改变上没有特异性的异常标志或异常标志组合,但在鉴别正常或反常骨髓改变与克隆性髓系肿瘤中很有作用,如意义未明的全血细胞减少症(Idiopathic cytopenia of uncertain significance,ICUS)与低危 MDS-RA。最终 MDS 诊断还是要基于其他临床及实验室指标来确定。流式细胞表型改变在判断 MDS 的预后上也有一定作用。van de Loosdrecht 等对低危和中危 MDS 研究发现流式细胞表型异常与输血依赖及疾病进展等相关。更大系列和多中心的研究将能提高流式细胞技术在 MDS 诊断和预后判断中的作用和地位。

（七）基因图谱和点突变检测

在 MDS 中,基于 CD34$^+$ 细胞或 CD133$^+$ 细胞的基因表达谱(Gene expression profiling,GEP)的检测,能发现特异的,有预后意义的,并与 FAB、WHO 或 IPSS 亚型存在一定相关性的基因标记。但是在高危 MDS 与继发性 AML,低危 MDS 与正常人之间,这些 GEP 异常存在重叠。对于一些患者(如输血依赖性大细胞性贫血患者),如 GEP 显示呈单克隆性,且伴其他辅助指标阳性,则提示患者为高度疑似 MDS。有些 GEP 结果与治疗反应亦具有提示作用。总之,GEP 是一个新的检测指标,对 MDS 的诊断和预后判断作用值得深入探讨。对于怀疑有肥大细胞增多症或伴有血小板增多症者,检测出 *KIT* 基因 D816V 突变或 *Jak-2* 基因 V617F 突变有助于鉴别诊断。

四、MDS 的诊断

（一）MDS 诊断的历史

MDS 表现为血细胞减少,可见异常造血,是一种介于再生障碍性贫血和白血病之间的疾病。人们对这一疾病的认识经过了一百多年的时间。

1900 年,von Leube 记载了 AML 发病前患者可有一个难治性血细胞减少期。1938 年,Rhoads 和 Barker 推荐应用"难治性贫血"来描述一组病因不明且抗贫血治疗无效的综合征患者。1973 年,Saarni 和 Linman 用"白血病前期综合征"描述一组 AML 且均有血液学异常期的病例,患者的症状与体征无特异性,表现为外周血细胞减少,骨髓增生异常活跃,红系、粒系细胞成熟障碍且伴有许多不典型巨核细胞特征。1976 年法国、美国、英国(French America British,FAB)血液学专家协作组推荐使用"骨髓发育异常或骨髓增生异常综合征"这一术语。与 AML 相比,MDS 无即刻施行化疗的指征,患者表现骨髓增生明显活跃,可分为难治性贫血伴原始细胞增多(RA with excess blasts,RAEB)和 CMML。1982 年,FAB 血液学专家协作组主要根据 MDS 患者外周血、骨髓中的原始细胞比例、形态学改变、原始细胞中 Auer 小体及单核细胞数量,将 MDS 分为 5 型:难治性贫血(RA)、环形铁粒幼细胞性难治性贫血(RAS)、难治性贫血伴原始细胞增多(RAEB)、难治性贫血伴原始细胞增多转变型(RAEB in transformation,RAEB-t)、慢性粒-单核细胞性白血病(CMML)。FAB 分型使国际上第一次有了统一的 MDS 分型标准,不同预后组别的生存曲线可以明显分开。但 FAB 标准也有不足之处,比如骨髓原始细胞比例达 11％～19％的患者,其疾病进展就快于骨髓原始细胞比例 5％～9％者,骨髓原始细胞比例达 20％～30％者的临床结果更类似于 AML。发育异常(病态造血)程度不一,预后也有差别,比如单系异常预后优于多系异常者,这在 FAB 分型中均未涉及。而 CMML 的名称中有白血病,生物学行为也有其特殊性,许多学者认为将 CMML 置于白血病前期或增生异常这样的名称下并不妥当。因此,FAB 标准使用了 20 年左右后,1997 年 WHO 开始修订 FAB 的分型方案,并于 2001 年发表。WHO 提出仅一系发育异常的形态学改变也可考虑 MDS 可能。WHO 系统认为造血系统肿瘤分类不仅依靠形态学,还要结合临床、细胞遗传学、免疫表型和生物学指标来确定疾病本质,认为骨髓原始细胞达 20％即为急性白血病,将 RAEB-t 归为急性髓系白血病(AML),并将 CMML 归为 MDS/MPD(骨髓增殖性疾病),保留了 FAB 的 RA、RAS、RAEB,并且将 RA 或 RAS 中伴有 2 系或 3 系增生异常者单独列为难治性细胞减少伴多系异常(Refractory cytopenia with multilineage dysplasia,RCMD),将仅有 5 号染色体长臂缺失的 RA 独列为 5q-综合征,还新增加了 MDS 未能分类(u-MDS)。

　　WHO 的分类也确实在预后、治疗反应和白血病转化方面比 FAB 分类有更好的相关性,比如:RA 患者的中位生存期显著较 RCMD 长,RAS 患者的中位生存期显著较 RCMD-RS 长。患者生存时间:RA＞RCMD＞RAEB。患者复杂染色体核型比例:RA＜RCMD＜RAEB。患者白血病转化可能:RA＜RCMD＜RAEB(表 4-4)。

表 4-4　MDS 的 FAB、WHO 分类

FAB 分类	外周血	骨髓	WHO 分类
RA	原始细胞比例＜1％	原始细胞比例＜5％	RA(仅红系病态造血) RCMD 5q-综合征
RAS	原始细胞比例＜1％	原始细胞比例＜5％,环形铁幼粒细胞＞全髓有核细胞 15％	RAS(仅红系病态造血) RCMD-RS
RAEB	原始细胞比例＜5％	原始细胞比例为 5％～20％	RAEB-Ⅰ(骨髓原始细胞比例为 5％～9％) RAEB-Ⅱ(骨髓原始细胞比例为 10％～19％)
RAEB-t	原始细胞比例≥5％	原始细胞比例＞20％而＜30％;或幼粒细胞出现 Auer 小体	AML(骨髓原始细胞比例≥20％)
CMML	原始细胞比例＜5％,单核细胞绝对值＞1×10⁹/L	原始细胞比例为 5％～20％	MDS/MPD
			u-MDSD

(二)维也纳诊断标准

2007 年美国国家综合癌症网络(National Comprehensive Cancer Network，NCCN)、MDS 国际工作组(International Working Group，IWG)、欧洲白血病网(European Leukemia Network，ELN)等代表专家在维也纳提出了 MDS 诊断标准的新建议。MDS 最低诊断标准(维也纳,2007 年)包括如下几条。

A.前提标准(必要条件)：①外周血一系或多系血细胞减少($Hb<11g/L$，$ANC<1.5\times10^9/L$，$PLT<10\times10^9/L$)且持续时间不少于 6 个月；②排除其他造血系统或非造血系统疾病相关的血细胞减少。

B.确定标准：①骨髓病态造血细胞比例$>10\%$或环铁幼粒细胞比例$>15\%$；②骨髓原始细胞比例为 $5\%\sim19\%$；③有典型染色体核型异常(染色体显带或 FISH)(-7/7q-，-5/5q-等)。

C.辅助标准：①骨髓流式检测到异常表型克隆细胞群；②基因芯片、突变等技术监测到克隆性细胞群；③集落培养出显著的持续的集落减少,集簇增多。

确诊：满足 2 个 A 标准和 1 个 B 标准。

高度可疑：符合所有 A 标准和至少 1 项 C 标准。

高度可疑：仅有典型核型异常。

C 标准不做常规诊断用。

当患者未达到确定标准,如不典型的染色体核型异常、发育异常(形态学病态造血)$<10\%$、原始细胞比例$<4\%$等,而临床表现高度疑似 MDS(如输血依赖的大细胞性贫血)时,应进行 MDS 辅助诊断标准的检测。符合者基本伴有骨髓功能衰竭的克隆性髓系肿瘤,对此类患者应诊断为高度疑似 MDS,建议随访至达到确定标准再诊断,显示出了少有的严谨性。所以,采用维也纳标准中的辅助标准虽然会增加疑似 MDS 病例,但确诊 MDS 的门槛是严格把握的。若辅助检测未能够进行或结果呈阴性,则应对患者进行随访,定期检查以明确诊断。

五、MDS 与相关疾病的鉴别

(一)再生障碍性贫血

低增生性 MDS 易与再生障碍性贫血(Aplastic anemia，AA)混淆,做基因、染色体、干细胞培养可鉴别。典型 AA 的骨髓(Bone marrow，BM)涂片显示增生减少或极度减少,造血细胞减少,非造血细胞及网状纤维团易见。对于 AA 患者,穿刺到 BM 代偿增生灶,可显示 BM 增生活跃,粒系、红系可见,红系甚至可有巨幼变、双核等,巨核系减少或缺如。对于没有粒系和巨核系形态异常,髂骨病态造血不明显但高度怀疑 MDS 的患者,胸骨穿刺时发现粒系和巨核系病态造血,则支持低增生 MDS,骨髓活检显示 ALIP、原始细胞簇、骨髓纤维化、网硬蛋白(++),可除外 AA。

(二)巨幼细胞贫血

MDS 与巨幼细胞贫血均慢性发病,患者以老年人居多,多系细胞减少,平均红细胞体积(Mean corpuscular volume，MCV)增大。患者表现为 MDS 病态造血明显、巨幼细胞贫血、有营养不良病史、明显体征、神经症状、中性粒细胞分叶过多、叶酸和(或)维生素 B_{12} 缺乏,对症治疗有效,24h"核老浆幼"明显消失。

(三)意义未明的全血细胞减少症

2005 年日本长崎第八届 MDS 研讨会上,由学者 Mufti 提出,持续(>6 月)一系或多系血细胞减少($Hb<110g/L$,$ANC<1.5\times10^9/L$,$BPC<100\times10^9/L$);无 MDS 确认特征(无细胞发育异常,无形态学异常,无克隆性细胞遗传学和 ras 基因突变、JAK2 基因突变等分子学异常),排除其他已知导致血细胞减少的原因的一个综合征,定义为意义未明的全血细胞减少症(ICUS)

(四)MDS 中骨髓纤维化

10%～15%MDS 患者伴有骨髓纤维化(myelofibrosis,MF),由于 MF 使 BM 穿刺困难,常被外周血稀释,以致被诊为低增生 MDS。对于此类患者,应同时行 BM 涂片和活检检查,如≥2 系发育异常,网硬蛋白粗且弥漫,伴或不伴胶原化,原始细胞比例<20%,可诊为 MDS-MF 或 RAEB 伴纤维化(RAEB-fibrosis,RAEB-F)。有 MF 的 MDS 患者,基于 WHO 分类的预后评分系统(WHO classification-based prognostic scoring system,WPSS)危度分级升至 1 级。

(五)大颗粒淋巴细胞白血病

大颗粒淋巴细胞白血病(Large granular lymphocyte leukemia,LGLL)是一种累及骨髓、脾、肝等组织的克隆性疾病,有 T 细胞 LGLL、慢性 NK 细胞淋巴增殖性疾病和侵袭性 NK 细胞白血病三种亚型。在北美,该病发病率占慢性淋巴增殖性疾病的 2%～5%;在亚洲,占 5%～6%。该病患者中位年龄为 60 岁(12～87 岁),小于 50 岁的患者占 20%～25%,男女发病率无差异。15%～56%的患者有粒细胞减少引起的反复感染,5%的贫血患者为纯红细胞 AA,25%～50%的患者脾肿大,肝脏与淋巴结肿大少见,11%～36%的患者有自身免疫性疾病、类风湿关节炎,多先于 LGLL 诊断。

(六)MDS 和免疫性血小板减少症

有报道称,临床上最初诊断为免疫性血小板减少症(Immune thrombocytopenia,ITP)的患者若干年后可发展为典型 MDS。以单纯血小板减少为主要表现的 MDS 患者占 0.6%～4%。患者表现为长期单纯血小板减少,但临床上难以治愈。从血小板减少到出现典型 MDS 表现时间平均 4～5 年,有的患者在超过 10 年疾病进展过程中出现典型MDS 表现,三系减少、病态造血、染色体改变等,甚至转白血病。

六、预后分组

(一)国际预后评分系统

国际预后评分系统(International prognostic scoring system,IPSS)基于 FAB 分型,可评估患者的自然病程。危险度的分级根据以下 3 个因素确定:原始细胞百分比、血细胞减少的系别数和骨髓的细胞遗传学特征。分组如下:低危(Low)0 分;中危-1(Int-1)0.5～1.0 分;中危-2(Int-2)1.5～2.0 分;高危(High)≥2.5 分(表 4-5)。

表 4-5 骨髓增生异常综合征的国际预后评分系统（IPSS）

预后变量	标　准	积　分
骨髓原始细胞	<5%	0
	5%～10%	0.5
	11%～20%	1.5
	21%～30%	2.0
染色体核型	好[正常,-Y,del(5q),del(20q)]	0
	中度（其余异常）	0.5
	差[复杂（3个异常）或7号染色体异常]	1.0
血细胞减少	无或一系减少	0
	两系或三系减少	0.5

IPSS 评分系统将 MDS 患者分成低危组（低和中危-1）和高危组（中危-2 和高危）两亚组。其优点是以一组之前尚未接受过治疗的患者来计算评分，能评估本病的自然病程。不足之处是它以 FAB 诊断分型为基础，通过对新发原发性 MDS 患者初期表现总结而来，无法在疾病后期发展过程中各时间点应用。

（二）基于 WHO 分类的预后评分系统

红细胞输注依赖及铁超负荷不仅导致器官损害，也可直接损害造血系统功能，从而可能影响 MDS 患者的自然病程，因此 2005 年 WHO 基于分型标准提出了基于 WHO 分类的预后评分系统（WPSS），包括 WHO 分型、IPSS 细胞遗传学分组以及红细胞输注依赖。分组如下：极低危组（0 分）、低危组（1 分）、中危组（2 分）、高危组（3～4 分）、极高危组（5～6 分）。WPSS 作为一个时间连续性的评价系统，可在患者生命中的任何阶段对预后进行评估。因输血的标准不易统一，且发现血红蛋白水平（男性 $Hb<90g/L$，女性 $Hb<80g/L$）对预后有显著影响，2011 年 WPSS 有了新的修订（表 4-6），其亚组评分不变。

表 4-6 基于 WHO 分类的预后评分系统（WPSS,2011 年）

预后变量	标　准	积　分
WHO 分型	RCUD、RARS、MDS 伴单纯 5q-RCMD	0
	RAEB-1	1.0
	RAEB-2	2.0
		3.0
染色体核型	好[正常,-Y,del(5q),del(20q)]	0
	中度（其实正常）	1.0
	差[复杂（≥3个异常）或7号染色体异常]	2.0
贫血 男性 $Hb<90g/L$, 女性 $Hb<80g/L$	无	0
	有	1.0

2012 年，IPSS-R 被提出。IPSS-R 分类更细：核型更详细，一些相对少见的核型被纳入积分系统，-7 和 7q-被列为不同的预后组，强调了 2 种或复杂异常重要性。

七、治　疗

对于 MDS 治疗,主要需解决两大问题:骨髓衰竭及并发症、AML 转化。MDS 患者的自然病程和预后的差异很大,治疗宜个体化。根据 MDS 患者的预后评分,同时结合患者的年龄、体能状况、依从性等进行综合评定,选择治疗方案。对于低危组 MDS 患者,治疗措施包括成分血输注、造血因子治疗、免疫调节剂、表观遗传学药物治疗等。对于低危组患者,一般不推荐化疗及造血干细胞移植,但年轻低危组患者能耐受高强度治疗,有望产生更好的效果,风险高和无进展生存及总生存率高。高危组 MDS 患者预后较差,易转化为 AML,需要高强度治疗,包括化疗和造血干细胞移植。高强度治疗有较高的治疗相关并发症和病死率,不适合所有患者。

(一)较低危 MDS 的治疗

较低危 MDS 是指 IPSS 积分≤1.0 的低危/中危-1,以及基于 WHO 的 WPSS 积分≤2.0 的极低危组、低危组和中危组 MDS 患者。

1. 治疗原则

(1)外周血能够维持 Hb 70~80g/L 或以上,PLT$(20~30)×10^9$/L 或以上,中性粒细胞 $1.0×10^9$/L 左右,不需临床积极治疗,只要定期观察和中药调理即可。

(2)外周血细胞低于上述水平,需要血制品输注,有粒细胞减少所致的发热、感染时才需正规治疗。

2. 支持治疗

支持治疗主要包括成分输血和抗感染。

(1)血小板输注:建议存在血小板消耗危险因素者,如感染、出血、使用抗生素或抗人胸腺细胞球蛋白(Anti-human thymocyte globulin,ATG)等,输注点为 PLT$<20×10^9$/L,而病情稳定者输注点为 PLT$<10×10^9$/L。

(2)中性粒细胞缺乏患者,可给予 G-CSF 或 GM-CSF,以使中性粒细胞$>1.0×10^9$/L。不推荐对 MDS 患者常规使用抗生素预防感染治疗。

(3)促红细胞生成治疗:促红细胞生成素(Erythropoietin,EPO)是低危 MDS、输血依赖者主要的初始治疗药物,10000U/d×3 个月,也可与 G-CSF 联用。即使血液 EPO 水平增高仍可试用 EPO。加用 G-CSF 可以增加红系反应。

3. 免疫调节治疗

常用的免疫调节药物包括沙利度胺(thalidomide)和来那度胺(lenalidomide)等。

(1)沙利度胺治疗对患者的血液学改善以红系为主,疗效持久,但中性粒细胞和血小板改善罕见。剂量与反应率间的关系尚未得到证实。长期应用患者耐受性差。

(2)来那度胺对染色体 5q-异常者效果很好,但是标准剂量使用时骨髓抑制比例较高,因此不能用于中性粒细胞和血小板减少患者。对于复杂染色体异常和伴 $p53$ 基因突变者,使用来那度胺会导致疾病进展。

(3)作用机制:免疫调节(增强细胞毒性 T 细胞的免疫监视功能)和减少肿瘤组织血管生成,主要适用以贫血为主要表现,特别是合并 5q-的患者。

(4)用法与主要不良反应:来那度胺 10mg,1 次/d,口服,用 3 周停 1 周,或 5mg,1 次/d,连续口服。主要不良反应:骨髓抑制和深部静脉血栓形成。沙利度胺 100～200mg,每晚 1 次。主要不良反应:嗜睡、便秘和深部静脉血栓形成。

4.免疫抑制治疗

(1)原理:在多数中低危患者中可检测到 TCL 和 Th1 细胞极化,以及单或寡克隆的 T 细胞 Vβ 受体,提示存在针对 MDS 克隆的 T 细胞免疫反应。若反应强度过烈,T 细胞介导的过度凋亡会累及残存的造血细胞,导致骨髓衰竭,因此应适度控制过强的 T 细胞免疫。

(2)适用对象:骨髓活检增生度<30％,HLA-DR15 等位基因阳性,T 细胞免疫功能亢进。

(3)禁忌证:骨髓原始细胞≥5％;IPSS 差的核型异常,合并非血液系统肿瘤。

(4)治疗方法:CsA 3～5mg/(kg·d),骨髓抑制严重者可合用 ATG/ALG。

5.表观遗传学修饰治疗(去甲基化治疗)

(1)原理:低剂量去甲基化药物使已经沉默的表观抑癌基因重新表达,诱导恶性克隆进一步分化和凋亡,并抑制增殖;亦可通过诱导恶性克隆细胞对多种免疫相关分子的表达,增加肿瘤细胞的免疫源性,诱导体内免疫细胞对肿瘤的杀伤。高剂量去甲基化药物有细胞毒作用,抑癌基因甲基化频发于 MDS 患者。

(2)适应证:低危并发严重血细胞减少和(或)输血依赖患者。

(3)禁忌证:骨髓增生极度低下的 MDS 患者。

(4)治疗方法:5-阿扎胞苷(Azacitidine,AZA)和地西他滨(Decitabine,DAC)在 MDS 治疗中的具体剂量方案仍在优化中。DAC 推荐方案:20mg/(m^2·d),静脉输注,共 3～5d,4 周为 1 个疗程。总反应率可达到 25％左右。AZA 推荐方案:75mg/(m^2·d),静脉输注,共 7d,4 周为 1 个疗程。疗程增加可提高 AZA 或地西他滨治疗的有效率。

应用注意事项:①骨髓抑制不可轻视;②首次获得治疗反应的时间多在前 2 个疗程,开始显效中位时间为 2 个月左右;③根据治疗反应决定治疗时间,部分患者需要延期用药;④去甲基化治疗疗程长,总体反应比率并不高。

6.异基因造血干细胞移植

早期无条件对低危患者选择移植缺乏循证医学依据。但是对那些经过各种治疗仍不能脱离血液制品输注依赖,可能因骨髓衰竭而死亡的患者,应该果断选择异基因造血干细胞移植。这一类型的 MDS 预处理方案应该更接近 AA,而不是急性白血病。低危患者移植失败的原因主要是移植相关合并症,外周干细胞移植疗效优于骨髓移植。

(二)中高危 MDS 的治疗

中高危 MDS 是指按 IPSS 积分≥1.5 的中危-2/高危,以及基于 WHO 的 WPSS 积分≥3.0 的高危和极高危 MDS 患者。

1.支持治疗

(1)输血。

(2)祛铁治疗:反复输血可导致铁负荷过重,引起肝、心等功能障碍。接受输血治疗,特别是红细胞输注依赖的 MDS 患者的铁超负荷若未治疗或治疗不当,可导致总生存期缩短。

血清铁蛋白(Serum ferritin,SF)测定能间接反映机体铁负荷,但 SF 水平波动较大,易受感染、炎症、肿瘤、肝病及酗酒等影响。祛铁治疗可以降低 SF 水平及肝脏和心脏中铁含量,疗效与药物使用时间、剂量、患者耐受性及同时的输血量有关。SF 降至 $500\mu g/L$ 以下且患者不再需要输血时可终止祛铁治疗,若祛铁治疗不再是患者的最大收益点也可终止祛铁治疗。常用药物有去铁胺、去铁酮、地拉罗司。

(3)抗生素治疗:预防性应用抗生素不作为常规,但预防性应用抗真菌药物在类急性髓系白血病诱导治疗中起到一定作用。对于中性粒细胞缺乏且合并严重感染的中高危 MDS 患者,在应用强有力抗生素的同时可输注粒细胞。

(4)造血生长因子:应用 EPO 联合 G-CSF 治疗 MDS 可使患者减少或脱离输血,且不增加进展为 AML 的风险。

2. 清除 MDS 恶性克隆

(1)去甲基化治疗:可用的药物有 5-阿扎胞苷(AZA)和地西他滨(DAC)。

AZA:MDS 中高危患者应用 $75mg/m^2$,皮下注射或静脉输注,共 7d,28d 为 1 个疗程,为目前推荐方案。AZA 可明显改善患者的生活质量,减少输血需求,明显延迟高危 MDS 患者向 AML 转化或死亡的时间。

DAC:$20mg/(m^2 \cdot d)\times 5d$,每 4 周为 1 个疗程;根据患者情况调整用量。

目前尚无 AZA 和 DAC 能够治愈 MDS 的报道,因其对 MDS 克隆的累积效应,维持治疗相对必要。

(2)化疗:高危组尤其是原始细胞增高亚型的 MDS 患者预后相对较差,开始宜行类同于 AML 的治疗,完全缓解率为 40%~60%,但是缓解时间短暂,高龄患者常难以耐受。<65 岁、核型正常者化疗后 5 年总生存率约 27%。

预激方案为小剂量阿糖胞苷(Ara-C,$10mg/m^2$,每 12 小时 1 次,共 14d)基础上加用 G-CSF,并联合阿克拉霉素(Aclacinomycin,ACR)或高三尖杉酯碱(Homoharringtonine,HHT)或去甲氧柔红霉素(Idarubicin,IDA)。国内多使用预激方案,由于 MDS 多见于老年人群,人群机体状况较差或常伴有慢性肺病、心血管病及糖尿病等不适于强化疗疾病,因此小剂量化疗为这些患者延长生存期、改善生活质量提供了一种治疗选择。年龄对于疗效无显著影响,但年龄>60 岁的患者对化疗耐受较差。

(3)造血干细胞移植(Hematopoietic stem cell transplantation,HSCT):MDS 患者接受异体移植,长期无病生存率只有 30%~40%,而移植相关死亡率与之相同或甚至更高,幸存者仍然长期面临着慢性移植物抗宿主病或其他严重不良反应的风险。HSCT 前处于完全缓解(Complete remission,CR)的患者可通过 HSCT 改善无病生存率和降低复发率,而未获得 CR 的 MDS 患者,HSCT 作为抢救性治疗。疾病复发或非复发死亡仍然是这些未 CR 患者治疗失败的主要原因,有研究提示 HSCT 前应用 AZA 能降低一年内复发率且不影响移植疗效。高危患者移植失败的主要原因是复发。

八、展　望

尽管已有治疗 MDS 新的药物和方法手段,但目前尚无药物可治愈该病,随着疾病分子机制研究的深入,相信有更多更好的靶点治疗药物问世,以治愈 MDS。

【思考题】

骨髓增生异常综合征的 WHO 分类与以前的 FAB 分类有什么不同？

【参考文献】

[1]Lamarque M，Raynaud S，Itzykson R，et al. The revised IPSS is a powerful tool to evaluate the outcome of MDS patients treated with azacitidine：The GFM experience. Blood,2012,120:5084-5085.

[2]Malcovati L，Della Porta MG，Strupp C，et al. Impact of the degree of anemia on the outcome of patients with myelodysplastic syndrome and its integration into the WHO class- ification-based prognostic scoring system（WPSS）. Haematologica, 2011,96(10):1433-1440.

[3]Malcovati L，Hellström-Lindberg E，Bowen D，et al. Diagnosis and treatment of primary myelodysplastic syndromes in adults：Recommendations from the European Leukemia Net. Blood,2013,122:2943-2964.

[4]Nicolaus K. Allogeneic stem cell transplantation for elderly patients with myelodysplastic syndrome. Blood,2012,119:5632-5639.

[5]Peter L，Greenberg MD，Attar E，et al. Myelodysplastic Syndromes. J Natl Compr Canc Netw,2011,9:30-56.

[6]Peter L. Greenberg MD，Richard M. et al. Myelodysplastic syndromes，Version 2. 2015. J Natl Compr Canc Netw,2015,13:261-272.

[7]Tothova Z，Steensma DP，Ebert BL，et al. New strategies in myelodysplastic syndromes：Application of molecular diagnostics to clinical practice. Clin Cancer Res,2013,19:1637-1643.

[8]严雪芬,韦菊英,王敬翰,等.298 例骨髓增生异常综合征患者染色体核型与临床预后分析.中华血液学杂志,2015,36(4):297-301.

[9]中华医学会血液学分会.骨髓增生异常综合征诊断与治疗中国专家共识.中华血液学杂志,2014,35(10):1042-1048.

（林圣云）

第三节　造血干细胞移植进展

摘　要：造血干细胞移植（HSCT）发展至今约有半个世纪。随着人们对造血系统机制、造血干细胞（HSC）的特性、分离纯化的深入认识，人类白细胞抗原（HLA）精确配型技术及各种支持治疗的加强，HSCT 已被广泛应用于血液疾病，全球已有数十万人接受了各类造血干细胞移植术。HSCT 根据来源不同可分为：骨髓移植（BMT）、外周血干细胞移植（PBSCT）和脐带血移植（UCBT）。根据供者不同可分为：同基因造血干细胞移植（Syn-HSCT）、异基因造血干细胞移植（Allo-HSCT）和自体造血干细胞移植（Auto-HSCT）。HSCT 除了应用于白血病等恶性血液病和再生障碍性贫血等非恶性难治性血液病外，还被用于治疗某些实体肿瘤（乳腺癌、卵巢癌、小细胞肺癌等）和自身免疫性疾病（系统性红斑狼疮、重症肌无力等），并取得了良好的疗效。近年来出现的非清髓预处理方案、混合性嵌合体、供者淋巴细胞输注（DLI）等技术也给患者带来了更多的希望。

关键词：造血干细胞；移植；血液病

Abstract：With the deeply understanding of the hematopoietic system mechanism, characteristics of hematopoietic stem cell（HSC）, separation and purification, the strengthening of accurate human leukocyte antigen（HLA）match technology and various of supporting treatment, hematopoietic stem cell transplantation（HSCT）has been widely applied in hematologic disease, and more than hundreds of thousands people have received this kind of treatment around the world. HSCT can be divided into bone marrow transplantation（BMT）, peripheral blood stem cell transplantation（PBSCT）and umbilical cord blood transplantation（UCBT）according to different resources; also can be divided into syngeneic hematopoietic stem cell transplantation（Syn-HSCT）, allogeneic hematopoietic stem cell transplantation（Allo-Hsct）and autologous hematopoietic stem cell transplantation（Auto-HSCT）according to different donor. Except leukemia, aplastic anemia and other hematologic disease, HSCT is also used to treat some solid tumors（such as breast cancer, ovarian cancer, small cell lung cancer）and autoimmune disease（such as systemic lupus erythematosus, myasthenia gravis）, and has achieved good results. Some technologies such as non-myeloablative conditioning regimen, mixed chimerism, donor lymphocyte infusion（DLI）also appear in recent years and bring hope to more patients.

Keywords：Hematopoietic stem cell; Transplantation; Hematologic disease

一、造血干细胞移植的适应证

恶性血液病：①急性白血病；②慢性髓细胞白血病（Chronic myeloid leukemia, CML）；③恶性淋巴瘤；④骨髓增生异常综合征（Myelodysplastic syndrome, MDS）；⑤多

发性骨髓瘤（Multiple myeloma，MM）；⑥慢性淋巴细胞白血病（Chronic lymphocytic leukemia，CLL）等。

非恶性血液病：①重型再生障碍性贫血（Severe aplastic anemia，SAA）；②海洋性贫血及镰形细胞性贫血。

其他疾病：①免疫缺陷病及难治性自身免疫性疾病（重症系统性红斑狼疮、顽固性RA、强直性脊柱炎、重症肌无力硬皮病）；②乳腺癌；③骨硬化病和某些代谢产物蓄积病。

二、供者的选择与 HLA 配型

异体干细胞供者有 4 种来源：同基因供者、同胞供者、非血缘供者和脐血。

异基因移植分为：人类白细胞抗原（Human leukocyte antigen，HLA）基因全相合和半相合，HLA 半相合的来源更容易获得，所以 HLA 半相合在我国及全球的开展越来越广泛。

非血缘关系自愿供者主要存在于骨髓库，到 2006 年底，美国的国立骨髓库登记在册的自愿捐髓者已超过 550 万人；中国台湾慈济干细胞中心已有 30 万志愿捐赠者登记。我国大陆地区的骨髓库事业始于 1993 年，至 2006 年底已有超过 50 万志愿捐赠者登记。

脐血造血干细胞：目前美国纽约脐带血中心为最大的脐血库，已储备脐血 7000 多份；日本的脐血库也达 2000 多份。国内也正积极建脐血库，最大的库为北京医科大学血液病研究所建立的脐血库，目前储备已超过 2000 份。

HLA 是位于第 6 号染色体短臂上的"主要组织相容性基因组"（MHC），亦称"人类白细胞抗原系统"（HLA）。HLA Ⅰ、Ⅱ类抗原与移植免疫关系最密切。HLA Ⅰ类抗原包括 HLA-A、B、C 位点，Ⅱ类抗原包括 HLA-DR、DP、DQ 位点。

兄弟姐妹间 HLA 完全一致的可能性约为 25%，约 30% 的白血病患者可找到 HLA 完全相合的同胞供者。当 HLA 全合的同胞供者不存在时，可利用非血缘自愿供者和位点部分相合的同胞供者。

三、造血干细胞移植的预处理

造血干细胞移植前，患者须接受一个疗程的预处理，即超大剂量化疗或联合全身放疗。

预处理的目的主要包括：①清除体内残存的恶性细胞或异常细胞；②抑制或摧毁体内免疫系统，促进干细胞植入；③为干细胞植入形成必要的"空间"。

异体造血干细胞移植应用最多的为全身放疗（Total body irradiation，TBI）和环磷酰胺（Cyclophosphamide，CY）组成的预处理方案，见表 4-7。

表 4-7 含 TBI 的预处理方案

预处理	剂 量	时 间
CY	$1.8g/(m^2 \cdot d)$ 或 $60mg/(kg \cdot d) \times 2d$	移植前第 5、4 天或第 4、3 天
TBI	$600 \sim 1400cGy \times 1d$	移植前 1d

异体造血干细胞移植中经典的不含 TBI 预处理方案为 BUCY 方案，我们对经典 BUCY 方案进行改良，将白消安（Busulfan BU）由 4d 减为 3d，其疗效与含 TBI 的方案相

似,且相关并发症更少,见表 4-8。

表 4-8 改良 BUCY 预处理方案

预处理	剂 量	时 间
BU	4mg/kg×3d	移植前第 8～6 天
CY	50mg/kg×4d	移植前第 5～2 天

四、造血干细胞的采集和处理

1. 骨髓采集

骨髓采集的部位在二侧髂前、髂后,必要时加胸骨。采集的有核细胞数一般不应低于 $1.0×10^8/kg$,通常为 $3×10^8/kg$。若骨髓需行体外处理,则采集量应增加,采集的骨髓里有一些骨髓小颗粒,需过滤将其去除。国外以全麻为主,国内多选择硬膜外麻醉,供者可在清醒状态下接受手术,易于观察,手术较为安全。术中严密监测供者生命体征,并充分补液,可将乳酸盐、林格氏液与胶体液等量交替使用,输液量应为骨髓量的 2.5～3.0 倍。

总体而言,采集骨髓的手术是非常安全的。术后短期内局部疼痛常见,少数供者有一过性低热,对供者无任何长期影响。血型不合的处理见表 4-9。

表 4-9 血型不合的处理

	大不合	小不合
定义	供者含受者不具有的 ABO 血型抗原,如 A 型或 B 型供者给 O 型受者提供骨髓	受者含供者不具有的 ABO 血型抗原,如 O 型供者给 A 型或 B 型受者提供骨髓
处理	体外去除供者骨髓中的红细胞,有羟乙基淀粉去除法和血细胞分离机分离法	若供者体内抗体滴度大于 256,则需对供者骨髓体外去除血浆;若抗体滴度≤256,则可不处理

2. 外周血干细胞的采集

正常情况下,外周血含造血干细胞比例较低,为采集到足量的外周血造血干细胞,需应用细胞因子将骨髓中的造血干细胞动员至外周血中。常用的细胞因子为 rhG-CSF,剂量为 $5～10\mu g/(kg\cdot d)$;其他细胞因子(如 GM-CSF、IL-3 及干细胞因子)也可单独或与 rhG-CSF 联合应用来动员干细胞。采集时间一般在细胞因子应用第 5 天,外周血造血干细胞水平达高峰。采集量一般以有核细胞计数,需大于 $4×10^8/kg$。注意当血小板低于 $50×10^9/L$ 时,不适合进行干细胞采集。由于分离出的产物中红细胞含量较低,ABO 血型不合的患者一般不用特殊处理。

五、造血干细胞移植技术的应用进展

1. 供者淋巴细胞输注(Donor lymphocyte infusion,DLI)

异基因造血干细胞移植(Allogeneic hematopoietic stem cell transplantation,Allo-HSCT)后恶性血液病的复发率高达 20%～50%,复发者预后极差。对移植后复发的患者

采用淋巴细胞输注的方法,可使部分复发患者再次获得缓解。淋巴细胞采自原供者,但DLI 的剂量较难掌握,DLI 后会加重移植物抗宿主病(Graft-versus-host disease,GVHD),成为广泛应用的障碍。

2. 非清髓造血干细胞移植

传统的清髓性预处理予以患者大剂量的放/化疗,以最大限度清除肿瘤组织或(和)淋巴组织。但由此带来的相关并发症较为严重,相关死亡率约 40%。而大剂量预处理不能彻底清除肿瘤细胞,Allo-HSCT 的疗效主要在于供体细胞植入后产生的移植物抗肿瘤(Graft versus tumour,GVT)效应。

非清髓性预处理是指降低放/化疗强度的预处理方案,通过移植后患者体内造血干细胞形成供、受体嵌合状态,淋巴细胞供、受体双向免疫耐受,从而清除残留白血病细胞或肿瘤细胞。非清髓预处理方案的并发症明显减少,GVHD 发生率大大降低,对青少年的骨骼和性腺发育影响较小,患者存活质量高;也适用于老年、脏器功能不全患者。

3. $CD34^+$ 造血干/祖细胞移植

$CD34^+$ 细胞由不同发育阶段造血干/祖细胞组成,在体内重建髓系和淋巴系造血系统。$CD34^+$ 细胞还包括小血管内皮细胞和胚胎的纤维母细胞。随着近年来造血生长因子的广泛应用,采集技术的提高,应用高纯度的 $CD34^+$ 细胞可去除 T 细胞,减少和减轻GVHD 的发生,提高供、受者 2~3 个 HLA 位点不合间移植的安全性;在自体 PBSCT 中可减少残留肿瘤细胞,减少复发。难治性自身免疫性疾病经造血干细胞纯化,除去异常免疫细胞后行自体移植,移植后宿主的造血和免疫功能得到安全快速的重建,复发率降低。

4. 间充质干细胞移植

间充质干细胞(Mesenchymal stem cells,MSCs)是骨髓中独特的贴壁非造血干细胞,是骨髓基质细胞的前体细胞,构成造血微环境。MSCs 具有支持造血、体外高度扩增、多向分化、可移植性等特性,对造血干/祖细胞的增殖、分化和发育起重要的调控作用。

MSCs 不仅支持造血,也能诱导非特异性免疫耐受。体外实验表明,MSC 免疫原性较弱,不表达与 MHC 识别有关的共刺激因子,能抑制混合淋巴细胞反应,还可以抑制记忆 T 细胞,具有显著下调异体免疫排斥的能力,这为临床应用 MSCs 联合 HSCT 治疗造血障碍性疾病及恶性血液病提供了实验依据。

5. 树突状细胞的应用

树突状细胞(Dendritic cell,DC)起源于骨髓,可直接调节免疫反应,是专职抗原递呈细胞,能启动 T 细胞介导的免疫反应,在无任何刺激的条件下启动机体的免疫反应。外周血造血干细胞移植后的免疫恢复期应用 DC,可产生特异的免疫反应。动员 CML 患者的外周血体外产生白血病性 DC,在移植后注入患者体内,可以激活细胞毒性 T 细胞,从而减少骨髓和外周血中 Ph 染色体阳性白血病细胞数。

6. 难治性自身免疫性疾病的治疗

据 EBMT 的国际数据库报告,截至 2000 年 9 月已有 305 名自身免疫病(Autoimmunity disease,AID)患者进行了自体 $CD34^+$ 细胞移植治疗。这些患者来自 22个国家 71 个医疗中心,其中包括多发性硬化、系统性硬皮病、类风湿关节炎、幼年类风湿关节炎、系统性红斑狼疮(Systemic lupus erythematosus,SLE)、特发性血小板减少性紫癜、冷球蛋白血症、多发性皮肌炎和其他 AID 患者。

7.应用于获得性免疫缺陷综合征

获得性免疫缺陷综合征（Acquired immunodeficiency syndrome，AIDS）是人体淋巴系统被人免疫缺陷病毒（Human immunodeficiency virus，HIV）破坏所至的一种获得性免疫缺陷病。研究显示，将抑制 HIV 复制的基因转入 T HIV 淋巴细胞后表现出对 HIV 复制的明显抑制作用，若能将其转染造血干/祖细胞，在体内分化为对 HIV 有抗性的巨噬细胞、T 细胞等，则可获得治疗 AIDS 的长期效果。

8.多学科交叉应用

目前对造血干细胞再生、治疗潜能及其他类型干细胞转化方面（如造血干细胞可以转变为血管、肝脏、神经、肌肉等组织细胞）的研究进一步加深。造血干细胞在治疗冠心病、神经损伤、血管闭塞性疾病等方面也有不少尝试。浙江中医药大学附属第一医院运用自体造血干细胞治疗糖尿病足 9 例，均获成功。

六、造血干细胞移植后复发

在异体造血干细胞移植后，复发大多来自体内残留肿瘤细胞，但有少数供者源复发病例报告。治疗手段包括以下几种。

（1）二次移植：往往疗效不理想。

（2）免疫过继治疗：输注供者白细胞诱导 GVL 或同时结合 IFN 治疗细胞遗传学甚至血液学复发 CML，部分可再次获细胞甚至分子生物学缓解而长期生存；G-CSF 动员后外周血单个核细胞输注对临床复发 CML、AML 及 ALL 均有良好疗效，其疗效优于淋巴细胞输注。

（3）细胞因子：如 IL-2、IFN 等均可直接应用于体内，直接或通过诱导 LAK 和提高 NK 细胞活性产生对肿瘤的杀伤作用，降低造血干细胞移植复发率。

七、展　望

随着临床医疗技术的进步、社会大众对干细胞移植认识的提高、造血干细胞库的建立和扩大，无关供者造血干细胞移植和 HLA 不相合造血干细胞移植技术的不断完善，越来越多的恶性血液病患者将能得到根治。而且随着造血干细胞移植应用领域的扩展，许多重症自身免疫性疾病和实体恶性肿瘤患者也将得到有效的治疗。掌握并应用此项新技术将使我们为更多的患者带来福音。

【思考题】

1.造血干细胞移植根据来源和供者可各分为哪些不同的类型？列举 5 种造血干细胞移植的适应证。

2.简要论述造血干细胞或造血干细胞移植技术在你所学专业中的具体应用。

【参考文献】

[1]Chao NJ，Blume KG. Bone marrow transplantation. Part Ⅰ：Allogeneic. West J

Med,1989,151(6):638-643.

[2]Chao NJ, Blume KG. Bone marrow transplantation. Part Ⅱ: Autologous. West J Med,1990,152(1):46-51.

[3]Eapen M, Rocha V, Sanz G, et al. Effect of graft source on unrelated donor haemopoietic stem-cell transplantation in adults with acute leukaemia: A retrospective analysis. Lancet Oncol,2010,11(7):653-660.

[4]Eapen M, Rubinstein P, Zhang MJ, et al. Outcomes of transplantation of unrelated donor umbilical cord blood and bone marrow in children with acute leukaemia: A comparison study. Lancet. 2007,369(9577):1947-1954.

[5]Eapen M, Wagner JE. Transplant outcomes in acute leukemia. Ⅰ. Semin Hematol, 2010,47(1):46-50.

[6]Hough R, Rocha V. Transplant outcomes in acute leukemia. Ⅱ. Semin Hematol. 2010,47(1):51-58.

[7]Ruggeri A, Ciceri F, Gluckman E, et al. Alternative donors hematopoietic stem cells transplantation for adults with acute myeloid leukemia: Umbilical cord blood or haploidentical donors? Best Pract Res Clin Haematol,2010,23(2):207-216.

（沈建平）

第五章 内分泌系统疾病

第一节 糖尿病的药物治疗

摘　要：糖尿病是胰岛素分泌缺陷和(或)胰岛素作用障碍导致的一组以慢性高血糖为特征的代谢性疾病。本文归纳了目前糖尿病药物治疗的现状及研究进展，从不同的作用机制、优缺点等方面对降糖药物进行阐述，包括胰岛素促泌剂(磺酰脲类、格列奈类)，双胍类，葡萄糖苷酶抑制剂类，噻唑烷二酮类(TZDs)，胰高血糖素样肽 1(GLP-1)，肽基肽酶-4(DDP-4)抑制剂，钠-葡萄糖转运子 2(SGLT2)抑制剂，胰岛素及胰岛素类似物等方面。

关键词：糖尿病；药物治疗；进展

Abstract：Diabetes, characterized by chronic hyperglycemia, is a metabolic disease caused by deficiency of insulin secretion and/or insulin dysfunction. This text summarized the present situation of diabetes drug treatment and some research progress through different modes of action, advantages and disadvantages, including insulin secretion promoting agent(sulfonylurea, glinides), biguanides, glucosidase inhibitor, thiazolidinediones(TZDs), glucagon like peptide 1(GLP-1), dipeptidyl peptidase 4 (DPP-4) inhibitors, sodium-glucose co-transporter 2(SGLT-2)inhibitors, insulin and insulin analogues.

Keywords：Diabetes；Drug therapy；Progress

一、糖尿病的分型及诊断标准

糖尿病是胰岛素分泌缺陷和(或)胰岛素作用障碍导致的一组以慢性高血糖为特征的代谢性疾病。慢性高血糖可导致多种组织，特别是眼、肾脏、神经、心血管的长期损伤、功能缺陷和衰竭。显著高血糖的症状有多尿、烦渴、多食及体重减轻。

1.糖尿病分型

(1)1 型糖尿病：免疫性和特发性。

(2)2 型糖尿病。

（3）其他特异型：①细胞功能基因缺陷；②胰岛素作用的基因异常；③胰腺外分泌疾病；④内分泌疾病；⑤药物或化学制剂所致的糖尿病；⑥感染；⑦非常见的免疫介导的糖尿病；⑧糖尿病的其他遗传综合征。

（4）妊娠糖尿病。

2. 糖尿病的诊断标准

糖尿病症状＋任意时间血糖水平≥11.1mmol/L（200mg/dL）、空腹血糖（Fasting blood-glucose，FBG）水平≥7.0mmol/L（126mg/dL），或口服葡萄糖耐量试验（Oral glucose tolerance test，OGTT）中，2h前列腺素（Prostaglandin，PG）水平≥11.1mmol/L（200mg/dL）。

注：在无高血糖危象时，一次血糖值达到糖尿病诊断标准者必须在另一日按诊断标准内三个标准之一复测核实。如复测未达糖尿病诊断标准，则需在随访中复查明确。

二、血糖控制目标

糖尿病患者血糖控制目标为糖化血红蛋白（Glycosylated hemoglobin，HbA_{1c}）＜6.5%；若不能检测 HbA_{1c}，则 FBG＜6.0mmol/L（110mg/dL）；餐后 1～2h FBG＜8.0mmol/L（145mg/dL）。

三、抗糖尿病药物

（一）促胰岛素分泌剂

1. 磺酰脲类（Sulfonylurea，Su）胰岛素促分泌剂

第一代：甲苯磺丁脲，氯磺丙脲。

第二代：格列本脲（优降糖），格列奇特格列吡嗪，格列喹酮。

第三代：格列美脲。

（1）作用机制：刺激胰岛 β 细胞分泌胰岛素，可与 β 细胞膜上的 Su 受体特异性结合关闭 K^+ 通道，使膜电位改变开启 Ca^{2+} 通道，细胞内 Ca^{2+} 升高，促使胰岛素分泌。部分磺酰脲类药物有外周作用，减轻肝脏、肌肉组织胰岛素抵抗。

（2）优点：①临床经验丰富，大血管病变发生减少。②格列美脲能增加葡萄糖转运蛋白（Glucose transporter-4，GLUT4）转运子数目并增强其活性，增加外周组织对葡萄糖的摄取，具有胰岛素增敏作用。此外，格列美脲具有双重机制：刺激胰腺 β 细胞快速分泌胰岛素；格列美脲与受体呈"开-关"式的结合与解离；胰岛素分泌由血糖及药物浓度双重调节；不依赖胰岛素的胰外降糖作用。

（3）缺点：①低血糖（为格列本脲最常见的并发症）；②体重增加；③可引起过敏反应、肝功能异常、胃肠道反应；④对心肌缺血的预调节能力弱。

（4）磺酰脲类药物总结：①适用于 β 细胞功能尚存（残余的正常胰岛 β 细胞＞30%）的 2 型糖尿病患者；②种类较多，临床应用时注意每种药物的特点；③低血糖为其主要不良反应，尤以格列本脲相对多见；④肾功能不全的患者禁忌使用大多数药物。

2. 非磺酰脲类胰岛素促分泌剂——瑞格列奈，那格列奈

（1）作用机制：关闭胰岛 β 细胞膜上的 K^+ 通道，促进胰岛素分泌。

（2）优点：①空腹血糖下降 50～70mg/dL；HbA$_{1C}$下降 1.0％～1.5％。②β细胞功能保护：糖尿病早期，β细胞仅有部分的功能损害，且是可逆的。此时采取措施就可使其功能得到最大程度的恢复。疾病后期，因胰岛中淀粉样蛋白沉积、β细胞凋亡等因素导致胰岛 β细胞总量减少，则功能衰退发展到功能丧失就是不可逆的了。③可用于有肾损害的患者。④快速降低餐后血糖，剂量灵活。

（3）缺点：①低血糖；②体重增加；③引起胃肠道反应；④对心肌缺血的预调节能力弱；⑤多次用药方案。

（二）双胍类药物——二甲双胍、苯乙双胍

1. 作用机制

激活 AMP 蛋白激酶，减少肝脏葡萄糖的产生和输出；促进外周葡萄糖利用，尤其是肌肉；降低脂肪和葡萄糖的氧化；减少小肠葡萄糖的吸收。

2. 二甲双胍药代动力学

摄取 6h 内，从小肠吸收，达峰时间为 1～2h，半衰期为 4～8h，从肾脏清除。

3. 二甲双胍单药疗效

空腹血糖下降 59～78mg/dL；餐后血糖下降 83mg/dL；HbA$_{1C}$下降 1.5％～2％。

4. 优点

无体重增加；无低血糖的发生；减少心血管事件的发生；有一定的胰岛素增敏作用。

5. 缺点

消化道副作用常见；乳酸酸中毒（最严重，罕见）；维生素 B$_{12}$缺乏；禁忌证较多（妊娠，感染，CDK，酸中毒，脱水，低氧血症）。

由于双胍类药物的作用特点，其不会使患者血胰岛素水平增高，也不会使患者体重增加，故在临床上适用于肥胖患者。乳酸性酸中毒在苯乙双胍治疗的患者身上相对多见，在二甲双胍治疗的患者身上少见（治疗剂量使用时）。双胍类药物单独使用不会引起低血糖。

（三）α-葡萄糖苷酶抑制剂——阿卡波糖、伏格列波糖

1. 作用机制

抑制 α-葡萄糖苷酶活性，抑制小肠碳水化合物的消化吸收，抑制多糖向寡糖或双糖转换，或抑制寡糖、双糖向单糖转换。

2. 优点

其降血糖作用在某种程度上不依赖于胰岛素，不刺激内源性胰岛素分泌，单药治疗时不引起低血糖，肠道碳水化合物吸收延缓，可避免餐前血糖过低。可用于年轻人、老年人，特别适用于老年糖尿病者，且适应证广泛（1 型糖尿病、2 型糖尿病）；可用于肥胖者、非肥胖者。主要用于降低患者餐后血糖：用于轻中度高血糖者，特别是可用于空腹血糖不高，仅餐后血糖高者。吸收入血<2％，肾脏排泄 34％，故用于新诊患者（肝肾功能不明者）顾虑不大。不会使患者体重增加，也不会使患者产生高胰岛素血症。

3. 缺点

单用有中度降血糖作用（中度降低 HbA$_{1C}$），降糖幅度比 Su、二甲双胍略逊一筹。阿卡波糖单药疗效：空腹血糖下降 20～35mg/dL；HbA$_{1C}$下降 0.6％～1.0％。不良反应：主要不良反应为消化道反应,结肠部位未被吸收的碳水化合物经细菌发酵导致患者腹胀、腹痛、腹泻;患者还可有血清转氨酶水平升高(剂量>150mg/d),但胆红素不升高。

(四)噻唑烷二酮类——罗格列酮、吡格列酮

1.作用机制

高选择性激活过氧化物酶增殖体激活受体 γ(Peroxisome proliferator activated receptor γ,PPARγ),增加胰岛素敏感性;促进外周组织胰岛素引起 GLUT1 和 GLUT4 介导的葡萄糖摄取;增强脂肪细胞胰岛素激活的 GLUT4 转位。

2.代谢与排泄(罗格列酮)

经肾脏排泄占 64%,经粪胆排泄占 23%。

3.优点

空腹血糖下降 40~50mg/dL;HbA$_{1c}$下降 1.0%~1.5%(需 8~12 周才能达到最大疗效)。抗高血糖药,不诱发低血糖。具有潜在的抗动脉粥样硬化形成作用,减少心血管事件发生:①改善血脂谱,升高高密度脂蛋白胆固醇(High-density lipoproteincholesterol,HDL-C)水平,降低甘油三酯水平;②降低高血压;③降低微量白蛋白尿水平;④改善内皮功能;⑤降低炎症标志物水平,如 C 反应蛋白(C-reaction protein,CRP);⑥降低纤溶酶原活化物抑制因子-1(Plasminogen activator inhibitor-1,PAI-1)水平;⑦其他抗动脉粥样硬化形成的特性。

4.缺点

患者可能头痛、乏力、腹泻。本身不会引起低血糖,但与磺脲类及胰岛素合用,患者可出现低血糖。部分患者的体重增加。可加重水钠潴留,引起水肿;可增加心脏负荷,引起心肌梗死,2 级以上心功能不全患者禁忌使用;可引起贫血和红细胞减少。

(五)二肽基肽酶-4(DDP-4)抑制剂——维格列汀、西格列汀、沙格列汀

1.作用机制

2 型糖尿病患者肠促胰素效应减弱。肠促胰素效应即口服葡萄糖刺激的胰岛素分泌反应显著大于静脉注射葡萄糖。肠促胰素包括胰高血糖素样肽 1(Glucagon-like peptide-1,GLP-1)和葡萄糖依赖性促胰岛素分泌多肽(Glucose-dependent insulinotropic peptide,GIP),两者分别由肠道 L 细胞和 K 细胞所分泌。GLP-1 和 GIP 均可直接作用于胰岛 β 细胞,以葡萄糖浓度依赖性方式促进胰岛素分泌。2 型糖尿病患者肠促胰素效应减弱主要表现为 GLP-1 分泌减少或作用减弱,但 β 细胞对 GLP-1 的反应性仍然存在。GLP-1 活性减弱是 2 型糖尿病的病理生理学缺陷,因此增强 GLP-1 活性是解决 2 型糖尿病患者肠促胰素效应减弱的一种合理的治疗策略。

天然 GLP-1 释放后可被二肽基肽酶-4(Dipeptidyl peptidase-4,DPP-4)快速降解,削弱 GLP-1 的降糖作用。而 DPP-4 抑制剂可抑制 GLP-1 降解,提高内源性活性 GLP-1 浓度,使其更持久地发挥肠促胰素效应,改善与饮食相关的胰岛素分泌,同时抑制胰高血糖素分泌,达到降低血糖的目的。

2.优点

空腹血糖下降 1.7mmol/L,HbA$_{1c}$下降 0.5%~1.0%;无低血糖风险;不影响体重;无明显胃肠道副作用;安全性、耐受性好;可增加胰岛 β 细胞数量。

3.缺点

可能会引起神经源性水肿、荨麻疹。患者急性胰腺炎、心力衰竭住院率增加。某些DDP-4抑制剂可引起头痛、上呼吸道感染、泌尿系感染、鼻咽炎、乏力和便秘。

（六）GLP-1受体激动剂——艾塞那肽、利拉鲁肽、他司鲁肽

1.作用机制

GLP-1的生理作用：①刺激胰岛β细胞的胰岛素分泌；②抑制胰岛α细胞胰升糖素分泌，减少肝葡萄糖输出；③延缓胃内容物排空；④改善外周组织对胰岛素的敏感度；⑤抑制食欲及摄食。

GLP-1受体激动剂通过外源性结合并激活GLP-1受体，增加胰岛素分泌，抑制胰岛α细胞分泌胰高血糖素，减少胰高血糖素的释放，发挥降糖作用，并且不易被DPP-4识别和快速降解，半衰期延长，从而使体内GLP-1活性增强。

2.优点

HbA_{1c}下降$0.6\%\sim1.5\%$；抑制胰岛β细胞凋亡，促进β细胞增殖，增加胰岛β细胞数量；使患者体重下降，适合肥胖的2型糖尿病患者。患者低血糖发生率低。GLP-1对胰岛素和胰高血糖素的双重调节作用在维持血糖稳态中具有重要的意义。

3.缺点

胃肠道副作用非常常见（多表现为恶心、腹泻、消化不良、食欲下降，特别是在治疗初期）。有甲状腺髓样癌既往史或家族史的患者不宜使用。偶尔诱发胰腺炎、皮疹，故有胰腺炎病史患者不宜使用。只能通过注射途径给药。

肠促胰素系统药物主要有GLP-1受体激动剂和肽DDP-4抑制剂。两者都依靠增强GLP-1的生理效应起作用。低血糖发生率低，不会使患者体重增加，适合肥胖的2型糖尿病患者。GLP-1受体激动剂可使GLP-1活性升高至药理作用水平，而DPP-4抑制剂则使内源GLP-1水平升至生理浓度的高限。因此，与DPP-4抑制剂相比，GLP-1受体激动剂对于血糖控制的疗效更强，并且抑制摄食和延缓胃排空的作用更强，故减轻体重的效应更显著。

（七）钠-葡萄糖转运子2抑制剂——达格列净

1.作用机制

通过抑制肾脏钠-葡萄糖转运子2（Sodium-dependent glucose transporters2，SGLT2），减少肾脏对葡萄糖的重吸收，从而增加肾脏的葡萄糖排泄，降低血糖。

2.优点

HbA_{1c}下降$0.6\%\sim1.5\%$；有轻微的减轻体重作用，可使体重下降$1.5\sim3.5kg$；低血糖发生率低；渗透性利尿，有轻微的降血压作用，可使收缩压下降$3\sim5mmHg$；耐受性较好；可单独用药，也可在其他降糖药（二甲双胍，磺脲类，胰岛素等）基础上作为补充治疗。

3.缺点

生殖器霉菌感染；排尿增加；肾功能受损（GFR$<$60mL/min）时效果较差。

（八）胆汁酸螯合剂——盐酸考来维伦

1.作用机制

促进肝脏胆汁酸产生，减少肝脏葡萄糖产生，增加肠促胰岛素水平。

2.优点

低血糖发生率低；能降低低密度脂蛋白胆固醇（Low-density lipoprotein cholesterol, LDL-C)水平。

3.缺点

降低 HbA$_{1c}$作用较弱；引起便秘；升高甘油三酯水平；可能会降低其他药物的吸收。

（九）多巴胺-2 受体激动剂——溴隐亭

1.作用机制

激活多巴胺受体，调节下丘脑代谢中枢，增加胰岛素敏感性。

2.优点

低血糖发生率低；降低心血管事件发生率。

3.缺点

降低 HbA$_{1c}$作用较弱；可引起眩晕、晕厥、恶心、疲劳，易诱发鼻炎。

（十）其　他

1.过氧化物酶增殖体激活物受体

目前过氧化物酶增殖体激活物受体（Peroxidase scion activated receptor, PPAR)已进入临床试验Ⅱ期，被认为具有较好的降低空腹血糖、减少葡萄糖生成、增加葡萄糖利用的作用。

2.葡萄糖激酶激动剂

通过激动肝糖分解过程的限速酶——葡萄糖激酶（Glucokinase, GK)，控制体内血糖的平衡。

四、胰岛素治疗的应用

1.胰岛素结构

胰岛素是由 51 个氨基酸组成的双链多肽激素，其相对分子质量为 5734，由 A 链和 B 链组成，其中 A 链含有 21 个氨基酸，B 链含有 30 个氨基酸。不同物种胰岛素的氨基酸序列组成不同。

2.胰岛素的分泌

β 细胞的胰岛素分泌主要是由葡萄糖介导，胰岛素通过细胞胞泌作用释放入血。人体一天内胰岛素分泌总量约 48U，其中基础分泌量为 24U，此外进餐后可刺激胰岛素分泌 24U。

3.胰岛素的分泌时相

胰岛素分泌有两个时相。第 1 时相：快速分泌相，即细胞接受葡萄糖刺激后，经过 0.5～1.0min 的潜伏期后，出现快速分泌峰，持续 5～10min 后下降。第 2 时相：延迟分泌相，即快速分泌相后出现的缓慢但持久的分泌峰，位于刺激后 30min 左右。

五、影响胰岛素释放的因素

1.营养物

葡萄糖可刺激胰岛素分泌，其有效刺激阈浓度为 4mmol/L(72mg/dL)，最佳反应浓度范围是 5.5～17mmol/L(100～300mg/dL)；此外,氨基酸能增强葡萄糖对胰岛素分泌的刺激作用。

2.神经系统

交感神经兴奋时,升糖激素释放增多,使血糖升高；副交感神经(迷走神经)兴奋时,如餐后血糖升高刺激迷走神经可引起胰岛素分泌增加,使血糖下降；此外,一些内分泌激素(如胰高血糖素、生长抑素、胆囊收缩素、抑胃肽等)和药物(如离子通道活性剂)也可影响胰岛素的释放。

六、胰岛素的代谢与分解

胰岛素不与血浆蛋白结合,但能与胰岛素抗体结合,这种结合使血浆胰岛素的作用时间延长；胰岛素的半衰期为 4～5min,主要在肝脏和肾脏清除,流经肝脏的胰岛素约40%被提取并被代谢分解,肝脏、肾脏和周围组织对胰岛素的代谢清除率比约为 6：3：2。

七、胰岛素的生物活性

胰岛素是一种促进合成代谢的激素。在合成代谢方面,胰岛素可促进葡萄糖氧化、代谢,降低血糖；可促进氨基酸、脂肪酸、K^+、Mg^{2+} 进入细胞；亦可促进肝、肌糖原合成以及脂肪、蛋白质的合成。在分解代谢方面,胰岛素可抑制糖原分解、糖异生,抑制脂肪或蛋白质的分解,抑制酮体产生。

八、胰岛素使用的适应证

胰岛素使用的适应证包括：①1 型糖尿病；②口服药无效、合并糖尿病急性并发症或严重的慢性并发症、应激情况(感染,外伤,手术等)、合并严重疾病(如结核病)、肝肾功能衰竭的 2 型糖尿病患者；③妊娠糖尿病；④各种继发性糖尿病(胰腺切除,肾上腺皮质激素增多症,慢性钙化性胰腺炎等)；⑤对合理的饮食治疗和口服降糖药治疗后血糖仍然未达标的患者；⑥口服降糖药治疗继发失效,可予胰岛素联合治疗；⑦对难以分型的消瘦患者(BMI<18.5kg/m^2),考虑使用胰岛素治疗。

九、胰岛素使用的不良反应

胰岛素使用不当可引发低血糖,少数患者会有轻度的视线模糊、浮肿,也可有轻度体重增长。

十、药用胰岛素的种类

药用胰岛素可分为动物胰岛素(如猪胰岛素、牛胰岛素等)、人胰岛素(如半生物合成人胰岛素、基因重组人胰岛素)和胰岛素类似物。

1.动物胰岛素

动物胰岛素的常用制剂有短效胰岛素、中效胰岛素和长效胰岛素。

动物胰岛素制剂的缺陷：①纯度低,注射部位可以出现脓肿等不良反应。②产生胰岛素抗体。由于与人胰岛素有结构的差异,可以诱导产生胰岛素抗体,从而产生胰岛素抗药性;同时,循环血中与抗体结合的胰岛素在与抗体分离后可诱发不可预知的低血糖。③动物胰岛素为酸性溶液,会引起注射疼痛。

2.人胰岛素制剂

(1)短效人胰岛素:吸收缓慢,会导致餐后血糖控制不佳,且注射时间依从性差(人胰岛素为六聚物形式,注入皮下组织后,胰岛素将稀释并裂解,形成二聚物和单体,胰岛素的裂解导致了起效时间的延迟)。此外,短效人胰岛素可增加患者低血糖的风险。

(2)中效人胰岛素:目前应用的人胰岛素是鱼精蛋白锌结合的人胰岛素,因为其以晶体形式存在,故使用前需要重悬。此外,中效人胰岛素在皮下吸收亦不稳定,且存在峰值,易使患者发生低血糖。

(3)预混人胰岛素:结合了短效和中效胰岛素的优点,可同时提供餐时胰岛素和基础胰岛素,减少了每天的注射次数。此外,为有一定胰岛功能的 2 型糖尿病患者提供了一个方便的胰岛素注射途径。预混人胰岛素的缺点是易引发低血糖。

十一、胰岛素类似物的机制及分类

1.速效胰岛素类似物

六聚体是人胰岛素在皮下注射位点的主要存在形式。速效胰岛素类似物经过设计,使二聚体结合不紧密,单体间 B 链相互接触部位的变异导致其能够快速解离,更快的解离速度导致了解离后的小单位更快地在皮下组织扩散,从而使个体胰岛素反应曲线接近于正常人曲线。

(1)门冬胰岛素:是由门冬氨酸替代人胰岛素 B28 的脯氨酸而形成的生物合成的人胰岛素类似物;其峰值出现在注射后 30～50min,与血糖高峰一致,克服了人胰岛素餐前30min 给药的不便,解决了治疗的依从性问题;门冬胰岛素注射峰值过后可快速回落到基线水平,减少了下餐前低血糖发生的概率。与人胰岛素 R 相比较,门冬胰岛素使患者餐后血糖明显下降,且低血糖事件减少。

(2)赖脯胰岛素:使人体胰岛素 B 链 28、29 位脯氨酸和赖氨酸顺序互换而成,它改变了 B 链的空间结构,使胰岛素的自我聚合特性发生改变,易于解离。赖脯胰岛素注射后能够很快分解,5～15min 起效,达峰时间为 30～60min,可模拟胰岛素第 1 时相分泌,其达峰时间与餐后血糖同步,可在餐前、餐时或餐后注射,注射后能快速回落到基线水平,减少患者下餐前低血糖的发生概率。

2.双相胰岛素类似物

双相胰岛素类似物是含有速效胰岛素类似物及鱼精蛋白结合的速效胰岛素类似物,可同时提供餐时和基础胰岛素供给。

诺和锐®30 是预混胰岛素类似物,含有 30％的门冬胰岛素和 70％的鱼精蛋白结合的结晶门冬胰岛素(门冬胰岛素吸收迅速,可控制餐后高血糖;鱼精蛋白结合的结晶门冬胰岛素可提供基础胰岛素水平)。而预混人胰岛素 30R 中含有 30％的可溶性人胰岛素和70％的中效胰岛素(NPH),正是由于它们预混成份的不同使得它们在药代动力学及药效学上有着明显的区别。诺和锐®与人胰岛素 30R 相比较,诺和锐®30 能更快地被吸收,产生更高的血浆胰岛素浓度,因此有更快、更强的降糖效果。诺和锐®30 的适应证包括口服降糖药血糖控制不达标，或使用胰岛素血糖控制不达标，或容易出现夜间低血糖的患者。诺和锐®30 目标患者为服用 2～3 种口服药治疗不达标的患者，或使用其他胰岛素但存在如下问题的患者：餐后血糖控制不好、容易出现低血糖、需要灵活的注射时间的患者。

3. 长效胰岛素类似物

长效胰岛素类似物包括甘精胰岛素（Glargine）和地特胰岛素（Detemir）。地特胰岛素是第一个能与白蛋白结合的胰岛素类似物，它是在 B29 位赖氨酸上结合了酰化的脂肪酸，称作十四烷酸，也叫豆蔻酸，即改变了第 29 位氨基酸的结构，因为 29 位氨基酸对胰岛素活性没有影响，所以不会影响胰岛素的降糖效果。

胰岛素到达受体的过程包括 3 个步骤：皮下位点的吸收，血液中的循环，到达外周间隙靶组织。脂肪酸侧链使地特胰岛素能够结合白蛋白，这种结合过程在从皮下到受体的3 个步骤中一直存在。到目前为止在皮下吸收的延长对长效胰岛素是最重要的，半衰期是 10h。一旦吸收到血循环，98％单体地特胰岛素都会与白蛋白结合，这是一个快速、动态的平衡。与在血液中的循环时间只有 3～5min 的人胰岛素相比，地特胰岛素在血液中的循环时间是 20～30min。胰岛素吸收速率的变异与锻炼、皮肤按摩或高温有关，而胰岛素与白蛋白的结合会缓冲这种吸收的变异性。这样，突然的胰岛素吸收增加就不易导致急性低血糖。地特胰岛素血浆浓度平稳，峰谷曲线小，作用持续时间长：120～320min 起效，持续 22～24h。地特胰岛素抵达靶组织间隙后与白蛋白发生解离，同时与胰岛素受体相结合发挥降糖作用。

4. 胰岛素类似物的优势

速效胰岛素类似物可以达到更好的餐后血糖的控制，并提供更方便灵活的给药时间。预混胰岛素类似物保留了速效胰岛素类似物的快速起效和对餐后血糖有效控制的特点，降低夜间及严重低血糖的发生率，同时提供基础胰岛素分泌；可溶性长效胰岛素可提供平稳的基础胰岛素水平。

十二、胰岛素补充治疗的建议

胰岛素补充治疗时须继续使用口服降糖药物，晚 10 点后使用中效或长效胰岛素皮下注射。胰岛素补充治疗的初始剂量为 0.2IU/kg，治疗时须进行血糖监测；一般治疗 3d 后调整剂量，每次调整量为 2～4IU。胰岛素补充治疗的目标为将空腹血糖控制在 4～6mmol/L（控制目标应个体化，老年人可适当放宽）。

1. 胰岛素补充治疗

以口服降糖药为基础，联合胰岛素治疗：一般在口服药基础上，睡前加 1 次中效胰岛素皮下注射，可较好地控制次日空腹血糖；若要改善早餐后血糖，可考虑早餐前进行 1 次中效胰岛素皮下注射，再联合口服降糖药治疗。此方法也可使白天餐后血糖明显改善。胰岛素补充治疗时，若每日胰岛素注射多于 2 次，可考虑停用胰岛素促分泌剂。

2. 糖尿病的胰岛素替代治疗

糖尿病患者外源性胰岛素用量接近生理剂量时可改成胰岛素替代治疗。胰岛素替代治疗后，有的患者因明显的胰岛素抵抗而对胰岛素日剂量需求较大，可再联合口服药治疗，如增敏剂、α-糖苷酶抑制剂等。

3.胰岛素替代治疗的注意点

胰岛素替代治疗主要可以应用在 1 型糖尿病患者和胰岛功能衰退的 2 型糖尿病患者,也可用于内生胰岛功能很差或存在口服药治疗禁忌证的患者。替代治疗多联合使用基础胰岛素给药及针对餐后高血糖的短效胰岛素皮下注射;使用替代治疗时,每天都要注射相当于人体一天所需用的胰岛素剂量;中效胰岛素起效时间为 3h,达峰时间为 6~8h,持续时间为 14~16h;中效胰岛素睡前剂量设定要个体化,逐渐调至将血糖控制到令人满意的剂量。如基础量设置过小,则导致餐前血糖下降不令人满意;如基础量设置过大,则可能造成夜间低血糖。

4.替代治疗方案

方案一:注射胰岛素 2 次/d(预混胰岛素或自行混合的短效+中长效胰岛素 2 次/d)。

优点:简单。

注意点:①早餐前注射 1 次预混胰岛素后,若早餐后 2h 血糖水平令人满意,则午餐前(即 11 时左右)可能发生低血糖;②预混胰岛素 2 次/d 可导致午饭后血糖控制不理想,可考虑加用口服药,如 α-糖苷酶抑制剂或二甲双胍等;③若晚餐前中效胰岛素用量过大,可能导致前半夜低血糖;④若晚餐前中效胰岛素用量不足,可导致次日空腹血糖控制不满意。

方案二:注射胰岛素 3 次/d,即早餐前(R)、午餐前(R)、晚餐前(R+NPH)。

优点:此方案使体内胰岛素水平最接近生理状态。

注意点:①若晚餐前中效胰岛素用量过大,可能导致前半夜(上午 0:00—3:00)发生低血糖;②若晚餐前中效胰岛素用量不足,可导致次日空腹血糖控制不满意。

方案三:注射胰岛素 4 次/d,即早餐前(R)、午餐前(R)、晚餐前(R)、睡前(NPH)。

本方案为目前临床上较常使用的方案,符合大部分胰岛素替代治疗。

方案四:注射胰岛素 5 次/d,即早餐前(R)、早餐后 8:00 左右(NPH)、午餐前(R)、晚餐前(R)、睡前(NPH)。其中,2 次 NPH 占当日胰岛素注射总量的 30%~50%,3 次 R 占其余部分。本方案为皮下注射给药方式中非常符合生理模式的给药方式。

5.胰岛素泵治疗

胰岛素泵采用连续皮下胰岛素输注方式,符合生理需要,适用于对胰岛素敏感且容易发生低血糖的患者,多用于 1 型糖尿病患者,费用较昂贵。

理想的泵用胰岛素的特点:①结构稳定,不易结晶;②起效迅速,减少胰岛素注射时间与起效时间之间的间隔;③减少低血糖的发生危险。

6.强化治疗

对简化胰岛素治疗方案中血糖控制不理想的 2 型糖尿病患者,可以使用强化治疗;此外,新确诊为 2 型糖尿病的患者也可以采取胰岛素强化治疗。对 $HbA_{1c} \geq 8.9\%$ 的 2 型糖尿病患者进行强化治疗时,诺和灵®30 须每天至少 2 次皮下注射,并联合二甲双胍治疗,从而加强血糖的稳定性。

7.胰岛素的给药方式

(1)笔式胰岛素注射器:优点为操作简单、携带便利、剂量标准;缺点为若使用不同胰岛素,就要换不同笔式注射器,具有繁琐性。

（2）胰岛素泵：优点为可灵活调控所需剂量，减轻患者反复注射引发的疼痛；缺点为价格高，对临床使用具有一定的制约性。

（3）其他方式：目前认为吸入制剂对 HbA_{1c} 的控制与皮下注射胰岛素相似，效果优于口服制剂，患者顺应性良好，满意度高。此外还有口服制剂、黏膜给药制剂和透皮制剂等。

十三、其他胰岛素辅助制剂

1. 普兰林肽

普兰林肽是第一种治疗 1 型糖尿病的非胰岛素药物，可作为胰岛素治疗的辅助治疗。其首要功能是通过它位于中枢神经系统的受体延缓胃排空，从而抑制餐后血糖。

2. 胰岛素脂质体

胰岛素脂质体具有肝细胞靶向作用，不但可尽快恢复糖尿病患者肝脏的正常生理功能，还可避免长期依赖注射胰岛素产生的副作用。

3. 胰岛素肠道包衣乳剂

胰岛素肠道包衣乳剂包含了胰岛素和表面活性剂结合物等，混悬在油相中，或加上水作为外相，与羟丙基甲基纤维素邻苯二甲酸酯（Hydroxypropyl methyl cellulose phthalate，HPMCP）制成的水相混合，可提高吸收率并避免胃液对胰岛素的破坏。肠道微球化的胰岛素同时具备抵抗酶解作用和促进药物渗出的作用，可显著提高肠道吸收率。

十四、展　望

糖尿病的降糖药物治疗在未来研制方面有几大趋势，即寻找新的胰岛素增敏剂、胰岛 β 细胞功能的修复剂、内生糖抑制剂、更加符合生理的胰岛素补充、替代治疗及更加简便易行的胰岛素给药方式、中医中药的特色和优势，这将更加有效地控制血糖，纠正代谢紊乱，消除症状，减少并发症的发生，进一步提高患者的生活质量和延长生命。新型胰岛素制剂正在不断涌现，如吸入型重组人胰岛素（rDNA）——辉瑞的 Exubera，用于治疗成年 1 型和 2 型糖尿病。口腔胰岛素喷雾剂 Oral-lyn 已被批准用于 1 型及 2 型糖尿病的治疗。另外，还有多款经口给药的胰岛素新药处于开发阶段，如诺和诺德的两款 1 型和 2 型糖尿病口服胰岛素 NN1953 和 NN1954，Biodel 公司的 1 型糖尿病药 VIAtab（胰岛素舌下给药）都处于 I 期临床阶段。一些制药公司还在对胰岛素的其他给药途径进行探索，如 MDRNA 公司的胰岛素鼻喷剂（Insulin nasal spray），CPEX Pharmaceuticals 公司的 Nasulin（重组胰岛素鼻腔给药制剂），Dermisonics 的胰岛素（经皮给药制剂）。这些胰岛素的新给药途径如果能够开发成功，无疑会大大提高患者用药的便利性，进而提高这些新药使用的依从性，但前提是要保证其与注射剂具有相当的疗效。

【思考题】

1. 治疗糖尿病的最终目的是什么？
2. 除了药物治疗，糖尿病还有哪些治疗原则？

【参考文献】

[1]Abd JA，Clifford JB，Del SP，et al. Management of type 2 diabetes：New and future

developments in treatment. Lancet,2011,378(9786):182-197.

[2]Cahn A，Miccoli R，Dardano A，et al. New forms of insulin and insulin therapies for the treatment of type 2 diabetes. Lancet Diabetes Endocrinol,2015,3(8):638-652.

[3]George RE，Joseph S. A review of newer treatment approaches for type-2 diabetes：Focusing safety and efficacy of incretin based therapy. Saudi Pharm J,2014,22(5):403-410.

[4]Pfeiffer AFH，Klein HH. The treatment of type 2 diabetes. Dtsch Arztebl Int，2014,111(5):69-82.

[5]Tomkin GH. Treatment of type 2 diabetes，lifestyle，GLP1 agonists and DPP4 inhibitors. World J Diabetes,2014,5(5):636-650.

[6] Whalen K，Miller S，Onge ES. The role of sodium-glucose co-transporter 2 inhibitors in the treatment of type 2 diabetes. Clin Ther,2015,37(6):1150-1166.

（倪海祥）

第二节　甲状腺结节的诊治进展

摘　要：甲状腺结节是多种原因引起的甲状腺结节性肿大。近年来甲状腺结节的发病率呈逐年增高趋势，同时在该疾病的诊断和治疗方面，包括手术和非手术治疗的适应证和方法都有了新进展。有别于过去强调手术切除甲状腺，术前细针抽吸细胞学检查（FNAB），核素显像判断结节良恶性，以及^{131}I治疗甲状腺结节的手段越来越受到重视。

关键词：甲状腺结节；诊治；进展

Abstract：Thyroid nodule is just thyroid nodular enlargement caused by a variety of factors. The incidence of thyroid nodule showed a trend of increase year by year in recent years. At the same time, the diagnosis and treatment of the disease, including the indications and methods of surgical and non-surgical treatment, have made new progress. Different from the past emphasis on surgical removal of the thyroid, preoperative fine needle aspiration cytology（FNAB）, judging benign and malignant nodules, and nuclide imaging^{131} I means are more and more taken seriously for the treatment of thyroid nodule.

Keywords：Thyroid nodule；Diagnosis and treatment；Progressing

甲状腺结节（Thyroid nodule）是指各种因素导致的甲状腺内出现一个或多个结构异常的团块，由患者无意发现或在医生体检时触及，也可仅在超声或其他辅助检查时发现的一种临床常见病。流行病学研究发现富碘地区人群中约5％的女性和1％的男性可扪及甲状腺结节，高分辨率超声检查可在19％～67％随机人群中探及甲状腺结节，而在众多结节中5％～15％为甲状腺癌。

一、概　述

根据甲状腺结节的病因，可分为单纯性甲状腺肿、甲状腺炎、甲状腺腺瘤、甲状腺囊肿和甲状腺癌。

1. 单纯性甲状腺肿

单纯性甲状腺肿是引起结节性甲状腺肿最常见的原因，病史一般较长，往往在无知觉中长大，常于体检时发现。腺体在增生和代偿过程中形成结节，多呈多结节性甲状腺肿，少数为单个结节。大部分结节为胶性，也有因出血、坏死而形成囊肿；久病者部分区域内可有较多纤维化或钙化，甚至骨化。

2. 甲状腺炎

（1）亚急性甲状腺炎：结节的大小视病变范围而定，质地常较硬。有典型的病史，包括起病较急，发热、咽痛及显著甲状腺区疼痛和压痛等表现。急性期，甲状腺摄^{131}I率降低，ECT显像多呈"冷结节"，血清T_3和T_4升高，呈"分离"显像，有助于诊断。

（2）慢性淋巴细胞性甲状腺炎：无结节的对称弥漫性甲状腺肿，有时由于肿大不对称和表面有分叶,可状似结节,硬如橡皮,无压痛。此病起病缓慢,呈慢性过程,但与甲状腺癌可同时并发,临床上不易做出鉴别,须引起注意。通常抗甲状腺球蛋白和微粒体抗体及抗甲状腺过氧化物酶抗体滴度升高。甲状腺细针穿吸细胞学检查有助于诊断。

（3）侵袭性纤维性甲状腺炎:临床表现(如甲状腺癌)需重视。结节坚硬且与腺体外邻近组织粘着固定。起病和发展过程缓慢,可有局部隐痛和压痛,伴以明显压迫症状,但局部淋巴结不大,摄^{131}I正常或偏低。

3. 甲状腺腺瘤

甲状腺腺瘤由甲状腺腺瘤或多发的胶性结节所致。可单个或多个,也可与甲状腺肿并存或单独出现。腺瘤一般呈圆或椭圆形,直径常在3cm以内,质地大多比周围的甲状腺组织硬,无压痛。核素扫描显示腺瘤摄锝功能正常、增加或减低,分别为"温结节""热结节"和"冷结节"。腺瘤发展慢,临床上大多无症状,但部分患者可发生功能亢进症状。

4. 甲状腺囊肿

囊肿内含血液或清澈液体,与周围甲状腺组织分界清楚,一般质地坚硬,直径很少达到3～4cm,一般无压痛,无摄^{131}I能力,故在核素扫描图上系一种"冷结节",B型超声波检查显示无回声区。临床上除甲状腺肿大和结节外,大多无功能方面的改变。

5. 甲状腺癌

甲状腺癌可见于任何年龄的患者,多见于49～69岁龄段的患者,女:男为3:1。病理分型为以下几种。

（1）乳头状癌:见于各年龄段的患者,为低度恶性癌,生长慢。患者多因肿大的颈淋巴结(转移性癌)就诊,此时甲状腺内的原发性癌肿可不显著。

（2）滤泡细胞癌:多见于中、老年患者;趋向于血流转移,故多见远处转移,颈淋巴结转移不多见;恶性程度低,可相似于一般的腺瘤,历10～20年而不发生转移。

（3）未分化癌:主要见于老年患者;常为一侧甲状腺块状物,无压痛,表面不规则,坚硬,活动度小,边界不清;恶性程度高,生长快,常浸润至邻近颈部结构,并向颈淋巴结、肺、骨等处转移。

（4）髓样癌:可见于各种年龄;较小的肿瘤几乎总是位于一叶的上后部分。此癌好发生钙化。此外,可测到患者血清降钙素水平升高。

除此以外,甲状腺结节还包括手术后或^{131}I治疗后甲状腺残余组织的瘢痕和增生,单叶甲状腺发育不全导致的对侧叶增生等。

甲状腺结节的诊断主要依靠甲状腺超声,即使触诊发现的甲状腺结节也需要通过甲状腺超声证实,进一步良恶性评估需结合病史、临床表现和辅助检查。对于怀疑恶性或恶性的结节,需手术治疗。对于良性结节,可根据情况口服左甲状腺素治疗,行放射性^{131}I治疗,或随访观察。

二、诊治要点

（一）鉴别诊断

甲状腺结节的鉴别诊断主要针对其性质而言,目的是排除和发现甲状腺恶性结节。甲状腺结节根据临床表现和超声影像往往不难发现,但结节的性质多种多样,在临床上区别良、恶性甲状腺结节较为困难但很重要。以下几点可供临床参考。

1. 危险因素

甲状腺癌的危险因素包括：①有甲状腺癌的既往史或家族史；②全身放射治疗史；③童年期头颈部放射线照射史和放射性尘埃接触史；④结节生长迅速；⑤男性；⑥结节形状不规则，与周围组织粘连固定；⑦伴持续性声音嘶哑、发音困难；⑧伴吞咽困难或呼吸困难；⑨伴颈部淋巴结病理性肿大。

2. 血清学检查

如果血清促甲状腺激素(Thyroid stimulating hormone,TSH)水平降低,提示结节可能自主分泌过多甲状腺激素。应进一步做甲状腺核素扫描,检查结节是否具有自主功能("热结节"),有则提示结节为恶性的可能性极小,细胞学检查可不作为必需。如果血清TSH增高,应进一步检测甲状腺自身抗体并推荐甲状腺细针抽吸细胞学检查。血清降钙素升高,常见于髓样癌;抗甲状腺球蛋白和抗微粒体抗体滴度升高有利于诊断慢性淋巴细胞性甲状腺炎,具有相对特异性。

3. 超声检查

以下超声征象提示甲状腺癌的可能性大：①低回声结节；②结节内血供丰富(TSH正常的情况下)；③结节形态和边缘不规则,晕圈缺如；④微小钙化,针尖样弥散分布或簇状分布的钙化；⑤伴有颈部淋巴结超声影像异常。

4. 核素扫描

甲状腺核素扫描显示单个"热结节",常为良性结节伴功能亢进;"温结节"常为良性肿瘤。但由于受显像仪器分辨率的影响或其表面有正常甲状腺组织覆盖,小且位置深的"冷结节"在显像图上有时会显示"温结节",造成假象,分析结果时需要注意。

5. 细针抽吸细胞学检查

选择具有癌性征象的结节进行超声引导下的甲状腺细针抽吸细胞学检查(Fine-needle aspiration cytology,FNAB)。操作时患者仰卧,肩部垫枕,颈部过伸,采用7号针头,可用局部麻醉。强调多方向穿刺的重要性,至少应穿刺6次,以保证取得足够的标本。见到针栓内有细胞碎屑后停止抽吸,去除负压吸引,拔出针头,脱开针筒,针筒内吸入数毫升空气,再接上针头,并将针头内标本排到玻片上,要求能见1～2滴橘红色液体,内有细胞碎屑。然后用另一玻片按45°推出涂片,或以另一玻片平放稍加压分开,可得到薄而均匀的涂片。术前通过FNAC诊断甲状腺癌的敏感性为83%,特异度为92%,假阴性率和假阳性率均为5%左右。

(二)诊疗思路(流程图)

参见图5-1。

(三)中西医结合治疗甲状腺疾病的要点

1. 治疗原则

根据2013版《中国甲状腺疾病诊治指南》,治疗方法的选择应依据超声检查报告和FNAB的结果而定。诊断为恶性的甲状腺结节,绝大多数首选手术治疗。术后患者可服中药防止复发或增强体质。甲状腺未分化癌由于恶性度极高,诊断时几乎都有远处转移,单纯的手术难以达到治疗目的,可选用中西医结合的综合疗法。甲状腺淋巴瘤对化疗和放疗敏感,一旦确诊应采用化疗或放疗。良性结节患者一般不需要特殊治疗,可每 6～12 月随诊 1 次,必要时可重复 FNAB。随访期间,可服用中药以稳定病情。只有少数良性结节患者需要药物(L-T4 抑制治疗)、超声引导下经皮酒精注射(Percutaneous ethanol injection,PEI)、手术等治疗。

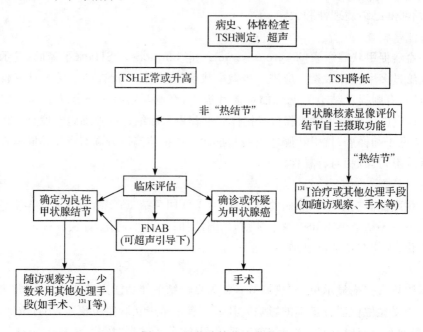

图 5-1　甲状腺结节诊疗流程

2.治　疗

(1)良性甲状腺结节的治疗方法

多数良性甲状腺结节仅需定期随访,无需特殊治疗。少数情况下,可选择手术治疗、TSH 抑制治疗、放射性碘(Radioiodine, RAI)即^{131}I 治疗,或者其他治疗手段。

1)手术治疗方法

下述情况下,可考虑手术治疗甲状腺结节:①出现与结节明显相关的局部压迫症状;②合并甲状腺功能亢进,内科治疗无效者;③肿物位于胸骨后或纵隔内;④结节进行性生长,临床考虑有恶变倾向或合并甲状腺癌的高危因素。因外观或思想顾虑过重影响正常生活而强烈要求手术者,可作为手术的相对适应证。

良性甲状腺结节的手术原则:在彻底切除甲状腺结节的同时,尽量保留正常甲状腺组织。建议慎重使用全/近全甲状腺切除术式。后者的适应证为:结节弥漫性分布于双侧甲状腺,导致术中难以保留较多正常甲状腺组织。术中应注意保护甲状旁腺和喉返神经。

内镜甲状腺手术因其良好的术后外观效果,可作为良性甲状腺结节手术的手段之一。手术径路包括胸骨切迹上径路、锁骨下径路、前胸壁径路、腋窝径路和其他径路。选择手术径路时,建议尽量减少创伤,并且避免非Ⅰ类切口入路。

手术治疗后,应观察手术并发症,如出血、感染、喉返神经损伤、甲状旁腺损伤等。由于切除了部分或全部甲状腺组织,患者术后大多会发生不同程度的甲状腺功能减退(甲减),伴有高滴度甲状腺过氧化物酶抗体(Thyroid peroxidase antibody,TPOAb)和(或)甲状腺球蛋白抗体(Thyroglobulin antibodies,TgAb)者更易发生甲减。对于接受甲状腺全切术者,术后即应开始左甲状腺素(L-T$_4$)替代治疗,此后定期监测甲状腺功能,保持TSH水平在正常范围;对于保留部分甲状腺者,术后也应定期监测甲状腺功能(首次检测时间为术后1个月),如监测中发现甲减,要及时给予L-T$_4$替代治疗。良性甲状腺结节术后,不建议采用TSH抑制治疗来预防结节再发。

2)非手术治疗方法

①TSH抑制治疗的原理是:应用L-T$_4$将血清TSH水平抑制到正常低限甚至低限以下,以求抑制TSH对甲状腺细胞的促增殖作用,达到缩小甲状腺结节的目的。疗效方面:在碘缺乏地区,TSH抑制治疗可能有助于缩小结节、预防新结节出现;在非缺碘地区,TSH抑制治疗虽也可能缩小结节,但其长期疗效不确切,停药后可能出现结节再生长;TSH部分抑制方案(TSH控制于正常范围下限,即0.4~0.6mU/L)与TSH完全抑制方案(控制TSH<0.1mU/L)相比,减小结节体积的效能相似。副作用方面:长期抑制TSH可导致亚临床甲亢(TSH降低,FT$_3$和FT$_4$正常),引发不适症状和一些不良反应,如心率增快、心房颤动、左心室增大、心肌收缩性增加、舒张功能受损等,造成绝经后妇女的骨密度(Bone mineral density,BMD)降低。权衡利弊后不建议常规使用TSH抑制疗法治疗良性甲状腺结节;可在小结节性甲状腺肿的年轻患者中考虑采用;如要使用,以TSH部分抑制为主。

②[131]I主要用于治疗有自主摄取功能并伴有甲亢的良性甲状腺结节。对有自主摄取功能但不伴甲亢的结节,[131]I可作为治疗选择之一。对于出现压迫症状或位于胸骨后的甲状腺结节,不推荐[131]I治疗。妊娠期或哺乳期患者是[131]I治疗的绝对禁忌证。疗效方面:[131]I治疗后2~3个月,有自主功能的结节可逐渐缩小,甲状腺体积可平均减少40%;伴有甲亢者在结节缩小的同时,甲亢症状、体征和相关并发症可逐渐改善,甲状腺功能指标可逐渐恢复正常。如[131]I治疗4~6个月后甲亢仍未缓解、结节无缩小,应结合患者的临床表现、相关实验室检查和甲状腺核素显像复查结果,考虑再次予[131]I治疗或采取其他治疗方法。[131]I治疗后,约10%的患者于5年内发生甲减,随时间延长甲减发生率逐渐增加。因此,建议治疗后每年至少检测1次甲状腺功能,如监测中发现甲减,要及时给予L-T$_4$替代治疗。

其他治疗良性甲状腺结节的非手术方法包括:超声引导下经皮无水酒精注射(PEI)、经皮激光消融术(Percutaneous laser ablation,PLA)和射频消融(Radiofrequency ablation,RFA)等。其中,PEI对甲状腺良性囊肿和含有大量液体的甲状腺结节有效,不适用于单发实质性结节或多结节性甲状腺肿。采用这些方法治疗前,必须先排除恶性结节的可能性。

(2)恶性甲状腺结节的治疗方法

恶性甲状腺结节的治疗方法主要包括手术治疗、术后[131]I治疗和TSH抑制治疗。其中,手术治疗最常用也最为重要,直接影响本病的后续治疗和随访,并与预后密切相关。恶性甲状腺结节治疗的总体发展趋势是个体化的综合治疗。

1)确定甲状腺手术切除的范围

确定甲状腺手术切除的范围需要考虑以下因素:肿瘤大小、单灶或多灶、有无侵犯周围组织、有无淋巴结和远处转移、童年期有无放射线接触史、有无甲状腺癌或甲状腺癌综合征家族史、性别及病理亚型等其他危险因素。应根据临床 TNM(cTNM)分期、肿瘤死亡/复发的危险度、各种术式的利弊和患者意愿,细化外科处理原则,不可一概而论。

甲状腺切除术式主要包括全/近全甲状腺切除术和甲状腺腺叶+峡部切除术。全甲状腺切除术即切除所有甲状腺组织,无肉眼可见的甲状腺组织残存;近全甲状腺切除术即切除几乎所有肉眼可见的甲状腺组织(保留小于 1g 的非肿瘤性甲状腺组织,如喉返神经入喉处或甲状旁腺处的非肿瘤性甲状腺组织)。

全/近全甲状腺切除术可为患者带来下述益处:①一次性治疗多灶性病变;②降低肿瘤复发和再次手术的概率,特别是对中、高危分化型甲状腺癌(Differentiated thyroid carcinoma,DTC)患者,从而避免再次手术导致的严重并发症发生率增加;③利于术后监控肿瘤的复发和转移;④利于术后^{131}I 治疗;⑤准确评估患者的术后分期和危险度分层。但另一方面,全/近全甲状腺切除术后,将不可避免地发生永久性甲减;并且,这种术式对外科医生专业技能的要求较高,术后甲状旁腺功能受损和(或)喉返神经损伤的概率增大。

建议行全/近全甲状腺切除术的适应证:①童年期有头颈部放射线照射史或放射性尘埃接触史;②原发灶最大直径大于 4cm;③多癌灶,尤其是双侧癌灶;④已有远处转移,需行术后^{131}I 治疗;⑤不良的病理亚型,如甲状腺乳头状癌(Papillary thyroid carcinoma,PTC)的高细胞型、柱状细胞型、弥漫硬化型、实体亚型,FTC 的广泛浸润型,低分化型甲状腺癌;⑥伴有双侧颈部淋巴结转移;⑦伴有腺外侵犯,如气管、食管、颈动脉或纵隔侵犯等。近/全甲状腺切除术的相对适应证:肿瘤最大直径介于 1~4cm 之间,伴有甲状腺癌高危因素或合并对侧甲状腺结节。

与全/近全甲状腺切除术相比,甲状腺腺叶+峡部切除术更有利于保护甲状旁腺功能、减少对侧喉返神经损伤,也利于保留部分甲状腺功能;但这种术式可能遗漏对侧甲状腺内的微小病灶,不利于术后通过血清 Tg 和^{131}I 全身显像监控病情,如果术后经评估还需要^{131}I 治疗,则要进行再次手术切除残留的甲状腺。

因此,建议行甲状腺腺叶+峡部切除术的适应证:局限于一侧腺叶内的单发 DTC,并且肿瘤原发灶小于 1cm、复发危险度低、无童年期头颈部放射线接触史、无颈部淋巴结转移和远处转移、对侧腺叶内无结节。甲状腺腺叶+峡部切除术的相对适应证:局限于一侧腺叶内的单发 DTC,并且肿瘤原发灶小于 4cm、复发危险度低、对侧腺叶内无结节;微小浸润型甲状腺滤泡癌(Follicular thyroid carcinoma,FTC)。

2)手术的并发症

手术的并发症包括出血、切口感染、呼吸道梗阻、甲状旁腺损伤、喉返神经损伤、喉上神经损伤和与麻醉相关的并发症等。国外数据显示全甲状腺切除术后,喉返神经损伤率为 4.3%,双侧喉返神经损伤率为 0.6%(其中半数患者行气管切开),有症状的低钙血症发生率为 14.0%,其中永久性低钙血症的发生率为 2.2%,术后出血发生率为 8.0%,切口感染率为 0.4%。手术并发症的发生率与术者经验有关。为尽量避免发生手术并发症,需要注意以下几点:术前做好充分的手术风险评估,如呼吸功能如何、是否存在呼吸道感染、声带是否正常、气管是否受压、是否伴发其他基础疾病等。术中做到切口良好暴露、注意甲状旁腺和喉返神经保护,对气管受压软化者应将软化气管被膜悬吊于胸锁乳突肌或颈前肌群上,对严重者应及时行气管切开;如误将甲状旁腺切除,确认后将切除甲状旁腺组织切成薄片或颗粒,种植于手术区范围内的胸锁乳突肌或带状肌内。

三、展　望

甲状腺结节的诊断关键在于判断甲状腺结节的良恶性。2013 年中华医学会内分泌分会发表了《甲状腺结节和分化型甲状腺癌诊治指南》强力推荐:甲状腺结节的评估要点是良恶性鉴别,并且所有甲状腺结节患者均应检测血清促甲状腺激素水平及颈部超声检查,直径>1cm 且伴有血清 TSH 降低的甲状腺结节,应行甲状腺核素显像,判断结节是否有自主摄取功能。术前评估甲状腺结节良恶性时,FNAB 是灵敏性和特异性最高的方法。多种现代医学检查方法的运用在判定甲状腺结节性质方面功不可没,而临床诊断中肿瘤标志物还存在敏感性不理想、特异性不强等问题,对于进行早期诊断和预后监测依然任重而道远。2014 年美国甲状腺学会(America Thyroid Association,ATA)发布的《2014 年分化型甲状腺癌和甲状腺结节诊治指南》放宽了甲状腺单叶切除指征,即甲状腺癌直径为 1~4cm,没有甲状腺外浸润,也没有任何淋巴结转移证据,可予甲状腺单叶切除。

【思考题】

1.患甲状腺癌的危险因素有哪些?

2.哪些超声征象提示甲状腺癌的可能性大?

【参考文献】

[1]陈灏珠,戴自英.实用内科学.北京:人民卫生出版社,2005:1260-1261.

[2]陈孝平,汪建平.外科学.北京:人民卫生出版社,2013:246-247.

[3]葛均波,徐永健.内科学.北京:人民卫生出版社,2013:699-702.

[4]姜玉新,王志刚.医学超声影像学.北京:人民卫生出版社,2010:378-388.

(姚定国)

第六章 泌尿系统疾病

第一节 慢性肾衰竭的内科诊治进展

摘　要：慢性肾脏病(CKD)的发病率呈逐年增长趋势，CKD导致慢性肾衰竭(CRF)，最终引起终末期肾脏病(ESRD)。慢性肾衰竭常见病因为慢性肾小球肾炎、糖尿病肾病、高血压肾病，病情加重的因素主要有高血压、蛋白尿等，肾素-血管紧张素系统及炎症因子等因素也参与其中。慢性肾衰竭临床表现没有特异性，可见水、电解质、酸碱平衡紊乱及各系统的损害；肾性贫血、钙磷代谢异常、继发性甲状旁腺功能亢进等并发症日益受到重视。慢性肾衰竭的内科疗法中，原发病和诱因治疗、减少蛋白尿、控制高血压是早中期最主要的治疗手段。优质低蛋白饮食方案、铁剂和促红细胞生成素纠正贫血已成共识，而活性维生素D、磷结合剂、钙敏感受体激动剂等防治CKD矿物质骨代谢紊乱、继发性甲状旁腺功能亢进症等是目前慢性肾衰竭的治疗热点。

关键词：慢性肾衰竭；诊治；进展

Abstract：The incidence of chronic kidney disease(CKD) is increasing year by year. The CKD can cause chronic renal failure(CRF). Eventually, it turns into the end-stage renal disease(ESRD). Chronic glomerulonephritis, diabetic nephropathy as well as hypertensive nephropathy are the common causes of chronic renal failure. Hypertension and proteinuria are the aggravating factors of CRF. The renin-angiotensin system and inflammatory factors are also involved. The clinical manifestations of chronic renal failure are not specific. It will appear the disorders of water, electrolyte, acid-base balance and the damage of different systems. Complications such as renal anemia, calcium and phosphorus metabolism abnormality, secondary hyperthyroidism have came to our sight day by day. In the early and middle stage, the treatment of the primary disease and inducement, reducing proteinuria and controlling hypertension are the main treatments of chronic renal failure in the department of internal medicine. The treatment of high quality with low protein diet, iron and erythropoietin which can improve anemia have become a consensus. Active vitamin D, phosphate binding agent, calcium sensitive receptor agonist which can prevent and treat CKD-mineral bone metabolic disorders, secondary hyperthyroidism are currently the treatment hotspots of chronic renal failure.

Keywords：Chronic renal failure；Diagnosis and treatment；Progressing

一、概　述

慢性肾衰竭（Chronic renal failure，CRF）是指所有原发或继发的慢性肾脏病（Chronic kidney disease，CKD）呈进行性肾功能损害所出现的临床综合征，主要临床表现有水、电解质、酸碱平衡紊乱，糖、脂肪、蛋白质及氨基酸代谢障碍，各系统功能紊乱等。

美国肾脏病基金会"肾脏病预后质量倡议"（Kidney Disease Outcomes Quality Initiative，K/DOQI）将 CKD 定义为：①肾脏损伤（肾脏结构或功能异常）的时间≥3 个月，有或无 GFR 下降，可表现为病理学检查异常，肾损伤的指标（包括血、尿成分）异常或影像学检查异常；②肾小球滤过率（Glomerular filtration rate，GFR）＜60mL/（min·1.73m^2）的时间≥3 个月，有或无肾脏损伤证据。CKD 的定义使肾脏病的领域扩大，强调了肾损伤证据和 GFR 评估，提示早期发现、诊断和干预的重要性。K/DOQI 指南将 CKD 分成 5 期。1 期：肾脏损伤，GFR 正常或升高，GFR≥90mL/（min·1.73m^2）。2 期：肾脏损伤伴轻度 GFR 下降，GFR 为 60～89mL/（min·1.73m^2）。3 期：中度 GFR 下降，GFR 为 30～59mL/（min·1.73m^2）。4 期：重度 GFR 下降，GFR 为 15～29mL/（min·1.73m^2）。5 期：肾衰竭，GFR＜15mL/（min·1.73m^2）或透析。

CKD 和 CRF 在定义上有相当大的重叠，前者范围更广，后者则代表慢性肾脏病患者中 GFR 下降的那一部分群体，即 CKD 的 2～5 期。

二、流行病学

近 20 年来，CKD 的发病率呈迅速增长趋势，CKD 导致 CRF，最终引起终末期肾脏病（End-stage renal disease，ESRD）。慢性肾衰竭 5 年生存率为 70％～85％，10 年生存率为35％～55％。全球慢性肾衰竭的发病率与患病率均呈上升趋势，相关统计分析的数据显示，在 20 世纪 90 年代，全球因慢性肾衰竭而需要长期透析的患者人数为 42.6 万；到2000 年，这一数据就增加到了 106.5 万人。现代医学对慢性肾衰竭，特别是 ESRD 的治疗多采用透析及肾移植疗法，但费用高，且只能维持生命。因此，对慢性肾衰竭进行早期预防和治疗，延缓病程发展，已成为全球关注的问题。

随着我国经济水平的发展和人民生活水平的提高，高血压、糖尿病等易导致肾损害的慢性疾病发病率显著提高。同时，人口老龄化的严重、慢性感染性疾病的增多等因素，使慢性肾衰竭的发病率和患病率均明显上升。2012 年，王海燕教授对我国 47204 个参与统计的样本进行分析，结果显示：参与者的 CKD 总患病率为 10.8％，因此估算出我国 CKD 患者人数约为 1.195 亿，超过总人口的 10％。毫无疑问，慢性肾脏病已成为我国重要的公共卫生问题。

三、病　因

各种原发或继发性的肾脏疾患导致肾实质毁损，最终均可能导致慢性肾衰竭。在原发性肾脏病中,慢性肾衰竭常见病因为慢性肾小球肾炎,其次为小管间质性肾炎。在继发性肾病中,慢性肾衰竭常见病因为糖尿病肾病、高血压肾病等。在西方国家,继发性因素已成为慢性肾衰竭的主要病因,两大首位因素是糖尿病和高血压,约占 50％。我国慢性肾衰竭的病因仍以慢性肾小球肾炎为主,但继发性因素引起的慢性肾衰竭逐年增多,依次为高血压、糖尿病和狼疮性肾炎。

四、发病机制

慢性肾衰竭的进展主要在于功能性肾单位的进行性减少,残余肾单位形态、功能发生改变,最终到达终末期肾病,以肾小球硬化、肾间质纤维化为病理特点。目前认为慢性肾衰竭的发病机制主要有以下几种。

(1)肾实质减少和健存肾小球血流动力学改变:肾实质减少后,残余肾单位肾小球毛细血管内压力和血流量增加,出现高灌注和高滤过及微血管内高血压,进一步损伤毛细血管,最终导致肾小球硬化。

(2)肾小球通透性增加,导致系膜受损、肾小球上皮细胞受损和小管间质损伤。

(3)脂质代谢紊乱导致肾小球进行性硬化。

(4)肾小管高代谢引起脂质过氧化作用增强。

五、影响因素

(一)蛋白尿

1. 蛋白尿对肾脏的病理影响

蛋白尿是指正常成人 24h 尿液的尿蛋白定量＞150mg/d(儿童＞300mg/d)。根据性质,蛋白尿可以分为"生理性"蛋白尿和病理性蛋白尿。前者主要指在发热或剧烈运动后出现的一过性蛋白尿,肾脏无器质性病变;后者则是肾脏器质性病变造成的,一般多为持续性蛋白尿。根据来源,蛋白尿可以分为肾小球性蛋白尿、肾小管性蛋白尿、溢出性蛋白尿和组织性蛋白尿等。对于 CKD 患者,蛋白尿是最常见的临床表现之一,也是导致肾功能进行性减退的重要原因。肾小球滤过屏障破坏、肾小管重吸收功能受损、血浆中小分子蛋白异常增多及肾小管上皮细胞异常分泌等均可引起不同程度的蛋白尿。目前研究认为蛋白尿的肾毒性主要在于系膜毒性和对肾小管的损伤。

(1)蛋白尿的肾小球系膜毒性:蛋白尿有明显的系膜毒性,能造成系膜硬化。系膜区过度堆积的由肾小球基膜滤过的大分子物质损伤系膜细胞(Mesangial cell,Mc),促进 Mc 增生及基质合成增多。

(2)蛋白尿损害肾小管间质:泌出蛋白可诱导多种前炎症细胞因子和生长因子释放,尿蛋白中亦含有细胞因子及生长因子,另外白蛋白及其他血浆蛋白成分可刺激近端肾小管上皮细胞产生内皮素-1、单核细胞趋化蛋白-1、白细胞介素-8 等,诱导核因子活化,由此导致肾间质炎症和纤维化。此外,蛋白尿可引起小管间质缺血缺氧加重,这是由于肾小管重吸收和消化蛋白质时需消耗大量的能量,造成肾小管缺氧,氧自由基生成增多,引起小管细胞损伤。大量蛋白尿,特别是非选择性蛋白尿的发生使可滤过血清铁及转铁蛋白漏出增多,也诱导了氧自由基的形成。肾小管上皮细胞是铁介导的氧自由基损伤的主要部位,因此氧自由基可直接损伤肾小管上皮细胞,从而对肾小管上皮细胞产生毒性作用。

2.指南对蛋白尿的新认识

2012 年国际肾脏病组织"肾脏病:改善全球预后"(Kidney Disease:Improving Global Outcomes,KDIGO)在 K/DOQI 指南的基础上,对 CKD 的诊断标准进行了更新,提出了病因-肾小球滤过率-白蛋白尿(Cause-GFR-albuminuria,CGA)分期的新概念。KDIGO 指南在原 GFR 分期的基础上,增加了标志肾损伤的指标——尿白蛋白/肌酐(albumin-creatinine ratio,ACR)值。KDIGO 指南对 CKD 每期均设 3 个白蛋白尿分期(ACR<30mg/g,ACR 为 30~300mg/g,ACR>300mg/g),同时强调根据病因(如已知)进行分类,并将 CKD 3 期分为 2 个亚期[GFR 在 30~44mL/(min・1.73m^2)及 45~59mL/(min・1.73m^2)]。KDIGO 指南工作组发现,随着白蛋白尿分期的升高,CKD 患者的全因死亡率、心血管死亡率、终末期肾脏疾病、急性肾损伤、CKD 进展的风险相应增加,且这一现象独立于 GFR 水平。KDIGO 指南强调了蛋白尿在 CKD 临床诊断和预后评估中的重要地位,也充分体现了蛋白尿是慢性肾衰竭病情进展的独立危险因素。

(二)高血压

高血压是导致肾小球硬化的主要因素,而大多数慢性肾衰竭患者均伴有原发或继发性高血压。如果血压长期保持一个较高的水平而得不到有效的控制,可引起心、脑、肾等器官进一步损害。当全身血压高于 150mmHg 或肾脏的自身调节能力受到损害,如糖尿病、血管疾病、肾小球疾病致 GFR<20mL/min 或摄入高蛋白饮食时,即使血压在所谓的正常范围(125~140mmHg)也会导致肾小球内压升高。高压力对血管床的重负和机械性牵张力会引发肾小球的炎症、损伤、硬化,最终导致肾功能的丧失。因此,与蛋白尿一样,高血压也是慢性肾衰竭病情进展的独立危险因素,控制循环血压、降低肾小球毛细血管压力是防止肾脏进行性损害的重要措施。

美国高血压预防、检测、评估与治疗委员会明确指出:对于小于 60 岁的高血压患者,无论其是否合并糖尿病、肾脏病,收缩压≥140mmHg 和(或)舒张压≥90mmHg 即可启动降压治疗;不合并糖尿病和 CKD 的 60 岁及以上患者的目标值为血压<150/90mmHg;但合并糖尿病或 CKD 的 18 岁及以上高血压患者的目标值为血压<140/90mmHg。Jafar 等对 1860 例非糖尿病肾病患者进行荟萃分析后指出,收缩压为 110mmHg 时,肾脏终点的相对危险性最低。由此可见,控制高血压能改善肾功能,延缓 ESRD 的发生。当然,降压治疗应根据不同的治疗对象、年龄、病因、有无心血管合并症而定,但总体而言,治疗 CKD 时血压维持的靶目标应低于一般人群。

(三)肾素-血管紧张素系统及其阻断剂

肾素-血管紧张素系统(Renin-angiotensin system,RAS)在肾脏疾病的发生、发展中起重要作用。肾素是一种蛋白水解酶,储存在入球小动脉周围的球旁细胞中。肾素使血管紧张素原转化成血管紧张素Ⅰ,血管紧张素Ⅰ在几种酶[包括血管紧张素转换酶(Angiotensin converting enzyme,ACE)和胃促胰酶]的作用下转化成血管紧张素Ⅱ。血管紧张素Ⅱ的主要作用是收缩毛细血管前动脉,导致血压升高,刺激肾上腺皮质释放醛固酮,使肾脏钠潴留和循环血容量增加。此外,血管紧张素Ⅱ还有很多肾脏内作用,包括收缩出球小动脉、收缩系膜细胞、激活致纤维化因子、刺激自由基形成和直接刺激肾小管重吸收钠的作用，也可刺激肾上腺皮质合成醛固酮。总之，RAS 激活在肾脏的最终作用是导致肾小球内压增高、肾小球对大分子物质的通透性增加、纤维化激活和氧自由基增加。

RAS 阻断剂通过抑制血管紧张素 II 产生或者阻断血管紧张素 II 与受体的结合，达到扩张血管、降低血压的作用。除此以外，还有以下作用：

（1）更好的器官保护作用（心、脑、肾）。

（2）对肾脏局部压力的影响：对出球小动脉的扩张大于入球小动脉，从而降低肾小球毛细血管血压。

（3）减少蛋白尿：①血流动力学作用：阻断血管紧张素 II 能扩张肾小球入球小动脉，使毛细血管内静水压降低，减少蛋白滤出。②非血流动力学作用：阻止 Ang II 与足细胞表面的受体结合，改善足细胞骨架及裂孔隔膜结构改变，防止蛋白通过滤过膜滤出。

（4）逆转肾脏纤维化：肾脏局部 RAS 通过增加致纤维化生长因子和巨细胞趋化因子的表达，促进肾脏固有细胞发生肌成纤维细胞转分化等一系列病理生理过程，导致肾小球硬化和肾间质纤维化。

动物实验和临床试验均提示 RAS 阻断剂通过降低血压、减少蛋白尿、抑制肾脏纤维化和延缓肾功能进展而发挥肾脏保护作用。

（四）微炎症状态

2000 年 Schoming 等首先提出尿毒症患者存在着"微炎症状态"，即患者没有全身或局部急性的临床感染征象，但存在持续低水平的炎症状态，表现为炎症因子或急性反应蛋白的持续轻度升高，患者往往无明显的临床感染症状。其后大量研究证实慢性肾功能衰竭患者普遍存在白细胞介素（IL）-1、IL-6、肿瘤坏死因子-α（TNF-α）等炎症因子和急性反应蛋白如 C-反应蛋白（C-reactive protein，CRP）、淀粉样蛋白 A（Serum amyloid A protein，SAA）的持续轻度升高。多组临床研究结果表明，这种微炎症状态不仅会导致 CRF 患者并发症的发生，而且会增加患者的死亡率。导致微炎症状态的确切原因尚不清楚，目前国内外多数学者认为这种微炎症状态是患者体内单核/巨噬细胞系统持续活化的后果。肾功能衰竭本身、肾脏替代治疗和感染等多种因素均促进或加重了微炎症状态的发生和发展。微炎症状态的可能机制主要包括以下几种。

1. 肾功能不全

肾脏是细胞因子的主要清除器官，CRF 时肾脏滤过功能下降，促炎因子如 IL-1、IL-6、TNF-α 等排泄减少。随着肾功能减退，尿素氮、肌酐等多种代谢毒素潴留，这些传统意义上的尿毒症毒素可致机体组织受损，刺激细胞活化产生炎症反应。新型尿毒症毒素如糖基化终末产物（Advanced glycation end products，AGEs）及晚期氧化蛋白产物（Advanced oxidation protein products，AOPPs）等同样在体内聚积，它们可以与单核/巨噬细胞表面特异性受体结合，分泌大量黏附分子，并激活核转录因子（Nuclear factor-κB，NF-κB），刺激炎症细胞因子如 IL-1、IL-6 及 TNF-α 等的分泌，进而刺激急性时相蛋白如 CRP、SAA 的分泌。

2. 氧化应激

CRF 患者体内抗氧化物质如锌、硒及维生素 C 和维生素 E 的丢失可导致机体对氧化损伤敏感性的增加,同时血浆中红细胞内超氧化物歧化酶和谷胱甘肽过氧化酶的活性均降低,最终加重体内氧化产物如 AGEs、脂质过氧化终产物(Advanced lipid peroxidation end products,ALEs)、AOPPs 的积蓄。这些氧化产物不可逆修饰蛋白、损伤组织,促进炎症因子生成并维持微炎症状态。

3.感染

由于营养不良、反复感染及原发性免疫紊乱,CRF 患者普遍存在体液和细胞免疫功能低下,表现为单核/巨噬细胞吞噬功能障碍、T 细胞不完全激活等,促使患者容易并发感染。透析过程,无论是血液透析还是腹膜透析均增加了患者暴露于细菌感染的机会,从而进一步促进炎症的发生。

4.透析

血液透析时生物不相容性的透析膜可以激活循环中单核细胞和补体,被认为是血液透析治疗促进炎症反应的潜在原因。对腹膜透析治疗患者,有报道使用超净透析液可以明显降低患者血浆 IL-6 和 CRP 水平,而普通的非生物相容性的透析液中,如高糖、低 pH 值可成为诱导炎症的重要因素。

5.血管紧张素Ⅱ产生增加

CRF 患者体内水钠潴留、有效循环血量减少可激活肾素-血管紧张素-醛固酮系统(Renin-angiotensin-aldosterone system,RAAS),导致体内血管紧张素Ⅱ分泌增加。血管紧张素Ⅱ是一致炎、促纤维化因子,可刺激肾小球系膜细胞分泌 IL-6、TNF-α,刺激单核细胞分泌单核细胞趋化蛋白-1(Monocyte chemoattractant protein-1,MCP-1)等炎性细胞因子。

六、慢性肾衰竭的临床表现

1.水、电解质、酸碱平衡紊乱

(1)水代谢紊乱:在慢性肾衰竭早期,可表现为多尿、夜尿;晚期则有少尿、甚至无尿、浮肿等。

(2)电解质紊乱:慢性肾衰竭进入晚期,血钾常升高,主要见于少尿和代谢性酸中毒以及组织高分解状态的患者。慢性肾衰竭还常见血钙降低、血磷升高,临床上血磷升高常表示肾功能损害已近终末期。

(3)酸碱平衡紊乱:当 GFR 下降至 20mL/min 时,人体出现轻度代谢性酸中毒,表现为血浆 HCO_3^- 浓度下降;当肾功能进一步减退,酸中毒进一步加重,患者可出现恶心、呕吐,严重者可致嗜睡、昏迷等症状。

2.各系统损害

(1)消化系统:消化系统症状是 CRF 最早和最突出的表现,常为 CRF 的诊断线索。早期有食欲不振、厌食;随着肾衰竭的进展,出现恶心、呕吐、腹泻;中晚期则口中有氨味,甚至消化道出血等。

(2)心血管系统:心血管系统疾患是 CRF 的常见并发症,也是尿毒症患者的首位死亡原因。CRF 心血管并发症包括高血压、动脉粥样硬化、心肌病、心包炎、心功能不全等。

(3)神经系统:早期仅有乏力、头昏、头痛、记忆力减退、睡眠障碍;严重者可表现为意识障碍以及对外界反应淡漠,甚至抽搐、昏迷或谵语等。

(4)血液系统:主要表现为贫血、出血倾向、血栓形成。

(5)呼吸系统:进入尿毒症终末期可出现尿毒症肺、尿毒症性胸膜炎及肺钙化,肺部感染发生率明显增加。

(6)内分泌系统:肾脏内分泌功能障碍,性激素也时常紊乱。女性有闭经、不育;男性则阳痿、精子生成减少或活力下降等。

(7)皮肤变化:面色呈黄褐或苍白色;晚期常见皮肤瘙痒(尿素在皮肤形成尿素霜)。

七、慢性肾衰竭的辅助检查

1. 肾功能检查

慢性肾衰竭患者肾功能检查表现为 BUN、Scr 升高,Ccr 降低。

2. 贫血检查

慢性肾衰竭患者的血象检查表现为:①血红蛋白(Hemoglobin,Hb)和/或红细胞压积(Hematocrit,Hct)降低;②红细胞(Red blood cell,RBC)参数下降;③网织红细胞计数减少;④铁的参数(血清铁、总铁结合力、转铁蛋白饱和度、血清铁蛋白)下降;⑤大便潜血阳性等;⑥电解质紊乱、酸中毒,当 GFR＜20mL/min 时,可有酸中毒、高钾血症、低钙高磷等。

3. 甲状旁腺素

在慢性肾功能衰竭早期[GFR＜60mL/(min·1.73m^2)],患者血清甲状旁腺素(Parathyroid hormone,PTH)含量即升高。

4. B 超

慢性肾衰竭患者 B 超检查可见双肾结构紊乱,肾脏缩小。

5. X 线

慢性肾衰竭患者 X 线检查可见心脏扩大等。

八、慢性肾衰竭的内科治疗

慢性肾衰竭的治疗方法包括内科疗法、透析疗法及肾移植术。某些肾脏疾病在进展至终末期尿毒症之前,通过合理的内科治疗,可延缓其病情的进展,少数能完全逆转其病变。

蛋白尿和高血压是 CKD 病情进展的独立危险因素,因此降低蛋白尿、控制高血压是慢性肾衰竭早中期最主要的治疗手段。已有的肾脏疾患若存在免疫介导的大量蛋白尿,可酌情选用激素和免疫抑制剂。肾素-血管紧张素系统阻断剂(Rennin-angiotensin-system inhibitor,RASI)不但能阻断 RAS 通过血流动力学对肾脏的损伤作用,还能阻断 RAS 的非血流动力学作用,即减少转化生长因子 β 的生成以防止肾脏纤维化,是 CRF 早中期患者首选的降压药物,也是目前证据最多的兼具控制血压、减少蛋白尿双重作用的治疗药物。肾性高血压较原发性高血压难于控制,常需 3～4 种药物联合应用,治疗过程中可以根据患者血压达标情况逐步增加其他降压药。一般来说,收缩压每降低 10mmHg 需增加一种降压药。有报道指出,非双氢吡啶类钙离子通道阻断剂有抗蛋白尿作用,可与

RASI 联合用药。利尿剂可以通过减少血容量达到降压的作用,同时可以减少慢性肾功能不全的高钾血症的发生率,也是常与 RASI 联用的降压药。

1. 早期预防

(1)一级预防:对已有的肾脏疾患或可能引起肾损害的疾患(糖尿病、高血压)进行及时有效的治疗,防止慢性肾衰竭的发生。

(2)二级预防:对已有轻、中度慢性肾衰竭的患者进行及时的治疗,延缓慢性肾衰竭的进展,防止尿毒症的发生。

2. 原发病和诱因治疗

对于初次诊断的慢性肾衰竭患者,必须积极重视原发病的诊断。慢性肾炎、狼疮性肾炎、紫癜性肾炎、IgA 肾病及糖尿病肾病等,都需要长期治疗。同时应积极寻找慢性肾衰竭的各种诱发因素,合理纠正这些诱因,有可能会使病变减轻或趋于稳定。

3. 营养治疗

慢性肾衰竭的饮食疗法是其基本的治疗措施,限制蛋白质(即优质低蛋白)饮食环节,能够减少含氮代谢产物的生成,减轻症状及相关并发症,甚至延缓病情进展。

(1)优质低蛋白饮食方案潜在的好处:①改善部分尿毒症症状;②减轻残存肾小球"三高"状态;③减轻残余肾小管高代谢;④减少蛋白质代谢产物的产生和蓄积,改善由此产生的损害;⑤减少蛋白尿,减轻因蛋白尿引起的损害;⑥有助于促进细胞外基质降解。

(2)营养治疗内容:①足够的热量摄入。能量直接影响肌肉蛋白合成,摄入不足时可间接引起蛋白合成减少、肌蛋白分解,要求总热量保持在 $30\sim40$ kcal/(kg·d)[$125.5\sim167.4$ kJ/(kg·d)],非糖尿病患者,可适当增加糖的摄入。脂肪摄入应在 110g/d 左右,以非动物性(多不饱和脂肪酸)植物油为主,胆固醇含量<300 mg/d。②合理的低蛋白饮食、必需氨基酸和 α 酮酸的补充,低蛋白饮食(Low protein diet,LPD)是 CRF 患者的基本治疗,严格限制饮食蛋白质摄入是延缓 CRF 恶化的主要策略之一。③各种营养素摄入的综合平衡:注意维生素(如维生素 B 及叶酸、活性维生素 D_3)的补充,根据需要补充矿物质和微量元素(如铁和锌)。④抗炎症治疗有利于改善食欲,保持营养状况良好。

2002 年 K/DOQI 指出:CKD 患者 GFR<60 mL/min 后易发生营养不良,因而应开始对患者营养状态进行监测;在实施低蛋白饮食方案后就更应密切监测。

(3)营养检测指标:①血清白蛋白。血清白蛋白与营养状态及预后呈强相关,被广泛用于反映慢性肾衰竭或非慢性肾衰竭患者的营养状态,推荐每 $1\sim3$ 个月测 1 次。②实际体重百分比或标准体重百分比。体重下降或低于标准并伴随机体蛋白的丢失,增加了住院率、术后并发症和生存率(推荐每 $1\sim3$ 个月测 1 次)。③主观综合营养评估(Subjective global assessment,SGA)。SGA 是一种基于病史和体格检查的主观评价方法,主要按照体重减少、厌食、皮下脂肪、肌肉重量 4 项进行评分:$6\sim7$ 分为营养正常;$3\sim5$ 分为中度营养不良;$1\sim2$ 分为严重营养不良(推荐每 $1\sim3$ 个月测 1 次)。④饮食记录和(或)蛋白质相当的总氮呈现率(PNA)。饮食记录是患者定期进行 3d 的饮食记录,然后由营养师和专科医师对患者进行饮食咨询。PNA 是反映蛋白质分解和摄入水平的指标(用回归方程根据尿和血尿素氮的含量计算)。

4.肾性贫血的治疗

贫血在 CKD 人群中发病率高,对患者的长期存活及生存质量有重要影响,因此纠正 CKD 患者的贫血具有重要的临床意义。健康人群及 CKD 患者均存在血红蛋白变异性,即血红蛋白值在目标范围内上下波动。鉴于 CKD 患者的血红蛋白变异度更高,且血红蛋白变异性可能与不良事件相关,因此血红蛋白的波动性对 CKD 患者预后的潜在影响应引起临床医生的重视。

(1)铁剂的治疗:流行病学及临床试验结果证实,CKD 贫血患者中常常存在一定程度的铁缺乏,铁缺乏是导致红细胞生成刺激剂(Erythropoiesis-stimulating agents,ESA)治疗反应差的主要原因。给予充足的铁补充,不仅可以改善贫血,还可减少 ESA 的使用剂量,甚至在未使用 ESA 的情况下也能改善贫血,因此 CKD 贫血患者应常规进行铁状态的评价,寻找导致铁缺乏的原因,并根据患者的铁储备状态予以相应的铁剂补充。在使用铁剂治疗前应对患者的铁状态进行评价,同时根据患者的临床状态(如有无出血、炎性反应等)、血红蛋白水平、ESA 使用情况等对患者的铁状态进行合理评估,以指导下一步的补铁治疗。非透析患者及腹膜透析患者可先试用口服途径补铁,或根据铁缺乏状态直接应用静脉铁剂治疗;血液透析患者起始应优先选择静脉途径补铁。口服补铁剂量为 200mg/d,1~3 个月后再次评价铁状态,如果铁状态、血红蛋白没有达到目标值(每周 ESA 100~150IU/kg 治疗条件下),或口服铁剂不能耐受者,推荐改用静脉途径补铁。静脉途径铁剂维持性治疗给予的剂量和时间间隔应根据患者对铁剂的反应、铁状态、血红蛋白水平、ESA 用量、ESA 反应及近期并发症等情况调整。

(2) ESA 治疗:重组人促红细胞生成素(Recombinant human erythropoietin,rHuEPO)是临床上治疗肾性贫血的主要药物。众多国内外资料显示:合理应用 rHuEPO,不仅能有效纠正慢性肾脏病患者的贫血,减少慢性肾脏病患者左心室肥大等心血管合并症的发生,改善患者脑功能和认知能力,提高生活质量和机体活动能力;而且能降低慢性肾脏病患者的住院率和死亡率。因此,目前 rHuEPO 在慢性肾脏病治疗中是不可缺少和替代的。

贫血检查和评估应该在 rHuEPO 治疗前实施,所有慢性肾脏病患者,不论其分期和病因,都应该定期检查血红蛋白。女性 Hb<110g/L、男性 Hb<120g/L 时应实施贫血检查。贫血检查应包括:血红蛋白/红细胞压积(Hb/Hct),红细胞指标(红细胞计数、平均红细胞体积、平均红细胞血红蛋白量、平均红细胞血红蛋白浓度等),网织红细胞计数(有条件提倡检测网织红细胞血红蛋白量),铁参数(血清铁、总铁结合力、转铁蛋白饱和度、血清铁蛋白),大便粪隐血试验等。对于慢性肾脏病患者,如未发现其他贫血原因,且血清肌酐含量>2mg/dL,则贫血最可能的原因是红细胞生成素缺乏。

5.肾性骨营养不良

近几年来,随着血液透析技术的开展与进步,尿毒症患者的存活率和生活质量明显改善。肾性骨营养不良(Renal osteodystrophy,ROD)简称肾性骨病,是慢性肾衰竭伴随的代谢性骨病。ROD 的发生率随着透析时间的延长而增高,且治疗效果并不理想,严重影响了患者的生活质量。

(1)ROD 的临床表现:骨软化、纤维性骨炎、骨质疏松、骨硬化、骨性佝偻病、软组织钙化、骨畸形或病理性骨折等,突出症状是骨痛和近端肌无力。根据发病机制,ROD病理组织学类型可以分为:①高转运型(或Ⅰ型),即继发性甲旁亢(SHPT)性ROD;②低转运型(或Ⅱ型),系由铝中毒为主引起的动力缺乏型与骨软化病;③混合型(或Ⅲ型),既有高转运型ROD骨损害,又有低转运型ROD骨损害的特点,在不同的患者中二者呈不同的组合。

(2)ROD的检测方法:①骨密度测定:是目前检测ROD理想可靠的诊断方法,这一检查可较早地了解各种骨矿物质代谢紊乱的情况,为早期诊断、治疗提供可靠资料。②同位素99m锝骨扫描检查:ROD的阳性率高达95.7%,无创伤,可重复,为ROD诊断提供了一个有价值的辅助检查方法。③骨组织活检非脱钙骨病理检查:是目前ROD唯一可靠的诊断依据,不仅可做出早期诊断,而且能根据组织学分型明确骨病的严重程度,进行有针对性的治疗及效果观察。

(3)ROD的治疗:传统治疗认为,高钙低磷饮食、磷结合剂、钙剂的选择、维生素D的应用及适当的户外运动措施是肾性骨病康复的关键,高钙、低磷、低蛋白饮食是纠正CRF患者钙、磷代谢紊乱以及继发性甲状旁腺功能亢进症(Secondary hyperparathyroidism,SHPT)的有效措施。目前,已经有一些新的药物制剂及治疗方法,如甲状旁腺切除术、经皮注射无水乙醇(化学甲状旁腺切除术)、肾移植、血液净化治疗等,但仍以药物治疗为主。常用的ROD治疗药物有:①不含钙的磷结合剂:传统用氢氧化铝作为肠道磷结合剂,但长期应用有铝中毒的可能。镁盐也是有效的结合剂,但对骨矿化和中枢神经有损害,且易引起腹泻和高镁血症,故不宜采用。②含钙的磷结合剂:钙剂除了可以补充机体钙的不足外,还有较强的结合磷、纠正酸中毒的作用,如碳酸钙、醋酸钙,但长期服用易导致体内钙浓度升高,增加血管钙化风险。③维生素D[1.25-$(OH)_2D_3$]:当发生慢性肾功能衰竭时,肾单位大量破坏,维生素D_3活化障碍,大量蛋白尿、腹膜透析、户外活动减少、摄入不足,均可引起活性维生素D的绝对不足。维生素D的相对或绝对不足常是ROD和SHPT的原因。活性维生素D能抑制甲状旁腺增生,纠正维生素D的相对不足,增加成骨细胞内的钙离子浓度,控制SHPT,改善相应的ROD。

(4)ROD的治疗药物:包括磷结合剂、钙敏感受体及重组人类生长激素等。

①磷结合剂:长期使用含钙或铝的磷结合剂会引起高钙血症或铝中毒,引发血管及软组织钙化、铝相关性骨病及脑病等不良反应。近年推出的司维拉姆(Sevelamer)和碳酸镧是新型的非钙非铝磷结合剂,两者的降磷疗效与碳酸钙相当,但无升高血钙的风险,是更理想的磷结合剂。

司维拉姆是一种不含铝、不含钙,亦不含任何金属成分的高分子化合物,它以类似离子交换树脂的方式吸附肠道中的磷酸,结合后由粪便排出体外,其代表药为盐酸司维拉姆(Renagel)和碳酸司维拉姆(Renvela)。Renagel起初作为降脂药被研发,进一步研究发现其有降低血磷的作用,且可避免服用含钙磷结合剂出现的血管钙化和病死率增加的风险,但该药可出现严重的胃肠道反应,且价格昂贵,临床应用受到一定限制。Renvela的降磷效果与Renagel相当,且耐受性较好,同时还有升高血中碳酸盐水平的作用,可改善CKD晚期患者的代谢性酸中毒,但价格同样是其推广的最大障碍。

碳酸镧是一种有效的非钙非铝磷结合剂,主要用于控制CKD 5期患者的高磷血症。

与含铝制剂相比,碳酸镧几乎不在胃肠道吸收,在体内组织中积聚也很少。服用碳酸镧在降低血磷和钙磷乘积的同时,并未见新的不良反应,进一步证实了碳酸镧治疗的安全性、有效性和良好的耐受性。

②钙敏感受体(Calcium-sensing receptor,CaR)激动剂:CaR 激动剂能增强甲状旁腺细胞膜上的 CaR 对细胞外钙的敏感度,迅速提高细胞内钙离子浓度,抑制细胞内 PTH 释放,并在细胞内降解,可迅速抑制 PTH 分泌;大剂量时还可升高降钙素水平,降低血钙,抑制甲状旁腺组织增生,降低破骨细胞活性,减少骨吸收,增加骨密度,有利于骨的重建,尤其适用于伴高钙血症的高转化性骨病。其代表药西那卡塞可有效降低传统治疗方法无法控制的甲旁亢患者血 PTH 水平,同时能减少血磷和钙磷沉积,为 CKD 继发性甲旁亢提供了新的治疗手段。

③重组人类生长激素(Recombinant human growth hormone,rhGH):rhGH 可以促进肠道钙的吸收,增加骨块质量,促进肾小管对磷的再吸收和成骨细胞增殖,促进新骨形成和增加血清钙磷含量,降低 PTH 水平。

6. 继发性甲状旁腺功能亢进症

继发性甲状旁腺功能亢进症(Secondary hyperparathyroidism,SHPT)是指 CKD 导致甲状旁腺组织继发性增生/腺瘤形成及 PTH 升高,表现为高钙血征、甲状旁腺增生和钙磷代谢紊乱以及由此带来的肾性骨病和血管钙化等一系列临床综合征。目前认为 CKD 合并 SHPT 的发生机制主要包括高磷、低钙血症,1.25-$(OH)_2D_3$ 合成及受体减少,钙敏感受体下调,PTH 抵抗,酸中毒,尿毒症毒素等。上述多因素相互作用,互为因果,通过相同或不同的机制,最终导致甲状旁腺增生肥大,PTH 分泌增多。

SHPT 对各系统的影响包括:①肾性骨病;②心血管系统的损伤(高血压、左室射血分数降低、心力衰竭、动脉硬化);③免疫系统的损伤:主要表现为发生感染的概率增加;④皮肤损伤:患者常出现皮肤瘙痒;⑤神经系统的损伤:表现为末梢手套袜套样感觉障碍、不安腿综合征等周围神经病变;以及尿毒症脑病、性格改变、失眠等中枢神经病变;⑥血液系统的损伤:肾性贫血、促红细胞生成素抵抗等。当 CKD 3 期[GFR＜60mL/(min・1.73m²)]时,应定期监测钙、磷和 PTH 水平,进行钙磷代谢及骨病的评价,当血清钙、磷及 PTH 水平超过目标值的时候应该考虑诊断 SHPT。

SHPT 的治疗方式包括以下几种。

(1)降低血磷:限制饮食中磷的摄入;使用磷结合剂,常用的有含钙磷结合剂和不含钙磷结合剂两大类,前者主要包括碳酸钙和醋酸钙,后者包括司维拉姆和碳酸镧等;充分透析。

(2)调节血钙:可以通过口服小剂量的钙剂达到补钙效果。复方 α-酮酸因为含有一定量的钙且不含磷,也是目前临床常用的补钙制剂。

(3)活性维生素 D:但维生素 D 制剂治疗容易导致患者血钙、血磷浓度的升高。

(4)拟钙剂盐酸西那卡塞(盖平):可以与甲状旁腺细胞膜上的钙敏感受体变构结合,模拟出细胞外环境的高钙信号,从而抑制甲状旁腺细胞分泌 PTH,降低血清 PTH 水平,并有效降低血清钙磷化及钙磷乘积,有助于全段甲状旁腺激素(Intact parathyroid hormone,iPTH)达标。

（5）甲状旁腺切除术：适用于严重 SHPT 而又不能用药物控制者，手术方式有甲状腺次全切除术；全甲状旁腺切除术并将甲状旁腺移植到上肢；全甲状腺切除术。

（6）经皮无水乙醇注射（化学性甲状旁腺切除术）：在超声引导下，经皮细针穿刺注射无水乙醇到增大的甲状旁腺，使组织硬化，抑制 SHPT。此法对药物治疗无效且不能耐受甲状旁腺切除手术的重度患者有更高的适应性，且风险小。对甲状旁腺次全切除术后复发的患者也可采用。

7. 替代治疗

（1）血液透析：血液透析系将患者血液引入透析器中，利用半渗透膜两侧溶质浓度差，经渗透、扩散与超滤作用，达到清除代谢产物及毒性物质，纠正水、电解质、酸碱平衡紊乱的目的。

（2）腹膜透析：利用腹膜作为半渗透膜，根据弥散、对流等原理，将透析液经导管灌入患者腹腔，在腹膜两侧存在溶质的浓度梯度差，高浓度一侧的溶质向低浓度一侧移动（扩散作用）；水分则从低渗一侧向高渗一侧移动（渗透作用）。通过腹腔透析液的不断更换，清除体内代谢产物、毒性物质及纠正水、电解质平衡紊乱。

（3）肾移植：肾移植是将健康者的肾脏移植给有肾脏病变并丧失肾脏功能的患者，但因其供肾来源不足目前难以普遍开展。

九、展　望

慢性肾衰竭临床治疗和预防的目的在于延缓肾功能恶化的进程，而早中期更是延缓肾功能进一步恶化的关键，如果能在此时采取积极有效的治疗措施，就能够在很大程度上有效控制或减慢肾小球硬化的速度以及肾小管-间质纤维化进展和恶化的速度。在慢性肾衰竭的原发病病因中，慢性肾小球肾炎、高血压、糖尿病是比例最高的，对这三种不同的原发疾病能早发现、早诊断、早治疗，就可以从源头上控制慢性肾衰竭的发生和发展。随着肾脏病专业队伍的不断扩大、肾脏病知识的全民普及和肾活检技术的广泛开展，肾小球疾病的检出率和诊断率明显提高，治疗手段也越来先进；而高血压、糖尿病这两类疾病的诊治也日益规范。我们有理由相信，在导致慢性肾衰竭的常见疾病得到有效控制后，慢性肾衰竭的患病率和发病率将得到有效的遏制；在一系列诊疗指南和规范的引领下，通过内科治疗或肾脏替代治疗，慢性肾衰竭患者将会拥有质量更好、生存更久的明天。

【思考题】

1. 导致慢性肾衰竭的常见疾病有哪些？
2. 简述高血压与慢性肾衰竭的关系。
3. 如何诊断和治疗肾性贫血？

【参考文献】

[1] Hou FF, Zhou QG. Optimal dose of angiotensin-converting enzyme inhibitor or angiotensin Ⅱ receptor blocker for renoprotection. Nephrology(Carlton),2010,6(15):57-60.

[2] Kidney Disease：Improving Global Outcomes（KDIGO）CKD-MBD Work Group. KDIGO clinical practice guideline for the diagnosis，evaluation，prevention，and treat- ment of Chronic Kidney Disease-Mineral and Bone Disorder（CKD-MBD）. Kidney Int Suppl，2009，8(113)：S1-130.

[3] Levey AS，de Jong PE，Coresh J，et al. The definition，classification，and prognosis of chronic kidney disease：A KDIGO Controversies Conference report. Kidney Int，2011，80：17-28.

[4] Zhang L，Wang F，Wang L，et al. Prevalence of chronic kidney disease in China：A cross-sectional survey. Lancet，2012，379(9818)：815-822.

[5] 刘力生. 美国高血压预防、检测、评估与治疗联合委员会第 8 次报告解读及给我们的启示. 中华高血压杂志，2014，2(22)：116-118.

[6] 中国医师协会肾内科医师分会. 肾性贫血诊断与治疗中国专家共识（2014 修订版）. 中华肾脏病杂志，2014，30(9)：712-716.

（马红珍）

第二节　IgA 肾病的临床病理特点及治疗

摘　要：IgA 肾病是世界范围内最常见的原发性肾脏疾病，是引起终末期肾病的重要原因之一。由于其在临床和病理上的表现呈多元化，2012 年改善全球肾脏病预后组织(KDIGO)根据当时 IgA 肾病治疗的循证医学最新研究发表了《KDIGO 临床实践指南：肾小球肾炎》，为临床上科学合理治疗 IgA 肾病提供了重要依据。目前临床上的治疗目标是有效降低蛋白尿，控制高血压、高血脂，减少肾组织的进一步损伤，维持肾功能的稳定。

关键词：IgA 肾病；病理特点；临床特点；治疗

Abstract：IgA nephropathy is the most common primary renal disease in the world. It is one of the important reasons for the end stage renal disease. Because of its diversity in clinical and pathological manifestations, KDIGO clinical practice guideline for glomerulonephritis published in 2012 were based on the latest research on the evidence based medicine in the treatment of IgA nephropathy, which provides an important basis for the clinical treatment of IgA nephropathy. At present, the clinical treatment target is to effectively reduce proteinuria, control blood pressure and high blood lipids, reduce kidney tissue damage, and maintain the stability of renal function.

Keywords：IgA nephropathy；Pathological character；Clinical characteristics；Treatment

一、病理特点

IgA 肾病是一组以系膜区 IgA 沉积为特征的系膜增殖性肾小球肾炎，1968 年由法国病理学家 Berger 最早报道，该病曾被称为 Berger 病。现在普遍认为，在全世界范围内，该病是原发性肾小球肾炎最常见的表现形式。尽管过去曾经认为 IgA 肾病是"反复发作且临床经过良性的血尿"，事实上，现在认为 IgA 肾病是终末期肾病的主要原因之一，约 15%～40% 的患者病变缓慢进展，最终发展为终末期肾病。

流行病学研究显示 IgA 肾病在不同人种的发病率有所不同，欧洲白人每百万人有 7.9～38 人发病，而日本报道 IgA 肾病在每百万成人中的发病患者数为 143 人。由于其诊断依赖肾活检，因此各地报道发病率的不同部分与肾活检指征的差异有关。IgA 肾病在亚洲人中发病率较高，在我国占原发性肾小球肾炎的 20%～45.26%，日本报道为 47.4%，新加坡为 34%；欧美白人发病率略低于亚洲人，为 21.1%～31%；小组数据显示 IgA 肾病在黑人中的发生率最低。尽管 40 年来流行病学、发病机制、影响预后因素及治疗方面取得了许多研究成果，但该病的病因仍不清楚，亦缺乏特异性治疗药物。

1. IgA 肾病的分类

在临床上其他许多疾病与 IgA 肾病相关，主要原因有 IgA 肾病和过敏性紫癜，次要原因有肝脏疾病(酒精性、原发性胆汁性、隐源性肝硬化、乙型肝炎)、肠道疾病(乳糜泻、慢性溃疡性结肠炎、克罗恩病)、皮肤疾病(银屑病、疱疹样皮炎)、免疫风湿性疾病(类风湿性关节炎、干燥综合征、强直性脊柱炎、白塞综合征、Reiter 综合征、免疫性血小板减少症）、感染（HIV 感染、弓形体病、麻风病）、肿瘤（蕈样肉芽肿瘤、肺癌、黏液分泌性癌）、与 IgA 肾病并发的疾病，如抗中性粒细胞胞质抗体（Anti-neutrophil cytoplasmic antibodies，ANCA）相关性血管炎、糖尿病肾病、膜性肾病等。

2.病理特点

（1）光镜检查：光镜下 IgA 肾病最典型的改变是局灶性或弥漫性系膜区系膜细胞增殖及系膜基质增多，小管间质病变以局灶性肾小管萎缩，炎性细胞浸润和间质纤维化多见。IgA 肾病的肾小球病变光镜表现可以变化很大，几乎囊括各种原发性肾小球肾炎的病理表现，从正常或轻微损伤到各种增殖和硬化均可见到。增殖和硬化可以是局灶性或是弥漫性，节段性或全球性的改变，可见于系膜区也可见于毛细血管襻，可伴有或不伴有襻坏死、小的新月体或环形体。

（2）免疫学检查：不论是免疫荧光还是免疫组化的方法都可以检测到明显的 IgA 和 C3 在系膜区的沉积。进一步分型可以确定是 IgA1 的沉积，也可合并 IgG 和（或）IgM 的沉积，但 C1q 和 C4 的沉积很少见。活动性 IgA 肾病还可见到 IgA 沿着毛细血管襻沉积，同时往往还有纤维蛋白原在系膜区、毛细血管襻和新月体内沉积。中小血管壁可以有丰富的 C3 颗粒沉积，尤其多见于合并高血压的患者。

（3）电镜检查：电镜下可见不同程度的系膜细胞增殖和系膜基质扩张，常见大块的电子致密物出现在系膜基质中，有时内皮下也可见大块的电子致密物沉积。通常基底膜宽度正常，但有部分患者有基底膜局部增厚、断裂和板层样改变。

（4）病理分型：IgA 肾病的病理分级对临床估计患者预后和指导治疗有一定意义，目前临床常用的 IgA 肾病的病理分级标准包括综合性评价系统的 Lee 氏分级和 Hass 分型，半定量评价系统的 Katafuchi 积分和牛津分型。

①Lee 氏分级系统：详见表 6-1。

表 6-1　Lee 氏分级系统

分级	肾小球改变	小管-间质改变
Ⅰ	绝大多数正常、偶尔轻度系膜增宽（节段）伴／不伴细胞增生	无
Ⅱ	肾小球示局灶系膜增殖和硬化（<50％），罕见小的新月体	无
Ⅲ	弥漫系膜增殖和增宽（偶尔局灶节段），偶见小新月体和粘连	局灶间质水肿，偶见细胞浸润，罕见小管萎缩
Ⅳ	重度弥漫系膜增生和硬化，部分或全部肾小球硬化，可见新月体（<45％）	小管萎缩，间质炎症浸润和纤维化
Ⅴ	病变性质类似Ⅳ级，但更严重，肾小球新月体形成>45％	类似Ⅳ级病变，但更严重

Lee 氏分级综合考虑了可能可以预测疾病预后的组织学病变，操作简单，易于应用，但没有对肾小球硬化程度进行明确规定，也没有区分系膜硬化和肾小球节段硬化，影响了分级的准确性。而且 Lee 氏分级认为肾间质病变与肾小球病变相关，没有将肾间质纤维化列为独立预后因素，对患者的区分效力差。在临床工作中，大部分患者属

于Ⅲ级。

②Hass分型系统:详见表6-2。

表6-2　Hass分型系统

分　型	肾小球改变	小管和间质改变
Ⅰ(轻微病变)	肾小球仅有轻度系膜细胞增加,无节段硬化,无新月体	无病变
Ⅱ(FSGS样病变)	肾小球表现类似特发性FSGS样改变,伴肾小球系膜细胞的病变	轻度增加,无新月体
Ⅲ(局灶增殖性肾小球肾炎)	50%左右的肾小球细胞增生,细胞增生最初可仅限于系膜区,或可由于毛细血管内细胞增生致肾小球毛细血管襻阻塞。可见新月体。绝大多数Ⅲ型病变示肾小球节段细胞增生	无明显病变
Ⅳ(弥漫增殖性肾小球肾炎)	>50%的肾小球细胞增殖,像Ⅲ型病变一样细胞增生可以是节段或球性的,可见新月体	间质小管>40%的小管萎缩或小管数量减少(PAS)
Ⅴ(晚期慢性肾小球肾炎)	40%以上肾小球性硬化,其余可表现为上述各种肾小球病变	间质小管>40%的小管萎缩或(PAS)小管数量减少

注:FSGS:局灶节段性肾小球硬化(Focal segmental glomerule sclerosis)。

Haas分型也是综合性分型,操作简单,易于应用,也有研究提示其对预测患者预后有一定作用,而且它把肾间质重度纤维化(>40%的肾小管萎缩)作为预后不良的重要独立指标。但其不足之处是没有对急性和慢性病变加以区分,也没有区分系膜增殖和内皮细胞增殖,导致不同病理学家的判断可能产生偏差。另外,Hass分型对患者的区分度也不高。

③Katafuchi积分:可以提供全面的病理信息,并将肾小球、肾小管-间质和血管病变分别进行积分,对治疗及预后有提示作用。但该评价系统将肾小管-间质及血管病变归属为肾小球病变的继发性改变,仅以肾小球积分来分级并确定患者的预后情况,而且积分后不能区分急性病变与慢性病变,这限制了其应用。

④牛津分型:由肾脏病学专家和病理学专家共同制定,并对病理病变进行了明确定义,筛选出相对独立、可重复性好的病理指标来分析与预后的相关性。分型包括系膜细胞增殖、内皮细胞增殖、节段性硬化或粘连及肾小管萎缩或肾间质纤维化四项独立影响预后的病理指标,同时需报告肾小球个数以及一些定量病理指标,包括细胞或细胞纤维新月体比例、纤维素样坏死比例、内皮细胞增殖比例及肾小球球性硬化比例,以了解肾脏急性和慢性病变情况,并考虑了临床因素。报告为半定量的形式,但整个评分过程比既往的半定量积分简单,并将急慢性病变加以区分,有助于帮助临床医生制定治疗方案。然而牛津分型也有其局限性,首先病例入选时去除了轻症和极重症患者,因此牛津分型能否应用于所有IgA患者有待进一步研究。

二、临床特点

IgA肾病好发于青少年,且男性多于女性,可表现为肾小球肾炎的各种临床症状,但所有患者均有血尿。IgA肾病是引起单纯性血尿最常见的原发性肾小球肾炎,IgA肾病血尿患者约占孤立性镜下血尿而行肾活检者的 50％，在 IgA 肾病中仅少量蛋白尿而无镜下血尿者极为罕见，但血尿与病情严重程度无关。上呼吸道感染、扁桃体炎后出现的肉眼血尿可持续数小时至数日，可消失也可转为镜下血尿，并有反复发作特点。另一类起病隐匿，主要表现为无症状性尿异常，常在体检时偶然发现，呈持续性或间断性血尿。患者中以无症状性尿检异常者最常见，其次是肾病综合征、慢性肾炎、复发性肉眼血尿等。极少数患者表现为急性肾功能不全。通常在两种情况下合并急性肾衰：①以急性免疫性或炎症性损害为主，病理上常常为新月体型，它既可为首发症状，也可继发于原有轻度病变的基础上。②好发在严重血尿后，这部分患者肾脏病理损害普遍较轻，肾功能损害多由于血尿引起肾小管阻塞和（或）直接毒性作用。但这种损害多为可逆性的，对症处理多能自行缓解。由于临床表现与病理损伤程度不完全一致，目前尚无统一的临床分型标准。张馨等根据患者临床表现、实验室检查和肾脏病理的不同，将 IgA 肾病分为 7 型。

1. 孤立性镜下血尿型

孤立性镜下血尿型患者比例为 30％～40％，主要表现包括：①尿检异常，表现为镜下血尿，无蛋白尿，无肉眼血尿。②肾功能正常，无高血压。③病理改变较轻，系膜区只有 IgA 沉积，硬化球较少，无新月体，小管间质病变较轻，血管病变不明显；电镜排除"薄基底膜肾病"。

2. 尿检异常型

尿检异常型患者比例为 20％～30％，症状表现包括：①起病常隐匿，确切病程不易断明，临床症状无明显特征。②尿检异常：镜下血尿或肉眼血尿单次发作，24h 尿蛋白＜2.0g。③无低蛋白血症，肾功能正常，无高血压。④病理改变轻重不一，从轻度系膜增生性病变到肾小球硬化；系膜区沉积物除 IgA 外，常有 IgG，可以出现血管襻沉积；间质病变轻到中度，但不存在广泛硬化。

3. 反复发作肉眼血尿型

反复发作肉眼血尿型的特点主要包括：①肉眼血尿反复发作，可为新鲜或陈旧，次数大于 2 次。发作前数小时（＜24h）有前驱性感染（上呼吸道感染居多，也可能是胆囊炎或腹泻），发作期间可有腰酸、腹痛。②肉眼血尿发作期间，可有持续尿检异常，但 24h 尿蛋白＜1.5g；无明显低白蛋白血症，肾功能正常或轻度异常。③发作人群多为青年。④肉眼血尿发作 1 个月内，可见节段细胞性新月体（＜10％），无襻坏死；小球硬化少，间质病变轻，无严重血管病变。

4. 新月体型

新月体型的特点包括：①起病较急，临床上血尿突出。②常伴肉眼血尿可持续很长时间，或镜下红细胞计数超过 50 万/mL。③可以合并高血压，血酐肌水平可以轻度升高；部分患者 ANCA 可能阳性。④常伴襻坏死，新月体＞15％，血管可呈现纤维素样变性或坏死，Fibrin 染色阳性。

5. 大量蛋白尿型

大量蛋白尿型的特点包括：①尿蛋白及浮肿为主要表现，一般无肉眼血尿。②24h 尿蛋白＞3.5g。低蛋白血症明显，血浆白蛋白＜3.0g，有高脂血症，有明显浮肿。③血压正常或轻度升高，肾功能可以不正常，病程较长。④小球硬化较多见，常有基底膜病变，小管间质病变轻到中度。

6.高血压型

高血压型患者的突出表现是血压持续升高,常用降压药物控制,可有不同程度肾功能受损,表现为:①孤立性肉眼血尿或持续镜下血尿,24h尿蛋白<3.5g。②病初即有血压升高,常血压>140/85mmHg,有或无靶器官损害。③血肌酐水平正常或升高,但<5mg/dL。④慢性化病变较重,较多球性硬化,间质病变中到重度;血管病变突出,血管透明病变。

7.终末期肾衰型

终末期肾衰型患者的主要表现为:①血肌酐含量>5mg/dL。②多见球性硬化,小管间质病变重度。

三、诊断和鉴别诊断

IgA肾病的诊断必须要有肾活检病理,必须要有免疫荧光或免疫组化的结果支持。对于绝大多数病例来讲,诊断IgA肾病并不困难,但是以下的一些情况仍需要注意鉴别诊断。肾小球系膜内IgA沉积可能与其他多种疾病相关,IgA沉积常被意外发现,其发病机制或临床意义不明。由于IgA肾病是一种常见病,因此它可与其他肾小球疾病同时存在。

1.与紫癜性肾炎的鉴别

紫癜性肾炎(Henoch-Schonlein purpura nephritis,HSPN)和IgA肾病是同一病理过程的变异,但是在HSPN中导致含IgA免疫复合物全身活化或在IgA肾病中导致含IgA免疫复合物局部活化的有关因素尚未确定。

HSPN属于继发性IgA肾病,其基础病理特征为小血管炎症性病变,即在血管周围通常可见白细胞浸润和核碎屑,免疫荧光染色证实受累的血管壁有IgA沉积。但是在无关节痛、皮疹及发热、腹痛等全身症状时,确实很难鉴别HSPN和IgA肾病。

HSPN和IgA肾病的区别:在病理上,HSPN和IgA肾病有一些微小的差别,但不是特异性的,免疫荧光下HSPN沉积物IgG较多;光镜下HSPN肾小球可见较多细胞性/纤维细胞性新月体,肾小球节段坏死或硬化更为常见。少部分病例可见内皮细胞明显增生。电镜下HSPN可见内皮下或上皮下的大块电子致密物,而IgA肾病大块电子致密物多见于系膜区。

2.高血压肾小动脉硬化

部分患者临床表现为高血压和肾功能不全,肾活检有助于鉴别诊断两者间的因果关系。个别情况下,尤其是免疫荧光下IgA沉积信号比较弱时,是良性或恶性肾动脉硬化症,还是IgA肾病引起的肾实质性高血压,诊断要特别小心,因为进一步的治疗方针和患者的预后是不同的。高血压家族史、电镜结果等有助于最终的诊断,少数患者甚至要等到随诊一段时间以后才能最终确诊。

3.微小病变

对于多数临床表现为肾病综合征的IgA肾病患者,导致肾病综合征的原因是IgA肾病本身。不过也有少数肾病综合征患者尽管荧光下有IgA沉积,但肾脏病理光镜表现仅为轻微病变,电镜提示广泛的上皮细胞足突融合,临床上对激素治疗反应好,对这些患者的诊断应考虑微小病变肾病合并系膜区 IgA 沉积。这些患者的预后要明显好于单纯由 IgA 肾病导致的肾病综合征患者。

4.新月体性肾炎

少数 IgA 肾病患者临床表现为急进性肾炎综合征,病理提示新月体性肾炎,免疫荧光以 IgA 沉积为主,诊断应考虑Ⅱ型新月体性肾炎,IgA 肾病Ⅳ~Ⅴ级,抗 GBM 抗体和 ANCA 检查有助于除外其他类型的新月体性肾炎。

5.乙型肝炎相关性肾炎

乙型肝炎相关性肾炎和 IgA 肾病的诊断有时可以并列,少数乙型肝炎患者肾脏病理可以表现为系膜增生性肾小球肾炎,免疫荧光以 IgA 沉积为主,但同时有乙型肝炎表面抗原或 C 抗原在肾脏组织中沉积,诊断应为两者并列。反之,部分 IgA 肾病患者尽管有乙型肝炎表面抗原或 C 抗原在肾脏病理组织中沉积,但如果外周血中乙型肝炎标志物阴性,则诊断仍为 IgA 肾病。

6.糖尿病合并慢性肾病

当糖尿病患者出现蛋白尿、血尿而病程过短或没有明显的眼底改变时,应考虑行肾活检明确诊断。此类患者的诊断有 3 种可能:①糖尿病肾病;②没有糖尿病肾病,但有慢性肾小球肾炎;③糖尿病肾病合并慢性肾小球肾炎。来自韩国和香港的资料,以及国内的资料显示糖尿病合并慢性肾小球肾炎中以 IgA 肾病最常见,占 50%以上。因此 IgA 肾病是可以在糖尿病,特别是 2 型糖尿病患者中出现的。

7.狼疮性肾炎

个别系统性红斑狼疮的患者,免疫荧光的结果并非典型的满堂亮,而是以 IgA 沉积为主,光镜表现为系膜增生性肾小球肾炎,此时肾脏病理诊断应考虑为 IgA 肾病,而不是狼疮性肾炎。

四、治　疗

在 IgA 肾病发病机制还不明了的情况下,尚欠缺针对该病的特异性治疗方法。且 IgA 肾病病程长,临床表现谱广,发作和缓解相间。改善全球肾脏病预后组织(Kidney Disease:Improving Global Outcomes, KDIGO)根据目前 IgA 肾病循证医学研究的最新进展提出了《KDIGO 临床实践指南:肾小球肾炎》,对 IgA 肾病的临床实践有一定的参考价值。

1.肾素-血管紧张素系统阻断剂的应用及降尿蛋白和降血压治疗

大量的 RCT 研究结果充分肯定了肾素-血管紧张素系统(Renin-angiotensin system, RAS)阻断剂,如血管紧张素转换酶抑制剂(Angiotensin converting enzyme inhibitor, ACEI)或血管紧张素受体阻滞剂(Angiotensin receptor blocker,ARB)在 IgA 肾病中的作用,RAS 阻断剂已经成为针对具有蛋白尿和高血压 IgA 肾病患者的一线治疗药物。KDIGO 指南对于 IgA 肾病治疗中降蛋白尿与降压治疗提出:蛋白尿>1g/d 时,推荐长期应用 ACEI/ARB 治疗;蛋白尿 0.5~1g/d[儿童介于 0.5~1g/(d・1.73m^2)],建议使用 ACEI/ARB 治疗且剂量可逐渐增加到可耐受剂量;蛋白尿<1g/d 时,IgA 肾病患者血压

应控制在 130/80mmHg 以下;蛋白尿>1g/d 时,血压应控制在 125/75mmHg 以下。

2.糖皮质激素

尽管短期糖皮质激素治疗 IgA 肾病有过争议,近 2 年国外临床试验和我们的临床经验表明:对肾功能正常或轻微受损(Ccr>60mL/min)的 IgA 肾病患者给予长期(约 2 年)的糖皮质激素治疗可具有保护肾功能的长期作用。但糖皮质激素还存在很多不良反应,故应严格把握其使用原则。王海燕等建议表现为肾病综合征的 IgA 肾病患者,予 4~6个月糖皮质激素治疗,可以减少尿蛋白,对尿蛋白定量在 1~3.5g 的肾功能正常的患者也有使用价值。

目前,关于糖皮质激素治疗 IgA 肾病的临床试验样本量都比较少,因此在 KDIGO 指南中,根据目前已有的循证医学证据,糖皮质激素的应用只有在下面情况下考虑使用。

(1)对于经过 3~6 个月最佳的支持治疗(包括使用 ACEI 或者 ARB 和控制至目标血压的治疗)后,24h 尿蛋白仍然持续≥1g,而且 GFR>50mL/min 的患者,建议其接受 6 个月的糖皮质激素治疗。

(2)对于临床上呈肾病综合征而同时病理表现为微小病变肾病(Minimal change disease,MCD)和 IgA 肾病并存的患者,可以按照 MCD 的治疗原则应用糖皮质激素。

(3)新月体性 IgA 肾病或伴有肾功能快速下降的患者,可以考虑糖皮质激素联合环磷酰胺或者硫唑嘌呤治疗;急进性新月体性 IgA 肾病的治疗方案可参照抗中性粒细胞胞浆抗体(Anti-neutrophil cytoplasmic antibody,ANCA)相关小血管炎的治疗方案,即起始治疗通常包括大剂量口服或者静脉糖皮质激素联合口服或静脉环磷酰胺(不同的研究推荐的治疗方案各不相同),也可以考虑使用血浆置换(但是目前的随机对照试验证据有限)。除此之外,目前没有明确证据推荐或建议糖皮质激素在其他各种表现的 IgA 肾病中应用,尤其需要在肾功能已经受损(GFR<50mL/min)的 IgA 患者中评估糖皮激素的疗效和副反应带来的各种风险。

现部分学者认为糖皮质激素联合免疫抑制剂对难治性 IgA 肾病的疗效较好。贾晓媛在其文章中提到通过对 IgA 肾病患者进行雷公藤多苷片与小剂量激素联合治疗,其治疗的总有效率高达 70%,并充分发挥多靶点效应,进而提高疗效,对不良反应有着一定的减轻作用。

3.免疫抑制剂

(1)霉酚酸酯(Mycophenolate mofetil,MMF):目前其对 IgA 肾病的疗效尚不肯定。陈香美等研究认为,MMF 能降低进展型 IgA 肾病患者的蛋白尿水平,但不能延缓 GFR 的下降。而 Rasche 等则认为,霉酚酸酯可延缓环磷酰胺或激素冲击治疗后肾功能仍进行性恶化的 IgA 肾病患者的病情进展,并可减少蛋白尿。Tang 等的研究也认为,霉酚酸酯治疗可短期内部分缓解蛋白尿并在长期内保护肾脏。但 Frisch 和 Xu 等的研究未显示霉酚酸酯对 IgA 肾病有效。目前我国专家根据国内外的相关研究指出:①IgA 肾病缓慢进展型(以活动性病理病变为主且病变较重、尿蛋白>10g/L,伴肾功能损害和高血压)及快速进展型(病理较多新月体和重度活动性病变,肾功能急剧恶化)MMF 可能有效。IgA肾病表现为肾病综合征(病理表现以轻中度增生为主)的 MMF 联合激素治疗有效,可用于环磷酰胺等药物无效或有严重的不良反应时。IgA 肾病表现为单纯血尿或蛋白尿(病理程度较轻，尿蛋白<1g/d，肾功能正常，无高血压），不推荐使用 MMF。②IgA 肾病晚期病变表现为肾功能严重受损（血肌酐含量>250μmol/L），且病理表现以明显的增生硬化为主，如肾小球硬化、小管间质纤维化，此时免疫抑制剂治疗包括 MMF，并不一定能改善预后，反而会增加治疗风险，应审慎做出决策。

（2）环磷酰胺（Cyclophosphamide，CTX）和硫唑嘌呤（Azathioprine，AZA）：有观点认为，环磷酰胺可用于治疗严重 IgA 肾病，尤其是肾活检示有较多新月体形成和硬化者。硫唑嘌呤治疗 IgA 肾病的研究较少，且效果不肯定。

（3）来氟米特（Leflunomide）：新近 Liu 等研究认为，来氟米特用于治疗肾病综合征型 IgA 肾病安全而有效，联用泼尼松龙和来氟米特与联用泼尼松龙和霉酚酸酯在肾病综合征型 IgA 肾病的疗效上无明显差别。

（4）他克莫司（Tacrolimus，FK506）：目前国内外用他克莫司治疗 IgA 肾病的研究较少。Arikan 等用他克莫司治疗 25 位原发性肾小球肾炎患者，其中包括 IgA 肾病（其中有 9 例常规治疗无效，8 例治疗后复发），每天给予 0.05mg/kg 的剂量，所有患者均使用泼尼松龙。治疗平均持续（28.9±2.4）个月，尿蛋白从（6.3±5.0）g/d 减少到（0.5±0.6）g/d，60%患者的病情完全缓解，其余部分缓解。本研究表明他克莫司联合小剂量泼尼松龙对其他免疫抑制剂抵抗或复发的原发性肾小球肾炎症状的长期缓解有效。他克莫司作为一种新的免疫抑制剂，需要更多的临床研究来检验其有效性和安全性。

故 KDIGO 指南对 IgA 肾病不建议激素与 CTX 或 AZA 联合应用（除非新月体形成伴有肾功能快速恶化）；当 GFR<30mL/min 时不建议应用免疫抑制剂（除非新月体形成伴有肾功能快速恶化）；不推荐单独使用 MMF。激素联合 MMF 可能会引起重症感染（包括卡氏肺囊虫肺炎），应当小心监测。在免疫抑制剂的应用方面，需要更多设计好的 RCT 来评估在已经接受理想的血压控制和蛋白尿患者中激素联合其他免疫制剂治疗是否优于激素单药治疗，同时也需要 RCT 来评估治疗方案是否有疗效差异。

（5）雷公藤多苷：雷公藤多苷作为中药类免疫抑制剂，近年来逐渐开始应用于肾脏病治疗领域。项琼等研究证明雷公藤多苷片联合替米沙坦治疗 IgA 肾病能明显降低尿蛋白水平，而且治疗中未见明显不良反应。在雷公藤多苷联合小剂量激素治疗 IgA 肾病伴肾功能减退的研究中，得出结论：它不但可以减少尿蛋白，而且一定程度上可以延缓肾功能恶化，而且不良反应小。但是其远期疗效及安全性仍需通过长期随访来观察。

4.鱼油

鱼油中富含 n-3（ω-3）系多聚不饱和脂肪酸，主要含二十五碳五烯酸（Eicosapentaenoic acid，EPA，C20:5ω-3）和二十二碳六烯酸（Ducosahexenoic acid，DHA，C22:6ω-3），是人体的必需脂肪酸。ω-3 可竞争性抑制花生四烯酸，减少前列腺素、血栓素和白三烯的产生，从而减少肾小球和肾间质的炎症反应，减少系膜细胞收缩、血小板的聚集和免疫性肾损害诱导的缩血管物质的产生，达到保护肾脏的作用。Donadio 等对 106 名 IgA 肾病患者进行了为期 2 年的多中心、随机分组、安慰剂（橄榄油）对照研究。鱼油治疗组在试验 2 年结束时及后续随访节点，主要终点时间（Scr 上升 50%以上）及次级终点时间的发生率均较安慰剂对照组低且有统计学意义，而尿蛋白定量的减少无明显差别，故认为早期使用鱼油治疗并延长使用时间，有利于减缓肾功能进展。而 Meta 分析认为鱼油治疗无益处，仍需进一步大样本的研究。考虑到鱼油对心血管疾病有好处,所以鱼油治疗是安全的。

5. 抗血小板药物

双嘧达莫(潘生丁)是最常用的抗血小板药物,其次是曲美他嗪和地拉齐普。Taji 等针对上述药物的 7 个研究进行了 Meta 分析,5 个研究共 399 人(治疗组 211 人,对照组 188 例)涉及降低尿蛋白作用,6 个研究共 261 人(治疗组 131 人,对照组 130 人)涉及肾功能评估,分析结果认为抗血小板药物可能对减少 IgA 肾病患者的尿蛋白,对维持中到重度的 IgA 肾病患者肾功能稳定有益处。以上研究的缺陷在于自身对照的质量较低,未评估肾脏存活率,长期随访结果不一致;同时患者应用其他药物,抗血小板药物的作用不能从中分离出来。故 KDIGO 指南不推荐用抗血小板药物治疗 IgA 肾病。

6. 扁桃体切除

只有回顾性研究和一个非 RCT 研究认为扁桃体切除对于治疗 IgA 肾病有效。Komatsu 等研究认为激素联合扁桃体切除对于治疗 IgA 肾病有效。另有回顾性研究发现扁桃体切除对于治疗 IgA 肾病无效。因为常伴有其他免疫抑制治疗,所以扁桃体切除的疗效无法完全分离出来。KDIGO 指南不建议对 IgA 肾病实施扁桃体切除术。

7. 其他

新近有学者提出氟伐他汀治疗 IgA 肾病患者 4 个月较对照组明显减轻蛋白尿,对肌酐清除率无影响。需进一步评价。

8. 合并急进性肾小球肾炎

IgA 肾病合并急进性肾小球肾炎在临床中相对少见,故尚无大宗临床对照试验。临床经验及个案报道表明,糖皮质激素冲击和免疫抑制剂治疗有效。血浆置换有辅助疗效,但因免疫复合物在 IgA 肾病发病机制中的作用不明确,且费用昂贵,该方法还值得商榷。

总之,IgA 肾病的发病机制仍是待解的谜团,因此目前其治疗方法不可能是特异性的。重要的是临床医生要认识到肾小球的 IgA 沉积是慢性进展的过程,短期的治疗是不够的,而同时又必须警惕长期治疗时药物长期蓄积潜在的毒性作用。更好地了解发病原因有助于我们更为合理地评价疾病的活动性和判断预后及实施治疗。

五、预 后

IgA 肾病临床表现异质性大,轻者表现为无症状性镜下血尿,重者可快速进展为肾功能衰竭,而大多数患者临床表现为缓慢进展的肾功能不全。相似的临床表现其预后可能截然不同,因此准确判断 IgA 肾病患者的预后从而决定正确的治疗方案就显得尤为重要。可能与预后相关的临床指标包括高血压、重度病理改变、持续性镜下血尿、基础尿蛋白定量>1g/d、肥胖以及基础肾功能不全等。曾有研究尝试依据数个临床指标建立危险指数评价公式,希望更为精确地预测预后,但缺乏广泛的认可。近来有学者认为,随访期间的蛋白尿及血压变化可能较单一基线指标更具有预测价值。一项加拿大的研究分析了 542 例 IgA 肾病患者,多元回归分析显示,随访尿蛋白是 GFR 最强的独立预测因子,尿蛋白持续>3g/d 的 IgA 肾病患者,肾功能下降速度是随访尿蛋白<1g/d 患者的 25 倍。如尿蛋白>3g/d 的患者经治疗后尿蛋白缓解至 1g/d 以下,则其预后与蛋白尿一直在 1g/d 以下的患者类似。该研究结果证实在 IgA 肾病患者中控制蛋白尿的重要性。对于蛋白尿治疗靶目标,尽管缺乏 RCT 研究结果,一般认为应把蛋白尿控制在0.5g/d以下。对于危险因素的研究可以帮助我们判断患者的预后与决定治疗的靶目标,但需注意的是,对于单个患者,这些指标预测预后的准确性都不足。

六、展　望

在世界范围内,IgA 肾病仍是最常见的原发性肾小球肾炎之一,研究与 IgA 肾病相关的病因及其发病机制是更好地指导临床治疗、评估预后的关键。IgA 肾病的治疗目前受到全球普遍的关注,IgA 肾病发展的危险因素和高危人群的临床流行病学研究也更加地深入,对既往的一些治疗方案的分析和研究得出了更合理的结论。目前,更加强调心血管保护作用在延缓 IgA 肾病进展中的地位,一些新型免疫抑制剂在 IgA 肾病治疗中的应用为 IgA 肾病的治疗提供了新方法。IgA 肾病临床和病理表现多种多样,尽管已有许多关于 IgA 肾病治疗的随机对照试验研究,但研究结果多有差异和矛盾。因此,我们还需要更多大样本的随机对照试验对不同的治疗方案进行研究,以寻找最佳的治疗方法。最好能从 IgA 肾病的发病机制着手,干扰和阻断 IgA 在系膜区的沉积,从而达到有效的治疗目的。

【思考题】

1. 请分别简单阐述 IgA 肾病的临床和病理特点。
2. IgA 肾病常见的治疗药物有哪几类,请说说它们各自的优势和不足。
3. 根据 IgA 肾病的发病机制,未来开发治疗本病的新药的思路在哪里?

【参考文献】

[1] Kdigokgw G. KDIGO clinical practice guideline for glomerulonephritis. Kidney Int Suppl,2012,2(2):259-274.

[2] Haas M, Reich HN. Morphologic markers of progressive immunoglobulin A nephropathy. Adv Chronic Kidney Dis,2012,19(2):107-113.

[3] Tang SC, Tang AW, Wong SS, et al. Long-term study of mycophenola-temofetil treatment in IgA nephropathy. Kidney Int,2010,77(6):543-549.

[4] 贾晓媛,王伟铭. IgA 肾病的治疗进展. 上海交通大学学报:医学版,2012,32(3):361-365.

[5] 施珍,潘殊方,谷定英,等. 121 例原发性 IgA 肾病的临床与病理及相关性分析. 中国中西医结合肾病杂志,2010,11(5):434-436.

[6] 苏值勇. IgA 肾病治疗进展. 中外医学研究,2011,9(7):122-123.

[7] 王海燕. 肾脏病学. 3 版. 北京:人民卫生出版社,2009:1004-1005.

(张史昭)

第七章　神经系统疾病

第一节　脑梗死的早期诊治进展

摘　要：脑梗死的早期诊断及治疗非常重要。本文主要就脑梗死早期诊断的意义、诊断缺血半暗带的方法、如何开展积极的治疗，尤其是如何进行溶栓治疗等方面进行了阐述。

关键词：脑梗死；缺血半暗带；溶栓治疗；抗血小板治疗

Abstract：Early diagnosis and treatment of cerebral infarction are very important. This review focuses on the significance of early diagnosis of cerebral infarction，the approaches to clear detection of ischemic penumbra and the application of active treatment，especially thrombolytic therapy.

Keywords：Cerebral infarction；Ischemic penumbra；Thrombolytic therapy；Antiplatelet treatment

对急性脑梗死应早期诊断及治疗，这已成为神经科学界的共识。强调的重点也从"时间就是大脑"发展为"失去时间就是失去大脑"。现就近几年有关脑梗死早期诊断及治疗方面的进展进行介绍。

一、脑梗死早期诊断的意义

1. 缺血半暗带

早在 1977 年英国科学家 Astrup 等通过对狒狒大脑中动脉闭塞的电生理、血流灌注、细胞外 K^+ 和 pH 值的研究，将缺血半暗带定义为：介于正常脑组织与梗死组织之间，局部脑血流灌注较低，电生理功能异常而无严重细胞内 K^+ 外流和能量耗尽，恢复正常血流后其电生理功能仍可恢复的区域。1981 年他将缺血半暗带的概念进一步定义为：围绕脑梗死中心的周围缺血性脑组织区，其电活动中止，但保持正常的离子平衡和结构上的完整。也就是说，供血中断后，中心部位脑组织很快死亡，成为不可逆梗死区。在梗死区与正常脑组织之间处于低灌注状态并未真正死亡的脑组织被称为缺血半暗带，是脑缺血和脑保护作用的研究热点之一。其主要特征：①缺血性。位于梗死中心区周围的低灌注区。

②可逆性。病理变化仅仅是功能上的，没有形态学方面的明显变化，灌注恢复后其功能可完全恢复。③时间窗。它的存在是有时限的，超过这一时限即转化为不可逆梗死区。

随着研究的不断深入，缺血半暗带的概念也在不断改变。1994 年，Hossmann 从代谢的角度提出：缺血半暗带是指能量代谢保存而血供受抑制的区域。1998 年，Hakim 从临床治疗的角度提出：缺血半暗带是"基本上可逆"的脑组织。Sharp 等将缺血半暗带定义扩展，指出在梗死中心区与正常脑区之间，不同时间内，多种基因在选择性神经元死亡带、变性蛋白带、低氧带和扩散性抑制带的表达不同，并提出"多分子半暗带"的概念。

总之，缺血半暗带是脑血流量下降较轻，发展至不可逆损伤速度较慢的区域，是临床上有真正治疗价值的部位。

2. 治疗时间窗

由于缺血半暗带是一个极不稳定的区域，可在短期内演变成不可逆性损伤，而这一时间段又极具治疗价值，因此被称为治疗时间窗。治疗时间窗曾经被人为地定为 3h、6h 等，现在看来是不现实的。动物实验及临床研究均证实，治疗时间窗有个体差异，临床医生应根据是否存在缺血半暗带来确定治疗时间窗，从而制定个体化治疗方案。

可见，早期诊断为早期、合理、规范治疗提供了重要依据。

二、早期诊断及确定缺血半暗带的方法

1. MRI 弥散成像及灌注成像

随着 CT 的应用，早期鉴别脑梗死与脑出血不再困难。但有的脑梗死患者 48h 内 CT 检查为阴性，小的病灶也容易遗漏，给早期诊断带来很大困难。普通 MRI 已明显提高了早期脑梗死的检出率，但对于确定缺血半暗带是否存在仍无能为力。有关 MRI 的一些技术应用已大大地改变了这一状况。有些应用技术已得到了国内外的公认。

(1)MRI 弥散成像(Diffusion magnetic resonance imaging，DMRI)：DMRI 信号强弱的改变直接与弥散度有关，弥散度越低，图像上显示的信号越强。缺血脑组织的水分子弥散度比周围脑组织低，因此呈现高信号。其高信号灶代表了梗死的核心。由于细胞代谢及水分子弥散度的改变是在脑梗死早期就出现的，所以 MRI 弥散成像技术具有早期，甚至超早期诊断价值，在发病后几分钟内就可见阳性病灶。

(2)MRI 灌注成像(Perfusion magnetic resonance imaging，PMRI)：通过静脉团注钆喷酸葡胺(Gadolinium-DTPA，Gd-DTPA)，在短期内改变组织的磁化，从而改变磁共振信号的强弱来测定脑组织的血流动力学改变状况。正常脑组织由于血液供应良好，磁共振信号迅速减弱；而病变脑组织由于无血供或血供差，磁共振信号不减弱或减弱不明显，造成缺血区域持续的高信号。普遍情况下灌注成像图像的改变早于弥散成像，而且在早期前者的范围大于后者。

上述两种成像技术同时应用会出现以下 5 种情况：①异常信号区 PMRI＞DMRI，DMRI 所示的异常信号区与梗死灶大小接近，PMRI 异常信号区代表了梗死灶及缺血半暗带，即反映了循环障碍和有可能梗死的区域，两者重叠的区域则是不可逆的损伤部位，两者不重叠的区域代表缺血半暗带。缺血半暗带的存在，意味着有溶栓治疗的价值，如果得不到积极治疗，DMRI 所示的异常信号区域就会不断扩大，最终与 PMRI 所示的异常信

号区域相吻合,也就是缺血半暗带逐渐消失,这时也就失去了溶栓治疗的机会。②PMRI和DMRI所显示的异常区域大小相仿,提示病灶已全属梗死核心,几乎不存在缺血半暗带。③DMRI显示信号正常而PMRI显示信号异常,提示一过性脑缺血而没有脑梗死。④DMRI显示信号异常而PMRI显示信号正常,甚至显示过渡灌注,是一种很少见的情况,最后往往表明梗死区域与DMRI所显示的异常信号大小相仿,主要认为是梗死的病因已解除(自发性栓子溶解)。⑤异常信号区PMRI<DMRI,常见于出现再灌注的患者,不需要溶栓治疗。

刘克等探讨了磁共振多种技术对急性脑梗死在MRI不同序列的成像特征,发现48例患者发病后就诊的DMRI全部显示病灶,明显优于加权成像(Tweight imaging, TWI)。急性脑梗死患者的PMRI显示梗死区血流灌注少于对侧正常区。

2.磁共振波谱分析(Magnetic resonance spectroscopy, MRS)

急性脑梗死时,乳酸(Lactic acid, LA)水平立即升高,并维持较高的水平,而N-乙酰天门冬氨酸(N-acetyl aspartate, NAA)水平则缓慢下降直至消失。LA/NAA<1.0,提示脑组织尚未梗死;LA/NAA>1.0,提示脑组织处于梗死的边缘。LA水平升高与NAA水平下降之间的不一致区域提示为缺血半暗带,即在梗死前几小时,如果LA水平明显升高而NAA水平变化不大或轻度下降,可以判定缺血半暗带的存在。Damougeot等经研究指出,当梗死中心灶周边区域的脑组织NAA水平下降28%时会形成梗死,LA水平升高而NAA水平介于正常与此值之间的脑组织可视为缺血半暗带。

3.正电子发射计算机断层扫描(Positron emission tomography, PET)

PET是目前在体内水平上进行脑代谢研究的最佳方法,能提供脑血管疾病病理生理过程的7个定量参数:脑血流量(Cerebral blood flow, CBF)、脑血容量(Cerebral blood volume, CBV)、脑血管平均经过时间(Mean transit time, MTT)、脑灌注压力(Mean transit time, CPP)、脑氧代谢率(Cerebral metabolic rate of oxygen, CMRO$_2$)、氧摄取分数(Oxygen extraction fraction, OEF)及脑葡萄糖代谢率(Cerebral metabolic rate of glucose, CMRglu)。MTT=CBV/CBF;CPP=CBF/CBV。在生理条件下这些参数部分相互匹配。在脑缺血发生时,可以观察到以下4种PET影像:①自身调节期,CBV增加;②脑血流量减少期,CBF减少,OEF增加;③缺血半暗带期,CBF及CMRO$_2$减少,OEF升高,反映了此处脑组织试图通过增加OEF来维持O$_2$浓度,这部分脑组织即为缺血半暗带;④不可逆损害期,CBF及CMRO$_2$很低,而OEF不定。从时间及空间上看,这4种影像均经历不同的时期。

有人认为MRI灌注成像在评价脑缺血血流动力学变化时,可得到与PET相似的结果。

4.CT灌注成像(Computed tomography perfusion imaging, CTPI)

CTPI的主要参数包括CBV、CBF、MTT及达峰时间(Time to peak, TTP)等。杨春燕等应用64排动态CT灌注成像技术探讨脑梗死缺血半暗带情况,观察了43例存在缺血半暗带脑梗死患者的梗死核心区、缺血半暗带及其镜像对侧各灌注参数值。结果发现这43例患者的缺血半暗带表现为MTT、TTP均延长,CBF下降,CBV表现为轻度升高、正常或轻度降低。缺血半暗带与梗死核心区比较,CBV、CBF、MTT及TTP值差异均有统计学意义。缺血半暗带与健侧对应区比较,CBF、MTT 及 TTP 值差异有统计学意义,而 CBV 差异无统计学意义。

5.其他检查方法

单光子发射断层扫描、普通 CT 等。

三、治疗进展

至今脑梗死的治疗尚未取得根本性的突破,但已取得了不少进展。

(一)溶栓治疗

在 CT 面世之前,溶栓治疗几乎都以失败告终,主要原因是接受溶栓治疗的部分患者实际上是脑出血而非脑梗死。随着 CT 的问世,脑出血与脑梗死的鉴别已不再困难,尤其是重组组织型纤溶酶原激活剂(Recombinant tissue-type plasminogen activator,rtPA)的出现,重新引起了医学界对脑梗死溶栓治疗的兴趣。先介绍几个早期的主要临床试验:

1.rtPA 治疗研究

(1)美国神经损伤与脑卒中国立研究院(National Institute of Neurological Disease and Stroke,NINDS)临床试验:20 世纪 90 年代初(1991 年 1 月—1994 年 10 月),NINDS 选择了 624 例发病后 3h 以内的患者,并随访 3 个月。与对照组相比,治疗组发病后 24h 疗效无差异,但 3 个月时疗效较优;治疗组颅内出血率较高,但 3 个月时死亡率与对照组无差异,因此 rtPA 治疗被认为有效。1996 年,美国 FDA 批准 rtPA 用于发病 3h 内的急性缺血性脑卒中患者,rtPA 成为当时唯一被欧美国家临床试验证实并推荐用于缺血性脑卒中的溶栓用药。随后对该研究资料的分析表明,早期 CT 显示广泛水肿或低密度影、糖尿病史和美国国立卫生院卒中量表(National Institutes of Health Stroke Scale,NIHSS)评分基线值较高是结局不良的预测因素。在这项研究中,对于所有脑卒中亚型、所有在基线脑卒中严重程度范围内和所有年龄组的患者,rtPA 的应用均可改善结局。对上述患者经过 6~12 个月的随访(其中失访 22 例),采用 3 个转归评价方法对 rtPA 疗效做全面评价,发现 rtPA 治疗组患者的完全康复率是对照组的 1.7 倍。

(2)欧洲急性脑卒中协作研究(European Cooperative Acute Stroke Study,ECASS):从 1992—1994 年选择了 620 例发病 6h 内的病例。结果 rtPA 治疗组的早期神经功能好转率优于对照组,而 3 个月时无症状及轻微残疾率高于对照组,脑出血发生率也高于对照组,30d 内及 90d 内的死亡率与对照组无差异。试验结束后,由一个阅片小组对所有 CT 片做回顾性阅读,注意查找脑水肿的片子,结果 109 例患者被排除在分析之外。对余下的 511 例患者的分析表明 rtPA 治疗有效。

后来,ECASSⅢ试验最重要的研究成果是 rtPA 的选择治疗时间窗为 3.0~4.5h,在该时间窗内治疗组获得了显著的、中等度的疗效,以及较好的预后,这也为延长静脉溶栓的时间窗提供了理论根据。IST-3 试验提示患者发病 6h 内进行 rtPA 静脉溶栓仍可获益。随后的系统评价分析了 12 项 rtPA 静脉溶栓试验,包括 7012 例患者。结果提示:在发病 6h 内,rtPA 静脉溶栓能增加患者的良好临床结局;在发病 3h 内,对 80 岁以上患者 rtPA 静脉溶栓效果与 80 岁以下患者相似。

2.尿激酶治疗研究

我国国家"九五"攻关项目"急性脑梗死早期治疗临床对照研究"是由以陈清棠教授为首的北京大学医学部第一医院作为牵头单位,全国多家单位参加的研究项目。这项研究分两个阶段实施:

第一阶段于1996年6月—1997年7月进行,为多中心开放性研究,要求完成患者409例,尿激酶平均用量131万U。溶栓后24h有87.53%患者的欧洲卒中量表(European stroke scale,ESS)分值增加≥10分,溶栓后90d有46.6%患者的ESS分值达到≥95分。治疗过程中发生非症状性脑出血的患者为19例,症状性脑出血16例,死亡50例。尿激酶被认为对急性脑梗死患者的早期治疗有效。该计划中还有动脉溶栓。

第二阶段于1997年12月—2000年6月进行,为多中心、随机、双盲、安慰剂对照及前瞻性研究,要求完成静脉溶栓1200例(治疗组与安慰剂对照组按2:1分配),DSA研究组120例(动脉溶栓与静脉溶栓1:1)。目的是为了对早期溶栓治疗急性脑梗死的安全性和有效性做出确认性评价,并制订出适合我国患者病情的溶栓治疗方案,包括适应证、禁忌证、溶栓治疗的时间窗、药物的最适剂量、给药速度和途径、合并用药的选择以及疗效的评定标准等。静脉溶栓:全国51个中心参加研究,实际完成病例511例,除去时间超过6h者,还剩465例,其中接受尿激酶150万U的150例及100万U的162例,接受安慰剂的148例。结果显示:溶栓治疗后ESS积分迅速增加。尿激酶的剂量不管是150万U还是100万U,从发病第7天开始,发病3h内接受尿激酶治疗的患者与对照组比较的差异均有统计学意义。对所有患者而言,尿激酶150万U治疗组从发病第1天开始与对照组的差异有统计学意义;而100万U治疗组患者未发现这种差异。各组间症状性及非症状性脑出血发生率、死亡率的差异均无显著性意义,溶栓组致残率明显低于对照组。因此,认为尿激酶治疗发病6h内的急性脑梗死有效且相对比较安全。

该研究未得到国外同行的认可,认为其有一定缺陷,结果未被纳入循证医学证据库。目前仅有国内一些小样本的研究报道。

3.链激酶治疗研究

澳大利亚链激酶治疗脑卒中研究、意大利多中心急性脑卒中研究及欧洲多中心急性脑卒中研究均因疗效不良及死亡率高而被提前中止。

3h内rtPA静脉溶栓的适应证:①有缺血性卒中导致的神经功能缺损症状;②症状出现<3h;③年龄≥18岁;④患者或家属签署知情同意书。

3h内rtPA静脉溶栓的禁忌证:①近3个月有重大头颅外伤史或脑卒中史;②疑似蛛网膜下腔出血;③近1周内有在不易压迫止血部位的动脉穿刺;④有颅内出血既往病史;⑤颅内肿瘤,动静脉畸形,动脉瘤;⑥近期有颅内或椎管内手术;⑦血压升高:收缩压≥180mmHg,或舒张压≥100mmHg;⑧活动性内出血;⑨急性出血倾向,包括血小板计数低于$100×10^9$/L或其他情况;⑩48h内接受过肝素治疗(APTT超出正常范围上限);⑪已口服抗凝剂者INR>1.7或PT>15s;⑫目前正在使用凝血酶抑制剂或Xa因子抑制剂,各种敏感的实验室检查异常(如APTT、INR、血小板计数、ECT;TT或恰当的Xa因子活性测定等);⑬血糖水平<2.7mmol/L;⑭CT提示多脑叶梗死(低密度影>1/3大脑半球)。

3h 内 rtPA 静脉溶栓的相对禁忌证:下列情况需谨慎考虑和权衡溶栓的风险与获益(即虽然存在一项或多项相对禁忌证,但并非绝对不能溶栓)。①轻型脑卒中或症状快速改善的脑卒中;②妊娠;③痫性发作后出现神经功能损害症状;④近 2 周内有大型外科手术或严重外伤;⑤近 3 周内有胃肠或泌尿系统出血;⑥近 3 个月内有心肌梗死史。

3.0～4.5h rtPA 静脉溶栓的适应证:①缺血性脑卒中导致的神经功能缺损;②症状出现 3.0～4.5h;③年龄≥18 岁;④患者或家属签署知情同意书。

3.0～4.5h rtPA 静脉溶栓禁忌证:同 3h 内 rtPA 静脉溶栓的禁忌证。

3.0～4.5h rtPA 静脉溶栓相对禁忌证:除 3h 内 rtPA 静脉溶栓的相对禁忌证外,还包括以下几项。①年龄>80 岁;②严重脑卒中(NIHSS 评分>25 分);③口服抗凝药(不考虑 INR 水平);④有糖尿病和缺血性脑卒中病史。

推荐意见:①对缺血性脑卒中发病 3h 内(Ⅰ级推荐,A 级证据)和 3.0～4.5h(Ⅰ级推荐,B 级证据)的患者,应按照适应证和禁忌证严格筛选患者,尽快通过静脉给予 rtPA 溶栓治疗。使用方法:rtPA 0.9mg/kg(最大剂量为 90mg),其中 10% 在最初 1min 内静脉推注,其余持续静脉滴注 1h,用药期间及用药 24h 内应严密监护患者(Ⅰ级推荐,A 级证据)。②如没有条件使用 rtPA,且发病在 6h 内,应根据适应证和禁忌证严格选择患者,考虑是否通过静脉给予尿激酶。使用方法:尿激酶 1000000～1500000U,溶于生理盐水 100～200mL,持续静脉滴注 30min,用药期间应严密监护患者(Ⅱ级推荐,B 级证据)。③不推荐在临床试验以外使用其他溶栓药物(Ⅰ级推荐,C 级证据)。④对于需抗血小板溶栓患者或特殊情况下溶栓后还需抗凝治疗的患者,后续治疗应推迟到溶栓 24h 后开始(Ⅰ级推荐,B 级证据)。

4.溶栓治疗的常用方法

(1)静脉溶栓:是目前国内外应用最广泛的溶栓方法。优点:技术要求简单、方便,给药快,创伤相对较小,费用较低,患者容易接受。不足之处:用药量相对较大、出血风险较高、局部药物浓度低、溶栓效果较差及血管再闭塞率较高等。

(2)动脉溶栓:具有用药量相对较小、局部药物浓度高、溶栓效果好、出血风险较小、对纤溶系统影响相对较小,同时可明确颅内血管情况并指导下一步治疗等优点。但也存在一些弊端,如需要昂贵的仪器、训练有素的工作人员,费时,许多符合条件的患者也不能被及时治疗,手术费用较高且有创伤性。虽然动脉溶栓的血管再通率高于静脉溶栓,但预后无显著差异。至今尚无确切证据表明动脉溶栓优于静脉溶栓,且其有效性及安全性有待于进一步验证。

(3)动静脉联合溶栓:动脉溶栓最大的局限性就是治疗时间的耽搁。动静脉联合溶栓则更具针对性,是指在静脉溶栓的基础上同时进行全脑血管造影,如果造影中发现明确的血管闭塞,则立即改为动脉溶栓,这样既可缩短发病到治疗的时间,又能提高血管再通率,对改善预后更加有利。

选择动脉溶栓还是静脉溶栓,或者是两者联合溶栓,应根据实际情况做出合理的选择。

(4)机械性溶栓:动脉内机械性溶栓是采用血管内微导管技术与局部灌注溶栓药物相结合的方法,微导管在微导丝的引导下机械性地破碎血栓,把溶解的血栓抽吸出来,再将微导管置入血栓近心端和血栓内,推注溶栓药物。优点:溶栓药物的剂量小,脑出血的风险较低,可增强临床治疗效果。脑缺血机械取栓研究发现,在 8h 时间窗内,利用取栓器进行机械溶栓治疗是安全的,在部分患者中可实现血管再通并且显著改善功能转归。

(5)机械取栓:理论上讲,机械取栓术能在尽可能短的时间内开通血管,从而更有效地抢救缺血半暗带,缩小梗死体积。随着新材料的出现,机械取栓术也成为近年研究的新热点。采用的取栓设备包括 MERCI 取栓装置、PENUMBRA 系统及 Solitaire AB 型支架等。不过目前的研究样本较少,得出的结论多不一致,期待有更多的大样本、多中心循证医学研究出现。

推荐意见:①静脉溶栓是血管再通的首选方法(Ⅰ级推荐,A 级证据)。静脉溶栓或血管内治疗都应尽可能减少时间延误(Ⅰ级推荐,B 级证据)。②发病 6h 内由大脑中动脉闭塞导致的严重脑卒中且不适合静脉溶栓的患者,经过严格选择后可在有条件的医院进行动脉溶栓(Ⅰ级推荐,B 级证据)。③由后循环大动脉闭塞导致的严重脑卒中且不适合静脉溶栓的患者,经过严格选择后可在有条件的医疗单位进行动脉溶栓,目前虽然有在发病 24h 内对患者进行动脉溶栓的经验,但应尽早进行以免时间延误(Ⅲ级推荐,C 级证据)。④机械取栓在严格选择患者的情况下单用或与药物溶栓合用可能对血管再通有效(Ⅱ级推荐,B 级证据),但临床效果还需更多随机对照试验验证。对静脉溶栓禁忌的部分患者使用机械取栓可能是合理的(Ⅱ级推荐,C 级证据)。⑤对于静脉溶栓无效的大动脉闭塞患者,进行补救性动脉溶栓或机械取栓(发病 8h 内)可能是合理的(Ⅱ级推荐,B 级证据)。⑥紧急动脉支架和血管成形术的获益尚未得到证实,应限于临床试验的环境下使用(Ⅲ级推荐,C 级证据)。

(二)抗血小板治疗

大样本试验研究了缺血性脑卒中后 48h 内口服阿司匹林的疗效。结果显示:阿司匹林能显著降低随访期末的病死率及致残率,减少复发,仅轻度增加症状性颅内出血的风险。

推荐意见:①对于不符合溶栓适应证且无禁忌证的缺血性脑卒中患者,应在发病后尽早给予口服阿司匹林 150～300mg/d(Ⅰ级推荐,A 级证据)。急性期后可改为预防剂量(50～325mg/d)。②对于溶栓治疗者,阿司匹林等抗血小板药物应在溶栓 24h 后开始使用(Ⅰ级推荐,B 级证据)。③对于不能耐受阿司匹林者,可考虑选用氯吡格雷等抗血小板治疗(Ⅲ级推荐,C 级证据)。

(三)抗凝治疗

对脑梗死急性期患者进行抗凝治疗,已有 50 多年历史,但一直存在争议。近年来,多数报道认为,对于脑梗死的治疗,无论是普通肝素还是低分子肝素(Low molecular weight heparin,LMWH),都没有明显的临床疗效。学术界对 LMWH 的研究相对较多。

国际脑卒中试验协作组的脑卒中试验:9717 人采用 LMWH 治疗,9718 人采用非肝素治疗,治疗 14d 内死亡人数的百分比分别为 9.0% 和 9.3%,6 个月后死亡人数和丧失自主生活能力人数的百分比均为 62.9%。ORG10172 治疗脑卒中试验:共纳入 1275 人。其中,治疗组 641 人,安慰剂组 634 人,3 个月后获得良好临床结局人数的百分比分别为

75.2%和73.7%。

也有一些临床研究认为LMWH能改善缺血性脑卒中的临床结局。香港Kay在20世纪80年代进行了开放性试验,对557例急性脑梗死患者应用LMWH,0.3mL皮下注射,2次/d,7d为1疗程,接受治疗的患者耐受良好,3个月时痊愈率较高,无明显的不良反应。之后,Kay等将308例急性缺血性脑卒中患者随机分为3组,各给予大剂量LMWH(101例)、小剂量LMWH(102例)及安慰剂(105例),皮下注射10d后结果显示,脑卒中48h内接受LMWH治疗的患者死亡率和6个月后的致残率比对照组明显降低($P=0.005$),而各组之间的出血概率无显著性差异。由此认为LMWH可有效地治疗急性缺血性脑卒中,尤其在发病48h内使用能够改善6个月时患者的预后。国内的一些小样本研究几乎都认为LMWH对急性缺血性脑卒中的治疗有效。

推荐意见:①对大多数急性缺血性脑卒中患者,不推荐无选择地早期进行抗凝治疗(Ⅰ级推荐,A级证据)。②关于少数特殊患者的抗凝治疗,可在谨慎评估风险/效益比后慎重选择(Ⅳ级推荐,D级证据)。③对于特殊情况下溶栓后还需抗凝治疗的患者,应在24h后使用抗凝剂(Ⅰ级推荐,B级证据)。④对缺血性脑卒中同侧颈内动脉有严重狭窄者,使用急性抗凝的疗效尚待进一步研究证实(Ⅲ级推荐,B级证据)。⑤凝血酶抑制剂治疗急性缺血性脑卒中的有效性尚待更多研究来进一步证实。目前这些药物只在临床研究环境中或根据具体情况个体化使用(Ⅲ级推荐,B级证据)。

(四)降纤治疗

降纤可显著降低血浆纤维蛋白原水平,并有轻度溶栓和抑制血栓形成的作用。

1. 降纤酶

由脑血管病防治研究办公室、中华医学会临床药物评价专家委员会、中国蛇毒酶临床应用研究协作组和中华神经科杂志编辑委员会等4个单位组织,于1998~1999年进行了"降纤酶治疗急性脑梗死的临床再评价"的大样本、多中心、随机、双盲、安慰剂对照的前瞻性研究:41家医院共2244例脑梗死患者参加了研究,随机将这些患者分成治疗组与对照组,均于发病24h内开始治疗。结果:①与对照组比较,降纤酶组治疗后的血浆纤维蛋白原明显下降($P<0.001$),没有增加出血事件及其他副作用;②治疗后14d神经功能缺损评分、3个月时Barthel指数评分及病死率两组之间差异无显著性意义;③随访1年时两组的病死率差异无显著性意义,但对照组脑卒中的复发率高于降纤酶治疗组。结论:降纤酶降解纤维蛋白原安全有效,但未显示出优于目前治疗急性脑梗死常用药物的临床疗效,其适应证、给药方法及用药时限等方面与临床疗效的关系有待进一步研究。2005年该协作组再次报告了中国多中心降纤酶治疗急性脑梗死随机双盲对照试验,共计纳入1053例发病12h内的患者,结果显示治疗组3个月结局优于对照组,3个月病死率较对照组轻度升高。治疗组颅外出血显著高于对照组,颅内出血无明显增加。

2. 巴曲酶

国内已应用多年,积累了一定的临床经验。国内一项多中心、随机、双盲、安慰剂平行对照研究提示巴曲酶治疗急性脑梗死有效,不良反应轻,但应注意出血倾向。

3. 安克洛酶

安克洛酶是国外研究最多的降纤制剂,目前国外已有6个随机对照试验,共纳入

2404 例患者,但结果尚不一致。

国内检索到的有关临床应用文献多系开放性研究,随机或不随机、对照或不对照,有效率多在 80%以上,但多数不足以指导临床用药。

推荐意见:对不适合溶栓并经过严格筛选的脑梗死患者,特别是高纤维蛋白血症者可选用降纤治疗(Ⅱ级推荐,B级证据)。

（五）Ⅰ类新药

1. 丁基苯酞

几项评价急性脑梗死患者口服丁基苯酞的多中心、随机、双盲、安慰剂对照试验显示:丁基苯酞治疗组的神经功能缺损和生活能力评分均较安慰剂对照组有显著改善,其安全性好。丁基苯酞注射液如能早期应用可更好地改善患者的神经功能,降低致残率,且无不良反应,故值得推广,可作为治疗急性缺血性脑卒中的早期用药。

2. 人尿激肽原酶(尤瑞克林)

对急性脑梗死患者静脉注射人尿激肽原酶的多中心、随机、双盲、安慰剂对照试验显示:尤瑞克林治疗组的功能结局较安慰剂组明显改善且安全。

推荐意见:在临床工作中,依据随机对照试验结果,个体化应用丁基苯酞及人尿激肽原酶(Ⅱ级推荐,B级证据)。

（六）中医中药

1. 中成药

一项涉及 21 种中成药(共 189 项临床试验,19180 例患者)的 Meta 分析显示:中成药能改善神经功能缺损,但需进一步开展高质量研究予以证实。另一项研究中成药的国际多中心、随机、双盲、安慰剂对照试验共纳入 1100 例急性缺血性脑卒中患者,结果显示两组远期结局指标改良 Rankin 量表(mRS)评分差异无统计学意义。亚组分析提示在脑卒中 48h 后接受治疗的患者有获益趋势,但有待进一步研究。

2. 针刺

目前已发表较多关于针刺治疗脑卒中临床试验的报道,但研究质量参差不齐,结果不一致。Cochrane 系统评价共纳入 14 项随机对照试验(RCT),共 1208 例患者。Meta 分析显示,与对照组相比,针刺组随访期末的死亡或残疾人数减少,差异达统计学意义的临界值($P=0.05$),神经功能缺损评分显著改善。但对针刺与假针刺进行比较的试验未能重复以上效果。

推荐意见:中成药和针刺治疗急性脑梗死的疗效尚需更多高质量随机对照试验进一步证实。建议根据具体情况结合患者意愿决定是否选用针刺(Ⅱ级推荐,B级证据)或中成药治疗(Ⅲ级推荐,C级证据)。

（七）其他治疗

1. 神经保护剂

神经保护剂包括钙离子拮抗剂、兴奋性氨基酸受体拮抗剂及神经节甘脂等,在动物实验中有效,但都未得到临床试验证实。认为有效但仍有不少争议的神经保护剂还有依达拉奉、胞磷胆碱、脑活素(Cerebrolysin)和吡拉西坦等。

2. 急性期并发症的治疗

如脑水肿、出血转化、吞咽困难、肺部感染、排尿困难、尿路感染和深静脉血栓等的治疗。

四、展　望

脑梗死的诊断治疗进展很快,但仍有很多问题尚未解决。今后有望在提高脑梗死急性期溶栓率、桥接及机械取栓等方面取得突破,有望通过更多规范的临床试验来明确一些治疗药物及治疗方法的治疗效果,取得更多的循证医学证据。

【思考题】

1. 什么是脑梗死缺血半暗带？它存在的意义是什么？通过哪些检查方法才能明确它是否存在？

2. 脑梗死静脉溶栓治疗的适应证、禁忌证及指南推荐意见是什么？

【参考文献】

[1] Chen CL，Young SH，Gan HH，et al. Chinese medicine Neuroaid efficacy on stroke recovery：A double-blind，placebo-controlled，randomized study. Stroke，2013，44 (8)：2093-2100.

[2] IST-3 collaborative group，Sandercock P，Wardlaw JM，et al. The benefits and harms of intravenous thrombolysis with recombinant tissue plasminogen activator within 6 h of acute ischaemic stroke(the third international stroke trial[IST-3])：A randomised controlled trial. Lancet，2012，379(9834)：2352-2363.

[3] Levy DE，del Zoppo GJ，Demaerschalk BM，et al. Ancrod in acute ischemic stroke：Results of 500 subjects beginning treatment within 6 hours of stroke onset in the ancrod stroke program. Stroke，2009，40(12)：3796-3803.

[4] Smith WS. Safety of mechanical thrombectomy and intravenous tissue plasminogen activator in acute ischemic stroke. Results of the multi Mechanical Embolus Removal in Cerebral Ischemia（MERCI）trial，part Ⅰ. Am J Neuroradiol，2006，27（6）：1177-1182.

[5] The National Institute of Neurological Disorders and Stroke rtPA Stroke Study Croup. Tissue plasminogen activator for acute ischemic stroke. N Engl J Med，1995，333：1581-1587.

[6] 刘立海,艾明华,吕秀东,等. 丁苯酞注射液治疗急性脑梗死 45 例临床观察.临床荟萃，2012,27(11):983-984.

[7] 中华医学会神经病学分会,中华医学会神经病学分会脑血管病学组.中国急性缺血性脑卒中诊治指南 2014,中华神经科杂志,2015,48(4):246-257.

（侯　群）

第二节　睡眠障碍的诊治进展

摘　要：睡眠障碍(Dyssomnia or sleep disorders)是指睡眠的质量、时间或节律紊乱。引起睡眠障碍的原因很多,包括生理、心理和环境等因素的改变,以及药物、神经精神和躯体疾病。随着现代生活节奏的加快和生活方式的改变,睡眠障碍性疾病已成为妨害健康的严重公共卫生问题。

关键词：睡眠障碍;临床诊断;治疗

Abstract：Dyssomnia refers to the disorders of sleep in quality, time, or rhythm. The causes of dyssomnia include physical, psychological, environmental changes, as well as drugs, neuropsychiatric and somatic disorders. Currently, dyssomnia has become a serious public health problem impairing people's health, with the quickening pace of modern life and the change of lifestyle.

Keywords：Dyssomnia; Clinical diagnosis; Therapy

睡眠对人体具有重要的意义,现代科学认为在睡眠过程中,大脑和神经系统得到了修复整理、营养补充和能量储存,因此有人用 3 个 R (Repairing, Restoration, Regeneration)来描述这个过程。2002 年,一项我国参加的万人以上的全球睡眠调查显示,睡眠障碍者占 45.4%,其中 80% 不就医、不诊治,睡眠障碍已成为严重妨害健康的公共卫生问题。

一、睡眠的基础研究

根据睡眠时脑电图的表现、眼球运动情况和睡眠深度等情况,正常人睡眠可分为 2 个时相:非快速眼动(Non-rapid eye movement,NREM)和快速眼动(Rapid eye movement,REM)睡眠。正常的睡眠首先进入 NREM,其特征是代谢减慢、神经细胞活动下降、脑电图出现慢波,又称慢波睡眠(Slow-wave sleep,SWS)。根据睡眠深度和脑电图慢波程度,NREM 又分为 4 期,分别是入睡期、浅睡期、中度睡眠期和深度睡眠期。在生理睡眠中,NREM 循环由浅入深,再由深到浅,然后进入 REM 睡眠。REM 睡眠特征是自主神经功能不稳定,肌张力进一步降低,梦境、脑电活动与觉醒时相似,又称快波睡眠。睡眠中 NREM 和 REM 睡眠交替出现,一般一夜经历 4~6 个 NREM/REM 周期,每个周期 90~120min,NREM 越来越短,REM 越来越长。觉醒可发生在 NREM 或 REM,REM 觉醒时梦境记忆可能更为清楚。

（一）睡眠和觉醒的发生机制

睡眠觉醒周期是人类及其他哺乳动物先天具有且相对独立的生物节律,它是中枢特定结构活动的结果。这些结构包括脑干的中缝核和孤束核,它们能够诱发睡眠,而位于脑桥背内侧蓝斑头部的神经元轴突被认为对维持觉醒有作用。控制生物钟的结构位于视交叉上核(Suprachiasmatic nucleus,SCN),它包含自我维持昼夜节律振荡器,并使内源性昼夜节律系统与外界的光-暗周期吻合。丘脑是睡眠节律调整的重要结构,可能具有诱发睡眠和引导觉醒的调节功能。另外大脑皮质也参与其中。除这些结构外,还存在一些神经递质,如5-羟色胺(5-hydroxytryptamine,5-HT)、神经氨酸酶(Neuraminidase,NA)和乙酰胆碱(Acetyl choline,ACH),它们的相互作用使慢波睡眠和快速动眼睡眠相互交替。肽类物质,如前列腺素D_3、褪黑激素及血管活性肠肽等都有不同程度的促睡眠作用。近年来研究发现许多免疫调节物质(如IL-1β、TNF-α)也可作用于中枢神经系统而影响睡眠过程。外源性补充TNF-α和IL-1β可增加NREM时长,而抑制TNF-α和IL-1β的表达则可减少NREM时长,缺乏TNF-α和IL-1β受体亦可使睡眠时长缩短。

综上,睡眠与觉醒是中枢神经系统活动的结果,通过生物钟来周期性开启通向睡眠诱导区(中缝核、孤束核)和觉醒诱导区(如蓝斑头部),而脑干上行性网状激动系统利用特殊的神经递质对大脑皮质产生抑制或易化,从而发生睡眠或觉醒。

(二)睡眠障碍的评估和检测方法

临床上常用的睡眠评估方法包括匹兹堡睡眠质量指数问卷(Pittsburgh sleep quality index,PSQI)和多导睡眠图(Polysomnogram,PSG)。

PSQI是Bussy等于1989年编制的睡眠质量自评量表,因其简单易行,信度和效度较高,并且与多导睡眠脑电图测试结果有较高的相关性,已成为国外研究睡眠障碍及临床评定的常用量表。该表用于评定最近1个月的睡眠质量,由19个自评和5个他评条目组成,参与计分的18个条目被划分为睡眠质量、入睡时间、睡眠时间、睡眠效率、睡眠障碍、药物以及日间功能7个因子,每个因子0~3分,总分0~21分,得分越高,睡眠障碍越明显。

PSG由脑电图(Electroencephalogram,EEG)、肌电图(Electromyogram,EMG)、眼动电图(Electronystagmogram,EOG)、心电图(Electrocardiogram,ECG)和呼吸描记装置等组成,可以客观准确地记录睡眠的脑电图、心率、呼吸、血氧浓度和肢体活动等情况。根据脑电图等区分NREM、REM,给出睡眠潜伏期、REM潜伏期、睡眠觉醒次数和总睡眠时间等多种睡眠相关的客观指标,有助于失眠程度的评价及睡眠障碍的鉴别诊断。失眠患者的PSG表现为睡眠潜伏期延长,夜间觉醒增多,睡眠总时间减少等。

对慢性失眠的患者,除了评估症状、频率、持续时间及对日间的影响,还要评估患者的睡眠习惯和环境、对失眠的态度、可能的共病(如精神疾病和相关的躯体疾病)以及药物使用情况,因为有些药物也会加重失眠。

二、睡眠障碍的临床研究

《国际疾病分类(第10版)》(International Classification of Diseases,ICD-10)按器质性和非器质性病因将睡眠疾病分为两大类:器质性睡眠障碍包括失眠、过度嗜睡症、睡眠-觉醒周期紊乱、睡眠呼吸暂停综合征及发作性睡病和猝倒症等;非器质性睡眠障碍包括失眠、过度嗜睡症、昼夜睡眠周期节律紊乱、睡行症、睡惊症和梦魇等。

(一)失眠

失眠是最常见的睡眠障碍,是由于入睡或睡眠持续困难所导致的睡眠质量下降和时间减少,不能满足正常生理和体能恢复的需要,影响其正常的社会功能的一种主观体验。

失眠可发生在所有的年龄段及种族中,失眠的实际发生率随着诊断严格性的不同而有一定的变化,失眠症状出现在33%～50%的成年人中,其危险因素包括年龄的增长、女性、合并疾病(躯体及心理疾病)、药物使用、轮班工作、失业及社会经济地位低等。随着社会竞争压力的加剧及生活方式的改变,失眠的发病率越来越高。2003年3月21日,世界睡眠日当天,中国睡眠研究会在全国范围内发放500万份睡眠障碍调查问卷,统计结果显示被调查人群中发生睡眠障碍的比率为38.4%。

1. 失眠的分类

美国《精神障碍诊断与统计手册(第5版)》(Diagnostic and Statistical Manual of Mental Disorders,DSM-5)将失眠分为原发性失眠和继发性失眠,原发性失眠的诊断标准包括睡眠起始或维持困难,或非恢复性睡眠,至少持续1个月,且引起显著的苦恼和日间功能损害。继发性失眠是由其他精神或躯体疾病引起的症状,但与失眠的严重程度无关。过去普遍认为,治愈原发病可能会消除失眠,但实际情况是某些患者在原发病治愈以后失眠仍然持续存在,有证据表明慢性失眠是之前情绪障碍的残留症状。2002年美国国立卫生研究院(National Institutes of Health,NIH)指出"继发性失眠"的诊断不仅使很多患者得不到治疗,同时导致得到"关于失眠病因的无根据"的结论。所以NIH提出"共病性失眠"来描述与其他疾病同时存在的失眠。

2. 失眠的诊断

国际上失眠常用的两大诊断标准包括《睡眠障碍国际分类(第2版)》(National Institutes of Health,ICSD-3)和DSM-5。DSM-5与ICSD-3类似,只不过是增加了持续时间标准:每周至少出现3个夜晚,持续至少1个月。符合以下条件者可诊断为失眠:①失眠主诉,包括入睡困难(30min内不能入睡)、易醒(超过2次)、多梦、早醒或醒后入睡困难(30min内不能再入睡)等;②社会功能受损,白天头昏乏力、疲劳思睡、注意涣散及工作能力下降;③上述症状每周出现3次以上,持续至少1个月;④PSG提示,睡眠潜伏期大于30min,夜间觉醒时间超过30min,睡眠总时间少于每晚6h。需要强调的是,失眠的诊断关键是患者必须要出现日间功能的损害和主观痛苦,如果一个人主诉夜间睡眠困难而没有日间功能的损害,可能仅仅是短睡者,而不能诊断为失眠。

3. 失眠的治疗

(1)认知行为治疗(Cognitive-behavioral therapy,CBT):不良睡眠习惯和对睡眠错误认知也是导致失眠产生和持续的原因,CBT通过改变患者的不良睡眠习惯和对睡眠的错误认知来达到治疗目的。CBT包括刺激控制疗法、睡眠限制疗法、放松训练、认知疗法及睡眠卫生教育。结合患者的具体情况,可以单独使用,也可联合使用。CBT比药物的作用更为持久,因为药物并不能够针对失眠的病因和持续因素进行治疗,在撤去药物之后症状往往会复发。目前,CBT还很少应用到临床上,主要是因为CBT很费时间,开展起来相对麻烦。

(2)药物治疗:催眠药物的发展主要经历了巴比妥类、苯二氮䓬类、非苯二氮䓬类过程。巴比妥类:在20世纪初使用。其主要特征:能有效催眠,但不诱导生理性睡眠;产生耐受性和依赖性;过量时有严重不良反应甚至致死,使用酒精后尤甚;目前已不使用。苯二氮䓬类:在20世纪60年代开始使用。其主要特征:非选择性拮抗γ-氨基丁酸(γ-aminobutyric acid)A受体(GABA-A),故同时具有镇静、肌松和抗痉挛作用;延长总体睡眠时间,缩短睡眠潜伏期,改变睡眠结构;不良反应及并发症包括日间困倦、认知和精神运动损害、失眠反弹及戒断综合征;长期大量使用易产生耐受性和依赖性。非苯二氮䓬类催眠药物:在 20 世纪 80 年代出现。其主要特征:选择性拮抗 GABA-A 复合受体,故仅有催眠而无镇静、肌松和抗痉挛作用;不影响健康者的睡眠结构,可改善患者的睡眠结构(资料仅限于唑吡坦和佐匹克隆的临床使用);治疗剂量内唑吡坦和佐匹克隆很少会产生失眠反弹和戒断综合征。

美国睡眠医学会(American Academy of Sleep Medicine,AASM)推荐失眠治疗的首选药物为苯二氮䓬类受体激动剂(Benzodiazepine receptor agonists,BzRAs),包括苯二氮䓬类(Benzodiazepines,BDZs)和非苯二氮䓬类(non-BDZs)药物。BDZs 与 non-BDZs 疗效相当,non-BDZs 的优势是起效快,半衰期短,较少有白天残余作用,对生理睡眠影响小,药物依赖性低和不良反应少。褪黑激素和组胺受体激动剂也是推荐药物。

对 BzRAs 有禁忌或形成依赖的患者可以考虑选择有镇静作用的抗抑郁药物,如曲唑酮、米氮平和多塞平等。在具体为患者选择药物的时候,要考虑症状的特点、治疗目标、既往治疗的反应、患者个人的喜好、成本、其他治疗措施的有效性、共病、禁忌证、药物相互作用和不良反应。

总之,药物治疗的目标是既能保证患者有充足的睡眠又不会导致白天嗜睡。镇静药物应该使用最低有效剂量,应逐渐减量以防止失眠反弹,应该通过周期性地尝试使患者断药来决定是否继续使用。需要记住的是:这些药物对于慢性失眠患者可能只是改善睡眠,而没有根治疾病的作用;对于失眠持续存在的患者,可能需要长期用药。但是长期使用镇静药物的经验较少。因此,如果需要长期使用这类药物,应该在开始使用的第 1 个月和以后每隔至少 6 个月再次评估持续的效应和潜在的不良反应。BzRAs 的耐受性在某些患者身上确有发生,然而一些患者可能由于需要并且受益于长期的镇静药物治疗,而不会出现明显的不良反应。总之,在临床上,药物治疗的目标是在治疗效果和潜在的不良反应之间达成良好的平衡。

(二)发作性睡病

发作性睡病(Narcolepsy)是一种原因不明的慢性睡眠障碍,具有遗传倾向,患者一级亲属患病率是正常人群的 10~40 倍,研究表明本病可能与 6 号染色体的人类白细胞抗原(Human leukocyte antigen,HLA)等位基因 HLA-DQB1 * 0602、HLA-DQB1 * 1501 和 HLA-AQB1 * 0102 相关,可能由情绪、疲劳以及过度饮食诱发。临床上以日间出现不可抗拒的短暂性睡眠发作、猝倒发作、睡眠瘫痪以及睡眠幻觉四大主症为特点。在多导睡眠图检查中,通过多次小睡潜伏期试验(Multiple sleep latency test,MSLT)可发现,发作性睡病患者睡眠潜伏期和 REM 潜伏期显著缩短,甚至 REM 直接侵入睡眠。治疗上,目前主要采用中枢兴奋药,传统的中枢兴奋药包括苯丙胺(安非他明)、哌甲酯(利他林)、匹莫林等,其机制是促进突触前单胺递质释放、抑制再摄取,长期应用时应注意其成瘾和依赖性。目前,比较推荐的治疗药物是新型的中枢兴奋药——莫达非尼,主要作用于突触后膜 α_1 肾上腺素能受体,通过激活下丘脑觉醒中枢达到催醒作用,常规治疗剂量为 200~400mg/d。莫达非尼不良反应轻,是目前已知最安全的理想药物,但该药对猝倒发作的治疗效果差。

（三）阻塞性睡眠呼吸暂停综合征

阻塞性睡眠呼吸暂停综合征（Obstructive sleep apnea syndrome，OSAS）是由反复发作的上呼吸道狭窄和阻塞所致的睡眠呼吸暂停。临床表现为鼾声伴有呼吸暂停，其鼾声响亮，声音时高时低，伴有气喘，有时鼾声完全中断伴有呼吸暂停，在呼吸暂停阶段口鼻无气流，按胸腹式呼吸仍然存在，严重者反复憋醒。在多导睡眠图检查中，OSAS 表现为睡眠的片段化觉醒，其特点是 1 期睡眠增加，3 期、4 期和 REM 睡眠减少，以及反复出现与呼吸有关的觉醒，呼吸暂停每小时 5 次以上，每次持续 10s 以上，这是 PSG 诊断 OSAS 的金标准。经鼻持续气道正压通气（Nasal continuous positive airway pressure，nCPAP）是治疗中重度 OSAS 的主要措施，也可通过减肥、戒酒等危险因素的干预，以及睡前忌兴奋、过饱饮食、侧卧位睡眠和服用镇静安眠药等睡眠卫生措施来改善症状。其他可采取的治疗手段包括通过手术消除气道机械性狭窄，通过气管切开造口术建立通气旁道。

（四）不宁腿综合征

不宁腿综合征（Restless legs syndrome，RLS）患者在静息或夜间睡眠时出现双下肢难以名状的感觉异常和不适感，以及强烈活动双下肢的愿望，睡眠中下肢频繁活动或躯干辗转反侧，症状于活动后缓解，停止后再次出现。目前原因不明，现有遗传因素、铁缺乏、血液循环及中枢假说。根据可能的假说，治疗上可采取补充铁剂，改善下肢血液循环，以及采用多巴胺、多巴胺受体激动剂和苯二氮䓬类药物治疗。另外，外源性阿片类药物、丙戊酸也有效。

（五）昼夜睡眠周期节律紊乱

睡眠周期节律紊乱是指个体睡眠和觉醒的生物节律与所处的环境模式不协调引起的睡眠障碍。睡眠-觉醒行为和明-暗周期的变化过程伴随着一系列与之相和谐的生理和生化过程，包括体温、激素分泌和脑代谢等，都存在 24h 生物节律性。当这一节律紊乱时就会出现以下症状：患者想睡、需要睡的时候却无法入睡，而在不应该出现睡眠的时间或场合进入睡眠，又在不应当醒来的时间醒来。临床包括睡眠时相延迟或提前综合征、时差综合征和倒班工作睡眠障碍。在治疗上，主要采用褪黑激素、非苯二氮䓬类催眠药物。

三、其他睡眠障碍

其他睡眠障碍主要包括睡惊症、梦魇和睡行症等。

（一）睡惊症

睡惊症（Sleep terror）是指突然从 NREM 睡眠中觉醒，并且发出尖叫或呼喊，伴有极端恐惧的自主神经症状（瞳孔散大、呼吸急促、心跳加快及大汗淋漓等）和行为表现。多发于 4～12 岁儿童，成年人发病率低于 1％，多为 20～30 岁。儿童睡惊症可能与生长发育因素或遗传因素有关，成年人与焦虑、抑郁症、精神创伤后应激障碍和被压抑的攻击倾向等有关。

（二）梦　魇

梦魇（Nightmare disorder）又称梦境焦虑障碍（Dream anxiety disorder），是指睡眠中被噩梦突然惊醒，有以恐惧不安或焦虑为主要特征的梦境体验，且能清晰回忆梦境中的恐怖内容,并心有余悸的一种睡眠障碍。梦魇发生于 REM 期,其发生可能与特定的人格特征(分裂型、边缘型人格障碍,或精神分裂症、抑郁症)、精神创伤刺激及药物(左旋多巴与多巴受体激动剂、胆碱酯酶抑制剂、β 受体阻滞剂、某些抗精神病药物及苯二氮䓬类药物戒断)相关。在治疗上,主要采用病因治疗、认知心理治疗和行为治疗。药物治疗时,可选择减少 REM 睡眠的药物(如三环类抗抑郁药),对有精神分裂症等相关病情者,可给予抗精神病药物。

(三)睡行症

睡行症(Sleepwalking disorder)亦称梦游症或夜游症,是一种在睡眠中尚未清醒却起床后在室内或户外行走的复杂行为,或进行一些简单活动的睡眠和清醒的混合状态。一般出现在睡眠前 1/3 阶段的 NREM 期,多见于儿童,15 岁后大多自行逐渐停止,因此被认为与中枢神经发育及精神因素关系密切。

四、展望

睡眠障碍造成人体精神和躯体方面的损害,大大增加了多种疾病和意外事故的发生,对人们的健康以及社会经济造成巨大损失。因此,睡眠与健康的关系已经引起医学、生命科学及整个社会的高度重视。睡眠相关的研究也越来越受到关注。睡眠学已经成为一门被高度重视的边缘学科。神经科学最著名的杂志 Science 主编 Bloom 教授曾预言:睡眠及其基础研究将是 21 世纪神经科学两个至关重要的领域之一。

【思考题】

1.请简单叙述失眠症的治疗方法。
2.失眠症的药物治疗目标及原则是什么?

【参考文献】

[1]Carter ME, Brill J, Bonnavion P, et al. Mechanism for Hypocretin-mediated sleep-to-wake transitions. Proc Natl Acad Sci USA,2012,109(39):E2635- E2644.

[2]Jewett KA, Krueger JM. Humoral sleep regulation: interleukin-1 and tumor necrosis factor. Vitam Horm,2012,89:241-257.

[3]Krueger JM, Clinton JM, Winters BD, et al. Involvement of cytokines in slow wave sleep. Prog Brain Res,2011,193:39-47.

[4]Morin CM, Benca R. Chronic insomnia. Lancet,2012,379:1129-1141.

[5]Zielinski MR, Kim Y, Karpova SA, et al. Chronic sleep restriction elevates brain interleukin-1 beta and tumor necrosis factor-alpha and attenuates brain-derived neurotrophic factor expression. Neurosci Lett,2014,580:27-31.

[6]吴江. 神经病学. 北京:人民卫生出版社,2013.

[7]熊吉东. 睡眠障碍. 北京:人民卫生出版社,2009.

(陈 眉)

第三节 偏头痛的发病机制及诊治进展

摘　要：偏头痛是一种复发性疼痛综合征，具有遗传性，伴随神经病及胃肠特点，包括外部触发和内部病理生理学交互作用。在整个偏头痛发病机制中，血管学说首先被提出，随之皮层扩散性抑制（CSD）学说、三叉神经血管系统理论、离子通道和遗传等学说相继问世。目前，偏头痛被先兆认为与皮层扩散性抑制相关，头痛被认为与三叉神经血管系统相关。2013 年国际头痛协会（HIS）制定《国际头痛分类-3beta 版》并将偏头痛分为 6 个亚型，其中最常见的为无先兆偏头痛和有先兆偏头痛。阶梯治疗和分度治疗是偏头痛急性发作的两种治疗方法。阶梯治疗从采用简单的止痛药开始，再采用复合止痛药物，直到采用特异性抗偏头痛药物。分度治疗则针对不同治疗需求的偏头痛患者采用相应的治疗策略，同时结合循证医学证据调整偏头痛预防性药物。

关键词：偏头痛；血管学说；皮层扩散性抑制学说；三叉神经血管系统理论；循证治疗

Abstract：Migraine is a recurrent pain syndrome，hereditary with neuropathy，gastrointestinal characteristics，including external trigger and internal interaction of pathophysiology. Vascular theory is first proposed in the throughout pathogenesis of migraine，followed by cortical spreading depression（CSD）theory，trigeminovascular system（TVS）theory，ion channels，heredity and other theories have been published. At present，the aura is associated with the cortical spreading depression，headache associated with trigeminovascular system. In 2013，International Headache Society（HIS）has published "ICDH-3beta version" and divided migraine into six subtypes，the most common are migraine without aura and migraine with aura. Two kinds of treatment methods for acute migraine attacks are the stepped care and grading treatment. The stepped care is from simple analgesics to compound analgesic drugs，and finally to the specific anti-migraine drugs. Grading treatment means using appropriate treatment strategies for different migraine patients with different requirements，and combining with evidence-based medicine to adjust migraine preventative medicine.

Keywords：Migraine；Vascular theory；Cortical spreading depression theory；Trigeminovascular system theory；Evidence-based treatment

　　偏头痛是临床常见的一种慢性神经血管性疾病，它以一侧或两侧反复发作的搏动性头痛为主。伴随恶心和呕吐的典型发作患者在发作前会有视觉、感觉和运动等先兆。世界卫生组织认为，偏头痛、四肢瘫痪、精神障碍和痴呆均已成为最严重的慢性功能障碍性疾病。偏头痛对患者的生活质量影响很大，美国偏头痛研究Ⅱ提示 81％的偏头痛患者在头痛发作时伴有劳动力下降，在美国由此造成的经济损失高达 56 亿～172 亿美元。偏头痛发病机制较为复杂，临床无特效药物，对其进行深入研究并揭示其发病机制，具有重大意义。

一、偏头痛流行病学

　　1993 年，中国偏头痛流行病学初步研究发现，中国男性患病率为 392.8/10 万，女性为 1579.2/10 万,男女之比为 1∶4,25~29 岁患病率最高(1927.4/10 万),20 岁以下和 50 岁以上呈骤降特点。1989 年美国偏头痛研究发现美国共有 2360 万人患有偏头痛,其中女性偏头痛的患病率约为 17.6%,男性为 6%,35~45 岁是发病高峰年龄段。2012 年,美国健康随访调查提示≥18 岁成人中偏头痛/严重头痛的 3 个月患病率为 14.2%。2012 年,于生元等进行的中国大规模人群调查发现偏头痛年患病为 9.3%。

二、偏头痛发病机制

在临床上,疼痛被分为 4 种,即伤害感受性疼痛(Nociceptive pain)、炎性疼痛(Inflammatory pain)、神经病性疼痛(Neuropathic pain)和功能性疼痛(Functional pain),而偏头痛包括其中的后 3 种。偏头痛患者的头痛有两种主要表现形式:痛觉过敏和痛觉异常。偏头痛发病机制主要有血管学说、皮层扩散性抑制(Cortical spreading depression,CSD)学说、三叉神经血管系统(Trigeminovascular system,TVS)理论、一氧化氮-环鸟苷酸(Nitric oxide-cyclic guanosine monophosphate,NO-cGMP)学说及神经递质假说。上述学说部分解释了偏头痛的发病机制,NO、Mg^{2+}、多巴胺和 G 蛋白等众多生化因素也参与其中,一些基因的改变导致了某些偏头痛的发生。每一种学说的提出伴随着相关的实验模型证明和相对应药物的产生,两者的交互验证推动了偏头痛研究的深入。目前认为先兆与 CSD 相关,头痛与 TVS 相关。

(一)血管学说

Galen 提出搏动性头痛来源于血管。1672 年,Willis 首先提出偏头痛的血管学假说。1938 年起,Wolff 和同事对偏头痛的血管扩张进行了严格的验证。Wolff 的血管学说包括两方面内容:①偏头痛先兆由颅内血管痉挛诱发;②颅外血管扩张导致偏头痛头痛的发生。1961 年,Sicuteri 等首先提出偏头痛发作时尿中 5-羟色胺(5-hydroxytryptamine,5-HT)代谢产物 5-羟吲哚乙酸(5-hydroxytryptamine,5-HIAA)的含量增加,血浆中 5-HT 水平下降。5-HT 受到广泛关注。1990 年,Olsen 指出先兆偏头痛和无先兆偏头痛在本质上是同一种疾病。但是多数学者认为偏头痛的先兆与 CSD 相关,Barkley 和 Hadjikhani 等对此进行了证明,并且 Granziera 发现大脑的 V_3 A 区域与偏头痛先兆密切相关。Wolff 学说中血管痉挛诱发偏头痛先兆这一观点逐渐被 CSD 诱发偏头痛先兆取代。由于血管学说较好地解释了搏动性头痛,并且 5-HT$_{1D}$ 受体激动剂舒马曲坦(Sumatriptan)对偏头痛治疗有效,选择性钙拮抗剂盐酸氟桂利嗪可预防偏头痛的发作,因此血管学说重新受到重视。对于偏头痛的单侧性(大多数偏头痛患者)、先兆(畏光、畏声)、伴随症状(恶心、呕吐)、发作期间的记忆力下降及痛觉增敏,血管学说不能做出很好的解释。

众多学者认为血管扩张继发于神经病变,不是头痛的原因。影像学证实偏头痛发作时伴随特定脑区(如皮层、间脑和脑干等)结构和功能的改变,血管变化继发于神经变化。许多学者运用磁共振血管成像(Magnetic resonance angiography,MRA)或磁敏感加权成像(Susceptibility weighted imaging,SWI)等技术来间接测量颅内外血管直径或周径,以判断偏头痛患者头痛发作时是否伴随颅内血管的扩张。Asghar 等研究表明外源性降钙素基因相关肽(Calcitonin gene related peptide,CGRP)主要扩张脑膜中动脉(Middle meningeal artery,MMA),对大脑中动脉(Middle cerebral artery,MCA)扩张无明显影响,进一步证实外周血管活性物质的释放诱发偏头痛头痛发生这一理论。但是 Schoonman 等用硝酸甘油（Nitroglycerin，NTG）作为偏头痛发作的诱导剂，研究结果认为偏头痛患者血管直径与基线相比无明显差异，脑动脉和 MMA 没有参与偏头痛的发生。由于技术的限制，3.0T MRA 不能观察 MMA 的细小分支，偏头痛伴随的血管变化有待于进一步研究。

共病这一概念由 Feinstein 提出，指一个个体患有两种不同疾病，但这两种疾病同时发生的可能性超过了一般意义上的统计学概率。偏头痛有多种共病，包括中风、亚临床脑血管病变、冠心病、高血压、卵圆孔未闭、精神疾病（抑郁症、焦虑症、双相情感障碍、惊恐障碍和自杀）、肥胖、不宁腿综合征、癫痫和哮喘等。Hamed 总结 2008 年以前关于血管共病的相关文献，提出偏头痛作为血管共病的危险因素，有如下可能机制：全身炎症可能性的增长、高凝状态倾向的增加、外周血管收缩功能的异常、血管内皮祖细胞数量和功能的下降。血管共病是偏头痛的危险因素发病机制之一。评估偏头痛的血管风险应成为偏头痛的治疗策略之一。

（二）皮层扩散性抑制学说

研究证实偏头痛的先兆由 CSD 引起。当各种因素刺激皮层局部神经元时，细胞内 K^+ 外流，细胞外 Na^+、Ca^{2+} 内流，皮层发生除极，同时 K^+ 外流促进了谷氨酸的释放，从而导致 CSD。细胞内镁缺乏，线立体、钙离子通道功能紊乱是 CSD 的影响因素，局部神经元阈值是产生 CSD 的关键。CSD 是指刺激脊椎动物的大脑皮层后产生的电活动抑制带，以 $2\sim5mm/min$ 的速度缓慢向邻近皮质移动，先有脑血流量及氧供的增加，而后出现扩散性面部低血流区域，同时血流降低区域向前方扩大，到达感觉区时患者便出现感觉异常，而到达中央沟时或在其前消失。如果 CSD 向脑底面延伸，则使三叉神经分支感受痛觉的支配区产生障碍，引起头痛。

CSD 由 Leão 在 1944 年使用兔的大脑皮质研究癫痫的脑电图（Electroencephalogram，EEG）特征时发现并开始加以描述。1958 年 Milner 用 CSD 现象解释有先兆偏头痛（Migraine with aura，MA）患者。1990 年，Barkley 第一次报道用脑磁波记录的偏头痛患者头痛发作时的信号，这些信号有 3 个特点：①自发皮层活动的抑制；②长时间的场变化；③持续几秒的巨大波幅。在发作间期也可见巨大波幅。这 3 个特点与 CSD 的大脑皮质去极化、电活动抑制扩散非常相似，表明 CSD 诱发偏头痛的先兆。

视觉先兆在先兆偏头痛患者身上最为常见，有 20% 可继发头痛，典型特征是出现在中心视野的闪烁的、未加渲染的曲折线，并影响中心视觉，逐步向一个半侧周边扩展。Hadjikhani 等用高磁场磁共振对偏头痛先兆患者连续扫描，发现血氧度水平依赖性（Blood oxygenation level-dependent，BOLD）信号开始局灶性增高（可能是反射性的血管扩张），纹状体外皮层显影。这种 BOLD 信号的改变持续缓慢地（以 $3.5\pm1.1mm/min$ 的速度）通过枕叶皮质，与视网膜的视觉成像一致，伴随着同步的视网膜定位过程。此后 BOLD 信号逐渐减弱（可能是开始血管扩张后的反射性血管收缩），与 CSD 学说相一致。Granziera 等运用高分辨率皮质厚度测量和扩散张量成像技术（Diffusion tensor imaging，DTI）发现有先兆偏头痛患者视觉区域 MT^+ 和 V_3A 的大脑皮质层变厚。大脑的 V_3A 区域可以引起大脑其他区域的改变，共同参与视觉先兆偏头痛的发生，为临床医生和研究者们提供了一个非侵袭性的偏头痛生物标志物。Cao 等发现无先兆偏头痛在头痛发生之前枕区有 CSD 活动，提示可能存在一个 CSD 阈值，使偏头痛患者出现或不出现先兆症状。

（三）三叉神经血管系统理论

目前认为三叉神经血管系统理论是偏头痛发病的核心机制。Moskowitz 在 1979 年首先提出三叉神经血管系统与偏头痛的头痛阶段相关，1983 年提出三叉神经血管系统（TVS）理论。单侧电刺激三叉神经节（Unilateral electrical trigeminal ganglion stimulation，UETGS）或系统辣椒素刺激诱发 NI，神经末梢释放 CGRP（占 40%）、SP（占 18%）、一氧化氮合酶（NOS，占 15%），使硬膜、结膜、眼睑和唇等三叉神经支配的组织血管扩张，血浆蛋白的外渗（PPE），接着肥大细胞肿胀脱颗粒。在上矢状窦（Superior sagittal sinus，SSS），CGRP 随电刺激强度增强而增加。这些变化导致血管扩张、肿胀及炎症反应，使疼痛转到三叉神经末梢并通过三叉神经（初级神经元）传递到脑干的二级神经元及三级神经元。三叉神经血管系统理论包括初级、二级和三级神经元的激活和致敏，可以解释大多数偏头痛症状，包括因体力活动疼痛加重的搏动性头痛（初级神经元致敏）、恶心和呕吐（与孤束核相关）、记忆力下降（蓝斑）及痛觉超敏。

三叉神经血管系统理论认为偏头痛发作除与三叉神经血管系统的激活有关外，还与脑干的中枢内源性镇痛系统功能缺陷有关。中脑导水管周围灰质（Periaqueductal gray，PAG）、脑桥的蓝斑（Locus ceruleus，LC）等多处结构在头痛发作时被激活（图 7-1）。PAG 是中枢内源性镇痛系统的核心部位，具有抑制三叉神经血管系统的痛觉传入并镇痛的功能，5-羟色胺（5-HT）是中枢内源性镇痛系统的主要神经递质。目前，临床上偏头痛特异

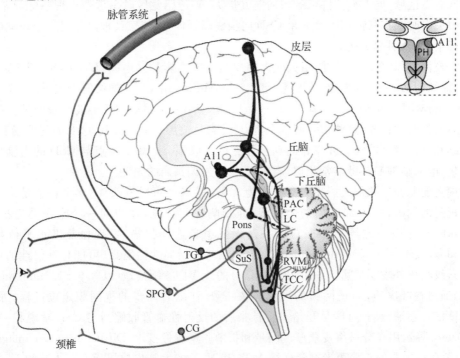

图 7-1 偏头痛病理生理机制相关的神经通路

注：PH：后下丘脑；PAG：导水管周围灰质；LC：蓝斑；RVM：延脑头端腹内侧；TCC：三叉神经颈复合体；Pons：脑桥；SuS：上泌涎核；TG：三叉神经节；SPG：蝶腭味神经节；CG：颈神经节。（引自 Akerman S，et al. Nature Reviews Neuroscience，2011）

性药物主要为选择性 5-HT 受体激动剂。脑内的 5-HT 神经元胞体主要分布于中缝核群,PAG 的中缝背核含有脑内 65% 的 5-HT。5-HT 还可引起垂体中 β-内啡肽(β-endorphin,β-EP)的释放,从而参与痛觉调节。中缝大核(Nucleus raphe magnus,NRM)通过 5-HT 能神经元来调节三叉神经颈复合体(Trigeminal cervical complex,TCC)的神经元活动,电刺激 NRM 可以抑制 TCC 的伤害性刺激。5-HT 通过 5-HT$_1$ 受体介导参与偏头痛的发作,颅内血管含 5-HT$_1$ 受体,其中血管上的 5-HT$_{1D}$ 受体位于突触前膜,5-HT$_{1B}$ 受体位于突触后膜。硬脑膜中动脉、三叉神经节、TNC、TCC 均是偏头痛痛觉调控通路中的重要结构。5-HT、C-fos 蛋白、CGRP、环氧合酶 2(Cyclooxygenase-2,COX-2)、多巴胺(Dopamine,DA)、瞬时感受器电位香草酸受体 1(Transient receptor potential vanilloid 1,TRPV1)等众多物质参与偏头痛的疼痛调节。

三、偏头痛分类

偏头痛属原发性头痛,分 6 个亚型,最常见的为无先兆偏头痛和有先兆偏头痛。2013 年国际头痛协会(HIS)制定《国际头痛分类-3 beta 版》(ICDH-3 beta version),将偏头痛作如下分类(中文翻译版 https://www.ichd-3.org/ichd-3-beta-translations/):

1. 偏头痛(Migraine)

1.1 无先兆偏头痛(Migraine without aura)

1.2 有先兆偏头痛(Migraine with aura)

1.2.1 典型有先兆偏头痛(Migraine with typical aura)

1.2.1.1 典型先兆伴头痛(Typical aura with headache)

1.2.1.2 典型先兆不伴头痛(Typical aura without headache)

1.2.2 伴有脑干先兆偏头痛(Migraine with brainstem aura)

1.2.3 偏瘫型偏头痛(Hemiplegic migraine)

1.2.3.1 家族性偏瘫型偏头痛(Familial hemiplegic migraine,FHM)

1.2.3.1.1 家族性偏瘫型偏头痛 1 型(Familial hemiplegic migraine type 1,FHM1)

1.2.3.1.2 家族性偏瘫型偏头痛 2 型(Familial hemiplegic migraine type 2,FHM2)

1.2.3.1.3 家族性偏瘫型偏头痛 3 型(Familial hemiplegic migraine type 3)

1.2.3.1.4 家族性偏瘫型偏头痛,其他基因位点(Familial hemiplegic migraine,other loci)

1.2.3.2 散发性偏瘫型偏头痛(Sporadic hemiplegic migraine)

1.2.4 视网膜型偏头痛(Retinal migraine)

1.3 慢性偏头痛(Chronic migraine)

1.4 偏头痛并发症(Complications of migraine)

1.4.1 偏头痛持续状态(Status migrainosus)

1.4.2 不伴脑梗死的持续先兆(Persistent aura without infarction)

1.4.3 偏头痛性脑梗死(Migrainous infarction)

1.4.4　偏头痛先兆诱发的痫样发作(Migraine aura-triggered seizure)

1.5　很可能的偏头痛(Probable migraine)

1.5.1　很可能的无先兆偏头痛(Probable migraine without aura)

1.5.2　很可能的有先兆偏头痛(Probable migraine with aura)

1.6　可能与偏头痛相关的周期综合征(Episodic syndromes that may be associated with migraine)

1.6.1　反复胃肠功能障碍(Recurrent gastrointestinal disturbance)

1.6.1.1　周期性呕吐综合征(Cyclical vomiting syndrome)

1.6.1.2　腹型偏头痛(Abdominal migraine)

1.6.2　良性阵发性眩晕(Benign paroxysmal vertigo)

1.6.2　良性阵发性斜颈(Benign paroxysmal torticollis)

四、偏头痛诊断

(一)偏头痛诊断流程

参考中华医学会疼痛学分会头面痛学组制定的《中国偏头痛诊断治疗指南》,偏头痛诊断流程如图 7-2 所示。

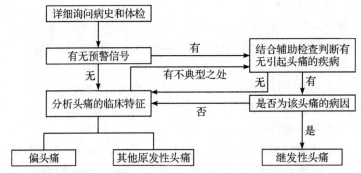

图 7-2　偏头痛诊断流程(中华医学会疼痛学分会头面痛学组,2011)

(二)偏头痛诊断标准

2013 年 HIS《ICDH-3 beta 版》制定的偏头痛诊断标准如下:

1.1　无先兆偏头痛

诊断标准:A. 符合 B-D 标准的头痛至少发作 5 次。B. 头痛发作持续 4～72h(未治疗或者治疗未成功)。C. 至少符合下列 4 项中的 2 项:①单侧;②搏动性;③中-重度头痛;④日常体力活动加重头痛或因头痛而避免日常活动。D. 发作过程中,至少符合下列 2 项中的 1 项:①恶心和(或)呕吐;②畏光和畏声。E. 不能用 ICHD-3 中的其他诊断更好地解释。

1.2　有先兆偏头痛

诊断标准:A. 至少有 2 次发作符合 B-D。B. 至少有 1 个可完全恢复的先兆症状:①视觉;②感觉;③语音和(或)者语言;④运动;⑤脑干;⑥视网膜。C. 至少符合下列 4 项中的 2 项:①至少有 1 个先兆持续超过 5min,和(或)者 2 个或更多的症状连续发生;②每个独立先兆症状持续 5～60min;③至少有一个先兆是单侧的;④与先兆伴发或者在先兆出现 60min 内出现头痛。D. 不能用 ICHD-3 中的其他诊断更好地解释,排除短暂性脑缺血发作。

1.2.1 典型有先兆偏头痛

诊断标准:A. 符合 B 和 C 标准的头痛发作至少 2 次。B. 先兆包括视觉、感觉和语言症状,没有运动、脑干和视网膜症状,并可完全恢复。C. 至少符合下列 4 项中 2 项:①至少有一个先兆症状持续超过 5min,或者 2 个及 2 个以上的先兆症状相继出现;②每个先兆持续时间 5～60min;③至少有一个先兆症状是单侧的;④与先兆伴随或者在先兆出现 60min 内出现头痛。D. 需要除外短暂性脑缺血发作。不能用 ICHD-3 中的其他诊断更好地解释。

1.2.1.1 典型先兆伴头痛

诊断标准:A. 符合 1.2.1 有先兆偏头痛的诊断。B. 头痛符合或不符合偏头痛特征,伴随先兆出现或者在先兆出现 60min 内出现。

1.2.1.2 典型先兆不伴头痛

诊断标准:A. 符合 1.2.1 有先兆偏头痛诊断。B. 先兆发生 60min 内无头痛出现。

1.2.2 伴有脑干先兆偏头痛

诊断标准:A. 符合 B 和 D 标准的头痛至少发作 2 次。B. 先兆包括视觉、感觉或者言语/语言症状,完全缓解,无运动和视网膜症状。C. 至少存在下列脑干症状中的 2 项:①构音障碍;②眩晕;③耳鸣;④听力减退;⑤复视;⑥共济失调。D. 至少符合下列 4 项中的 2 项:①至少 1 个先兆持续时间大于 5min,或者 2 个以上的先兆相继发生;②每个先兆持续时间 5～60min;③至少有 1 个先兆是单侧;④与先兆伴发或者在先兆出现 60min 内出现头痛。E. 不能用 ICHD-3 中的其他诊断更好地解释,除外 TIA。

1.2.3 偏瘫型偏头痛

诊断标准:A. 符合 B 和 C 的头痛至少发作 2 次。B. 先兆包括以下 2 项:①完全可逆的肢体力弱;②完全可逆的视觉、感觉和言语症状。C. 至少符合下列 4 项中的 2 项:①至少有 1 个先兆逐渐发生,时间超过 5min;或者 2 个以上的先兆先后相继发生;②每个先兆的持续时间是 5～60min,运动症状持续小于 72h;③至少有 1 个先兆是单侧的;④与先兆伴随或者在先兆出现 60min 内出现头痛。D. 不能用 ICHD-3 中的其他诊断更好地解释。

1.2.3.1 家族性偏瘫型偏头痛

诊断标准:A. 符合 1.2.3 偏瘫型偏头痛诊断标准。B. 在一级或者二级亲属中至少有 1 个人符合 1.2.3 偏瘫型偏头痛的诊断。

1.2.3.1.1 家族性偏瘫型偏头痛,1 型

诊断标准:A. 符合 1.2.3.1 FHM 的诊断。B. *CACNA1A* 基因异常。

1.2.3.1.2 家族性偏瘫型偏头痛,2 型

诊断标准:A. 符合 1.2.3.1 FHM 的诊断。B. *ATP1A2* 基因异常。

1.2.3.1.3 家族性偏瘫型偏头痛,3 型

诊断标准:A. 符合 1.2.3.1 FHM 的诊断。B. *SCN1A* 基因异常。

1.2.3.1.4 家族性偏瘫型偏头痛,其他基因位点

诊断标准:A. 符合 1.2.3.1 FHM 的诊断。B. 基因测试时 *CACNA1A*、*ATP1A2* 或

SCN1A 基因无致病突变。

1.2.3.2　散发性偏瘫型偏头痛

诊断标准：A. 符合 1.2.3 偏瘫型偏头痛的诊断。B. 没有家族史。

1.2.4　视网膜型偏头痛

诊断标准：A. 符合 B 和 C 的头痛至少发作 2 次。B. 完全可逆的单眼阳性或阴性视觉症状（如闪光、暗点或者黑矇），被至少以下 1 项或 2 项检查结果证实：①临床视野检查；②自画单眼视野缺损（在充分告知后）。C. 至少符合下列 3 项中的 2 项：①先兆逐渐发生至少有 5min；②先兆持续 5～60min；③伴随先兆或者先兆发生 60min 内出现头痛。D. 不能用 ICHD-3 中的其他诊断更好地解释。排除了其他引起黑矇的病因。

1.3　慢性偏头痛

诊断标准：A. 符合 B 和 C 的头痛（符合紧张型头痛或者偏头痛特征的头痛）每月发作至少 15d，至少持续 3 月。B. 符合 1.1 无先兆偏头痛诊断 B-D 或 1.2 有先兆偏头痛 B 和 C 的头痛至少发生 5 次。C. 头痛符合以下任何 1 项，且每月发作大于 8d，持续大于 3 个月：①1.1 无先兆偏头痛的 C 和 D；②1.2 有先兆偏头痛的 B 和 C；③患者所认为的偏头痛发作并可通过服用曲普坦或者麦角类缓解。D. 不能用 ICHD-3 中的其他诊断更好地解释。

1.4 偏头痛并发症

1.4.1　偏头痛持续状态

诊断标准：A. 符合 B 和 C 的头痛。B. 符合 1.1 无先兆偏头痛和 1.2 有先兆偏头痛的诊断，除了持续时间和疼痛程度外，发作典型。C. 符合下列全部 2 项特点：①持续超过 72h；②疼痛或者相关症状逐渐减轻。D. 不能用 ICHD-3 中的其他诊断更好地解释。

1.4.2　不伴脑梗死的持续先兆

诊断标准：A. 先兆符合 B。B. 发生在有先兆偏头痛患者，除了持续时间大于或等于 1 周，先兆呈典型表现。C. 神经影像学没有脑梗死的证据。D. 不能用 ICDH-3 中的其他诊断更好地解释。

1.4.3　偏头痛性脑梗死

诊断标准：A. 偏头痛符合 B 和 C。B. 有先兆偏头痛患者先兆时程大于 60min。C. 神经影像学证实先兆相应脑区的梗死灶。D. 不能用 ICHD-3 中的其他诊断更好地解释。

1.4.4　偏头痛先兆诱发的痫样发作

诊断标准：A. 痫性发作符合癫痫发作诊断标准中的一种类型，并符合标准 B。B. 发生在有先兆偏头痛患者，在有先兆偏头痛发生过程中或者发作后 1h 内出现痫样发作。C. 不能用 ICHD-3 中的其他诊断更好地解释。

1.5　很可能的偏头痛

诊断标准：A. 符合 1.1 无先兆偏头痛诊断标准 A-D 中的 3 项或 1.2 有先兆偏头痛 A-C 诊断标准中的 2 项。B. 不符合 ICDH-3 中其他诊断的标准。C. 不能用 ICHD-3 中的其他诊断更好地解释。

1.5.1　很可能的无先兆偏头痛

诊断标准：A. 符合 1.1 无先兆偏头痛诊断标准 A-D 中的 3 项。B. 不符合其他

ICDH-3 头痛诊断。C. 不能用 ICHD-3 中的其他诊断更好地解释。

1.5.2 很可能的有先兆偏头痛

诊断标准：A. 符合 1.2 有先兆偏头痛 A-C 诊断标准中的 2 项。B. 不符合其他 ICDH-3 头痛诊断。C. 不能用 ICHD-3 中的其他诊断更好地解释。

1.6 可能与偏头痛相关的周期综合征

1.6.1 反复胃肠功能障碍

诊断标准：A. 明确的腹痛，或腹部不适，或恶心，或呕吐发作，至少发作 5 次。B. 胃肠检查和评估正常。C. 不能归因于其他疾病。

1.6.1.1 周期性呕吐综合征

诊断标准：A. 至少发作 5 次符合标准 B 和 C 的严重恶心和呕吐。B. 模式刻板，发作间期可预测。C. 符合下列全部 3 项：①每小时至少恶心呕吐 4 次；②发作大于 1h，不超过 10d；③间隔大于 1 周；D. 缓解期无症状；E. 不能归因其他疾病。

1.6.1.2 腹型偏头痛

诊断标准：A. 符合 B-D 的腹痛至少发作 5 次。B. 疼痛至少符合下列 3 项中的 2 项：①位于中线、脐周或者难以定位；②性质为钝痛或者"只有酸痛"；③中-重度。C. 发作时至少符合下列 4 项中的 2 项：①食欲减退；②恶心；③呕吐；④（面色）苍白。D. 未治疗或者治疗无效的情况下持续 2～72h。E. 间歇期完全缓解。F. 不能缘于其他疾病。

1.6.2 良性阵发性眩晕

诊断标准：A. 符合 B 和 C 发作至少 5 次。B. 没有预兆的眩晕，开始即最重，数分钟至数小时后可自行缓解，没有意识丧失。C. 至少存在下列症状或者体征中的 1 项：①眼球震颤；②共济失调；③呕吐；④苍白；⑤害怕。D. 发作间期神经系统检查与听力、前庭功能检查正常。E. 不能缘于其他疾病。

1.6.2 良性阵发性斜颈

诊断标准：A. 符合 B 和 C，儿童期反复发作。B. 头转向一侧，可伴或不伴旋转，数分钟或数天内自行缓解。C. 至少存在下列中的 1 项：①苍白；②易激惹；③全身乏力；④呕吐；⑤共济失调。D. 发作间期无神经系统阳性体征。E. 不能缘于其他疾病。

五、偏头痛治疗与预防

（一）偏头痛急性发作的治疗策略及相关药物

阶梯治疗和分度治疗是偏头痛急性发作的两种治疗方法。阶梯治疗从采用简单止痛药开始，再使用复合止痛药物，直至采用特异性抗偏头痛药物。分度治疗则指针对不同治疗需求的偏头痛患者采用相应的治疗策略。不管何种治疗方式，急性期治疗药物可分为以下 3 种：①与偏头痛特殊发作机制相符合的，以麦角胺类和曲谱坦类药物为代表的特异性止痛药物；②以乙酰氨基酚、阿司匹林及包括上述两种药物的复合止痛药为代表的非特异性止痛药物；③以促胃动力药（如甲氧氯普胺、多潘立酮等）、神经镇静药（如氯丙嗪、氟哌利多等）为代表的伴随症状缓解药物。上述药物最大的不足在于不能阻止偏头痛的再次发作。其中，曲谱坦类药物由于价格昂贵、易产生快速耐受性，在国内市场上没有得到广泛应用；而乙酰氨基酚等非特异性药物由于价格低廉、疗效肯定，在临床上广泛使用。

药物治疗有效至少符合以下 3 项：①药物对大多数时候的发作有效；②头痛在 2h 之内消失；③患者在 2h 之内能恢复正常生活功能；④药物能使患者自如安排日常活动。

（二）偏头痛的预防性用药

偏头痛缓解期的治疗策略是小剂量递增至合适剂量，最后缓慢撤药。偏头痛的发病机制复杂，涵盖三叉神经血管系统理论、皮层扩散性抑制学说、离子通道和血管学说等多种学说，遗传和环境也参与其中。根据上述复杂的发病机制，偏头痛在缓解期的预防性用药多种多样，包括钙通道阻断剂氟桂利嗪、β 受体阻滞剂普萘洛尔、三环类抗抑郁药阿米替林、GABA 能增强剂丙戊酸等。2012 年，美国神经病学会（American academy of Neurology，AAN）和美国头痛协会（American Headache Society，AHS）颁布《2012 年成人发作性偏头痛药物防治循证指南》，对偏头痛预防药物治疗的安全性和有效性进行了系统阐述。2012 版指南认为双丙戊酸钠、丙戊酸钠、托吡酯、美托洛尔、普萘洛尔、噻吗洛尔、夫罗曲坦能有效预防偏头痛，偏头痛患者应接受上述药物治疗以减少偏头痛发作频率和严重程度（A 级证据）。其中，夫罗曲坦能有效预防月经相关性偏头痛（A 级证据：≥2 个 I 级临床试验）。预防偏头痛很可能有效的药物为阿米替林、文拉法辛、阿替洛尔、纳多洛尔、那拉曲坦和佐米曲普坦（B 级证据：1 项 I 级或 2 项 II 级研究）。预防偏头痛可能有效的药物为赖诺普利、坎地沙坦、可乐定、胍法辛、卡马西平、奈比洛尔、吲哚洛尔和赛庚啶（C 级：1 项 II 级研究）。拉莫三嗪对预防偏头痛无效（A 级证据）。

（三）中成药在偏头痛中的治疗策略

中成药针对某一特定征候开发，具有独特的功能主治和特异性适应性征候。但是现在有些临床医生在使用过程中忽视中成药的征候属性，致使药物在偏头痛治疗中疗效下降或不明显。在偏头痛治疗策略中，中成药主要是用于个体化治疗和分期治疗。个体化治疗就是辨证论治，在整体观念指导下，通过望、闻、问、切等传统四诊方法，判断体质，提炼证候，给予患者相应特异性、适应性证候的中成药。这不同于急性期的分度治疗。分度治疗主要是根据患者的治疗需要采取相应的治疗策略。偏头痛整个病程主要分为急性期和缓解期，临床实践证明中成药更易于在缓解期发挥作用，在急性期的作用不如非特异性止痛药物。偏头痛是在复杂因素作用下具有阳性家族史的疾病。个人体质在病理状态下往往表现出对某种疾病的易感性，中成药可以在缓解期通过调理患者病理体质发挥对偏头痛的治疗作用。

六、展　望

偏头痛的发病机制复杂，CSD 诱发偏头痛先兆，三叉神经血管系统理论是偏头痛的主要的发病机制，遗传、环境因素参与偏头痛的发生。偏头痛不是原发性脑血管病变，但是血管舒缩、内皮功能变化、血管活性物质的释放与调节在其中起关键作用，中枢与外周的痛觉调节机制是研究的重点。中成药在偏头痛防治中有一定疗效，有待于进一步研究。

【思考题】

1. 偏头痛的发病机制包括哪些？

2.能有效预防偏头痛且有循证医学证据的药物有哪些?

【参考文献】

[1]Akerman S, Holland PR, Goadsby PJ. Diencephalic and brainstem mechanisms in migraine. Nat Rev Neurosci,2011,12(10):570-584.

[2]Asghar MS, Hansen A, Kapijimpanga T, et al. Dilation by CGRP of middle meningeal artery and reversal by sumatriptan in normal volunteers. Neurology, 2010,75(17):1520-1526.

[3]Goadsby PJ. Pathophysiology of migraine. Ann Indian Acad Neurol, 2012, 15 (5):15.

[4] Headache Classification Committee of the International Headache S. The International Classification of Headache Disorders, 3rd edition (beta version). Cephalalgia,2013,33(9):629-808.

[5]Lakhan SE, Avramut M, Tepper SJ. Structural and functional neuroimaging in migraine: Insights from 3 decades of research. Headache,2013,53(1):46-66.

[6]Leão APP. Spreading depression of activity in the cerebral cortex. J Neurophysiol, 1944,7(6):359-390.

[7]Silberstein SD, Holland S, Freitag F, et al. Evidence-based guideline update: pharmacologic treatment for episodic migraine prevention in adults: Report of the Quality Standards Subcommittee of the American Academy of Neurology and the American Headache Society. Neurology,2012,78(17):1337-1345.

[8]伦道夫 W.埃文斯,尼南 T.马修.头痛诊疗手册(原书第二版).于生元,译.北京:科学出版社,2007.

[9]孙忠人,杨文明.神经病学.2 版.北京:人民卫生出版社,2016.

[10]吴江.神经病学.2 版.北京:人民卫生出版社,2010.

[11]中华医学会疼痛学分会头面痛学组.中国偏头痛诊断治疗指南.中国疼痛医学杂志, 2011,17(2):65-86.

[12]中华医学会疼痛学分会头面痛学组,中国医师协会神经内科医师分会疼痛和感觉障碍专委会.中国偏头痛防治指南.中国疼痛医学杂志,2016,22(10):721-727.

(章正祥)

第四节 帕金森病的诊治进展

摘 要:帕金森病(PD)发病机制复杂,临床症状多样,目前药物的替代治疗只能改善症状,不能控制疾病的进展。本文对帕金森病的发病机制、疾病诊断、治疗原则、非运动症状、并发症的治疗以及新的疗法等进展做了系统的综述。

关键词:帕金森病;发病机制;非运动症状;并发症;基因治疗

Abstract:Parkinson's disease(PD) has complex pathogenesis and diverse clinical symptoms. Currently, the alternative drug treatment of PD can only improve the symptoms, but can not control the progress of the disease. Research on the pathogenesis of Parkinson's disease, the disease diagnosis, treatment principles, as well as the treatment of non-motor symptoms and complications, and new therapies, are reviewed in this paper.

Keywords:Parkinson's disease; Pathogenesis; Non-motor symptoms; Complications; Gene therapy

一、概 况

帕金森病(Parkinson's disease, PD)是一种常见的神经系统退行性疾病。其主要病理改变为黑质多巴胺(Dopamine, DA)能神经元的变性缺失、路易小体(Lewy body)的形成及纹状体区多巴胺递质含量的降低。其临床表现包括多巴胺与乙酰胆碱递质失衡导致的静止性震颤、肌强直、运动迟缓和姿势平衡障碍等运动功能减退,以及便秘、睡眠行为异常和抑郁等非运动症状。我国 65 岁以上人群帕金森病的患病率为 1700/10 万,并随着年龄的增长发病率升高,给家庭与社会带来了沉重的负担。

目前,药物的替代治疗只能改善症状,不能控制帕金森病的进展,且随着药物应用时间的延长和用量的加大,其治疗作用减小,毒副作用增大;手术立体定向苍白球、丘脑毁损近期疗效好,远期疗效大多不理想,且疗效不肯定;深部脑电刺激费用昂贵,且不能解决患者的所有问题;细胞移植治疗有细胞来源、移植存活、移植后功能及伦理道德等问题,还有待进一步完善。近年来,帕金森病的发病机制、新型药物的开发和治疗方法的寻找一直是研究热点。

二、帕金森病的发病机制

既往认为帕金森病的发生是遗传因素、环境因素、衰老、氧化应激及线粒体功能障碍等多种因素协同作用的结果,当前研究也表明,多个相关因素参与了帕金森病的发病,其中包括细胞自发性过程(自噬、溶酶体功能障碍、线粒体功能障碍)和非细胞自发性过程。非细胞自发性过程导致异常蛋白的跨突触传递、神经炎性反应和细胞失营养支持。

自噬是指神经元处理异常蛋白质的过程,帕金森病的关键蛋白为 α-突触核蛋白。α-

突触核蛋白的基因异常,包括基因重复表达或突变,均可导致帕金森病。此外,全基因组关联研究表明α-突触核蛋白基因是散发性帕金森病最主要的单一遗传危险因素,异常或过量的α-突触核蛋白表达均可导致神经元死亡。神经元处理可溶或不溶性蛋白质的正常过程有赖于溶酶体和泛素-蛋白酶体系统的完整运作。上述过程出现障碍或者α-突触核蛋白寡聚体饱和水平异常,均可导致α-突触核蛋白聚集和路易小体包裹体的形成,α-突触核蛋白形成异常的可溶性 N-乙基顺丁烯二酰亚胺敏感整合蛋白(N-ethylmaleimide-sensitive-fusionprotein,NSF)附着蛋白受体复合物——可溶性 SNF 附着蛋白受体(Soluble N-ethylmaleimide-sensitive factor attachment protein receptors,SNARE)复合物,会引起突触功能障碍及轴突后部坏死。

溶酶体功能障碍是帕金森病中符合孟德尔遗传规律的最常见病因之一。其中大于3％的散发性帕金森病和 25％的青少年型帕金森病是葡萄糖脑苷脂酶(Glucocerebrosidase,GBA)基因 GBA 突变所致。以纯合子或杂合子遗传的 GBA 突变还可引发戈谢病(Gaucher disease)。已知 GBA 涉及溶酶体的正常功能,它与α-突触核蛋白的相互作用是相关研究领域的热点。近年来研究表明:杂合子 GBA 突变患者黑质中GBA 的活性降低 58％,而 33％的散发性帕金森病患者黑质中 GBA 的活性亦偏低,提示两者(杂合子 GBA 突变患者和散发性帕金森病患者)的发病机制可能有所重叠。

显然线粒体功能障碍也与帕金森病发病机制有关。一项针对常染色体隐性遗传性青少年型帕金森病的观察研究表明:线粒体毒素可引起帕金森病,黑质纹状体多巴胺能神经元属于高耗能神经元,而 Parkin、DJ-1 和 PINK1 基因突变对正常线粒体功能有毒性作用。α-突触核蛋白介导的神经退行性病变中,选择性损害神经元的机制也可能与细胞能量代谢有关,黑质纹状体多巴胺能神经元需要维护大量的突触,其中每一个神经元胞体就有 40 万个突触。因此,线粒体功能障碍极易影响到上述神经元胞体所需大量能量的摄取过程。此外,单个转录因子过氧化物酶增殖体激活受体辅激动子(PGC)1α,这已被证实与线粒体运转有密切关系。目前,有少量证据表明α-突触核蛋白聚集、(PGC)1α 基因表达与线粒体功能障碍之间存在关联。一项平行研究证实:正常的微管功能依赖微管磷酸化tau 蛋白、富亮氨酸重复激酶2、α-突触核蛋白以及线粒体转运,而微管磷酸化 tau 蛋白和富亮氨酸重复激酶2 也被认为与散发性帕金森病有关。

α-突触核蛋白具有"朊病毒样"传递性。这引发了人们对帕金森病发病本质的探索:帕金森病患者路易小体内分离的α-突触核蛋白能够在新生小鼠和非人类灵长类动物中引起帕金森病样病理过程。α-突触核蛋白在迷走神经背核和嗅球神经元路易小体内集聚和形成,而这些区域是可以通过肠道和鼻腔与外界环境相联系的。因此,环境因素可能是帕金森病的病因之一。除了中枢神经系统的退行性病变,帕金森病患者的上消化道和结肠活检显示有α-突触核蛋白阳性包裹体,以及与遗传性帕金森病相关的富亮氨酸重复激酶2,被证明是克罗恩病的危险因素,而克罗恩病的遗传危险因素 CARD15 基因也被证明与帕金森病患病风险相关。当前研究热点在于阐明肠道接触环境毒素后是否会形成α-突触核蛋白包裹体并扩散到中枢神经系统,或者毒素侵入鼻腔上皮后,是否会引起嗅觉功能障碍并伴随α-突触核蛋白寡聚化。上述研究提示,大量"朊病毒样"传播的α-突触核蛋白可使特定的神经细胞受损,但无法解释缺乏路易小体病变的帕金森病相关神经退行性病变的发病机制。

神经炎性反应被认为是帕金森病发病机制的一个重要组成部分,其理由如下:①流行病学资料提示,使用非甾体类抗炎药物的患者帕金森病患病率较低;②全基因组关联研究的荟萃分析揭示,人类白细胞抗原(HLA)位点与帕金森病患病风险相关;③炎症信号通路与帕金森病患病风险有关,而且独立于 HLA 位点;④帕金森病患者使用含有 PK11195 配基的单光子发射计算机断层摄影(Single photon emission computed tomography,SPECT)检查时,发现活化后的小胶质细胞;⑤帕金森病患者的尸体解剖提示存在促炎介质。有假设认为,神经元损伤会引起小胶质细胞活化及肿瘤坏死因子(TNF-α)和白细胞介素-1β(IL-1β)释放,从而进一步加重神经元损伤,并由此形成恶性循环。

此外,有证据表明:失营养支持可能与帕金森病患者逐渐加重的病情有关。帕金森病患者黑质的脑源性神经营养因子和神经生长因子处于较低水平而胶质细胞源性神经营养因子的水平保持正常。神经营养因子可以上调钙离子缓冲蛋白,是已知的抗氧化酶和抗凋亡因子,并且在动物模型中有预防神经毒性作用。

三、辅助检查

1. 影像学

帕金森病患者的血、脑脊液及常规 CT、MRI 检查无特征性改变,近年来正电子辐射断层成像(Positron emission tomography,PET)或单光子放射计算机断层成像(Single photon emission computed tomography,SPECT)的使用有助于诊断。以[18]F-多巴胺作示踪剂行多巴胺摄取 PET 显像可显示多巴胺递质合成减少;用[125]I-CIT、[99m]Tc-TRODAT-1 作示踪剂行多巴胺转运体(DA transporter,DAT)功能显像,显示 DAT 量显著降低(在疾病早期甚至亚临床期就降低);以[123]I-IBZM 作示踪剂行多巴胺受体功能显像,其活性在早期呈失神经超敏,后期低敏。

2. 其他

嗅觉测试可发现早期患者的嗅觉减退;经颅超声时,通过耳前的听骨探测黑质回声,可以发现大多数帕金森病患者的黑质回声增强。但总体来说,以上检查目前主要用于科研,临床广泛使用还有待时日。

四、诊断与鉴别诊断

近年来,有关帕金森病的机制研究非常热门,但对于临床诊断的进展非常少,帕金森病的诊断仍然依靠临床表现和详细的病史。我国帕金森病及运动障碍学组织在英国脑库帕金森病诊断标准上制定了中国的帕金森病诊断标准,主要是依据中老年发病,缓慢进展性病程、必备运动迟缓及至少具备静止性震颤、肌强直或姿势平衡障碍中的 1 项,偏侧起病,对左旋多巴治疗敏感,即可做出临床诊断(表 7-1)。

五、治　疗

2014 年出版的《中国帕金森病治疗指南(第 3 版)》对于帕金森病的治疗选择更加注重个体化。

（一）治疗原则

1.综合治疗

每一例帕金森病患者都可以先后或同时表现出运动症状和非运动症状,不仅运动症状影响了患者的工作和日常生活能力,非运动症状也明显降低了患者的生活质量。因此,我们应该对帕金森病的运动症状和非运动症状采取全面综合的治疗。治疗方法和手段包括药物治疗、手术治疗、运动疗法、心理疏导及照料护理等。药物治疗为首选且是整个治疗过程中的主要治疗手段,手术治疗则是药物治疗的一种有效补充。目前应用的治疗手段,无论是药物还是手术治疗,只能改善患者的症状,并不能阻止病情的发展,更无法治愈。因此,治疗不仅要立足当前,还需要长期管理,以达到长期获益的目的。

表 7-1　中国帕金森病的诊断标准

诊断标准 （必备标准）	1.运动减少:启动随意运动的速度缓慢;疾病进展后,重复性动作的运动速度及幅度均降低 2.至少存在下列中 1 项特征:①肌肉僵直;②静止性震颤 4～6Hz;③姿势不稳（由非原发性视觉、前庭、小脑及本体感受器功能障碍造成）
支持标准（必须具备3 项或 3 项以上特征）	1.单侧起病 2.静止性震颤 3.逐渐进展 4.发病后多为持续性的不对称受累 5.对左旋多巴的治疗反应良好(70%～100%) 6.左旋多巴导致的严重异动症 7.左旋多巴的治疗效果持续 5 年或 5 年以上 8.临床病程在 10 年或 10 年以上
排除标准（不应存在的情况）	1.反复的脑卒中发作史,伴帕金森病特征的阶梯状进展 2.反复的脑损伤史 3.明确的脑炎史和(或)非药物所致的动眼危象 4.在症状出现时,正在应用抗精神病药物和(或)多巴胺耗竭剂 5.1 个以上的亲属患病 6.CT 扫描可见颅内肿瘤或交通性脑积水 7.接触已知的神经毒物 8.病情持续缓解或发展迅速 9.用大剂量左旋多巴无效(除外吸收障碍) 10.发病 3 年后,仍是严格的单侧受累 11.出现其他神经系统症状与体征,如垂直凝视麻痹、共济失调、早期即有严重的自主神经受累,严重的痴呆,伴有记忆力、言语和执行功能障碍,锥体束征阳性等

2.用药原则

帕金森病治疗用药应该以达到有效改善症状、提高工作能力和生活质量为目标。我们提倡早期诊断、早期治疗,不仅可以较好地改善症状,而且能达到延缓疾病进展的效果。

应坚持"剂量滴定"原则以避免产生药物的急性副作用,力求实现"尽可能以小剂量达到满意临床效果"的用药原则,避免运动并发症尤其是异动症的发生或降低其发生率,事实证明我国帕金森病患者的异动症发生率明显低于国外的帕金森病患者。治疗应遵循循证医学的证据,也应强调个体化特点,不同患者的用药选择需要综合考虑患者疾病的特点(是以震颤为主,还是以强直、少动为主)和严重程度、有无认知障碍、发病年龄、就业状况、有无共病、药物可能的副作用、患者的意愿以及经济承受能力等因素,尽可能避免、推迟或减少药物的副作用和运动并发症。进行抗帕金森病药物治疗时,特别是使用左旋多巴时不能突然停药,以免发生撤药恶性综合征。

(二)经典药物治疗

根据临床症状严重程度的不同,可以将帕金森病的病程分为早期和中晚期,即将Hoehn-Yahr 1～2.5级定义为早期,Hoehn-Yahr 3～5级定义为中晚期。

1.早期帕金森病的治疗

根据患者病情程度、年龄、就业情况和经济状况等因素,综合考虑后进行药物选择,主要包括疾病修饰治疗药物和症状性治疗药物两方面。

(1)疾病修饰治疗的目的是延缓疾病的进展,可使用单胺氧化酶 B 型(Monoamine oxidase-B,MAO-B)抑制剂、多巴胺受体(Dopamine receptor,DR)激动剂、大剂量辅酶 Q_{10}(1200mg/d)。

(2)症状性治疗药物:纹状体中胆碱能中间神经元的兴奋性和抑制性多巴胺输入失衡是帕金森病产生的主要原因,通过施加药物来增加多巴胺输入或减少胆碱能作用的治疗方法在临床中得以普遍应用。

①复方左旋多巴(L-多巴胺):是治疗帕金森病最基本且最有效的药物,其前体可穿过血脑屏障以弥补多巴胺的消耗,并在多巴胺能神经元中进行转化、生成,但对神经元继续退变起不到阻止作用,且有可能促进神经元凋亡,长期使用易大大降低其效能。

②DR 激动剂:除通过外源引入增加脑内多巴胺水平外,还可通过 DR 激动剂模拟内源性神经递质来直接刺激受体。目前,推崇的 DR 激动剂是非麦角碱类 DR 激动剂。

③MAO-B 抑制剂:能阻止脑内多巴胺降解,增加多巴胺浓度。

④儿茶酚氧位甲基转移酶(Catechol-O-methyl transferase,COMT)抑制剂:通过抑制左旋多巴在外周的代谢,使血浆左旋多巴浓度保持稳定,并增加其进脑量。

⑤抗胆碱药:减少胆碱能作用的方法。

⑥金刚烷胺:对少动、强直和震颤均有效,对异动症患者可能有帮助。

但症状性治疗始终不能阻断病情发展,需要不断探索其他有效的方法,从而真正满足帕金森病患者的需求。

2.中晚期帕金森病的治疗

中晚期帕金森病(尤其是晚期帕金森病)的临床表现极其复杂,其中有疾病本身的进展,也有药物副作用或运动并发症的因素参与其中。对中晚期帕金森病患者的治疗,一方面要继续力求改善患者的运动症状,另一方面要妥善处理一些运动并发症和非运动症状。

(1)运动并发症的治疗:运动并发症(症状波动和异动症)是帕金森中晚期常见的症状,调整药物种类、剂量及服药次数可以改善症状,脑深部电刺激(Deep brain stimulation，DBS)亦有疗效。

症状波动主要包括剂末恶化和开-关现象。对剂末恶化的处理方法为：①不增加服用复方左旋多巴的每日总剂量，而适当增加每日服药次数，减少每次服药剂量；或适当增加每日总剂量，每次服药剂量不变，而增加服药次数。②由常释剂换用控释剂，适宜用于早期出现剂末恶化的患者，尤其发生在夜间时，常释剂剂量需增加 $20\%\sim30\%$。③加用长半衰期的 DR 激动剂，其中普拉克索、罗匹尼罗为 B 级证据，卡麦角林、阿扑吗啡为 C 级证据；若已用 DR 激动剂而疗效减退可尝试换用另一种 DR 激动剂。④加用对纹状体产生持续性多巴胺能刺激的 COMT 抑制剂，其中恩托卡朋为 A 级证据，托卡朋为 B 级证据。⑤加用 MAO-B 抑制剂，其中雷沙吉兰为 A 级证据，司来吉兰为 C 级证据。⑥避免饮食（含蛋白质）影响左旋多巴的吸收及通过血脑屏障，宜在餐前 1h 或餐后 1.5h 服药，调整蛋白饮食可能有效。⑦手术治疗主要为丘脑底核（Subthalamic nucleus，STN）行 DBS 可获裨益，为 C 级证据。对开-关现象的处理较为困难，可以选用口服 DR 激动剂，或可采用微泵持续输注左旋多巴甲酯/乙酯或 DR 激动剂（如麦角乙脲等）。

异动症的治疗包括对剂峰异动症、双相异动症（包括剂初异动症和剂末异动症）和肌张力障碍的治疗。剂峰异动症的处理方法：①减少每次复方左旋多巴的剂量。②若患者单用复方左旋多巴，则可适当减少剂量，同时加用 DR 激动剂或 COMT 抑制剂。③加用金刚烷胺（C 级证据）。④加用非典型抗精神病药，如氯氮平。⑤若患者在使用复方左旋多巴控释剂，则应换用常释剂，避免控释剂的累积效应。双相异动症的处理方法：①若患者使用复方左旋多巴控释剂，则应换用常释剂，最好换用水溶剂，可以有效缓解剂初异动症。②加用长半衰期的 DR 激动剂或 COMT 抑制剂。微泵持续输注 DR 激动剂或左旋多巴甲酯/乙酯可以同时改善异动症和症状波动情况。口服制剂能否达到同样的治疗效果，还处在试验阶段。其他药物（如作用于基底节非 DA 能的腺苷 A_{2A} 受体拮抗剂等）对异动症的治疗效果如何，相关临床试验正在开展。肌张力障碍的处理方法：对于晨起肌张力障碍，睡前加用复方左旋多巴控释片或长效 DR 激动剂，或在起床前服用复方左旋多巴常释剂或水溶剂；对"开-关"期肌张力障碍的处理方法同剂峰异动症。手术治疗方式主要为DBS，患者可获裨益。

(2)非运动症状的治疗：包括神经精神障碍、自主神经功能紊乱和睡眠障碍等。

①神经精神障碍：出现精神症状时，应考虑依次减用或停用抗帕金森病药物，如抗胆碱能药、金刚烷胺、司来吉兰、DR 激动剂、左旋多巴等。对于认知障碍和痴呆患者，可应用胆碱酯酶抑制剂，如石杉碱甲、多奈哌齐；对于幻觉和谵妄患者，可选用氯氮平、奥氮平；对于抑郁患者，可考虑选择性 5-羟色胺再摄取抑制剂。对于易激惹状态患者，劳拉西泮和地西泮最有效。

②自主神经功能障碍：包括便秘、泌尿障碍和位置性低血压等。对于便秘，乳果糖、龙荟丸、大黄片及番泻叶等治疗有效。对于泌尿障碍中的尿频、尿急和急迫性尿失禁，可采用外周抗胆碱能药，如奥昔布宁、溴丙胺太林、托特罗定和莨菪碱等。对于逼尿肌无反射，则慎用胆碱能制剂（若出现尿潴留，应采用间歇性清洁导尿；若由前列腺增生引起，则对严重者可行手术）。对于位置性低血压，肾上腺素能激动剂米多君治疗有效。

③睡眠障碍：包括失眠、不宁腿综合征和周期性肢体运动病。失眠患者可以选用短效

的镇静安眠药。对于多数患者,DR 激动剂能有效治疗不宁腿综合征和周期性肢体运动病,增加睡前左旋多巴控释片的剂量也可奏效。其他治疗方法包括服用小剂量氯硝西泮。

(三)新　药

上述治疗帕金森病的常规药物的目的在于改善帕金森病患者的临床症状,并不能从病理、生理基础上减缓多巴胺能神经元的死亡速度。因此,在越来越迫切的探索过程中,不少新的帕金森病治疗方法不断被开发,其中对神经保护剂(主要有神经营养因子、神经节苷脂及促红细胞生成素等)的研究较多。

1. 神经营养因子

目前发现的神经营养因子有胶质细胞源性神经营养因子,脑源性神经营养因子及酸性、碱性成纤维细胞生长因子 3 种,具有促进神经元生长和成熟,保护和修复受损的神经等作用,可改善帕金森病患者的症状,促进其恢复。胶质细胞源性神经营养因子有营养、支持和保护多巴胺能神经元的作用,并可以促进神经前体细胞向多巴胺能神经元的分化,治疗效果良好。

2. 神经节苷脂

神经节苷脂为外源性神经因子的前体增强剂,可保护神经细胞膜 Na^+-K^+-ATP 酶和 Ca-ATP 酶的活性,促进受损的神经恢复和再生,目前临床上较为常用。

3. 促红细胞生成素

促红细胞生成素(Erythropoietin,EPO)也是一种极具潜力的神经系统保护药物。自 1999 年 EPO 在脑缺血中的神经保护作用被证实以来,已在包括局部及全脑缺血、神经系统外伤、自身免疫性脑炎、红藻氨酸盐诱发的癫痫、蛛网膜下腔出血以及脊髓损伤等多种中枢神经系统疾病的模型及临床前研究中探讨了 EPO 对于神经系统的作用。在用 EPO 治疗多发性硬化时,偶然发现对照组中 2 例帕金森病患者也能对 EPO 有较好的耐受性,这是首次对于帕金森病患者运用 EPO 后的研究报道。鉴于强大的神经系统保护作用,EPO 在帕金森病治疗方面将有广阔的运用前景。

(四)非药物治疗方法

1. 外科治疗

(1)苍白球或丘脑底核毁损或切除术:摧毁苍白球内侧部或丘脑底核,有助于恢复兴奋性和抑制性多巴胺输出平衡。

(2)脑深部电刺激(DBS):在皮下置入电极,以施加高频电流刺激的方式暂时干扰电击所在部位神经环路的联系。临床上还采用包埋的方式,在基底核或附近植入分泌多巴胺的组织,形成一个微泵,这种方法因无创、安全和可调控而被作为主要选择,但长期效果却不令人满意。

(3)细胞移植术:目前还处于研究阶段。干细胞移植的开展为脑退行性病变的治疗提供了希望。实验表明,将体外培养的胚胎黑质组织移植到脑黑质中,不但能存活,且可与宿主基底神经节建立正常的联系。

2. 基因治疗

最近有实验表明,帕金森病的基因疗法取得了很大成功,美国康奈尔大学的科学家们将携有谷氨酸脱羧酶(谷氨酸脱羧酶是合成多巴胺的前体酶)的基因片段以腺病毒(Adeno associated virus,AAV)为载体注入帕金森病患者的丘脑底核,使基因整合到患病脑区的神经元中,催化被感染细胞生成较多的多巴胺。基因疗法虽然为帕金森病治疗提供了新方向,但和药物治疗一样不能阻止黑质神经元的凋亡,因此仍无法从根本上解决问题。

3.神经康复

康复治疗同样不能阻止疾病的进展,但可以改善患者部分功能,提高其日常生活质量,推迟用药时间或减少用药量,促进手术后功能恢复,帮助移植细胞产生需要的功能。经过康复训练后,帕金森病患者功能得到改善,自理能力得到提高,也能缓解患者焦虑、恐惧和抑郁等心理问题,改善患者认知功能障碍。

六、展　望

随着人们对帕金森病病因学和发病机制认识的深入,营养补充、康复训练以及多种药物联用的非手术治疗方法逐渐被普及,大大降低了左旋多巴等辅助用药所导致的运动并发症的发生率。临床也逐渐趋向于个体化治疗,结合病情特点、患者年龄职业以及经济承受能力等来调整用药、反复评估。同时,免疫学研究水平的提高也使更多学者开始关注帕金森病与免疫学之间的联系。帕金森病发病机制的复杂性使其治疗方法的研究受到一定限制,虽然目前可以通过药物、手术和疫苗等多种方法缓解症状,但仍无法完全根除帕金森病。干细胞移植术(包括诱导型多能干细胞、胚胎干细胞、神经干细胞及骨髓基质干细胞移植)结合神经营养因子治疗有望克服这一障碍,是一种正在探索中的有前景的新疗法。

【思考题】

1.目前帕金森病诊断与治疗的瓶颈是什么?

2.帕金森病治疗原则有哪些?

【参考文献】

[1]Collins LM, Toulouse A, Connor TJ, et al. Contributions of central and systemic inflammation to the pathophysiology of Parkinson's disease. Neuropharmacology, 2012,62(7):2154-2168.

[2]Luk, KC, Kehm, V, Carroll J, et al. Pathological α-synuclein transmission initiates Parkinson-like neurodegeneration in non-transgenic mice. Science,2012,338(6109): 949-953.

[3]Winder-Rhodes SE, Evans JR, Ban M, et al. Glucocerebrosidase mutations influence the natural history of Parkinson's disease in a community-based incident cohort. Brain,2013,136(Pt 2):392-399.

[4]中华医学会神经病学分会帕金森病及运动障碍学组.中国帕金森病治疗指南.3版.中华神经科杂志,2014,47(6):428-432.

(张丽萍)

第八章　临床新抗菌药物的介绍及评价

第一节　抗菌药物的临床应用

　　摘　要：抗菌药物在体内的吸收、分布、代谢和排泄受许多因素的影响。根据药物的药代动力学(PK)和药效学(PD)特点，它被分为浓度依赖性抗生素和时间依赖性抗生素（根据抗生素后效应时间长短再分为两类）。按照 PK/PD 原则适当应用抗菌药物可提高其疗效并减少不良反应的发生。抗菌药物常见的不良反应有毒性反应、过敏反应、二重感染等。抗菌药物的应用原则包括：考虑细菌性或真菌性等感染时应用，努力达到目标性治疗，根据 PK/PD 特点应用，必要时联合应用，疗程适当。肝肾功能不全、怀孕、哺乳、高龄、小儿及血液净化等特殊患者的剂量和用法应做适当调整。

　　关键词：抗菌药物；药代动力学；药效学；应用原则

　　Abstract：The absorption, distribution, metabolism and excretion of antimicrobial agents in the body are influenced by many factors. According to the characteristics of drug pharmacokinetics (PK) and pharmacodynamics (PD), it can be divided into concentration dependent and time dependent antibiotics (long and short post antibiotic effect). Application of antimicrobial agents in accordance with PK/PD can improve the efficacy of antimicrobial agents and reduce the incidenc of adverse reaction. The common adverse reactions of antimicrobial agents includes toxic reactions, allergic reactions and double infection, etc. The principle of the application of antimicrobial agents includes: application of antimicrobial agents when bacterial or fungal infection occured, strive to achieve the target treatment, according to the characteristics of PK/PD, combined application when necessary, appropriate course of treatment. Dosage and usage should be adjusted in patients with liver and kidney dysfunction, pregnancy, lactation, advanced age, children, blood purification and other special conditions.

　　Keywords：Antimicrobial agents；Pharmacokinetics；Pharmacodynamics；Application principle

一、抗菌药物的药代动力学

药代动力学是应用动力学原理与数学分析方法,研究药物在体内吸收、分布、代谢和排泄等过程中量变规律的科学。药代动力学对制订合理的用药方案、调整治疗期间的药物剂量及预测毒性反应等均有很大的参考价值。

1. 药物的吸收

药物的吸收是指抗菌药物经消化道或消化道外(肌肉注射,皮下、鞘内注射或局部给药)给药,药物以不同的速度及不同的剂量进入血液,使血中药物达到一定的浓度。影响药物吸收的因素包括药品制剂、患者状况、胃肠道共存物质和生物利用度等。

大多数抗菌药物从小肠上段吸收,部分药物可经胃、空肠及回肠吸收。各种药物口服后的吸收程度有很大差别,氨苄西林、红霉素、苯唑西林等可被吸收 30%～50%,双氯西林和邻氯西林可被吸收 60%～70%,阿莫西林、头孢氨苄、头孢地尼、头孢呋辛酯、左氧氟沙星、加替沙星、莫西沙星、利奈唑胺、5-氟胞嘧啶、异烟肼及磺胺类药等的吸收量可达 90%以上。青霉素 G 口服后受胃肠消化液及肠道细菌的影响,吸收量仅为 10%～25%。氨基糖苷类抗生素、多黏菌素 B 和 E、两性霉素 B 及万古霉素等口服后则几乎不被吸收。

2. 药物的分布

药物从给药部位吸收入血或直接静脉注射后,再由血液循环运送到机体各组织、间质液或细胞液中的过程被称为分布。药物进入血液后,与血浆成分结合后成为结合型药物,而未与血浆成分结合者为游离型药物。只有游离型药物才能向各组织器官分布。药物吸收入血后,可通过不同的屏障分布到各种组织细胞液、胸或腹腔等体液中去。如果药物分布的器官和组织正是药物的作用部位,则与药效之间有密切联系;如果药物分布于非作用部位,则往往与药物在体内的蓄积和毒性密切相关。脂溶性高的抗菌药物容易透过细胞膜,使细胞内达到较高浓度。药物在体内的分布情况可用两个参数作为评价指标:一个是表观分布容积 V_d,另一个是药物在组织和血浆中的分配系数 K。如 V_d 接近血浆容积,表明药物只在血液中分布;V_d 超出血液容积越多,表明药物在组织中的分布越多。多数药物 V_d 大于血浆容积,故在组织中有一定的分布。药物水溶性或脂溶性的高低、与血浆或组织蛋白结合程度的高低均会对药物 V_d 产生显著影响。药物脂溶性越低,蛋白结合率越高,越容易保留于血浆,V_d 相对较小,如磺胺类、青霉素类及头孢菌素类等;反之,V_d 较大,如氟喹诺酮类、大环内酯类等,在体内分布越广泛。K 值越大,表示药物在组织中分布越多。

影响药物组织分布的主要因素有下列几种。

(1)组织血流量:在血流量丰富的组织器官中,药物的分布较为迅速且药物蓄积量多。各组织之间单位组织的血流量相差十分显著,如在肾、肝、心和肺等组织中血流供应较丰富,药物浓度常较高,可达血药浓度的 50%～100%;而皮肤、肌肉、结缔组织血流分布较少,药物浓度常较低。前者被称为血流快速平衡器官,后者被称为血流慢速平衡器官。有些药物能特异性地分布至一定的组织或器官,这些组织中的药物浓度可达血药浓度的数倍或数十倍,如氨基糖苷类抗生素能浓集在肾脏,并能分布至内耳淋巴液中,同时较长时间地保持较高浓度,肾和内耳毒性的发生与其有一定的关系。庆大霉素在肾皮质中的浓度可比血浓度高 20～40 倍,且在停药后 4 周还有微量庆大霉素从尿中排出。

(2)药物的血浆蛋白结合力:6％～8％的血浆成分为各种蛋白质,其中白蛋白(占血浆总蛋白的 50％～60％)是与药物结合的主要蛋白。绝大多数抗菌药物进入血液后,与血浆蛋白(大多为白蛋白)结合,只有游离型的药物可分布至组织中。与白蛋白结合的抗菌药物暂时失去抗菌活性,但其结合是疏松可逆的,可使血中结合型抗菌药物和游离型抗菌药物之间保持动态平衡。当游离型药物的浓度下降时,抗菌药物即从结合状态游离出来,恢复其抗菌活性。

影响抗菌药物蛋白结合力的因素很多。当抗菌药物剂量较大,血浓度过高时,血浆白蛋白的结合呈饱和状态,抗菌药物蛋白结合率会降低。此时,再加大剂量将会导致游离药物浓度不成比例的升高,甚至中毒。另外,两种药物可能竞争性结合同一蛋白而发生置换现象,使被置换的药物浓度增加而导致毒性反应。当患者有低蛋白血症(常见于肾病综合征、严重肝硬化、烧伤、营养不良及某些胃肠道疾病等患者),血浆白蛋白过低(2.0％～2.5％)或游离脂肪酸过高时,抗菌药物的蛋白结合力也会降低。新生儿及婴幼儿血浆白蛋白结合药物的能力远比成年人低。尿毒症患者可能存在某种抑制因子,可使药物的蛋白结合力下降。以上几种情况均可导致游离型药物浓度增高。

(3)细胞膜的通透性和药物的油水分配系数:药物一般以被动扩散的方式通过细胞膜。只有脂溶性非离子型药物才能透过生物膜,离子型药物则难以透过。因此,药物的透过速率与非离子型的浓度成正比,而非离子型和离子型的比例与环境的 pH 有关。同时,透过速率又与油水分配系数有关,通常情况下脂溶性越好,透过越快。

3. 药物的代谢

药物代谢是指人体内的药物经化学转化生成新物质的过程。在体内药物转化酶作用下,许多药物经肝脏或其他组织器官(如胃、肺和肠黏膜等)代谢。通常药物的代谢物无活性或活性降低,同时毒性也相应降低;但某些药物的代谢物为药理活性更强的"前体药物",可增加毒性反应。

药物的生物转化主要在肝细胞微粒体混合功能氧化酶(肝药酶)的催化下进行。混合功能氧化酶现已有 70 多种,包括细胞色素 P-450、NADPH-细胞色素 P-450 还原酶、细胞色素 b-5、NADH-细胞色素 b-5 还原酶、芳烃羟化酶、环氧化物水解酶及磷脂酶等,其中最主要的是细胞色素 P-450。因遗传多态性和其他因素(如年龄、疾病和营养)的影响,酶水平或活性的强度有很大的个体差异。

许多大环内酯类(如红霉素)和氟喹诺酮类(如依诺沙星)对肝药酶有抑制作用,可干扰肝药酶对其他药物(如茶碱等)的代谢而使患者产生中毒症状。

4. 药物的排泄

药物的排泄是指药物以原型或代谢物的形式排出体外的过程。药物的生物转化和排泄被统称为消除。大部分抗菌药物经肾排泄,部分药物经肝细胞生物转化成代谢物,再随胆汁经胆道系统排入十二指肠,也可分泌至唾液、泪液、支气管分泌物、痰液和乳汁中排泄。进入肠腔的药物及其代谢物可随粪便排出体外,亦有一些药物的代谢物经肠道细菌水解后,可重新被肠道吸收,形成"肠-肝循环"。

(1)肾排泄:青霉素类、头孢菌素类(大多数)、氨基糖苷类、氟喹诺酮类、磺胺类药物等主要经肾排泄;虽然经肾排泄不是大环内酯类、林可霉素类等药物的主要排泄途径,但也可在尿中达到较高浓度。当肾功能减退时,主要经肾排泄的药物消除半衰期($t_{1/2}$)会延长,此时应适当调整用药间隔或剂量。

(2)胆汁排泄:大环内酯类、林可霉素类、利福平、头孢哌酮及头孢曲松等药物主要或部分经肝胆系统排泄;氨基糖苷类、氨苄西林及哌拉西林等药物在胆汁中可达一定浓度。

二、抗菌药物 PK/PD 参数的临床应用

抗菌药物与其他药物的不同之处在于抗菌药物的靶点不是人体的组织器官,而是致病菌。因此,药物-人体-致病菌是确定给药方案的三要素,药代动力学(Pharmacokinetics,PK)与药效学(Pharmacodynamics,PD)是决定三要素相互关系的重要依据。PK 模型描述了一定剂量的药物在体液中浓度的经时变化过程,而 PD 模型描述由 PK 模型计算而得的药物浓度与效应之间的关系。PK/PD 结合模型可以对用药剂量、药物的浓度和药效之间的关系进行分析。国内外报道了许多将 PK/PD 结合模型应用于各类药物的例子,其中以抗菌药物的研究最为成熟。

1. 抗菌药物的 PK/PD 分类

根据抗菌药物抗菌作用与血药浓度或作用时间的相关性,大致可将抗菌药物分为浓度依赖性、时间依赖性及与时间有关但抗生素后效应(Post antibiotic effect,PAE)或消除半衰期($t_{1/2}$)较长者,见表 8-1 和图 8-1。

表 8-1　抗菌药物的 PK/PD 分类

抗菌药物类别	PK/PD 参数	药　　物
时间依赖性 (短 PAE)	$t > MIC$	青霉素、头孢菌素类、氨曲南、碳青霉烯类、大环内酯类、克林霉素、噁唑烷酮类、氟胞嘧啶
时间依赖性 (长 PAE 或长 $t_{1/2}$)	$AUC_{0 \sim 24h}/MIC$	链阳霉素、四环素、万古霉素、替考拉宁、氟康唑、阿奇霉素
浓度依赖性	$AUC_{0 \sim 24h}/MIC$ 或 $C_{max} > MIC$	氨基糖苷类、氟喹诺酮类、达托霉素、酮内酯、甲硝唑、两性霉素 B

注:AUC 为曲线下面积(Area under the curve);MIC 为最低抑菌浓度(Minimal inhibitory concentration);C_{max} 为峰浓度。

各类抗菌药物的抗菌作用药-时曲线与抗菌作用的模式见图 8-1。

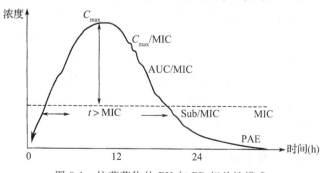

图 8-1　抗菌药物的 PK 与 PD 相关性模式

（1）浓度依赖性：浓度依赖性抗菌药物对致病菌的杀菌作用取决于峰浓度（C_{max}），而与作用时间关系不密切。可以通过提高 C_{max} 来提高临床疗效，但不能超过最高安全剂量，对于治疗窗比较窄的氨基糖苷类药物尤应注意。用于评价浓度依赖性药物杀菌作用的 PK/PD 参数主要有 $AUC_{0\sim24h}$/MIC（AUIC）和 C_{max}/MIC。

（2）时间依赖性（短 PAE）：时间依赖性抗菌药物的作用与细菌和达到有效浓度的抗菌药物的接触时间密切相关，而与峰浓度无关。临床观察该类药物的 $t>$MIC 时间达到给药间隔时间的 50% 时，常可取得较好的杀菌作用。

（3）时间依赖性（长 PAE 或长 $t_{1/2}$）：主要 PK/PD 评价指标是 $AUC_{0\sim24h}$/MIC。

以不同药代动力学和药效学参数为基础，合理设计给药方案，对达到良好的抗菌作用并降低不良反应的发生率和医疗费用具有重要的临床意义。

2. PK/PD 参数对给药方案的临床指导意义

（1）氨基糖苷类日剂量单次给药的意义：

①提高抗菌活性：氨基糖苷类属浓度依赖性抗生素，其血药峰值（C_{max}）和最低抑菌浓度（MIC）的比值与临床疗效呈正相关。MIC 不变时，当阿米卡星的 C_{max}/MIC 比值为 8～10 时，对革兰氏阴性菌感染的治疗有较好的疗效；当 C_{max}/MIC 比值＞6 时，革兰氏阴性菌感染的治愈率为 80%；当 C_{max}/MIC 比值＜6 时，则革兰氏阴性菌感染的治愈率为 70%。在日剂量不变的情况下，日单次给药可以获得比日多次给药更大的 C_{max}，从而明显提高抗菌活性和临床疗效。

②降低耐药性的发生率：体外实验观察到细菌与氨基糖苷类首次接触后，在药物消除数小时后再接触氨基糖苷类时，出现适应性耐药效应；当细菌与药物脱离接触后，其对药物的敏感性又可恢复。日单次给药和长间隔给药可通过减少药物与细菌的接触时间，降低细菌钝化酶的产生。

③降低肾、耳毒性：由于肾皮质对氨基糖苷类的摄取量有限，处于饱和状态时，尽管日剂量单位用药时血药浓度较高，也只能在短时间内使肾皮质药物浓度保持在一定的坪值。而在血药浓度降低后肾皮质药物浓度即降低。当一日多次给药或持续静脉点滴时，尽管血药峰浓度相对较低，但是维持时间较长，因而有较高比例的药物被肾皮质摄取，易造成药物蓄积中毒。氨基糖苷类的耳毒性主要是由于血液中药物谷浓度较高，药物缓慢渗入内耳淋巴液，从而造成药物蓄积和接触时间延长所致，日单次给药可降低耳毒性的发生。

（2）氟喹诺酮类抗菌药物：氟喹诺酮类抗菌药物也属浓度依赖性抗菌药物，具有较长的抗生素后效应。研究表明左氧氟沙星对革兰氏阴性菌的 24h AUC/MIC 比值应在 100 以上，而对肺炎链球菌的 24h AUC/MIC 比值应达到 25～30。

（3）β-内酰胺类抗生素：β-内酰胺类抗生素为时间依赖性抗菌药物，因此使用这类抗菌药物时，$t>$MIC 是评定该类药物临床疗效的重要参数。要求其 $t>$MIC 达到用药间隔时间的 50% 以上，而其中碳青霉烯类抗生素则要求达到 40% 以上。

三、抗菌药物的不良反应

抗菌药物可能引起的不良反应包括毒性反应、过敏反应、二重感染的产生。

1.毒性反应

(1)肾脏:经肾脏排泄是多数抗菌药物的主要排泄途径,因此在抗菌药物应用过程中,肾脏损害相当常见。氨基糖苷类、多黏菌素类、万古霉素、两性霉素B、四环素类和磺胺类药等均可导致不同程度的肾脏损害。患者初始表现为蛋白尿、管型尿,继之出现血尿、尿量增加或减少、肾功能减退及氮质血症等。

(2)肝脏:四环素类、大环内酯类、磺胺类、异烟肼、利福平、氟胞嘧啶、酮康唑、氯霉素及两性霉素B等均可引起肝损害,临床表现为食欲减退、恶心和血清转氨酶水平增高,严重者可出现黄疸、肝大、压痛及肝功能减退等。

(3)胃肠道:各类抗菌药物(尤其是口服给药)均可因药物本身的刺激作用引起恶心、呕吐、腹痛及腹泻等胃肠道反应,红霉素等静脉应用亦可导致严重的胃肠道反应。

(4)神经精神系统:青霉素类(特别是全身用量过大或静脉注射速度过快时)可对大脑皮质产生直接刺激,引起肌阵挛、惊厥、癫痫及昏迷等,尿毒症患者更易发生。停药后常可于1～3d内恢复。氨基糖苷类(如链霉素、庆大霉素、卡那霉素及阿米卡星等)均可造成第八对颅神经损害,导致患者听力或前庭功能损害。氨基糖苷类、多黏菌素类及四环素类对神经肌肉接头部位有阻滞作用,喹诺酮类可引起失眠、兴奋等,原有癫痫史的患者应用该类药物时可能发生抽搐、幻觉等严重反应。

(5)造血系统:氯霉素、磺胺药、半合成青霉素类及头孢菌素类可能引起贫血、白细胞减少和血小板减少等。治疗中应定期检查周围血象。头孢孟多、拉氧头孢、头孢哌酮及羧苄西林等可引起凝血酶原减少和凝血因子水平降低,导致出血倾向。

2.过敏反应

抗菌药物可作为半抗原,与体内蛋白质结合成全抗原,刺激机体而产生特异性抗体。当患者再次接触该药时,即可因抗原抗体相互作用中发生过敏反应。

(1)过敏性休克:以青霉素所致者最为常见,多发生在肌肉注射或静脉注射本品时,皮肤试验时亦可发生,约70%发生在注射后5min内。表现为胸闷、呼吸困难、苍白、冷汗以及血压下降,严重者昏迷、抽搐、大小便失禁,部分患者可出现皮疹。除青霉素类外,头孢菌素类、庆大霉素、四环素及红霉素等亦可引起过敏性休克。

(2)药疹及药物热:多见于青霉素类、链霉素、氨苄西林、头孢菌素类及磺胺类药。药物热可与药疹同时出现,也可单独发生。对轻型皮疹而又必须继续应用抗菌药物者,可在应用适当措施(抗组胺药、激素)的同时进行严密观察。

(3)光敏反应:用药期间在暴露部位出现皮疹。多见于四环素类及某些喹诺酮类,严重者可出现皮肤红肿、水疱等。患者在用药期间及治疗后数天内应避免长时间暴露于日光或明亮光照下,出现光敏症状时应停药。

3.二重感染

二重感染是应用抗菌药物过程中出现的新感染,主要发生在长期应用广谱抗菌药物的患者。广谱抗菌药在抑制人体内敏感菌生长的同时,可导致耐药菌大量繁殖而成为优势菌,发生菌群交替现象。在一定的条件下(如各种原发疾病、大手术、老年、肾上腺皮质激素的应用等使机体免疫功能受损),优势菌就可导致感染发生,即二重感染。二重感染的常见病原菌有革兰氏阴性杆菌、葡萄球菌属及真菌等,可引起消化道、肺部、尿路感染及血源性感染。二重感染常可引起腹泻,严重者可发生假膜性肠炎,以氨苄西林、克林霉素、林可霉素应用后发生率较高。二重感染患者可有大量水泻,粪便中含黏液、血(偶有假膜排出),伴发热、腹痛等症状,重症患者有水、电解质紊乱及循环衰竭等表现,病死率可达30%。测定大便中的艰难梭菌毒素或行厌氧培养可诊断艰难梭菌感染。治疗应停用现用抗菌药,给予甲硝唑(口服),无效时亦可口服万古霉素或去甲万古霉素。

二重感染的病原菌常为耐药菌,多数患者有严重的原发疾病,治疗困难,病死率较高。因此,有指征地应用抗菌药,避免过多应用或滥用,是减少二重感染发生的重要措施。

四、抗菌药物的应用原则

抗菌药物的应用原则(包括抗菌效率和耐药问题),在过去的 20 年中已有不少的研究,基本原则包括:①选用适当的抗菌药物(最有效、副作用最小);②在"规定的时间内"应用足够的剂量以达到最佳的抗菌效果;③最大限度地减缓细菌耐药性的发生。临床工作中要达到以上所有条件比较困难,因为很多时候医生是靠经验应用抗菌药的。

1. 抗菌药物使用中存在的问题

(1)医生不熟悉抗菌药物的抗菌谱以及同类抗菌药物作用的差别,不了解医院和科室内常见感染菌和耐药状况,不分轻重缓急将二、三线的抗菌药物作为一线药使用。

(2)医生滥用抗感染药物,无指征或无依据地盲目选用对病原体感染无效或疗效不强的药物,或无依据的经验用药。

(3)给药剂量不足或过大,给药途径和间隔时间不正确,过早停药或不及时停药。

(4)患者产生耐药二重感染时,未能及时更换敏感抗菌药物;或对单一用药能解决的感染盲目采用联合用药,而需要联合用药时未能及时给予有效的联合用药。

(5)忽视了原发病的治疗与控制,如局部病灶清除和脓肿的切开引流等。

(6)抗感染时不注意整体治疗、机体免疫力的提高、内环境稳定的维持和患者营养状况的改善。

(7)无指征和指征不明确的预防用药。

2. 抗菌药物临床应用的基本原则

(1)诊断为细菌性感染及病原微生物感染者才有应用抗菌药物指征

根据患者的症状、体征,血、尿常规等实验室检查结果以及影像学检查等,初步诊断为细菌性感染者以及经病原检查确诊为细菌性感染者方有应用抗菌药物的指征;由真菌、结核分枝杆菌、非结核分枝杆菌、支原体、衣原体、军团菌、螺旋体、立克次体及部分原虫等病原微生物所致的感染亦有应用相应抗菌药物的指征。缺乏细菌及上述病原微生物感染的证据,诊断不能成立者,以及病毒性感染者,均无应用抗菌药物的指征。

(2)尽早确立感染性疾病的病原诊断

为使经验性选用抗菌药物尽快转变成目标性应用抗菌药物,开始经验性用药前必须先取相应标本来分离病原并进行细菌药敏试验。原则上抗菌药物种类的选择应根据病原菌种类及病原菌对抗菌药物敏感试验的结果而定。对于危重患者,在送验标本后,根据患者的发病情况、发病场所、原发病灶和基础疾病等推断最可能的病原菌,并结合当地细菌耐药状况立即给予抗菌药物经验治疗;获知细菌培养及药敏结果后选用相对窄谱的抗菌药物,对疗效不佳的患者调整给药方案。

(3)按照药物的抗菌作用特点及其体内过程特点选择用药

临床医师应根据各种抗菌药物的药效学和药代动力学特点,按临床适应证正确选用抗菌药物。根据病原菌、感染部位、感染严重程度和患者的生理、病理情况制订抗菌药物治疗方案,包括抗菌药物的选择、剂量、给药次数、给药途径、疗程及联合用药等。

(4)抗菌药物的联合应用

下列指征为联合应用抗菌药物的适应证:

①病原菌尚未查明的严重感染,包括免疫缺陷者的严重感染。

②单一抗菌药物不能有效控制的混合感染。

③需长时间治疗,但病原菌易对某些抗菌药物产生耐药性的感染,如结核病、非结核分枝杆菌感染等。

④降低毒性大的抗菌药物剂量,如两性霉素 B 与氟胞嘧啶联合治疗时,前者的剂量可适当减少,从而减少其毒性反应。

联合用药时宜选用具有协同或相加抗菌作用的药物联合,如青霉素类、头孢菌素类等 β-内酰胺类与氨基糖苷类联合,两性霉素 B 与氟胞嘧啶联合。联合用药通常采用 2 种药物联合,3 种及 3 种以上药物联合仅适用于个别情况,如结核病的治疗。此外必须注意联合用药后药物在体内的代谢将会互相影响,药物不良反应将可能增多。

(5)疗程

抗菌药物疗程因感染不同而异,一般宜用至体温正常、症状消退 72～96h 后,但败血症、感染性心内膜炎、化脓性脑膜炎、伤寒、骨髓炎、深部真菌感染及结核病等需较长的疗程方能彻底治愈,并防止复发。

五、抗菌药物在特殊病理状况患者中的应用原则

1.肝功能减退患者抗菌药物的应用

由于肝具有较大的代偿能力,因此往往在肝功能严重受损时,患者才发生药代动力学的改变。由于药物在肝脏的代谢过程复杂,不少药物的体内代谢过程尚未完全阐明,因此准确判断肝功能减退对抗菌药物体内过程的影响程度以及代谢物产生毒性反应的可能性是很难的。根据现有资料,在患者肝功能减退时,选用抗菌药物应做如下考虑:①对于主要经肾排泄的药物(如氨基糖苷类抗生素)不需调整剂量。②对于主要经肝脏清除的药物,在患者无明显毒性反应发生时仍可正常应用,但需谨慎,必要时减量给药,治疗过程中需严密监测肝功能。红霉素等大环内酯类(不包括酯化物)、林可霉素及克林霉素属此类。③应避免使用氯霉素、利福平及红霉素酯化物等药物。④对于经肝、肾两条途径清除,但本身毒性不大的药物(如青霉素类、头孢菌素类)仍可正常使用。对于严重肝病患者,尤其是肝、肾功能同时减退的患者,在使用此类药物时需减量应用。

2.老年患者抗菌药物的应用

由于老年人组织器官呈生理性退行性变和免疫功能减退,药物易在其体内蓄积,故老年患者的血药浓度会增高,易发生药物不良反应。因此对老年患者,尤其是高龄患者,应用主要经肾排出的抗菌药物时,应按轻度肾功能减退情况减量给药,可用正常治疗量的

2/3～1/2,同时尽量选用毒性低并具有杀菌作用的抗菌药物,如青霉素类、头孢菌素类和其他β-内酰胺类的大多数品种。应尽可能避免应用毒性大的氨基糖苷类、万古霉素及去甲万古霉素等药物,有明确应用指征时也应在严密观察下慎用,尽量避免这些药物的联合使用,同时应进行血药浓度监测,据此调整剂量,使给药方案个体化,以达到用药安全、有效的目的。

3.肾功能减退患者抗菌药物的应用

对于肾功能减退的感染患者,抗菌药物治疗时,主要选用由肝胆系统排泄或由肝脏代谢的抗菌药物。对于经肾脏和肝胆系统两条途径排出的抗菌药物,可以维持原治疗量或剂量略减。对于主要经肾排泄的抗菌药物,应根据感染的严重程度、病原菌种类及药敏试验结果等选用无肾毒性或肾毒性低的药物,尽量避免长时间应用具有潜在肾毒性的药物,尽可能根据血药浓度监测调整药物剂量,实现个体化给药。当不能监测血药浓度时,也可参考肾功能减退程度(以内生肌酐清除率为准)减量给药。内生肌酐清除率计算公式:内生肌酐清除率(mL/min)＝[(140－年龄)×标准体重(kg)]/[血肌酐值(mg/dL)×72];对女性患者应乘系数 0.85。

根据内生肌酐清除率判断肾功能损害的程度,在这基础上调整抗菌药物的剂量(表8-2)。

表 8-2　不同肾功能时的抗菌药物剂量调整

肾功能试验	肾功能损害程度			
	正常值	肾功能减退		
		轻度	中度	重度
内生肌酐清除率/mL · min^{-1}	90～120	＞50～80	10～50	＜10
血肌酐/μmol · L^{-1}	53～106	133～177	177～442	＞442
血尿素氮/nmol · L^{-1}	2.5～6.4	7.1～12.5	12.5～21.4	＞21.4
血非蛋白氮/nmol · L^{-1}	14.3～25.0	28.6～42.8	42.8～71.4	＞71.4

轻度损害:正常剂量的 1/2～1/3
中度损害:正常剂量的 1/3～1/5
重度损害:正常剂量的 1/5～1/10

4.接受连续肾替代疗法患者抗菌药物的应用原则

连续肾替代疗法(Continuous renal replacement therapy, CRRT)大多用于 ICU 急性肾损伤和多器官功能不全的患者,而该疗法对药物的清除,尤其是抗菌药物的清除,一直是 ICU 医生关注的问题。由于危重患者本身器官功能不全所致的药代动力学改变,CRRT 不同的治疗模式以及不同的设备状态下抗菌药物的浓度变化差异很大,所以仅根据药物的清除率来确定药物剂量是很困难的,仅有一些基本的原则可遵循:①应根据血浆靶目标浓度和药物分布容积来给予首次剂量,不需要考虑清除量;对于蛋白结合率高和非经肾排泄的药物,无需调整剂量;②参考肾功能损害程度来调整维持量;③提倡针对不同抗菌药物的抗菌效果来增加药物剂量(浓度依赖性抗菌剂)或减少药物间隔时间(时间依赖性抗菌剂)。最终要提出的是,血浆药物浓度监测是调整药物剂量最可靠的方法,并且应提倡实时监测,尤其是对于剂量窗口较窄的药物(如万古霉素和氨基糖苷类抗生素)。

对治疗窗窄、毒性高的药物，需要根据药物的血药浓度及时调整剂量。

5. 新生儿患者抗菌药物的应用原则

新生儿期一些重要器官尚未完全发育成熟，在此期间其生长发育随日龄增加而迅速变化，因此新生儿感染使用抗菌药物时需注意以下事项。

新生儿期肝、肾均未发育成熟，肝酶分泌不足或缺乏，肾清除功能较差，因此新生儿感染时应避免应用毒性大的抗菌药物，包括主要经肾排泄的氨基糖苷类、万古霉素、去甲万古霉素等药物，以及主要经肝代谢的氯霉素。确有应用指征时，必须进行血药浓度监测，据此调整给药方案，个体化给药，以确保治疗安全有效。不能进行血药浓度监测者，不可选用上述药物。

新生儿期避免应用或禁用可能发生严重不良反应的抗菌药物（表 8-3）。禁用可影响新生儿生长发育的四环素类和喹诺酮类药物，避免应用可导致脑性核黄疸及溶血性贫血的磺胺类药和呋喃类药物。

表 8-3　新生儿应用抗菌药物后可能发生的不良反应

抗菌药物	不良反应	发生机制
氯霉素	灰婴综合征	肝酶不足，氯霉素与其结合减少，肾排泄功能差，使血游离氯霉素浓度升高
磺胺药	脑性核黄疸	磺胺药替代胆红素与蛋白的结合位置
喹诺酮类	软骨损害（动物）	不明
四环素类	齿及骨骼发育不良，牙齿黄染	药物与钙络合沉积在牙齿和骨骼中
氨基糖苷类	肾、耳毒性	肾清除能力差，药物浓度个体差异大，致血药浓度升高
万古霉素	肾、耳毒性	同氨基糖苷类
磺胺药及呋喃类	溶血性贫血	新生儿红细胞中缺乏葡萄糖-6-磷酸脱氢酶

新生儿期由于肾功能尚不完善，主要经肾排出的青霉素类、头孢菌素类等 β-内酰胺类药物需减量应用，以防止药物在体内蓄积从而导致严重中枢神经系统毒性反应的发生。

新生儿的体重逐渐增加和组织器官日益成熟，抗菌药物的药代动力学亦随新生儿日龄的增长而变化，因此使用抗菌药物时应按日龄调整给药方案。

6. 小儿患者抗菌药物的应用原则

小儿患者在应用抗菌药物时应注意以下几点：

（1）氨基糖苷类抗生素：该类药物有明显肾、耳毒性，对小儿患者应尽量避免应用。临床有明确应用指征且又无其他毒性低的抗菌药物可供选用时，方可选用该类药物，并在治疗过程中严密观察不良反应。如有条件，应进行血药浓度监测，根据其结果个体化给药。

（2）万古霉素和去甲万古霉素：该类药也有一定肾、耳毒性，对小儿患者仅在有明确指征时方可选用。在治疗过程中应严密观察不良反应，并应进行血药浓度监测，个体化给药。

（3）四环素类抗生素：可导致牙齿黄染及牙釉质发育不良。不可用于 8 岁以下小儿。

（4）氟喹诺酮类抗生素：对骨骼发育可能产生不良影响，应避免用于 18 岁以下未成年人。

7.妊娠期和哺乳期患者抗菌药物的应用原则

(1)妊娠期患者抗菌药物的应用:妊娠期患者抗菌药物的应用需考虑药物对母体和胎儿两方面的影响。

①对胎儿有致畸或明显毒性作用者,如四环素类、氟喹诺酮类等,妊娠期应避免应用。

②对母体和胎儿均有毒性作用者,如氨基糖苷类、万古霉素、去甲万古霉素等,妊娠期应避免应用;确有应用指征时,须在血药浓度监测下使用,以保证用药安全有效。

③药物毒性低,对胎儿及母体均无明显影响,也无致畸作用者,如青霉素类、头孢菌素类等β-内酰胺类和磷霉素等,妊娠期感染时可选用。

美国食品药品管理局(Food and Drag Administration,FDA)按照药物在妊娠期应用时的危险性分为 A、B、C、D 及 X 类,可供药物选用时参考(表 8-4)。

表 8-4　抗菌药物在妊娠期应用时的危险性分类

FDA 分类	抗微生物药			
A. 在孕妇中研究证实无危险性	无			
B. 动物中研究无危险性,但人类研究资料不充分,或对动物有毒性,但人类研究无危险性	青霉素类 头孢菌素类 青霉素类＋β-内酰胺酶抑制剂 氨曲南 美罗培南 厄他培南	红霉素 阿奇霉素 克林霉素 磷霉素	两性霉素 B 特比萘芬 利福布汀 乙胺丁醇	甲硝唑 呋喃妥因
C. 动物研究显示毒性,人体研究资料不充分,但用药时可能患者的受益大于危险性	亚胺培南/西司他丁 氯霉素 克拉霉素 万古霉素	氟康唑 伊曲康唑 酮康唑 氟胞嘧啶	磺胺药/甲氧苄啶 氟喹诺酮类 利奈唑胺	乙胺嘧啶 利福平 异烟肼 吡嗪酰胺
D. 已证实对人类有危险性,但仍可能受益多	氨基糖苷类	四环素类		
X. 对人类致畸,危险性大于受益	奎宁	乙硫异烟胺 利巴韦林		

注:1.妊娠期感染时用药可参考表中分类,用药后患者的受益程度及可能的风险,充分权衡后决定。

A 类:妊娠期患者可安全使用。B 类:有明确指征时慎用。C 类:在确有应用指征时,充分权衡利弊决定是否选用。D 类:避免应用,但在确有应用指征且患者受益大于可能的风险时,可在严密观察下慎用。X 类:禁用。

2.妊娠期患者接受氨基糖苷类、万古霉素、去甲万古霉素、氯霉素、磺胺药、氟胞嘧啶时必须进行血药浓度监测,据以调整给药方案。

(2)哺乳期患者抗菌药物的应用:哺乳期患者接受抗菌药物后,药物可自乳汁分泌,通常母乳中药物含量不高,不超过哺乳期患者每日用药量的 1‰;少数药物在乳汁中分泌量较高,如氟喹诺酮类、四环素类、大环内酯类、氯霉素、磺胺甲噁唑及甲氧苄啶、甲硝唑等。青霉素类、头孢菌素类等β-内酰胺类和氨基糖苷类等在乳汁中含量低。然而无论乳汁中药物浓度如何,均对乳儿存在潜在的影响,并可能产生不良反应,如氨基糖苷类抗生素可导致乳儿听力减退,氯霉素可致乳儿骨髓抑制,磺胺甲噁唑等可致核黄疸、溶血性贫血,四环素类可致乳齿黄染,青霉素类可致过敏反应等。因此治疗哺乳期患者时应避免选用氨基糖苷类、氟喹诺酮类、四环素类、氯霉素及磺胺药等。哺乳期患者应用任何抗菌药物时,均宜暂停哺乳。

六、展　望

随着社会老龄化和危重患者的增多,感染性疾病将成为重症患者的重要问题,尤其是耐药菌感染和真菌感染,需要受到临床高度重视并积极处理。在治疗重症患者的严重感染时,一方面,发现或发明新的敏感性抗菌药物以治疗严重感染。但开发新的抗菌药物将越来越困难,而耐药病原微生物将越来越多,病原微生物产生耐药性也会越来越快,因此根据抗菌药物的 PK/PD 特性合理应用将是重要的依据,以利于减少耐药菌的产生和增加疗效。另一方面,适当延长部分抗菌药物输注时间以增加 $t>MIC$、适当增加剂量和超适应证使用,即超说明书使用将是可能且必要的方法。此外,积极寻找致病微生物的特异性标志物,将有利于尽早采取目标性治疗。

【思考题】

1.何为抗菌药物的药代动力学和药效学?

2.根据药代动力学如何对抗菌药物分类?请分别举例。

3.抗菌药物的常见不良反应有哪些?

4.抗菌药物的应用原则是什么?

【参考文献】

[1]汪复,张婴元.抗菌药物临床应用指南.北京:人民卫生出版社,2008.

[2]中国医药教育协会感染疾病专业委员会.抗菌药物超说明书用法专家共识.中华结核和呼吸杂志,2015,38(6):410-444.

[3]中华人民共和国卫生和计划生育委员会.抗菌药物临床应用指导原则(2015 年版).2015.

[4]朱依谆,殷明.药理学.7 版.北京:人民卫生出版社,2012.

（江荣林）

第二节　抗生素和抗感染治疗

摘　要：抗生素主要是由细菌、真菌或其他微生物在繁殖过程中产生的一类具有杀灭或抑制微生物生长作用的物质，也可由人工合成的方法制造，在体内能以很小的剂量杀灭或抑制病原微生物。因此，临床上抗生素主要用于治疗各种细菌感染性疾病，一般情况下不会对宿主产生严重的不良反应。

关键词：抗生素；药代动力学/药效学；细菌；感染；耐药

Abstract：Antibiotic is a kind of material that can kill or inhibit the growth of microorganisms produced by bacteria, fungi and other microorganisms in reproductive process. It can also be produced by artificial synthetic method, which can kill or inhibit pathogenic microorganism in vivo. As a result, antibiotics are mainly used in the treatment of various bacterial infections or pathogenic microorganisms, the general situation of the host will not produce serious adverse reactions.

Keyword：Antibiotics；Pharmacokinetics/pharmacodynamics；Bacteria；Infection；Drug resistance

一、抗生素发展历史

抗生素是人类战胜疾病最有力的武器之一。1928 年，亚历山大·弗莱明（Alexander Fleming）发现了青霉素的抗感染作用，1929 年，发表了题为《论青霉菌培养物的抗菌作用》的论文，这一年被认为是"抗生素年"。直到 1944 年，青霉素首次由美国生产并用于临床，当时人们把青霉素同原子弹、雷达并列为第二次世界大战中的三大发明。而磺胺类药物在 1936 年的临床应用也开创了现代抗微生物化疗的新纪元。之后，金霉素（1947 年）、氯霉素（1948 年）、土霉素（1950 年）、制霉菌素（1950 年）、红霉素（1952 年）及卡那霉素（1958 年）等一系列抗生素不断被发现并用于临床。这一时期，抗生素研究也进入了有目的、有计划和系统化的阶段，还建立了大规模的抗生素制药工业。1971—1975 年是抗生素开发的黄金时期，5 年间共有 52 种新抗生素问世。之后，人们从自然界中寻找新的抗生素的速度明显放慢。20 世纪 80 年代喹诺酮类药物由于能破坏细菌染色体且不受基因交换耐药性的影响，被认为开创了"抗生素新纪元"。但之后迅速出现的广泛耐药细菌再次挑战了人类对抗生素的认识。2003 年，全球仅达托霉素这一个新产品上市。

自 1940 年以来，目前已知的天然抗生素不下万种，在临床上常用的亦有 200 多种。由于最初发现的抗生素主要对细菌有杀灭作用，因此被称为抗菌素。后来发现这类药物不仅能杀灭细菌，而且对真菌、支原体及衣原体等其他致病微生物也有良好的抑制和杀灭作用，因此 1981 年，在我国第四次全国抗生素学术会议上决定将抗菌素正式更命为抗生素。不断进行的研究又发现，抗生素并非仅仅抑制微生物生长，有些还能够抑制寄生虫，可以用来治疗心血管病，同时还有抗击肿瘤，甚至抑制人体免疫反应的作用。所以科学家们将抗生素的范围扩大,1990 年 Monaghan 等将这类微生物产生的活性物质命名为生物药物素。

二、抗生素的分类

随着对抗生素认识的不断深入,抗生素可根据其抗菌作用、范围、化学结构以及近年来引入的药代动力学(Pharmacokinetics,PK)/药效学(Pharmacodynamics,PD)理论有以下几种分类方式。

（一）按药物的作用分类

1.抗细菌药物

主要作用是杀灭(或抑制)细菌,临床用于治疗细菌感染的疾病。可以根据药物的结构、作用效果及抗菌范围等进行分类。

（1）根据药物的结构分类

①β-内酰胺类:是临床最大的一类抗生素,是分子结构中含有 β-内酰胺环的天然和半合成抗生素的总称。最初包括青霉素类和头孢菌素类。后来又有较大发展,出现了如甲砜霉素类、单环 β-内酰胺类,β-内酰胺酶抑制药及甲氧西林(甲氧青霉素)类等。

②氨基糖苷类:包括链霉素、庆大霉素、卡那霉素、妥布霉素及阿米卡星(丁胺卡那霉素)等。

③大环内酯类:包括红霉素、吉他霉素、乙酰螺旋霉素、麦迪霉素、交沙霉素及阿奇霉素等。

④四环素类:包括四环素、土霉素、金霉素及多西环素(强力霉素)等。

⑤糖肽类:包括万古霉素、去甲万古霉素及替考拉宁等。

⑥磺胺类:这类药物完全是人工合成的。常用的包括磺胺嘧啶、复方磺胺甲噁唑、磺胺甲噁唑、柳氮磺吡啶和甲氧苄啶等。

⑦喹诺酮类:是一类人工合成的含 4-喹诺酮基本结构的药物。常用的包括吡哌酸、诺氟沙星、氧氟沙星、左氧氟沙星、环丙沙星、依诺沙星、莫西沙星及司帕沙星等。

⑧硝基咪唑类:也是合成的抗菌药物,对各种厌氧菌具有强大的抑制作用,包括甲硝唑、替硝唑及奥硝唑等。

⑨林可酰胺类:包括林可霉素、克林霉素等,目前临床应用较少。

⑩磷霉素类:主要为磷霉素,最初从链霉菌属中分离,分子式为 $C_3H_7O_4P$。

⑪酰胺醇类:包括氯霉素、甲砜霉素等,由于其在使用中可能造成不可逆的再生障碍性贫血、灰婴综合征和肝功能损害等严重不良反应,现在临床上基本不再使用。

⑫其他:包括利奈唑胺、多黏菌素 B、黏菌素、杆菌肽、夫西地酸钠及新生霉素等。

（2）根据作用效果分类

①杀菌药:通过干扰、抑制细菌的生长代谢等过程,导致细菌死亡。繁殖期的杀菌药是较常用的,包括 β-内酰胺类、糖肽类及磷霉素类等抗生素;静止期杀菌药包括氨基糖苷类及喹诺酮类等抗生素。

②抑菌药:通过抑制细菌的繁殖,达到抑制细菌的目的,它们的作用机制较多。这类药物在抗生素中占比较多,常用的包括大环内酯类、四环素类、氯霉素及林克酰胺类抗生

素等。

（3）根据抗菌范围分类

在原有药物的结构基础上进行分子改造，或针对药物机制改变药物组分，使新的抗生素在抗菌谱和抗耐药性上有所突破。

①酶抑制药＋抗生素的组方制剂：主要是针对 β-内酰胺类逐渐严重的耐药现象而研发的。研究发现细菌对 β-内酰胺类产生耐药性的主要原因是细菌产生超广谱 β-内酰胺酶破坏了内酰胺环。同时应用 β-内酰胺酶抑制药就能使 β-内酰胺类抗生素恢复抗菌活性。目前常用于组方的酶抑制药包括舒巴坦、克拉维酸及他唑巴坦等，以不同的比例与青霉素类及头孢菌素进行组方，形成一类抗生素药物。青霉素类＋酶抑制药：氨苄西林/舒巴坦、阿莫西林/克拉维酸、阿莫西林/舒巴坦、替卡西林/克拉维酸、美洛西林/舒巴坦、哌拉西林/他唑巴坦、哌拉西林/舒巴坦。头孢菌素类＋酶抑制药：头孢哌酮/舒巴坦、头孢哌酮/他唑巴坦、头孢噻肟/舒巴坦、头孢曲松/舒巴坦（头孢三代＋酶抑制药）。

②头孢菌素类：

第一代头孢菌素类：主要特点是对革兰氏阳性菌（包括耐药性金黄色葡萄球菌）作用强，对革兰氏阴性杆菌作用弱；对 β-内酰胺酶稳定性差，可被其破坏；对肾有毒性，与氨基糖苷类或强利尿药合用时毒性增加；主要用于轻、中度呼吸道和尿路感染。这类药物包括头孢氨苄、头孢唑林、头孢羟氨苄、头孢拉定、头孢噻吩、头孢噻啶和头孢硫脒。

第二代头孢菌素类：主要特点是对革兰氏阳性菌的作用与一代相仿，对革兰氏阴性杆菌的作用强于一代，弱于三代；对 β-内酰胺酶稳定；对肾的毒性小于一代；用于治疗大肠杆菌、克雷伯菌等所致的肺炎、胆管感染和尿路感染等。这类药物包括头孢呋辛钠、头孢克洛、头孢孟多和头孢替安等。

第三代头孢菌素类：主要特点是对革兰氏阳性菌的作用弱于一、二代，对革兰氏阴性杆菌及厌氧菌的作用强；对 β-内酰胺酶高度稳定；对肾毒性小；用于治疗大肠杆菌、肺炎克雷伯菌等所致的尿路感染及危及生命的脓毒症、脑膜炎、肺炎和骨髓炎。这类药物包括头孢噻肟、头孢曲松、头孢哌酮、头孢他啶和头孢克肟等。

第四代头孢菌素类：从结构上来说，这类药物是在第三代头孢菌素分子结构的 7-氨基头孢烷酸（7-ACA）母核 C-3 位引入 C-3′季铵取代基。从作用机制说，这种结构的改变可以使药物更快地透过革兰氏阴性杆菌的外膜，对青霉素结合蛋白有更高的亲和力，对细菌的 β-内酰胺酶更稳定；从而对革兰氏阳性菌、革兰氏阴性及厌氧菌均有广谱抗菌活性，尤其对革兰氏阳性球菌有更强的抗菌活性。这类药物包括头孢吡肟、头孢克定和头孢匹罗等。

③喹诺酮类药物：又称吡酮酸类或吡啶酮酸类，是一类人工合成的含 4-喹诺酮基本结构的抗生素，对细菌 DNA 解旋酶具有选择性抑制。

第一代喹诺酮类药物：这类药抗菌谱窄，只对大肠杆菌、痢疾杆菌及克雷伯菌等少数革兰氏阴性杆菌有效，口服吸收差，不良反应多，仅用于敏感菌所致的尿路感染。代表药有萘啶酸。

第二代喹诺酮类药物：这类药抗菌活性较第一代提高，对产气杆菌、阴沟杆菌、肺炎克雷伯菌、流感杆菌、沙雷菌属、枸橼酸杆菌属、变形杆菌属、沙门菌属及志贺菌属等肠杆菌科细菌均有较强的抗菌活性,对不动杆菌属和铜绿假单胞菌的作用强于第一代喹诺酮。口服只有少量被吸收,但可达到有效尿药浓度,不良反应少,因此常用于尿路和肠道感染。代表药有吡哌酸。

第三代喹诺酮类药物:这类药是在喹诺酮 C-6 位上加上一个氟,故亦被称为氟喹诺酮类(Fluoroquinolones)。该结构增加了药物的脂溶性,增强了其对组织细胞的穿透力,因而吸收好、组织浓度高、半衰期长,大大增加了抗菌谱和杀菌效果;除对革兰氏阴性菌的作用进一步增强外,抗菌谱扩大到金黄色葡萄球菌、肺炎球菌、溶血性链球菌及肠球菌等革兰氏阳性球菌和结核杆菌。代表药物有诺氟沙星、依诺沙星、环丙沙星、氧氟沙星、洛美沙星、培氟沙星、氟罗沙星、妥舒沙星和司帕沙星等。

第四代喹诺酮类药物:这类药物除了保持第三代喹诺酮类抗菌谱广、抗菌活性强、组织穿透性好等优点外,且对革兰氏阳性菌和厌氧菌的活性作用显著强于第三代。代表药有莫西沙星、克林沙星和吉米沙星等。

2.抗真菌药物

自两性霉素 B 问世以来,抗真菌抗生素的概念已有 40 多年。但抗真菌药物在临床上的应用不过 10 多年。常用的抗真菌药物主要有以下几种。

(1)多烯烃类:代表药物为两性霉素 B 和制霉菌素。严重的肝、肾毒性限制了其临床应用。目前,多烯烃类主要用于治疗口腔、阴道和皮肤的白色念珠菌感染。经结构改造过的两性霉素 B 脂质体对脏器的毒性反应明显下降,由于其可以覆盖包括毛霉菌在内的几乎所有真菌,故在严重的侵袭性真菌感染时应用。

(2)唑类:代表药物有酮康唑、氟康唑、伊曲康唑、伏立康唑及泊沙康唑等,是目前临床应用最广的抗真菌药。主要用于各种念珠菌感染、隐球菌病、真菌性脑膜炎及口腔、消化道的念珠菌病,伏立康唑还可用于治疗曲霉菌感染。此类药物多有一定的肝、肾毒性。

(3)棘白菌素类:代表药物有卡泊芬净、米卡芬净等。能广泛覆盖念珠菌、曲霉菌,对大多数念珠菌具有快速杀菌作用,包括一些对唑类耐药的菌株,对于大多数曲霉菌也有抑制作用。肝、肾毒性较低,不良反应少,但价格昂贵。

(4)烯丙胺类:代表药物有布替萘芬和特比萘芬,临床多用于浅部真菌感染。

3.抗结核药物

这类抗生素对结核杆菌有强力的杀菌/抑制作用,专门用于治疗各类结核杆菌感染的疾病;包括利福平、异烟肼及吡嗪酰胺等。目前研究发现噁唑烷酮类抗生素利奈唑胺对结核杆菌感染也有较好的治疗效果。

4.抗肿瘤抗生素

这类抗生素包括丝裂霉素、放线菌素 D、博来霉素及多柔比星(阿霉素)等。尽管这类药物的来源与其他抗生素相同,但其主要作用靶点是体内的肿瘤细胞,临床也用于肿瘤的治疗。

5.具有免疫抑制作用的抗生素

与抗肿瘤抗生素相似,这类药物的来源与其他抗生素相同,但其主要作用是抑制机体的免疫反应,主要用于器官移植后的抗排斥。环孢素是其代表。

（二）按药物的 PK/PD 特点分类

PK 与 PD 是药理学的两个重要概念。PK 是机体对药物产生的处置作用，包括药物在体内吸收、分布、代谢和排泄的动态变化过程。PD 是药物对机体产生的生物效应，包括机体产生疗效的治疗作用和不利于机体的不良反应。将 PK 与 PD 结合在一起，是由抗感染药理国际学会（Internation Society Antiinfective Pharmacology，ISAP）定义的，用于抗感染药物的专用术语。近年来，抗生素根据其 PK/PD 特点，分为浓度依赖性、时间依赖性及与时间有关但抗生素后效应（Postantibiotic effect，PAE）较长者 3 类。

1. 浓度依赖性抗生素

这类抗生素强调组织中的有效浓度，其杀菌作用取决于药物峰浓度（C_{max}），给予高浓度时杀菌效果较强，而与作用时间关系不密切。这类药物常有较长的 PAE，因此给药间隔适当延长并不会降低疗效，可将一天的剂量一次给予，以提高药物的 C_{max}，达到最好疗效。这类抗生素包括氨基糖苷类、氟喹诺酮类、硝基咪唑类、达托霉素、部分大环内酯类、一些抗真菌药（多烯类及棘白菌素类）等。

2. 时间依赖性抗生素

这类抗生素强调的是组织浓度维持在最低抑菌浓度（Minimum inhibitory concentration，MIC）以上的时间，其抗菌作用与药物同细菌接触的时间密切相关，而与峰浓度关系不密切，PAE 短或无。该类抗生素包括多数 β-内酰胺类、林克酰胺类等。

3. 时间依赖性且 PAE 较长的抗生素

这类药物本质上具有时间依赖性，因其具有较长的 PAE 而另行分类（也有不单独分类的）。该类抗生素包括阿奇霉素等大环内酯类、利奈唑胺、甘氨酰环素、碳青霉烯类、糖肽类、奎奴普丁、达福普汀和唑类抗真菌药物等。

（三）根据抗生素在体内的分布特性分类

在治疗重症感染或危重症合并感染患者时，不仅要依据药敏选择药物，还要关注患者是否存在毛细血管渗漏等病理生理变化。因此，使用抗生素时，还需要关注抗生素的有效治疗剂量。为此，我们在以 PK/PD 为指导的前提下，需要了解其水溶或脂溶的特性。据此可将抗生素分为脂溶性和水溶性两类。

1. 脂溶性抗生素

脂溶性抗生素是指这类药物进入人体后较多地分布在脂肪组织中，药学上具有分布容积大、蛋白结合率高以及主要在肝代谢等特点。临床常用者包括利奈唑胺、大环内酯类以及替加环素等。

2. 水溶性抗生素

水溶性抗生素是指这类药物进入人体后主要分布在水溶液中，药学上具有分布容积小、蛋白结合率低、常以原型经由肾排泄等特点。这类药物包括 β-内酰胺类、糖肽类等抗生素。

在脓毒症时，急性炎症反应造成毛细血管渗漏，细胞外液容积增大，如果使用水溶性抗生素，其起始剂量就需要增加，而脂溶性抗生素受此影响较小，不需要调整剂量。但患者的基础脂肪储存状态，有时会影响到脂溶性抗生素的有效剂量。

二、抗生素的药代动力学与药效学

越来越多的多重耐药菌(Multi-drug resistant，MDR)菌株，甚至泛耐药(Pan-drug resistanc，PDR)菌株的出现，使得临床上在如何恰当选择抗生素的方法和目标上进入了PK 与 PD 相结合的新时代，这对于重症患者的抗生素治疗具有重要意义。

(一)药代动力学与药效学基本概念

药动学(PK)和药效学(PD)是药理学的两个重要概念。在药学领域，PK 与 PD 原本是两门分离的学科。对药物 PK 特征研究的目的是制订出比较理想的给药方案，把握患者的血药浓度，以及预测出某一时刻体内药物的水平，但研究 PD 并控制药效才是衡量给药方案优劣的最终目的。因此，PK/PD 结合能描述和预测一定剂量方案下药物的效应时间过程，揭示药物剂量、相应时间与机体效应之间的关系。

(二)临床常用的药代动力学及药效学参数

PK/PD 是由抗感染药理国际学会(ISAP)定义的用于抗感染药物的专用术语，其中主要有药代动力学参数、药效学参数及 PK/PD 指数。

PK 主要研究药物在体内吸收、分布、代谢和排泄的动态变化过程，其主要参数如下。

(1)与吸收相关的 PK 参数：①达峰时间(Peak time，$T_{\max}$)是指药物在吸收过程中出现最大血药浓度的时间。②峰浓度(Peak concentration，$C_{\max}$)是指药物在吸收过程中出现的最大浓度。③血药浓度-时间曲线下面积(Area under the curve，AUC)简称曲线下面积，给药后以血药浓度为纵坐标，时间为横坐标绘成曲线，坐标轴和这条曲线之间所围成的面积，对于同一种药物可用它比较吸收到体内药物的总量。

(2)表观分布容积(Apparent volume of distribution，V_d)：表示药物在组织、细胞液及间质液中分布情况的参数，指在假设药物均匀分布于各组织与体液，其浓度与血液中相同的条件下，药物分布所需用的容积。V_d 代表给药剂量或体内药物总量与血浆药物浓度相互关系的一个比例常数。影响 V_d 的主要因素包括细胞内液 pH、药物的脂溶性以及蛋白结合率等。

(3)与药物排泄相关的参数：①血浆半衰期($t_{1/2}$)是指药物的血浆浓度下降 50% 所需的时间。②药物清除率(Clearance，CL)是指单位时间内机体或某器官能消除的相当于多少毫升血中所含的药物。

(三)用于评价药物 PD 的常用参数和意义

PD 主要研究药物的构效及量效关系，同时也评价抗生素的作用及耐药机制。其参数主要如下：

1. 最低抑菌浓度和最低杀菌浓度

最低抑菌浓度(MIC)和最低杀菌浓度(Minimum bactericidal concentration，MBC)是指抑制(或杀灭)细菌的抗生素最低浓度。

2. 抗生素后效应

抗生素后效应(PAE)是指细菌与抗生素短暂接触，当药物清除后细菌生长仍然受到持续抑制的效应。可能因药物清除后，在细菌靶位仍然结合有药物而引发细菌致死性损伤、再生长时间延迟。影响 PAE 的因素主要有细菌的种类和接种量、抗生素种类和浓度、细菌与药物的接触时间和联合用药等。

3. 抗生素后促白细胞效应

抗生素后促白细胞效应（Postantibiotic leukocyte enhancement，PALE）是抗生素体内 PAE 较长的主要机制。细菌与抗生素短暂接触后，发生非致死性损伤，由于细菌形态改变，可增加吞噬细胞的识别、趋化和吞噬作用，从而产生抗生素与吞噬细胞协同效应，使细菌恢复、再生长时间延长。

4. 防耐药突变浓度和耐药突变选择窗

防耐药突变浓度（Mutant prevention concentration，MPC）和耐药突变选择窗（Mutant selection window，MSW）是近年来新出现的参数，着眼于控制感染的同时限制耐药突变体的选择能力。MPC 是防止耐药株被选择性富集的最低抗生素浓度，MSW 即 MPC 与 MIC 之间的浓度范围。

（四）抗生素的药代动力学与药效学及其应用

PK/PD 综合反应药物-人体-致病菌三者之间的相互关系，运用 PK/PD 理论可以帮助临床制订给药方案。

1. β-内酰胺类抗生素

β-内酰胺类抗生素包括青霉素类、头孢菌素类、碳青霉烯类、氨曲南等时间依赖性抗生素。这类药物要求浓度高于 MIC 的时间（$t>$MIC）占 24h 疗程 40%～70%才能发挥有效的抗菌药效应；而要达到最大杀菌效果，就要使 $t>$MIC 在 90%～100%，这样既可控制严重感染，又可防止耐药菌的产生。故对于大多数 β-内酰胺类抗生素而言，连续或延长滴注时间，可以相对低的剂量达到所需的 $t>$MIC 目标。

对于具体的药物，临床应用时应遵循该药物本身的 PK/PD 特点，确定给药方案。比如，在头孢唑啉治疗金黄色葡萄球菌感染时，当 $t>$MIC 为 55%时达到最大细菌清除率。对一些半衰期比较长的 β-内酰胺类抗生素，增加给药次数并不提升疗效，如头孢曲松半衰期为 8.5h，12～24h 给药 1 次就能持续血浆药物浓度而不降低疗效。碳青霉烯类抗生素中亚胺培南、美罗培南等对繁殖期和静止期细菌均有强大杀菌活性，又显示较长的 PAE。因此，临床应用该类药物时，可适当延长给药间隔时间。

美罗培南是第二代碳青霉烯类抗生素。由于美罗培南的安全性高，剂量选择范围大，所以在临床上通过增加剂量（1.0g，每隔 8h 输注 1 次）、缩短给药间隔（0.5g，每隔 6h 输注 1 次）以及延长输注时间（0.5g，每隔 8h 输注 1 次，输注 3h）等方法均可使 $t>$MIC 增加，其中延长输注时间为最佳方案。美罗培南有良好的组织渗透性，能迅速渗透进入感染的肺组织和健康的骨骼肌，其药物浓度的达峰时间比血 C_{max} 还早，分别是血浓度的 1/4 和 1/2。美罗培南能部分透过血-脑屏障，透过率为 6.4%，因此治疗细菌性脑膜炎时应加大剂量。连续性肾替代疗法（CRRT）也是影响美罗培南 PK 的因素之一。

2. 氨基糖苷类抗生素

氨基糖苷类抗生素属于浓度依赖性抗生素，C_{max}/MIC 比值是决定其临床疗效的主要参数。当 C_{max}/MIC 比值达 10～12 时，其有效率可达 90%。因此，在制订给药方案时，日剂量单次给药，疗效与每日 2～3 次给药疗效基本相同，而且可降低耳、肾毒性。另外，短疗程使用(≤7d)也是降低氨基糖苷类药物肾毒性的重要策略。

对于重症患者而言,氨基糖苷类抗生素的 PK 与一般患者有很大不同。最常见的是在相同给药剂量下 C_{max} 很低,这就提示我们需要提高初始剂量。即使肾功能受损的患者的初始剂量也要增加,而维持剂量则应减少,较好的方法是延长给药间隔时间。

3.糖肽类抗生素

糖肽类抗生素属于时间依赖性抗生素。其 PK/PD 参数 $t>$MIC,需结合 $AUC_{0\sim24}/$MIC(AUIC)才能评价和预测其疗效。对于危重患者,替考拉宁需要给予充分的负荷剂量,否则会有与消除半衰期有关的浓度不足的危险暴露,增加细菌产生耐药的机会。即使患者肾功能受损,也应给予负荷剂量。因此,使用替考拉宁标准剂量后,对重症患者应进行常规药物浓度监测,以预测其疗效。对于万古霉素,需强调 AUIC 对其疗效的预测(AUIC需达到 400 的标准)。肾功能、APACHE 评分、年龄及血清白蛋白的不同,可以解释 65% 的万古霉素廓清的变异。对于 ICU 患者,万古霉素的廓清会发生变化且有高的 V_d(几乎是参考值 0.72L/kg 的 2 倍),在使用时需要较高的剂量,因此强烈推荐进行药物浓度监测。

4.氟喹诺酮类抗生素

氟喹诺酮类抗生素也属于浓度依赖性药物,而且具有长的 PAE。AUIC 与 $C_{max}/$MIC 是最好的 PK/PD 参数,其中 AUIC 比值的意义最为重要,对临床治愈率有很强的预见性。当 AUIC$<$125 时,细菌清除率只有 26%,治愈率为 42%;当 AUIC$>$125 时,细菌清除率为 82%,临床治愈率为 80%。静脉注射环丙沙星来治疗 64 例医院获得性肺炎(hospital acquired pneumonia,HAP)患者,研究显示,AUIC 为 125~250 时,细菌清除时间为 6.6d;而 AUIC$>$250 时,细菌清除时间仅为 1.9d。氟喹诺酮类抗生素对肺炎链球菌的药效学研究结果表明,对肺炎链球菌的感染,AUIC 应在 25~30。左氧氟沙星和加替沙星在细菌感染患者体内的 AUC 可能比健康者高 33%,因此,按健康者所获的 AUIC 可能导致其值的估计过低。

5.大环内酯类抗生素

从分类上,大环内酯类抗生素基本属于时间依赖性抗生素,但由于每种药物在体内的情况及药效学特征的差异,难以用一类参数描述。一般 $t>$MIC 应在 50% 以上。大环内酯类药物在组织和细胞内浓度常较同期血药浓度高,因此此 PK/PD 研究中需加以考虑。例如:阿奇霉素可积蓄于巨噬细胞中,并具有从细胞缓慢外排的特点,在白细胞较聚集的感染部位可发挥持久药物释放作用,可采取连续 3d 给药后再停药 4~7d 为 1 个疗程的特殊给药方式。

6.利奈唑胺

利奈唑胺为时间依赖性且 PAE 较长的抗生素,可用于治疗革兰氏阳性球菌引起的感染,特别对当前困扰临床的耐甲氧西林金黄色葡萄球菌(Methicillin resistant staphylococcus aureus,MRSA)、耐万古霉素肠球菌(Vancomycin resistant enterococcus,VRE)、多重耐药肺炎链球菌(Multiple drug resistance streptococcus pneumoniae,MDRSP)等多种耐药 G$^+$ 球菌亦具有强大的抗菌作用。研究显示,利奈唑胺的作用取决于 $t>$MIC 以及 AUIC,一般 $t>$MIC 为 85%,AUIC$\geq$100% 时,即可达到理想的抗感染效果。其中针对 MRSA,AUIC 应$>$215%。

利奈唑胺的药动学个体差异性很明显,特别是那些危重患者,病理生理的变化可能造成药物分布容积增大、药物稀释或肾清除改变。因此,不同患者使用相同剂量的利奈唑胺后,血浆浓度、组织浓度可能差异很大。

7.抗真菌药物

在临床上,抗真菌药物的应用越来越广泛,但治疗真菌感染的药物有限,多数药物特异性不强,且用药剂量较大、疗程长,在作用于真菌细胞的同时也易对人体细胞产生毒性作用。

多烯类属于浓度依赖性药物,两性霉素 B 为浓度依赖性且有较长 PAE 的药物,C_{max}/MIC 与抗真菌疗效有关。在 PK/PD 分类中,唑类属于时间依赖性且半衰期和 PAE 较长的药物,抗真菌作用与 AUIC 相关。氟康唑 AUIC 与抗真菌疗效相关,当 AUIC 为 20～25h 时,疗效最佳。赖白菌素类为浓度依赖性药物,抗真菌作用与 AUIC、C_{max}/最低有效浓度(MEC)相关。卡泊芬净 C_{max}/MEC 为 10～20h 时有较好的抗真菌活性。对于 MIC≤8mg/L 的真菌,氟康唑的日剂量只需 200mg 就可使 AUIC>20;而 MIC 在 16～32mg/L 者,则日剂量需 400～800mg。

三、抗生素的药代动力学与药效学变化及影响因素

许多因素可以影响脓毒症患者的 PK,包括年龄、器官功能障碍、药物的相互作用,以及其他治疗的干预(如血管活性药物的使用和 CRRT 等)。毛细血管渗漏导致的细胞外液变化、肝肾功能障碍是影响危重患者 PK/PD 的重要因素。

各种原因导致的水肿能明显改变抗生素的组织分布,大量的静脉输液、全胃肠外营养、胸腔积液及腹水渗出都可以导致细胞外间隙液体的增加,使得 V_d 明显增加。对于外科患者来说,各种引流是抗生素丢失的一个重要途径,使得血浆抗生素水平降低。低蛋白血症是危重患者的一种常见情况,由此引起的胶体渗透压降低可以造成液体外渗以及抗生素的稀释,这样也使得药物的游离分数增加,分布容积增加。尤其是那些高蛋白结合率的抗生素,经肾排泄的量会明显增加(如替考拉宁、头孢曲松),而且分布更广,清除更快。血管活性药物(如多巴胺、多巴酚丁胺)可以改变肾血流,从而改变肾小球滤过以及肾小管分泌,最终影响肾清除率。大面积Ⅲ度烧伤者以及脓毒症早期患者常常表现为心排血量增加,肾血流增加,进而肾小球滤过率增加。结果大部分的亲水性和中度亲脂性抗生素(如β-内酰胺类、氨基糖苷类、糖肽类)被肾清除,亲脂性抗生素(如盐酸环丙沙星等)也被部分排出。如果药物的血浆浓度下降,则需要增加抗生素剂量。亲水性的抗生素很少能分布到细胞外液,当血管扩张引起液体外渗时,这些药物在血浆和间质中的浓度会明显下降。因此在上述病理、生理状态下,大部分亲水性抗生素需要增加剂量,以确保有效的治疗浓度。亲脂性抗生素与间质液体的关系不大,但由于其分布容积增大,故结果相反。

对于 ICU 危重患者,根据血肌酐计算的肌酐清除率不一定能真正反映肾功能,因此据此调节抗生素的剂量常导致抗生素过量或不足。若能直接测定肌酐清除率,则可准确评定患者的肝功能,也将对抗生素的剂量调节有益。

绝大多数抗生素不是主要经肝代谢的,因此,调整危重患者的抗生素剂量时,大多无须考虑肝功能情况。但对于严重肝损害患者,使用主要经肝代谢药物时应考虑其影响。

如果要更准确地把握患者情况,除进行临床监测外,还需进行 PK/PD 监测。对于危

重患者,这可以把握患者的代谢、药物和治疗效果,对于临床治疗策略的制订和调整、预期疗效的获得以及不良反应的避免,甚至抗生素耐药发生的减少、医疗花费的降低、医院获得性感染的减少等都有积极和主动的意义。

四、细菌耐药性的类型和基本机制

经过抗生素的作用,那些敏感菌以及耐药性低的细菌被消灭掉,留存下来的是具有耐药性的耐药菌。细菌耐药性又称抗药性,是指细菌对于抗生素作用的耐受性,耐药性一旦产生,药物的化疗作用就明显下降。2010 年,全球多例关于"超级细菌"的报道引起了人们的恐慌。这种携带有 NDM-1 基因的"超级细菌"对绝大多数抗生素(替加环素、多黏菌素除外)耐药。尽管用于临床的抗生素已多达 200 多种,但有些细菌却成功"越狱",在临床上几乎无药可灭杀。因此,如何控制细菌耐药性是我们不得不面对的重大挑战。除掌握抗生素的药理机制外,了解细菌的耐药机制也非常重要。

(一)细菌耐药性的类型

细菌的耐药性根据其产生的来源可分为固有耐药性和获得性耐药性两种类型。

1.固有耐药性

细菌的这种耐药性又称天然耐药性,是由细菌染色体基因决定的,代代相传,不会改变。例如:鲍曼不动杆菌对氨苄西林、阿莫西林和第一代头孢天然耐药;铜绿假单胞菌除对上诉抗生素耐药外,还对头孢噻肟、头孢曲松等耐药;链球菌对氨基糖苷类抗生素天然耐药。在细胞结构上,菌体壁外膜对疏水性药物的渗透性低是导致细菌对大环内酯类和林可酰胺类等抗生素固有耐药的原因。

2.获得性耐药性

这种耐药性是指细菌在与抗生素接触后,被其 DNA 等遗传物质抗生素诱导而发生变异,从而产生抗药性。根据其变异的遗传机制不同,获得性耐药性又可以分为质粒介导的耐药性及染色体介导的耐药性。质粒介导的耐药性是由于细菌获得外源性耐者基因而产生的。这种外源性耐药基因不但可以通过染色体垂直传播获得,而且可以通过质粒或转座子以转化、传导、接合和转座 4 种方式传播获得。染色体介导的耐药性是细菌遗传基因 DNA 自发变化的结果,具有典型的种属特异性,能够代代相传。这种耐药性一般对 1 种或 2 种相类似的药物耐药,且比较稳定,在自然界中占次要地位。细菌的获得性耐药性可因不再接触抗生素而消失,也可由质粒将耐药基因转移至染色体代代相传,成为固有耐药性。

(二)细菌耐药性的基本机制

随着研究手段的不断进步,对细菌耐药性的机制,科研人员从生化以及分子生物学等多方面进行了深入的探索。目前,其基本机制比较公认的主要有以下 4 类。

1.产生灭活酶或钝化酶

细菌可通过产生灭活酶和钝化酶减弱抗生素的作用。目前发现的灭活酶及钝化酶主要有β-内酰胺酶、氯霉素乙酰基转移酶、红霉素酯化酶、氨基糖苷类钝化酶(包括乙酰转移酶、磷酸转移酶和核苷转移酶)。其中,以对 β-内酰胺酶的研究最为深入。

(1)对β-内酰胺类抗生素的耐药机制:β-内酰胺类抗生素的 β-内酰胺与细胞壁前体肽

聚糖肽酰-D-丙氨酰基-D-丙氨酸末端类似，能与青霉素结合蛋白（Penicillin-binding proteins，PBPs）和 β-内酰胺酶互相反应，形成 β-内酰胺结合物。PBPs 和 β-内酰胺酶经过连续的酰化及脱酰基作用使 β-内酰胺环受到亲核攻击并打开。但由于 PBPs 与 β-内酰胺酶对水分子的依赖性不同，两者的酰基化速度不同。β-内酰胺酶更能迅速水解乙酰酶中间体的脂键，从而使酶再生并释放 β-内酰胺，导致细菌产生耐药；而对于 PBPs 来说，乙酰酶中间体对水分子的亲和攻击不敏感，因而不能被水解或水解的速度极慢，最终导致 PBPs 失活。

近 50 年来，每当一个新的 β-内酰胺类抗生素上市，很快就会筛选出相对应的产 β-内酰胺酶的新突变菌株。Bush 等将 β-内酰胺酶分为 4 类：第一类为头孢菌素水解酶（AmpC 酶），第二类为青霉素酶和超广谱酶，第三类为金属酶，第四类为其他不能被克拉维酸完全抑制的青霉素酶。β-内酰胺酶为一种诱导酶，由 AmpC 基因编码，在无抗生素的情况下，只产生极微量的 β-内酰胺酶；当接触抗生素后，可被诱导产生大量的酶，而除去抗生素后其产酶水平又可恢复正常。但 AmpC 基因具有较高水平的自然突变率，当使用超广谱头孢菌素后，AmpC 基因自发突变，可致稳定的去阻遏表达，从而产生持续性高水平酶成百上千倍地增高，引起颇为棘手的耐药性。除碳青霉烯类外，大多数 β-内酰胺类抗生素及抑制剂组方制剂都可被 β-内酰胺酶破坏而失活。可由染色体介导和质粒介导产生。前者常见于阴沟肠杆菌、铜绿假单胞菌，作用于大多数青霉素，第一、二、三代头孢，单环 β-内酰胺类抗生素，而第四代头孢及碳青霉烯类抗生素不受该酶作用。后者常见于肺炎克雷伯菌及大肠杆菌，它可产生超广谱 β-内酰胺酶（Extended-spectrum β-lactamases，ESBL），以转化、传导、整合、异位和转座等方式将耐药基因传播给其他细菌，可有效水解青霉素和头孢菌霉素，导致细菌对酶抑制药的耐药。目前认为，广谱头孢菌素（尤其是第三代头孢菌素）的广泛使用所产生的选择性压力，是导致超广谱 β-内酰胺酶的革兰氏阴性菌增多的主因。

（2）对氨基糖苷类抗生素的耐药机制：革兰氏阴性及部分革兰氏阳性菌可通过质粒介导产生氨基糖苷的修饰酶，从而形成钝化酶，使氨基糖苷类抗生素失活。主要的钝化酶（如乙酰化酶、磷酸化酶、腺苷化酶等）能将氨基糖苷类抗生素的游离氨基乙酰化、游离羟基磷酸化或核苷化，使药物不易进入细菌体内，也不易与细菌内靶位（核糖体 30S 亚基）结合，从而使氨基糖苷类抗生素失去抑制细菌蛋白质合成的能力，导致细菌产生耐药性。

（3）对大环内酯类和林可酰胺类抗生素的耐药机制：大环内酯类和林可酰胺类抗生素能与细菌 50S 核糖体亚基结合来抑制肽链延长。细菌耐药主要是因为获得的 erm 基因编码的对红霉素耐药的甲基化酶能将一个 23S rRNA 上的特异性腺嘌呤残基 C-6 位双甲基化，从而导致细菌对大环内酯类及林可酰胺类抗生素交叉耐药，也可能是甲基化改变了核糖体的构象，通过使抗生素结合位点发生重叠以降低对抗生素的亲和力。

2. 细菌外膜通透性的改变

细胞膜和细胞壁的结构发生改变，使药物难以进入细菌体内，引起药物摄取量的减少而使细菌体内药物浓度下降，使抗生素活性降低。该机制在 β-内酰胺类、氨基糖苷类、喹诺酮类、四环素及氯霉素等抗生素中均有体现。革兰氏阳性菌因缺少细菌外膜而不存在膜通透性下降的耐药机制。

革兰氏阴性菌的细胞壁黏肽层外面存在着双层类脂组成的外膜,外层为脂多糖,由紧密排列的碳氢分子组成,可阻碍疏水性抗生素进入细菌体内。外膜上还存在多种孔蛋白,负责营养物质及亲水性抗生素的出入。抗生素分子带负电荷越多,疏水性越强,则越不易进入细菌内。而且一旦细菌发生突变而失去某种特异性孔蛋白,即可导致耐药。如耐亚胺培南的铜绿假单胞菌因缺乏 D2 膜孔蛋白,使亚胺培南不能穿透细胞。氨基糖苷类抗生素是以阳离子替代二价钙离子,破坏细菌脂多糖和磷脂的结合,从而进入细菌内。但正是由于这种转移系统缺陷才造成某些细菌(如肠球菌、链球菌和某些肠科菌属)具有耐药性。细菌对喹诺酮类抗生素耐药是由于细菌外膜上 mar 位点突变而使外膜蛋白改变,从而造成细菌外膜通透性改变。

细菌外膜通透性的下降使进入细菌体内的抗生素量也随之减少,从而大大降低了抗生素的药理作用。另外,细菌可黏附于固体或有机腔道表面,形成微菌落。细菌还会分泌细胞外多糖蛋白复合物来将自身包裹其中,从而形成膜状物。多糖蛋白复合物成为细菌的生物膜,可以减少抗生素渗透,吸附抗生素钝化酶,促进抗生素水解。同时,它让细菌代谢下降,对抗生素不敏感,产生免疫逃逸现象,继而耐药。

3. 主动外排作用

细菌能够运用能量来进行依赖性主动转运,将已经进入细菌体内的抗生素泵出体外,从而降低抗生素的吸收速率或改变其转运途径。这种机制导致耐药性的产生。在对喹诺酮类耐药的铜绿假单胞菌中可分离出因药物泵出而耐药的菌株;因 NORS 基因的过度表达激活外排系统而导致金黄色葡萄球菌对大环内酯类耐药;在肺炎链球菌、大肠杆菌中均有基因可以编码被激活的泵出系统。

主动外排系统主要分为 4 大类:①主要易化超家族,与哺乳动物的葡萄糖易化转运器具有同源性;②耐药结节分化家族,包括能够泵出镉、钴和镍离子的转运蛋白;③葡萄球菌多重耐药家族,由比较小的含有 4 个跨膜螺旋的转运器组成;④ATP 组合盒转运器,包括 2 个跨膜区和 2 个 ATP 集合单位。

4. 细菌体内结合靶位结构的改变

抗生素作用的靶位(如核糖体和核蛋白)发生结构突变或被细菌产生的某种酶修饰,可使抗生素失去作用或使之与抗生素的亲和力下降。抗生素可专一性地与细菌细胞内膜上的靶位点结合,干扰细菌壁肽聚糖合成而导致细菌死亡。青霉素结合蛋白(Penicillin binding protein,PBP)位于细菌细胞质膜外壁,是在细菌细胞壁肽聚糖合成后期起转肽酶、转糖苷酶、肽链内切酶及羟基肽酶等作用的一系列酶,是该类抗生素的作用靶位。细菌能产生抵抗抗生素抑制作用的替代性靶蛋白(通常是一种酶),同时继续产生原来的易感性靶蛋白。这种机制使得细菌通过选择得以幸存,替代性靶蛋白使抗生素的作用绕道而过。MRSA 存在 mecA 基因,可编码产生替代性 PBP2a。同时,MRSA 也产生正常的PBP。PBP2a 对所有重要的 β-内酰胺类抗生素的亲和力均下降,且可替代 4 种 PBP 的功能。因此,MRSA 对几乎所有的 β-内酰胺类抗生素均耐药。这种由 PBP 介导的耐药性在革兰氏阳性菌中比革兰氏阴性菌中更常见。某些淋球菌、肺炎链球菌、铜绿假单胞菌等通过改变其 PBP 的结构,使与 β-内酰胺类抗生素的亲和力降低而导致耐药。

在大肠杆菌 K-12 菌株中,由于 rpsl 基因发生改变,使核蛋白体 S12 蛋白发生改变,而对链霉素产生很高的耐药性,同样也表现在淋病奈瑟菌、金黄色葡萄球菌、铜绿假单胞菌和粪肠球菌中。当编码 DNA 螺旋酶和拓扑异构酶基因发生突变时,可导致对喹诺酮类药物耐药性的产生。

以上为细菌产生耐药性的主要机制。随着研究进展,目前认为细菌耐药性的产生还与生物膜被产生、细菌自身代谢下降导致的敏感性降低等因素有关。

细菌对抗生素产生耐药性是一种自然生物现象。不少耐药菌种的耐药性不只存在一种机制,常可由 2 种或多种机制形成。一般来说,耐药菌只发生在少数细菌中,难以与占优势的敏感菌竞争,只有当敏感菌因抗生素的选择性作用被大量杀灭后,耐药菌才得以大量繁殖而继发感染。因此,细菌耐药性的发生、发展是抗生素广泛应用和滥用的后果,而这种广泛应用和滥用加速了细菌耐药的进程。正确合理地使用抗生素是目前我们能做到的、有效预防更多细菌耐药的方法,也是全球医学界达成的共识。我国也出台了相应的文件来指导临床抗生素的使用,对抗生素使用进行专项整治,旨在规范临床医师的用药,减慢细菌耐药的速度,为研发新的抗菌技术提供时间,以扭转人类与细菌大战的不利境地。

五、抗生素应用存在的问题和基本原则

对于重症患者来说,由细菌、真菌等所致的严重感染均可能直接威胁生命,其中细菌性感染最为多见,因此,抗生素也就成为 ICU 最广泛应用的药物之一。但目前仍存在无指征的预防、治疗用药,抗生素品种、剂量的选择错误,给药途径、给药次数及疗程不合理等不规范行为。抗生素的正确合理应用是提高疗效、降低不良反应发生率,以及减少或减缓细菌耐药性发生的关键。抗生素的应用原则在过去的 20 年中已有不少的研究,总的原则为:①选用适合的抗生素(最有效、不良反应最小);②在"规定的时间内"应用足够的剂量以达到最佳的抗菌效果;③最大限度地减缓细菌耐药性的发生等。

(一)目前抗生素应用中存在的问题

(1)不熟悉抗生素的抗菌谱及同类抗生素作用的差别,根据经验选用抗生素时不了解本地区及本医院内常见感染菌和耐药情况,不分轻重缓急将二、三线抗生素作为一线抗生素使用。

(2)无指征或无依据地盲目选用对病原菌无效或疗效不强的药物,滥用抗感染药物。

(3)用药时未考虑药物的代谢途径及患者的年龄因素、肝肾功能情况,未考虑药物的蛋白结合率及患者白蛋白水平,未考虑特殊治疗[如肾脏替代治疗(Continuous renal replacement therapy,CRRT)等]对药物的影响,导致给药剂量不足或过大,给药方式和时间间隔不正确,过早停药或不及时停药。

(4)产生耐药或二重感染时未能及时更换敏感抗生素;或单一用药能解决的感染盲目采用联合用药,需要联合用药时未能及时给予有效的联合用药。

(5)遇到感染只是强调抗生素的使用,忽视了局部病灶清除、脓肿的切开引流等原发病的治疗与控制。

(6)对于危重患者及特殊药物,未进行药物浓度检测,未根据药物浓度及时调整抗生素。

(7)抗感染时忽视整体治疗,包括提高患者的机体免疫力、维持内环境稳定和改善营

养情况等。

（二）抗生素应用的基本原则

1.抗生素分级管理

我国卫生部于 2011 年出台了《抗生素临床应用管理办法》,以政府令的形式进行抗生素的分级管理。医疗机构应结合实际,根据抗生素特点、临床疗效、细菌耐药情况、不良反应,以及当地社会经济状况、药品价格等因素,将抗生素分为非限制使用、限制使用与特殊使用 3 类并进行分级管理。

（1）非限制使用:经临床长期应用证明安全、有效,对细菌耐药性影响小,价格相对较低的抗生素。

（2）限制使用:与非限制使用抗生素相比较,这类药物在疗效、安全性、对细菌耐药性影响及药品价格等方面存在局限性,不宜作为非限制药物使用。

（3）特殊使用:不良反应明显,不宜随便使用或临床需要倍加保护以免细菌过快产生耐药而导致严重后果的抗生素;新上市的抗生素;其疗效或安全性任何一方面的临床资料尚少,或并不优于现用药物者;药品价格昂贵。

非限制使用抗生素属于一线用药,临床医师可根据诊断和患者病情开具处方;限制使用抗生素为二线用药,应经具有主治医师以上职称的医师同意并签名方可使用;特殊使用属于三线用药,患者病情需要,具有严格临床用药指征或确凿依据,经抗感染或有关专家会诊同意,具有高级职称医师签名后方可使用。

2.诊断为细菌性感染者,方有指征考虑应用抗生素

根据患者的症状、体征及血、尿常规等实验室检查结果,初步诊断为细菌性感染者及经病原检查确诊为细菌性感染者方有指征应用抗生素;由真菌、结核分枝杆菌、非结核分枝杆菌、支原体、衣原体、螺旋体、立克次体及部分原虫等病原微生物所致的感染亦有指征应用抗生素。缺乏细菌及上述病原微生物感染的证据,诊断不能成立者,以及病毒性感染者,均无指征应用抗生素。

3.尽早查明感染病原,根据病原种类及细菌药物敏感试验结果选用抗生素

在抗生素使用前,先留取相应的标本,送细菌培养及涂片,以尽早明确病原菌和药敏结果。抗生素品种的选用原则上应根据病原菌种类及病原菌对抗生素敏感或耐药,即细菌药物敏感试验(简称药敏)的结果而定。对于重症患者,在送检相应标本后、未知结果前,可根据患者的发病情况、发病场所、原发病灶及基础疾病等推断最可能的病原菌,并结合当地及本医院、本科室细菌感染及耐药情况立即给予抗生素经验性治疗;同时,对患者全身情况,包括营养情况、免疫情况等进行调整及治疗,并及时对局部病灶清除、脓肿的切开引流等原发病进行治疗和控制,但是一般不建议局部使用抗生素。获知细菌培养及药敏结果后,对疗效不佳的患者调整给药方案,避免诱导细菌耐药。

4.按照 PK/PD 理论来指导用药

各种抗生素的 PK 和 PD 特点不同,因此各有不同的临床适应证。临床医师应根据各种抗生素的上述特点,按临床适应证正确选用抗生素。对一些特殊药物要考虑其蛋白结合率及代谢途径,并注意结合给药途径及方式。

5.综合患者病情、病原菌种类及抗生素特点制订抗生素治疗方案

根据病原菌、感染部位、感染严重程度、患者的生理和病理情况制订抗生素治疗方案，包括抗生素的选用品种、剂量、给药次数、给药途径、疗程及联合用药等。在制订治疗方案时应遵循下列原则。

(1)按各种抗生素的治疗剂量范围给药：治疗重症感染(如脓毒症、感染性心内膜炎等)和抗生素不易达到的部位的感染(如中枢神经系统感染等)，选用相应感染部位浓度较高的药物，且抗生素剂量宜较大(治疗剂量范围高限)；而治疗单纯性下尿路感染时，由于多数药物尿浓度远高于血药浓度，则可应用较小剂量(治疗剂量范围低限)。

(2)结合药物代谢特点，患者肝、肾功能及白蛋白水平：不同的药物在体内的代谢途径、蛋白结合率不同，许多重症患者存在肝、肾功能不全及血清蛋白低下，因此应根据患者年龄、肌酐清除率及血清蛋白水平选用药物，并决定给药剂量、给药次数及使用疗程。

(3)特殊治疗时的剂量调整：重症患者往往合并肾功能不全，需根据肌酐清除率调整抗生素，CRRT对某些抗生素可部分清除，对行CRRT等血液净化治疗患者，应计算CRRT治疗条件下的抗生素剂量与未进行CRRT治疗时的抗生素剂量并及时调整。

6.联合应用原则

单一药物可有效治疗的感染，不需联合用药，仅在下列情况时考虑联合用药：病原菌尚未明确的严重感染，包括免疫缺陷者的严重感染；单一抗生素不能控制的需氧菌及厌氧菌混合感染，2种及以上病原菌感染；单一抗生素不能有效控制的重症感染，如感染性心内膜炎或严重脓毒症等；需长程治疗，但病原菌易对某些抗生素产生耐药性的感染，如结核病等；为降低不良反应大的抗生素的剂量，如两性霉素B与氟胞嘧啶联合治疗时，前者的剂量可适当减少，从而减少其不良反应。

联合用药时宜选用具有协同或相加抗菌作用的药物联合，如青霉素类、头孢菌素类及其他 β-内酰胺类与氨基糖苷类联合，两性霉素B与氟胞嘧啶联合。联合用药通常采用2种药物联合，3种及以上药物联合仅适用于个别情况，如结核病的治疗。此外，必须注意联合用药后药物不良反应可能增多。

7.需进行药物浓度监测

与普通患者相比，重症患者的肝、肾功能，全身状态，免疫状况及代谢状况等均有很大变化，因此，抗生素在重症患者体内的PK与普通患者存在差异。对重症患者进行抗感染治疗时，若医院情况及患者情况允许，应进行简易的治疗药物监测(Therapeutic drug monitoring，TDM)，并根据监测情况及时调整。

8.疗程应足够

抗生素疗程因感染不同而异，对于重症患者一般宜用至培养结果呈阴性、体温正常、症状消退后72~96h，并结合影像资料综合判断。但脓毒症、感染性心内膜炎、化脓性脑膜炎、伤寒、骨髓炎、侵袭性真菌感染及结核病等需较长的疗程方能彻底治愈，并防止复发。

(三)特殊病理、生理情况及特殊治疗时用药基本原则

1.肾功能不全患者

许多抗生素在人体内主要经肾排出，其中一些抗生素具有明显的肾毒性，而重症患者大多伴有肾功能障碍，因此，使用时应根据感染的严重程度、病原菌种类及药敏实验结果

等选用无肾毒性或肾毒性低的抗生素,尽量避免使用肾毒性抗生素,确有应用指征时,根据患者肾功能不全程度及抗生素在人体内排出途径调整给药剂量及方法。一般而言,将主要由肝胆系统排泄或由肝代谢,或经肾和肝系统同时排出的抗生素用于肾功能减退者时,可维持原治疗剂量或将剂量略减;主要经肾排泄,药物本身并无肾毒性,或仅有轻度肾毒性的抗生素,可应用于肾功能减退者,但剂量需适当调整;避免将肾毒性抗生素用于肾功能减退者,如确有指征使用该药物时,需进行肾功能及血药浓度监测,据以调整给药方案,达到个体化给药;也可按照肾功能不全程度(以内生肌酐清除率为准)减量给药,疗程中需严密监测患者肾功能。

内生肌酐清除率计算公式:内生肌酐清除率(mL/min)=[(140-年龄)×标准体重(kg)]/[血肌酐值(mg/dL)×72](附:1mg/dL=88.4μmol/L)对女性患者应乘系数0.85。根据内生肌酐清除率判断肾功能损害的程度,在此基础上调整抗生素的剂量。

2. 肝功能不全患者

当患者肝功能不全时,抗生素的选用及剂量调整需要考虑肝功能减退对该类药物体内过程的影响程度,以及肝功能减退时该类药物及其代谢产物发生毒性反应的可能性。由于药物在肝中代谢过程复杂,不少药物的体内代谢过程尚未完全阐明,根据现有资料,当患者肝功能减退时,抗生素的应用需考虑以下几种情况:①如药物主要由肾排泄,对于肝功能不全者,则不需要调整剂量。氨基糖苷类抗生素属此类;②如药物主要由肝清除,当患者肝功能不全时,清除明显减少,但并无明显毒反应发生,则对肝功能不全者仍可正常应用,但需谨慎,必要时应减量给药,治疗过程中需严密监测肝功能。红霉素等大环内酯类(不包括酯化物)、林可霉素及克林霉素属此类。③如药物主要经肝或有相当剂量经肝清除或代谢,当患者肝功能不全时,清除减少,并可导致毒性反应的发生,则对肝功能减退患者应避免使用。氯霉素、利福平及红霉素酯化物等属此类。④药物经肝、肾两种途径清除,肝不全者,药物清除减少,血药浓度升高;同时有肾功不全者,血药浓度升高尤为明显,但药物本身的毒性不大。对于严重肝病患者,尤其肝、肾功能同时减退的患者,此类药物需减量应用,青霉素类和头孢菌素类均属此类。

3. 老年患者

由于老年人肾功能呈生理性减退,药物自肾排出减少,导致在体内积蓄,血药浓度增高,容易出现药物不良反应。抗感染治疗时宜选用毒性低并具杀菌作用的抗生素,若选用主要由肾排出的抗生素时,应按轻度肾功能不全计算给药剂量,也可用正常剂量的1/2~2/3。青霉素类、头孢菌素类和其他β-内酰胺类的大多数品种即属此类。毒性大的氨基糖苷类、万古霉素及去甲万古霉素等药物应尽可能避免使用,有明确应用指征时在严密观察下慎用,同时应进行 TDM,据此调整剂量,使给药方案个性化,以达到用药安全、有效的目的。

4. 接受 CRRT 患者

ICU 急性肾损伤和多器官功能障碍的患者大多数需进行 CRRT。CRRT 清除代谢产物的同时对抗生素亦有不同程度的清除,由于重症患者本身气管功能障碍所致的 PK 的改变,加上 CRRT 不同的治疗模式和不同设备状态下患者体内抗生素浓度变化差异很大,因此,仅根据清除率(Clearance,CL)来准确调整药物剂量是很困难的,可以遵循以下原则:①参考肾功能损伤程度来调整抗生素维持量。②首次给药不需要考虑清除,根据血浆靶目标浓度和药物分布容积来给予,对于蛋白结合率高和非肾排泄的药物也无需调整剂量。③对于浓度依赖性抗生素,可考虑增加药物剂量;对于时间依赖性抗生素,可缩短药物间隔时间。有报道认为,某些抗生素及其代谢产物均可经血液透析清除,透析 3h 后可清除约 30%。因此在患者进行 CRRT 治疗时,一般增加治疗量的 1/3 或根据 CRRT 时抗生素治疗量计算公式计算剂量并调整。④进行血浆药物浓度实时监测并根据监测结果调整,尤其是对于抗菌谱窄的药物(如万古霉素和氨基糖苷类抗生素)。

六、展　望

早期明确感染的病原菌,及时使用目标性抗生素,不仅能提高患者的生存率,同时能快速抑制细菌耐药的速度。快速诊断病原菌、使用生物标志物来指导抗生素的疗程将是今后的研究方向。

【思考题】

1. 根据药物的结构分类,简述抗生素的分类及其抗菌谱。
2. 简述细菌耐药的机制。

【参考文献】

[1] D'Costa VM, King CE, Kalan L, et al. Antibiotic resistance is ancient. Nature, 2011, 477(7365): 457-461.

[2] Li AM, Gomersall CD, Choi G, et al. A systematic review of antibiotic dosing regimens for septic patients receiving continuous renal replacement therapy: Do current studies supply sufficient data? J Antimicrob Chemother, 2009, 64 (5): 929-937.

[3] Melamend S, Lalush C, Elad T, et al. A bacterial reporter panel for the detection and classification of antibiotic substances. Microb Biotechnol, 2012, 5(4): 536-548.

[4] McKenzie C. Antibiotic dosing in critical illness. J Antimicrob Chemother, 2011, 66 (Suppl 2): ii25-ii31.

[5] 郭利涛,刘昱,王雪,等. 利奈唑胺治疗糖肽类药物治疗无效的 MRSA 感染分析. 中国抗生素杂志, 2012, 2: 149-152.

[6] 汪复. 抗生素临床应用指南. 北京:人民卫生出版社, 2007.

[7] 卫生部,国家中医药管理局,总后勤部卫生部. 抗生素临床应用指导原则. 中华医学杂志, 2004, 22: 1857-1861.

[8] 卫生部办公厅. 关于做好全国抗生素临床应用专项治理活动的通知. 卫办医政发〔2011〕56 号, 2011.

(吴建浓)

第三节 深部真菌感染的诊治进展

摘　要：重症患者深部真菌感染的高死亡率，与高危因素密切相关。深部真菌感染的临床表现无特征性，因此应关注不明原因的器官功能障碍。G 试验对于诊断真菌感染、GM 试验对于诊断曲霉感染有较大的价值，但受较多因素影响。在无菌体液中，假丝酵母菌培养的阳性结果有较大的意义，组织学检查可确诊。诊断分为拟诊、临床诊断和确诊三个级别，对应的治疗分别为经验性治疗、抢先治疗和目标性治疗。治疗药物包括多烯类、唑类、棘白菌素类和氟胞嘧啶。两性霉素 B 是治疗深部真菌感染的经典药物。对深部真菌感染患者，强调早期积极治疗和足量、足疗程治疗。

关键词：深部真菌感染；高危因素；诊断标准；药物

Abstract：The mortality of deep fungal infections in severe patients is closely related to the high risk factors. The clinical features of the patients with deep fungal infection are not characteristic, and the dysfunction of the unknown origin organs should be concerned. It was significant when G test was used in the diagnosis of fungal infection and GM test for the diagnosis of Aspergillus infection, but the results were influenced by many factors. There is a great significance for the positive result of Candida albicans cultivation in sterile body fluid, and the diagnosis can be confirmed by histological examination. Diagnosis is divided into three levels of diagnosis, including quasi diagnosis, clinical diagnosis and diagnosis, the corresponding treatments are empirical treatment, preemptive therapy and targeted therapy. Drug therapy include polyenes, azoles, echinocandin antifungal agent and flucytosine. Amphotericin B is classical drugs in the treatment of deep fungal infection. Early active treatment, adequate dosage and course of treatment were emphasized in patients with deep fungal infection.

Keywords：Deep fungal infection；High risk factors；Diagnostic criteria；Drug

一、概　述

危重患者侵袭性真菌感染（Invasive fungal infections，IFI）的发生率呈逐年上升趋势，约占医院内获得性感染的 8%～15%。病原菌主要包括假丝酵母菌（念珠菌）和曲霉，其中仍以假丝酵母菌为主。假丝酵母菌中白假丝酵母菌是最常见的病原菌，但近年来非白假丝酵母菌（如光滑假丝酵母菌、热带假丝酵母菌及近平滑假丝酵母菌等）感染的比例在逐渐增加，并且病死率要高于白假丝酵母菌。侵袭性曲霉感染的发生率亦在逐渐上升。侵袭性真菌感染的病死率高，假丝酵母菌血症的病死率达 30%～60%，侵袭性曲霉感染的病死率则更高，因此危重患者的侵袭性真菌感染越来越受到临床医生的重视。

ICU 患者病情危重复杂、免疫功能低下，发生 IFI 的危险因素复杂多样。随着临床治疗手段的进步，重症患者生存期明显延长，留住 ICU 时间延长。同时，组织或器官移植、导管相关技术的广泛开展,抗生素、抗肿瘤药物、糖皮质激素及免疫抑制剂等药物的广泛应用,使免疫功能受损患者的比例不断增加;而患者往往接受多种有创性检查和治疗,这在不同程度上损伤了解剖或生理屏障功能的完整性。ICU 内的患者除具有上述危险因素外,还常常伴有器官或系统功能障碍。虽然一部分患者之前未患免疫抑制疾病或未接受免疫抑制治疗,但重症疾病本身通常会导致严重的免疫功能紊乱或抑制。同时器官功能障碍还严重地限制了抗真菌药物的常规应用。因此相比其他科室的侵袭性真菌感染患者,ICU 患者的侵袭性真菌感染有其自身的特点。近年来,随着实验室诊断水平的提高,以及临床医师对侵袭性真菌感染的认识不断加深,其诊断已有很大提高。

二、临床表现

1.宿主因素

假丝酵母菌感染的高危因素:中心静脉插管、糖尿病、外科手术、多部位念珠菌定植及广谱抗生素的使用等。曲霉感染的高危因素:血液恶性肿瘤患者、慢性阻塞性肺病(Chronic obstructive pulmonary disease,COPD)、长时间激素治疗及多器官功能衰竭等。曲霉/假丝酵母菌感染的共同高危因素:严重粒细胞缺乏、免疫功能低下的患者,移植患者及入住 ICU 等。

2.侵袭性真菌感染的临床特征

(1)侵袭性真菌感染的症状:①发热。在广谱抗生素应用过程中,患者体温正常或下降后又升高。广谱抗生素的应用加重了患者的毒血症状(不能有效控制)。②出血。包括气道出血,常伴哮喘样发作;尿道出血,尿浑浊,多泡沫,存放后表面有膜状物;消化道出血,呕血、黑便;引流管内出血。③腹泻。④眼内炎,占假丝酵母菌血症的 9%～15%。

(2)体征:①口腔溃疡,有白膜或口臭;②黑毛舌;③肛周白斑;④假丝酵母菌疹。假丝酵母菌疹的特点:水疱疹密集分布于躯干和四肢腹侧,尤多见于胸腹部、大腿和上臂前面,半透明状,直径 0.5～2mm,不融合,刮诊检查真菌阴性,可反复出现,假丝酵母菌感染控制后皮疹即脱屑、消退。多数危重病患者的侵袭性假丝酵母菌感染的临床表现缺乏特征,但假丝酵母菌疹具有早期诊断价值,特别是对假丝酵母菌血症具有很高的诊断价值(发生率在 40%左右)。

3.影像学

胸片:肺纹理增粗,兼有小斑点影;局限性小片状影;大片状融合模糊影或棉团样密度增高影;空洞形成,空洞类钟垂样影像——曲菌病;圆形结节性真菌瘤或块状影,可与结核灶并存,以两肺中下叶居多,可波及肺门及胸膜;累及双侧肺尖的斑片影,常伴双侧中下肺的多灶性病变。肺部曲霉感染可表现为:早期出现胸膜下密度增高的结节实变影,继而出现光晕征(Halo sign),新月形空气征(Air-crescent sign)或实变区域内出现空腔等。

4.生化试验

(1)血清 G 试验:检测真菌的 1,3-β-D-葡聚糖。1,3-β-D-葡聚糖是真菌细胞壁的成分,除隐球菌和接合菌(毛霉菌)以外,其他的真菌细胞壁均有 1,3-β-D-葡聚糖,故本试验适用于除隐球菌和接合菌(毛霉菌)以外的所有其他深部真菌感染的早期诊断,尤其是念珠菌和曲霉感染,但不能确定菌种。采用 Fungitec G test 的阳性阈值为 20ng/L,敏感性

60%~100%,特异性84%~100%;采用Glucatell test的阳性阈值为60~80ng/L,敏感性70%~80%,特异性90%左右。但在使用纤维素膜进行血透时,标本接触过纱布或其他含有葡聚糖的材料,静脉输注免疫球蛋白、白蛋白、凝血因子或血液制品,标本中存在脂多糖,操作者在处理标本时存在污染,放化疗造成的黏膜损伤导致食物中的葡聚糖或定植的念珠菌经胃肠道进入血液,应用多黏菌素、厄他培南、头孢噻肟、头孢吡肟和磺胺类等,均会引起不同程度的假阳性。

(2)血清GM试验:检测曲霉菌(半乳甘露聚糖)。半乳甘露聚糖是广泛存在于曲霉和青霉细胞壁的一种多糖。诊断阈值:美国为0.5;欧洲为1.5。但在使用半合成青霉素(尤其是哌拉西林-他唑巴坦)时,新生儿和儿童(双歧杆菌定植,食用乳制品)、血液透析、自身免疫性肝病,以及食用可能含有GM的牛奶等高蛋白食物等,均会不同程度引起假阳性。

肺泡灌洗液GM试验:是诊断侵袭性肺部曲霉感染十分重要的方法,比血清GM试验具有更高的敏感性,但结果的判定尚无定论。

(3)微生物学检查:①血液、胸腹水等无菌体液隐球菌抗原阳性;②对血液、胸腹水等无菌体液直接镜检或细胞学检查发现除隐球菌外的其他真菌(镜检发现隐球菌可确诊);③未留置导尿管情况下,连续2份尿样培养呈酵母菌阳性或尿检见假丝酵母菌管型;④直接导尿术获得的尿样培养呈酵母菌阳性;⑤更换导尿管前后两次获得的两份尿样培养呈酵母菌阳性;⑥对气道分泌物(包括经口、气管插管,支气管肺泡灌洗及防污染毛刷等手段获取的标本)直接镜检或细胞学检查时,发现菌丝或孢子,或真菌培养阳性;⑦对经胸、腹、盆腔引流管或腹膜透析管等留置的引流液直接镜检或细胞学检查时,发现菌丝或孢子,或真菌培养阳性;⑧对经脑室引流管留取的标本直接镜检或细胞学检查时,发现菌丝或孢子,或真菌培养阳性。

三、诊 断

对重症患者的侵袭性真菌感染,需要结合危险(宿主)因素、临床特征、微生物学检查及组织病理学进行分级诊断。诊断可分为拟诊、临床诊断和确诊三个阶段:①宿主因素+临床特征——拟诊;②宿主因素+临床表现+真菌学——临床诊断;③有组织病理学依据——确诊。

1.深部组织感染

正常本应无菌的深部组织经活检或尸检证实有真菌侵入性感染的组织学证据;或除泌尿系、呼吸道及鼻旁窦外正常无菌的封闭体腔或器官中发现真菌感染的微生物学证据。

2.真菌血症

血液真菌培养呈阳性,并排除污染,同时存在符合相关致病菌感染的临床症状和体征。

3.导管相关性真菌血症

对于深静脉留置的导管行体外培养,当导管尖端(长度5cm)半定量培养菌落计数>15CFU,或定量培养菌落计数>10^2CFU,且与外周血培养为同一致病菌,并除外其他部位的感染可确诊。

在诊断侵袭性深部真菌感染时,应高度重视下列器官功能的异常:不能解释的精神状态或意识改变;不明原因的肝功能障碍;无器质性心脏病的患者出现不能解释的心力衰竭;无哮喘病史的患者出现哮喘样发作;无明显诱因的胃肠功能衰竭。

诊断困惑:①临床表现缺乏特征性,无特异性诊断指标;②继发性真菌感染常被基础疾病和治疗药物所掩盖;③常为混合性感染,且易与细菌感染混淆;④病原体通常为体内常居菌,口咽部分泌物、痰、小便及大便内培养到的病原体很难被确定为致病菌还是定植菌。

四、定植与侵袭的鉴别

定植是指无临床症状,无相关临床体征,实验室指标无相关提示,影像学资料表现不显著,无 IFI 所致脏器功能障碍。而侵袭是指致病微生物发生大量繁殖并导致组织器官破坏,从而引起病理性损害。因此,对定植的真菌不需要治疗。

根据真菌所在部位及临床表现不同而有不同的意义:

(1)口咽部:无症状、体征——意义不大;有伪膜、溃疡——有意义。

(2)气管和支气管:无症状、体征——意义不大;出血、哮喘样发作——有意义。

(3)胃肠道:腹泻——有意义。

(4)尿道:血尿——有意义。

定植形态:假丝酵母菌寄生于人体但不引起症状时为酵母细胞型,致病时则表现为菌丝型。

五、治 疗

对应尚无感染时的治疗称为预防治疗,拟诊级别的治疗为经验性治疗,临床诊断级别的治疗为抢先治疗,确诊级别的治疗为目标性治疗。

由于侵袭性深部真菌感染患者往往病情十分严重,且抗真菌治疗起效常较慢,故特别强调此类患者的早期治疗。延误治疗是真菌血症患者住院病死率增加的危险因素,而疗程不充分也明显增加真菌血症患者的死亡率。对于真菌血症来说,延误治疗的定义:系统性抗真菌药物在第一次阳性血培养标本获得后12h以上才给药。

1.预防性治疗

ICU 由于其环境及患者的特殊性,预防需注意的事项很多,除了注意环境监控、灭菌消毒和洗手等措施外,尤其强调应尽可能保护并早期恢复患者的解剖生理屏障,减少不必要的侵入性操作,如尽早拔除留置的导管,减少静脉营养的应用时间,早日转为肠内营养等。

在积极进行原发病治疗的同时,抗真菌药物的预防治疗亦十分重要,建议对免疫功能抑制的部分重症患者进行抗真菌药物的预防治疗,如高危的粒细胞缺乏患者、接受免疫抑制治疗的高危肿瘤患者、细胞和器官移植的患者等。对 ICU 内无免疫功能抑制的重症患者一般不建议进行抗真菌药物的预防性治疗。

2.经验性治疗

针对的是拟诊侵袭性真菌感染的患者,在未获得病原学结果之前,可考虑进行经验性治疗。对拟诊 IFI 的危重患者进行经验性治疗的依据：①假丝酵母菌在高危患者中发病率高；②很难区别定植和侵袭性感染；③ICU 患者 IFI 的诊断十分困难；④延迟治疗会明显增加患者的死亡率。

药物的选择应综合考虑可能的感染部位、病原真菌、患者预防用药的种类，以及药物的广谱、有效、安全性和效价比等因素。

3. 抢先治疗

抢先治疗针对临床诊断为侵袭性真菌感染的患者。对有高危因素的患者开展连续监测，包括每周 2 次的胸部摄片、CT 扫描、真菌培养及真菌抗原检测等。如发现阳性结果，立即开始抗真菌治疗，即抢先治疗。目前更为强调抢先治疗策略，因其在保证对 IFI 患者早期治疗的同时，还可减少不合理的经验性治疗所致的抗真菌药物的过度使用，降低真菌耐药的危险性及医药花费。

抢先治疗药物的选择可参考所检测到的真菌种类而定。治疗应足量、足疗程，以免复发。

4. 目标性治疗

目标性治疗针对确诊为侵袭性真菌感染的患者，且针对真菌种类进行特异性抗真菌治疗。以获得致病菌的药敏结果为依据，采用有针对性的治疗，也可适当根据经验治疗的疗效结合药敏结果来调整给药。药物选择要参考药物抗菌谱、药理学特点、真菌种类、临床病情和患者耐受性等因素后选定。

5. 器官功能障碍患者的抗真菌药物治疗

ICU 患者往往都存在多器官功能障碍或衰竭，而临床常用的抗真菌药几乎都有肝肾毒性及其他毒副作用。在抗真菌治疗过程中，应正确选择和合理使用抗真菌药物，尽可能避免或减少对患者器官的损害。

对于肝功能不全患者，应用唑类药物时应密切监测肝功能。转氨酶轻度升高但无明显肝功能不全的临床表现时，可在密切监测肝功能的基础上继续用药；转氨酶升高达正常 5 倍以上并出现肝功能不全的临床表现时，应考虑停药，并应密切监测肝功能。

对于肾功能不全患者，应用氟康唑时，如肌酐清除率＞50mL/min，则不需调整剂量，肌酐清除率＜50mL/min，则剂量减半；应用伊曲康唑时，如肌酐清除率＜30mL/min，则不推荐静脉给药；应用伏立康唑时，如肌酐清除率＜50mL/min，也不推荐静脉给药。卡泊芬净主要在肝脏代谢，用于肾功能障碍患者时，无需调整剂量。

血液滤过时应用两性霉素 B 含脂制剂，则无需调整剂量。血液透析和血液滤过时，氟康唑会被清除，每次透析后常规剂量给药一次。血液透析不影响静脉或口服的伊曲康唑的半衰期和清除率，故血液透析时伊曲康唑给药剂量不变。伏立康唑主要在肝脏代谢，血液透析和血液滤过时不需调整剂量。伊曲康唑和伏立康唑均含有 β-环糊精，需经肾脏排泄，亦可经血液透析或血液滤过清除。故对于肾功能不全患者若需应用伊曲康唑或伏立康唑，则应同时应用血液透析或血液滤过，以免 β-环糊精在体内蓄积。卡泊芬净主要在肝脏代谢，血液滤过和血液透析时亦无需调整剂量。

连续性静脉-静脉血液滤过（Continuous veno-venous hemofiltration，CVVH）、连续性静脉-静脉血液透析（Continuous veno-venous hemodialysis，CVVHD）、连续性静脉-静

脉血液透析滤过(Continuous veno-venous hemodiafiltration,CVVHDF)及间歇性血液透析(Intermittent hemodialysis,IHD)时抗真菌药物的剂量调整见表8-5。

表8-5 CVVH、CVVHD、CVVHDF 及 IHD 时抗真菌药物剂量调整

药物名称	CVVH	CVVHD 或 CVVHDF	IHD
氟康唑	200～400mg,q24h	400～800mg,q24h	每次血透后给药一次
伏立康唑	4mg/kg,口服,q12h	4mg/kg,口服,q12h	—
伊曲康唑	—	—	血液透析前给药
卡泊芬净	无需调整剂量		
两性霉素 B 去氧胆酸盐	0.4～1.0mg/kg,q12h	0.4～1.0mg/kg,q12h	—
两性霉素脂质复合体	3～5mg/kg,q24h	3～5mg/kg,q24h	—
两性霉素 B 脂质体	3～5mg/kg,q24h	3～5mg/kg,q24h	—

注:CVVH、CVVHD 及 CVVHDF 时,置换液、透析液均为 1L/h。q12h 表示每 12h 一次,q24h 表示每 24h 一次。

此外,对于重症患者,侵袭性真菌感染的治疗还包括联合应用抗真菌药物治疗、免疫调节治疗及手术治疗等。

5.治疗方面的困惑

选择抗真菌治疗药物时,存在以下困难:种类少;缺少广谱、高效、低毒、廉价的药物;很难确定细菌与真菌的交互作用程度;很难确定细菌感染控制的程度;免疫抑制剂和糖皮质激素在侵袭性真菌感染治疗中的应用极难把握分寸等。因此抗真菌治疗仍存在许多的困惑。

六、抗真菌药物

与其他抗感染药物不同,目前抗真菌药物在中国市场可选择范围相当有限,并且受限于经济、实验测定条件和医生对真菌感染的认识。具体应用还要结合患者个人情况,并参照药品说明书。

1.多烯类

(1)两性霉素 B:①适应证:曲霉、念珠菌、隐球菌、组织胞浆菌等引起的 IFI 患者;②药代动力学:几乎不被肠道吸收,静脉给药较为理想。血浆结合率高,可通过胎盘屏障,血浆半衰期为24h。肾脏清除很慢。③用法与用量:静脉给药,每天 0.5～1.0mg/kg。④注意事项:传统的两性霉素 B 制剂具有严重的肾毒性,需对患者进行严密的肾功能及血钾水平监测。在患者肾功能显著下降的情况下应予以减量,并应避免与其他肾毒性药物合用。

(2)两性霉素 B 含脂制剂:目前有 3 种制剂,包括两性霉素 B 脂质复合体(Amphotericin B lipid complex,ABLC)、两性霉素 B 胶质分散体(Amphotericin B colloidal dispersion,ABCD)和两性霉素 B 脂质体(Liposome amphotericin B,L-AmB)。因其分布更集中于单核-吞噬细胞系统(如肝、脾和肺组织),在肾组织的浓度较低,故肾毒性较两性霉素 B 去氧胆酸盐降低。抗真菌谱与两性霉素 B 一样,采用脂质体技术制备,价格较昂贵。①适应证:曲霉、念珠菌、隐球菌及组织胞浆菌等引起的 IFI 患者;无法耐受传统两性霉素 B 制剂的患者;肾功能严重损害,不能使用传统两性霉素 B 制剂的患者。

②药代动力学:非线性动力学,易在肝脏及脾脏中浓集,肾脏中则较少蓄积。③用法与用量:推荐剂量 ABLC 为 5mg/kg,ABCD 为 3～4mg/kg,L-AmB 为 3～5mg/kg。起始剂量为每天 1mg/kg,经验治疗的推荐剂量为每天 3mg/kg,确诊治疗为每天 3mg/kg 或 5mg/kg,静脉输注的时间不应少于 1h。④注意事项:肾毒性显著降低,输液反应也大大减少,但仍需监测肾功能。

2. 唑类(吡咯类)

(1)氟康唑:①适应证:急性隐球菌性脑膜炎、侵袭性念珠菌病的预防和治疗。②药代动力学:口服迅速吸收,进食对药物吸收无影响。蛋白结合率低,肾脏清除,血浆半衰期为20～30h,血中药物可经透析清除。③用法与用量:治疗侵袭性念珠菌病时,给予 400～800mg/d;预防念珠菌病时,给予 50～200mg/d。静脉滴注或口服。一般疗程均不宜超过 2～3 周。④注意事项:对长期治疗者,应注意肝功能。

(2)伊曲康唑:①适应证:曲霉、念珠菌属、隐球菌属和组织胞浆菌等引起的 IFI 患者。②药代动力学:蛋白结合率99%,血浆半衰期为20～30h。经肝 P450 酶系广泛的代谢,代谢产物经胆汁和尿液排泄。③用法与用量:第 1～2 天 200mg,静脉注射,2 次/d;第 3～14 天200mg,静脉注射,1 次/d;输注时间不得少于 1h;之后序贯使用口服液,200mg/次,2 次/d。④注意事项:长期治疗时应注意对肝功能的监测,不得与其他肝毒性药物合用,静脉给药时不得与其他药物采用同一通路。

(3)伏立康唑:①适应证:免疫抑制患者的严重真菌感染、急性侵袭性曲霉病、对氟康唑耐药而对伏立康唑敏感的念珠菌引起的侵袭性感染、镰刀霉菌引起的感染等。②药代动力学:高危患者中呈非线性药代动力学,蛋白结合率为 58%,组织分布容积为4.6L/kg,清除半衰期为 6～9h。③用法与用量:负荷剂量为 6mg/kg,静脉给予,每 12 小时 1 次,连用 2 次。输注速度不得超过每小时 3mg/kg,在 1～2h 内输完。维持剂量 4mg/kg,静脉给予,每 12 小时 1 次。④注意事项:对于中度至重度肾功能不全患者,慎重经静脉给药。

3. 棘白菌素类

(1)卡泊芬净:①适应证:疑似真菌感染的发热性中性粒细胞减少患者;侵袭性念珠菌病、念珠菌血症和其他疗法难控制或不能耐受的侵袭性曲霉菌病患者。②药代动力学:血药浓度与剂量呈等比例增长,蛋白结合率>96%,清除半衰期为 40～50h。③用法与用量:首日静脉给予一次 70mg 的负荷剂量,随后以 50mg/d 的剂量维持,输注时间不得少于 1h,疗程依患者病情而定。④注意事项:对肝功能受损的患者慎重用药。

(2)米卡芬净:是一类新型水溶性棘白菌素类脂肽,它对念珠菌属和曲霉菌属引起的深部真菌感染有广谱抗菌作用,对耐唑类药物的白念珠菌、光滑念珠菌、克柔念珠菌和其他念珠菌均有良好的抗菌活性,但不能抑制新型隐球菌、毛孢子菌属、镰孢属或结合菌。①适应证:主要用于念珠菌属和曲霉菌属所致的深部真菌感染。②药代动力学:体内分布广泛,血浆和组织浓度较高,主要在肝进行代谢,经胆汁排泄,与其他药物相互作用少。主要的不良反应是肝功能异常,但发生率并不高。③用法与用量:用于治疗食管念珠菌病时,推荐剂量为 150mg/d;预防造血干细胞移植患者的念珠菌感染时,推荐剂量为50mg/d。

4.氟胞嘧啶

①适应证:很少单一用药,一般联合两性霉素 B 应用于全身念珠菌病、隐球菌病。②药代动力学:口服迅速,几乎完全吸收,经口和经非胃肠道给药均可达到相同血药浓度,蛋白结合率低,组织分布广泛,经肾脏以原形消除,血浆半衰期为 2.5～5.0h。③用法与用量:若肾功正常,初始剂量为 50～150mg/kg,分 4 次给药,每 6h 一次;若肾功能不全,初始剂量为 25mg/kg,但随后的用量和间期需调整以使血清峰值浓度达到 70～80mg/L。④注意事项:监测血肌酐水平每周两次,调整合适剂量,规律监测血细胞计数和肝功情况。当与两性霉素 B 联用时,两性霉素 B 会使氟胞嘧啶清除率降低。

七、抗真菌治疗的药物选择

2016 年美国感染性疾病协会(Infectious Diseases Society of America,IDSA)《念珠菌病治疗指南》认为,药物治疗非粒缺患者的念珠菌血症时,初始治疗首选棘白菌素类;但对非危重患者和氟康唑敏感念珠菌感染患者,可选择氟康唑治疗。氟康唑的负荷剂量为 800mg,继以 400mg,1 次/d。如分离菌株对氟康唑敏感且患者病情稳定,初始抗真菌治疗后随访血培养阴性,可将棘白菌素类改为氟康唑。如对上述药物不能耐受或耐药,则可选用两性霉素 B 含脂制剂。

对于有深静脉导管者,应尽早拔除或更换深静脉导管。

对于真菌血症患者,抗真菌治疗的疗程为末次血培养阳性和临床症状及体征消失后 14d。

对于所有的真菌血症患者,抗真菌治疗应在阳性血培养标本采集后尽早开始,推迟治疗与患者死亡率增加有关。随后继续进行血培养以保证真菌从血液中清除掉。专家推荐每日或隔日做血培养,直到培养结果呈阴性。

侵袭性曲霉病的靶向治疗:可供选择的药物有多烯类(两性霉素 B 及其脂质体)、唑类(伏立康唑、伊曲康唑、帕沙康唑)、棘白菌素类(卡泊芬净和米卡芬净)。其中,以伏立康唑较常用,而棘白菌素类可作为替代或与伏立康唑联合应用。

八、展　望

随着老年患者和危重病患者的增多,存在多个高危因素的患者更易发生真菌感染。因此,将有许多敏感而又特异的方法被用来诊断真菌感染和指导临床治疗,如血清学或体液标志物、影像学特征等;也将有越来越多的高效且不良反应较少的抗真菌药物被应用于临床;同时也将出现更为有效的辅助治疗手段(如免疫增强治疗等),以帮助患者恢复,从而使抗真菌治疗达到更理想的效果。

【思考题】

1.深部真菌感染的高危因素分别有哪些?

2.深部真菌感染如何分级诊断和治疗?

3.常用的抗真菌药有哪些?各有什么特点?

【参考文献】

[1] Limper AH，Knox KS，Sarosi GA，et al. An official American Thoracic Society statement：Treatment of fungal infections in adult pulmonary and critical care patients. Am J Respir Crit Care Med，2011，183(1)：96-128.

[2] Pappas PG，Kauffman CA，Andes DR，et al. Clinical practice guideline for the management of Candidiasis：2016 update by the Infectious Diseases Society of America. Clin Infect Dis，2016，62(4)：e1-e50.

[3] Patterson TF，Thompson GR 3rd，Denning DW，et al. Practice guidelines for the diagnosis and management of Aspergillosis：2016 update by the Infectious Diseases Society of America. Clin Infect Dis，2016，63(4)：e1-e60.

[4] Ullmann AJ，Cornely OA，Donnelly JP，et al. ESCMID guideline for the diagnosis and management of Candida diseases 2012：Developing European guidelines in clinical microbiology and infectious diseases. Clin Microbiol Infect，2012，18(Suppl 7)：1-8.

[5] 中华医学会重症医学分会. 重症患者侵袭性真菌感染诊断与治疗指南(2007). 中华内科杂志,2007,46(11):960-966.

（江荣林）

第九章　重症医学

第一节　危重症抢救策略及诊治进展

　　摘　要：对于危重患者，应根据 ABC 理论及时识别，而有逆转可能的重症患者应进入 ICU 治疗。危重患者的抢救策略：一个中心、四个基本点，即以维持生命为抢救中心，继而行病因治疗，营养支持，维持水电解质酸碱的平衡，防治多器官功能障碍综合征（MODS）。

　　关键词：危重病；ICU；诊治

　　Abstract：For critical patients，diagnosis should be made in time according to the ABC theory. And those whose illness can be reversible，should undergo Intensive Care Unit（ICU）treatment. The rescue strategies for critical patients are as follows：sustentation of life which is the most important，then the etiological treatment，nutritional support，maintenance of normal homeostasis and prevention from multiple organ disfunction syndrome（MODS）.

　　Keywords：Critical illness；ICU；Diagnosis and treatment

一、识别重症患者

　　ICU 能否有助于重症患者治疗？发表于 *Critical care medicine* 的一项研究，通过 Meta 分析了 6774 篇文献，筛选 52 项，共纳入 331222 例，得出结论：由重症专科医生指导的 ICU 高强度治疗更有益于患者，其 ICU 死亡率、住院死亡率、住院时间及 ICU 住院时间均低于非重症医学专科医生治疗的患者，外科 ICU 和综合 ICU 的获益要高于内科 ICU。

　　ICU 收治对象：有逆转可能的重症患者，尤其是呼吸支持者。而其他如脑死亡或肿瘤晚期等不可逆转患者，原则上不属于 ICU 收治范围。

　　如何及时识别危重患者？在普通疾病的医学诊治模式中，对患者的处理多按照一定的顺序来进行：如采集完整的病史，进行详细的体格检查，采取必要的辅助检查，明确诊断,最后才是治疗。这样的诊疗程序理论上来讲是完整而周密的,但需较长时间,可能是数天、甚至数月。抢救重症患者时,留给医生的时间不多,需要在短时间内对患者的基本状况进行判断。临床判断主要依据患者的一般状况和生命体征,采集病史和查体需要同时进行。处理患者时应重点明确,即使病因并未完全清楚,也需要首先关注那些急需被纠正的生理指标,判断出危及生命的异常情况,并给以早期处理,如输液、吸氧等,为下一步检查和治疗争取时间。

重症患者的初始评价应从病史、体格检查、表格记录、实验室及影像学检查这几个方面进行。

1.病史

第一步,在几分钟之内抓住主要特点。重症病患者常常不能由自己提供病史,目击者、家属及医护人员的信息提供非常重要。需要了解主要症状,如:是否疼痛、气短、乏力以及神志改变等,有无创伤,有无手术,前期服用药物情况等。重点应放在判断紧急问题和了解心肺功能的储备。第二步,完善病史。补充了解既往史、药物和过敏史、家族史、既往住院情况及系统回顾等。

2.体格检查

根据 ABC(气道-呼吸-循环)理论,检查患者的主要器官,再系统性回顾其余重要器官的功能。

(1)气道(Airway):病因包括创伤、出血、呕吐、异物、中枢神经系统异常、感染及炎症等。视诊:发绀、呼吸节律和频率、呼吸辅助肌肉活动、三凹征及神志改变。听诊:异常呼吸音,若气道完全阻塞则不能听到呼吸音。

(2)呼吸(Breathing):病因包括气道阻塞性疾病、肺部疾病、肺血管疾病、心脏疾病、胸廓胸膜病变及神经肌肉疾患(如中风、急性多发性神经根炎、重症肌无力等)。视诊:发绀、呼吸节律和频率、呼吸辅助肌肉活动、三凹征、神志改变、呼吸急促是早期最重要的独立预测指标。触诊:胸廓活动幅度及对称性、气管位置及捻发感等。听诊:异常呼吸音、叩诊浊音或过清音。

(3)循环(Circulation):原发病因包括心肌缺血、心律失常、瓣膜病变、心肌病变及心脏压塞等。继发病因包括药物、缺氧、电解质紊乱、贫血及感染等。视诊:外周灌注指标(如皮肤色泽有无花斑、尿色及尿量及神志改变)。触诊:心尖冲动位置、震颤、脉搏节律及奇脉等。听诊:心音频率、心律及心脏杂音。

除了牢记上述 3 个步骤外,还应迅速对患者进行详细的体格检查,查看其有无意识状态的改变。对眼睛进行检查时应观察瞳孔有无异常及巩膜有无黄染,结膜有无苍白及水肿。触诊在重症患者的检查中是必不可少的一部分,若腹部有触痛,应确定触痛的范围、程度;若触及包块,应确定所触及包块的大小、质地及活动度等。评价腹肌的紧张度、腹部膨隆的程度及反跳痛也是非常重要的。对所有育龄女性都应考虑是否存在宫内或宫外怀孕的可能。如果情况允许的话应同时对患者的背部及肋部进行检查。对患者中枢神经系统及肢体运动进行评估时,应记录 Glasgow 评分(GCS)、瞳孔大小和反应,如果时间允许的话还应检查中枢及外周神经的感觉和运动功能。

二、危重病抢救策略

危重病抢救有 4 个伦理原则:行善原则——重塑健康,减轻痛苦;无害原则——不做有害于患者的事;自主原则——患者有权接受或拒绝医学治疗;公平原则——公平治疗,公平分配医疗资源。基于上述原则,对于危重患者,基本的抢救策略:一个中心、四个基本点,即以维持生命为抢救中心,继以病因治疗,营养支持,水电解质酸碱的平衡,防治多器官功能障碍综合征。

(一)维持患者生命

只有维持了患者的生命,才能给各个专科进行后续病因治疗创造机会。主要的措施可以归纳为:几根管子(气管插管、血管内导管、胃肠营养管及导尿管等)和呼吸机。

1.气管插管和呼吸机

有创机械通气指患者需行气管插管或气管切开,并进行机械通气。危重患者需要行有创机械通气的指征,只需符合下述一项即可:严重低氧血症,吸氧浓度(FiO$_2$)≥50%而经皮脉搏氧饱和度(SpO$_2$)<90%。动脉血气分析二氧化碳(PaCO$_2$)潴留,引起失代偿性呼吸性酸中毒,pH<7.20。意识障碍,呼吸不规则。不能保持气道通畅,如气道分泌物多且有排痰障碍等。对一些可预期的困难气管插管或休克患者,可充分镇痛后,清醒下行支气管镜下的经鼻气管插管,以保证患者安全。

对于急性呼吸窘迫综合征(Acute respiratory distress syndrome,ARDS)患者,可采取肺保护性通气策略、俯卧位通气及短期的肌松剂治疗等。

有创通气并发症有如下几项:

(1)呼吸机相关肺损伤:指机械通气对正常肺组织的损伤或使已损伤的肺组织进一步加重。呼吸机相关肺损伤包括气压伤、容积伤、萎陷伤和生物伤。以上不同类型的呼吸机相关肺损伤相互联系、相互影响,不同原因的呼吸衰竭患者可有程度不同的损伤。为了避免和减少呼吸机相关肺损伤的发生,机械通气应避免高潮气量和高平台压,吸气末平台压不超过 30cmH$_2$O,以避免气压伤、容积伤,同时设定合适的呼气末正压,以预防萎陷伤。

(2)呼吸机相关肺炎:指机械通气 48h 后发生的院内获得性肺炎。文献报道大约28%的机械通气患者会发生呼吸机相关肺炎。气管内插管或气管切开导致声门的关闭功能丧失,机械通气患者胃肠内容物反流、误吸,是发生院内获得性肺炎的主要原因。

(3)氧中毒:即长时间吸入高浓度氧导致的肺损伤。吸氧浓度(FiO$_2$)越高,肺损伤越重。但目前尚无 FiO$_2$≤50%引起肺损伤的证据,即 FiO$_2$≤50%是安全的。当患者病情严重必须吸高浓度氧时,应避免长时间吸入,FiO$_2$尽量不超过 60%。

(4)呼吸机相关的膈肌功能不全:1%~5%的机械通气患者存在撤机困难。撤机困难的原因很多,其中呼吸肌的无力和疲劳是重要的原因之一。呼吸机相关的膈肌功能不全导致撤机困难,延长了机械通气和住院时间。

当需要呼吸机支持的病因被去除,患者恢复自主呼吸能力时,及时撤离呼吸机对于患者恢复和减少并发症是十分重要的。延迟撤机将增加医疗费用和机械通气并发症的发生率;过早撤机又可导致撤机失败,增加再插管率和病死率。自主呼吸试验(Spontaneous breathing trial,SBT)是临床上判断患者自主呼吸功能的有效方法。SBT 的实施可采用以下两种方式。①T管：直接断开呼吸机，并通过 T 管吸氧。②低水平的压力支持通气（Pressure support ventilation，PSV）：将呼吸机调整至 PSV 模式，支持压力一般设为 5～7cmH$_2$O。

2. 血管内导管

导管类型有中心静脉导管（颈内静脉、锁骨下静脉、股静脉）、经外周静脉置入的中心静脉导管、外周静脉导管、外周动脉导管、中长导管（7.6～20.3cm，外周静脉导管经肘窝进入贵要静脉和头静脉，但不进入中心静脉）、完全置入型导管、肺动脉导管及经脉搏指示连续心排量监测（Pulse indicator continous cadiac output，PICCO）的动脉导管。深静脉导管可用于液体复苏及输入血管活性药物。对于病情稳定后的患者可选用经外周静脉置入的中心静脉导管。外周动脉导管适合用于血流动力学不稳定者，且需进行有创动脉压监测。对于复杂性休克患者，可使用 PICCO，以指导补液。但不推荐对危重患者常规使用肺动脉导管来监测血流动力学。

3. 胃肠营养管

留置目的：利于胃肠道营养，有利于了解上消化道出血情况。对于胃潴留或容易胃液反流、误吸的患者，可直接床边徒手留置肠内营养管或胃镜引导下留置。

4. 导尿管

利于精确记录患者的尿量，危重患者应常规留置导尿管，但应注意尿路感染。

（二）病因治疗

保护患者胃肠功能，避免肠胀气、肠麻痹的出现，及时予以胃肠减压或恢复肠道功能，防止细菌和毒素的易位和播散。对于严重感染患者，应使用有效抗生素，积极引流感染灶。对于创伤患者，应早期清创、充分引流，以预防感染发生。对于休克患者，应尽快改善组织器官灌注，避免进一步加重器官功能损害。

《严重创伤后和凝血处理欧洲指南（2013 版）》认为：血流动力学稳定的患者均应行 CT 检查以明确损伤部位。对不合并颅脑损伤的出血患者，应控制收缩压（Systolic blood pressure，SBP）80～90mmHg。对合并颅脑损伤（GCS 8 分以下）的出血患者，应控制平均动脉压（Mean arterial pressure，MAP）80mmHg 以上。严重颅脑损伤应避免低张液体（乳酸林格液为等渗液）。对于合并颅脑损伤的患者，在其他出血部位控制后应立即进行 48h 以上的亚低温（33～35℃）治疗。氨甲环酸针首剂（1.0g）应在 10min 内静脉注射完毕，其后 8h 内持续静脉滴注 1.0g。血浆与红细胞的输入比例至少 1:2。

有研究表明，对创伤大出血或有显著出血风险的成年患者（不一定纤溶亢进），在伤后 8h 内，静脉注射氨甲环酸 1.0g（10min 内完成），随后 1.0g 静脉滴注，每隔 8h 一次，能显著降低伤后 4 周的全因死亡率，而心梗及脑卒中发生率无差异。

而 ICU 常见的重症感染，需应用降阶梯抗生素使用原则，使用抗生素前行细菌学培养，经验性地根据感染选用针对 G$^-$菌，G$^+$菌或真菌的药物，待 2～3d 再根据培养结果及药敏试验，选用针对性药物。抗 G$^-$菌药物：可选用亚安培南西司它丁钠、美罗培南、头孢哌酮钠舒巴坦钠、哌拉西林钠三唑巴坦钠等。抗 G$^+$菌药物：万古霉素、替考拉宁、利奈唑胺及达托霉素等。抗真菌药物：氟康唑、伊曲康唑、卡泊芬净及伏立康唑等。

导管相关性血流感染（Catheter-related bloodstream infection，CRBSI）是导致住院患

者发生全身严重感染和死亡的常见原因之一。2006 年,Pronovast 的"ICU 要旨计划"提出集束化措施:洗手和置管时,采用最大无菌屏障,用氯己定消毒皮肤,避免股静脉穿刺,拔除不必要导管。导管感染率由 0.62/1000 导管日降至 0.34/1000。但 Marik 的 Meta 分析认为:股/颈内/锁骨下静脉留置导管后,患者的 CRBSI 无显著性差异。凝固酶阴性葡萄球菌(如表皮葡萄球菌、腐生葡萄球菌)致病力相对偏低,单纯拔管后感染有可能得到控制,但多数专家仍建议接受抗菌药物治疗 5~7d。金黄色葡萄球菌导致的导管相关感染,一般在拔除导管后必须使用敏感抗菌药物治疗 14d。研究显示,与疗程大于 14d 相比,疗程小于 14d 的患者病死率明显增高。肠球菌导致的导管相关感染,一般在拔除导管后必须使用敏感抗菌药物治疗 7~14d。对多重耐药的 G^- 杆菌感染,最先应当采用 2 种不同抗 G^- 杆菌抗生素联合用药,根据药敏降阶梯至一种,疗程 7~14d。一旦诊断为念珠菌导管相关感染,应立即进行抗真菌治疗,疗程至临床症状消失和血培养最后一次阴性后两周。对感染性心内膜炎患者、化脓性血栓性静脉炎患者及有骨髓炎的儿科患者,如果拔除导管后仍有持续性真菌血症或细菌血症(即拔除后超过 72h 仍有菌血症),应该给予 4~6 周的抗微生物(金黄色葡萄球菌感染、其他病原体感染)治疗;对骨髓炎成年患者,需要治疗 6~8 周。

(三)营养支持

临床上采用的营养支持途径包括肠内营养(Enteral nutrition,EN),肠外营养(Parenteral nutrition,PN),或狭义为静脉营养。肠黏膜充足的血液灌注及营养物质的肠道供给是维护肠屏障功能的两个重要因素,而肠内营养在保护肠黏膜的完整性、防治肠道细菌易位、降低肠源性感染和支持肠道免疫系统方面具有独特作用。在充分的组织灌注前提下,直接向胃肠道提供营养物质,是保证黏膜营养及其正常结构与功能的重要措施,营养底物在消化吸收后经门静脉输入肝脏,比肠外营养更符合生理,利于肝脏蛋白质的合成和代谢调节。各国指南均推荐,重症患者应首选肠内营养。目前,多数认为在有效的复苏与初期治疗 24~48h 后,可考虑开始供给肠内营养。早期供给 20~25kcal/(kg·d)的能量,是多数重症患者能够接受的营养供给目标,即早期"允许性低热卡"的能量供给原则。蠕动泵控制下持续输注是许多重症患者肠内营养实施选择的方式,相对分次注射方式而言,是更为安全和容易耐受的肠内营养方式。

对不能耐受肠内营养和肠内营养选择禁忌的重症患者,应选择完全肠外营养支持(Total parenteral nutrition,TPN)的途径。患者存在以下情况时,不宜给予肠外营养:在早期复苏阶段、血流动力学尚未稳定或存在有组织低灌注;严重高血糖尚未控制;严重水电解质与酸碱失衡;严重肝功能衰竭及肝性脑病;急性肾功能衰竭并存在严重氮质血症。

(四)水电解质酸碱的平衡

应注意低钠血症、高钠血症、低钾血症、高钾血症、低钙血症、高钙血症、低镁血症、高镁血症、低磷血症、高磷血症,以及呼吸性酸中毒、呼吸性碱中毒、代谢性酸中毒和代谢性碱中毒等。对上述情况均应积极处理,还需特别注意动脉血气分析中的乳酸值,若升高,应警惕组织灌注不足,查看患者是否存在休克状态,必要时进行积极的液体复苏治疗。

(五)防治多器官功能障碍综合征

多器官功能障碍综合征(Multiple organ dysfunction syndrome,MODS)是指严重创

伤、感染、大手术及大面积烧伤等疾病发病 24h 后,同时或序贯出现 2 个或 2 个以上器官功能障碍,即急性损伤患者多个器官功能改变且不能维持内环境稳定的临床综合征。所有 MODS 患者原则上均应进入 ICU 抢救治疗。

目前主要治疗措施包括病因治疗和器官功能支持。积极消除引起 MODS 的病因和诱因,控制原发病是 MODS 治疗的关键。

1. 循环支持

2010 年,Backer 比较了多巴胺和去甲肾上腺素治疗 1679 名各种休克患者(感染性休克、心源性休克、低血容量性休克及梗阻性休克)的疗效,发现两组的 28d 病死率无差异,而多巴胺组的心律失常显著高于去甲肾上腺素组,多巴胺组中的心源性休克亚组病死率显著高于去甲肾上腺素组。

2008 年新英格兰杂志报道的一项研究对 778 名感染性休克进行治疗,其中对休克 24h 内小剂量血管加压素($0.01\sim0.03$U/min)联合儿茶酚胺治疗感染性休克与单用儿茶酚胺治疗感染性休克进行比较,结果表明小剂量血管加压素联合儿茶酚胺不能降低患者死亡率。小剂量血管加压素与去甲肾上腺素治疗伴急性肾衰竭的感染性休克,比单用去甲肾上腺素效果好,可显著减缓肾衰竭的发展,并能降低 28d 病死率。两药联用时,若先停用血管加压素,可显著增加 24h 内低血压的发生率。

对全身炎症反应综合征或心脏手术后的血管扩张性休克患者,需给予去甲肾上腺素 $[>0.6\mu g/(kg\cdot min)]$。血管加压素 0.067U/min 较 0.033U/min 能更显著减少去甲肾上腺素的用量。但对于急性创伤性休克,使用血管加压素将增加病死率。

机械循环支持:研究发现,与对照组比,主动脉内球内反搏术(Intra-aortic balloon pump, IABP)在经皮冠状动脉介入治疗(Percutaneous coronary intervention,PCI)前或后放入并不能降低心源性休克患者 30d 病死率。当使用正性肌力药及 IABP 时,若心指数仍小于 2L/min,可考虑使用体外膜肺氧合(Extracorporeal membrane oxygenation,ECMO)。

超滤是否有利于心力衰竭治疗? 2012 年,CARRESS 第一个否定了超滤在心力衰竭治疗中的优势。他分析了 188 例有需要治疗肾功能恶化的充血性心力衰竭,随机分为固定剂量(200mL/h)的超滤组和阶梯式药物治疗组(利尿剂/正性肌力药/血管活性药)。主要研究结果:两组患者 96h 后的体重减轻无差异,超滤组的血清肌酐上升明显高于药物组,超滤组的严重不良事件显著增高,60d 的随访死亡率和再住院率无差异。

ECMO 代表了一个医院,甚至一个地区/国家的危重症急救水平。1953 年,Gibbon 为心脏手术实施的体外循环具有划时代的意义。适应证:各种原因引起心跳呼吸骤停、急性严重心功能衰竭、急性严重呼吸功能衰竭及各种严重威胁呼吸循环功能的疾患(如酸碱电解质重度失衡、重症哮喘、溺水、冻伤、外伤及感染)。

2. 呼吸支持

对 180 例患者研究后表明,ARDS 患者在发病 14d 后使用激素,会增加死亡率。对可能需要神经肌肉阻滞剂的也不推荐使用激素。建议使用小剂量甲强龙,$1mg/(kg\cdot d)$。若 3d 后氧合无改善,则停药;若有改善,可继续使用,7d 治疗足以改善氧合。

2010 年,ACURASYS 研究了近 48h 内急性发作的 340 例严重 ARDS(PEEP≥

5cmH$_2$O,氧合指数<150)患者的治疗效果。结果表明,15mg 顺式苯磺酸阿库铵静脉注射,随后 37.5mg/h 静脉滴注,维持 48h,患者 28d 病死率显著下降,气胸降低,脱机成功率增加。常用肌松药物:潘库溴铵,增加心率,不适用于肺水肿及快室性房颤患者,《2002成人危重症患者神经肌肉阻滞剂应用指南》推荐首选潘库溴铵;阿曲库铵,当患者合并肝肾功能不全时,推荐使用;维库溴铵(仙林),单季铵类固醇类中效非去极化肌松药,结构与泮库溴铵相似,通过与乙酰胆碱竞争位于横纹肌运动终板的烟碱样受体而阻断神经末梢与横纹肌之间的传导,与去极化神经肌肉阻断药(如琥珀酰胆碱)不同,本品不引起肌纤维成束颤动。

3.肾支持

肾功能不全的分期:正常人肌酐清除率(Creatinine clearance rate,Ccr)为 100%,肾储备能力下降期 Ccr 为 50%～80%,氮质血症期 Ccr 为 25%～50%,肾衰竭期 Ccr 为 10%～25%,尿毒症期 Ccr<10%。肌酐清除率公式:Ccr=体重×(140-年龄)×88.4÷(72×肌酐)。当患者发生肾损时,应及时停用可能造成肾损的药物,根据 Ccr 调整抗生素用量。急性肾功能衰竭的透析指征有:尿毒症性心包炎、尿毒症脑病、高钾血症(钾浓度≥6.5mmol/L)、严重代谢性酸中毒及容量负荷过重且利尿无效。常用血液净化方式为连续性肾脏替代治疗(Continuous renal replacement therapy,CRRT)、连续性静脉-静脉血液滤过(Continuous vena-venous hemofiltration,CVVH)及连续血液透析滤过(Continuous hemodiafiltration,CHDF)。

4.消化功能支持

可采用检测膀胱压来监测腹内压,以了解胃肠道功能。腹内高压:持续腹内压力≥12mmHg。腹腔间室综合征:腹内压≥20mmHg,且有一个新近的器官功能衰竭。腹内高压处理措施:鼻胃管减压,短期使用肌松药、利尿剂,限制性液体复苏,经皮穿刺引流腹水,腹腔开放减压手术的死亡率为 49.2%。应急性溃疡防治,肝功能支持,高胆红素血症时有必要人工肝支持。

5.中枢功能支持

对于合并颅脑损伤患者在其他出血部位控制后应立即进行 48h 以上的亚低温(33～35℃)。对于肾损伤患者,宜选用甘油果糖静脉滴注,而非甘露醇针剂。有研究认为,与生理盐水的液体治疗相比,给颅脑损伤患者补充 4%白蛋白,会使患者 28d 的病死率显著增加。

因 ICU 镇静、镇痛的大部分药物可诱发或延长谵妄时间。预防性使用氟哌啶醇(<3mg/d),可缓解老年患者谵妄的严重程度及持续时间,但不能降低其发生率;预防性使用利培酮(0.5～4mg/d),可达 80%～85%的有效性;预防性使用奥氮平(2.5～10mg/d),可达 70%～76%的有效性。

6.凝血功能支持

监测凝血功能及血常规,及时补充凝血因子,防治弥散性血管内凝血的发生。

三、展　望

2015 年,全球重症医学仍延续既往趋势,缺乏破局之作。严重脓毒症和脓毒性休克的液体复苏与血流动力学监测优化方面仍存在争议，ARDS 及免疫营养等重要领域未见突破。对指南的遵从性有一定的欠缺，如肺栓塞或下肢深静脉血栓的抗凝预防执行力不够。同时学科之间的竞争、整体病死率升高、群体性灾难事件的发生以及致死性流行病的出现，对学科的发展均形成了新的严峻挑战。

【思考题】

你认为危重患者的抢救措施有哪些？

【参考文献】

［1］ Bart BA，Goldsmith SR，Lee KL，et al. Cardiorenal rescue study in acute decompensated heart failure：Rationale and design of CARRESS-HF，for the Heart Failure Clinical Research Network. J Card Fail，2012，18(3)：176-182.

［2］ de Backer D，Biston P，Devriendt J，et al. Comparison of dopamine and norepinephrine in the treatment of shock. N Engl J Med，2010，362(9)：779-789.

［3］Finfer S，Bellomo R，Boyce N，et al. A comparison of albumin and saline for fluid resuscitation in the intensive care unit. N Engl J Med，2004，350(22)：2247-2256.

［4］Papazian L，Forel JM，Gacouin A，et al. Neuromuscular blockers in early acute respiratory distress syndrome. N Engl J Med，2010，363(12)：1107-1116.

［5］Spahn DR，Bouillon B，Cerny V，et al. Management of bleeding and coagulopathy following major trauma：An updated European guideline. Crit Care，2013，17(2)：R76.

［6］Thiele H，Zeymer U，Neumann FJ，et al. Intra-aortic balloon counterpulsation in acute myocardial infarction complicated by cardiogenic shock(IABP-SHOCK Ⅱ)：Final 12 month results of a randomised，open-label trial. Lancet，2013，382(9905)：1638-1645.

［7］Wilcox ME，Chong CA，Niven DJ，et al. Do intensivist staffing patterns influence hospital mortality following ICU admission? A systematic review and meta-analyses. Crit Care Med，2013,41(10)：2253-2274.

（王灵聪，邝　晶）

第二节　严重脓毒症及脓毒性休克的诊治进展

摘　要：严重脓毒症、脓毒性休克及脓毒症相关性脏器功能障碍是引起重症监护病房患者死亡的常见原因，尽管实施严密的脏器功能监测及积极的早期支持治疗，但严重脓毒症患者的病死率仍居高不下，其诊治日益受到重视。本章节综述了近年来对早期启动严重脓毒症和脓毒性休克的规范化治疗的研究进展。

关键词：　严重脓毒症；脓毒性休克；诊治

Abstract：Severe sepsis, septic shock and sepsis-induced organ dysfunction have become the most common disease in the intensive care unit. Although the implementation of stringent monitoring of organ function and active support of early treatment, the mortality of patients with severe sepsis remains high, with more and more attention being paid to its diagnosis and treatment. This chapter is briefly depicted about the early start of standardized treatment on severe sepsis and septic shock according to several new progression.

Keyword：Severe sepsis；Septic shock；Diagnosis and treatment

脓毒症是由感染引起的全身性和系统性有害宿主反应，可发展为严重脓毒症和脓毒性休克。严重脓毒症和脓毒性休克是影响人类健康的主要问题，每年全球有数百万患者感染此病，其中有四分之一或更多的患者死亡，且发病率每年仍在不断上升。与多发性创伤、急性心肌梗死或中风类似，严重脓毒症发生后及时采取严密的脏器功能监护、早期积极的液体复苏、合理应用抗微生物制剂及有效的脏器功能支持等一系列规范化治疗方案，即可能影响患者的预后，改善生存状态。2002 年在西班牙巴塞罗那召开的欧洲危重症学术会议上发起的"拯救脓毒症运动（Surviving sepsis campaign，SSC）"，共同签署了《巴塞罗那宣言》，呼吁全球关注脓毒症，拯救生命，力求在 5 年内将脓毒症的死亡率降低 25%。2012 年欧洲危重病医学会（European Society of Intensive Care Medicine，ESICM），国际脓毒症基金会（International Sepsis Foundation，ISF）联合美国重症医学会（Society of Critical Care Medicine，SCCM）发布了 2012 年版的《严重脓毒症和脓毒性休克的治疗指南》。2015 年 6 月，中华医学会重症医学分会发布《中国严重脓毒症/脓毒性休克治疗指南》。最近的研究显示，通过教育、培训和规范临床治疗，可以提高医生对集束化治疗的依从性，严重脓毒症与脓毒性休克的病死率明显下降。因此，严重脓毒症和脓毒性休克的早期识别和尽早启动规范的脓毒症集束化治疗至关重要。

一、基本概念

1991 年，美国胸科医师协会（American College of Chest Physicians，ACCP）和重症医学会等讨论和确定了全身性感染（即脓毒症）及相关标准化定义并推荐在今后临床和基础研究中应用新概念及标准。该定义及同时修订的"全身炎症反应综合征（Systemic inflammatory response syndrome，SIRS)"，有助于临床医师早期发现患者的相关疾病并给予早期治疗。目前，脓毒症、严重脓毒症及脓毒性休克等相关概念及定义逐渐被临床医师所接受及采纳。

1.全身炎症反应综合征

全身炎症反应综合征指任何致病因素作用于机体所引起的全身炎症反应，且符合以下两种或两种以上的临床表现：①体温>38℃或<36℃；②心率>90次/min；③呼吸频率>20次/min或PaO_2<32mmHg；④外周血白细胞计数>12×10^9/L或<4×10^9/L，或未成熟细胞>10%。

2.脓毒症

脓毒症，即全身性感染，指由已有或可能的感染引起的全身炎症反应。脓毒症可由任何部位的感染引起，常见的有肺部感染、腹腔感染、胆道感染、泌尿系统感染、脑膜炎及脓肿等。

3.严重脓毒症

严重脓毒症即脓毒症伴其导致的器官功能障碍、组织灌注不足或低血压。

4.脓毒性休克

脓毒性休克是由严重脓毒症导致的，经充分的液体复苏后仍持续存在低血压或者需要应用血管活性药物维持血压，常伴有组织低灌注和脏器功能障碍的一种临床综合征。低灌注可表现为(但不限于)乳酸酸中毒、少尿或急性意识障碍。脓毒症所致的低血压是指无其他导致低血压的原因而收缩压<90mmHg或较基础血压降低40mmHg以上。值得注意的是，某些患者在应用了正性肌力药或血管升压药物后，在有低灌注和器官功能障碍时可以没有低血压，但仍应视为脓毒性休克。目前，脓毒性休克的诊断标准：①临床上有明确的感染；②有SIRS的存在；③收缩压低于90mmHg或较原基础值下降40mmHg以上至少1h，或血压依赖输液和(或)血管活性药物维持；④有组织灌注不良的表现，如少尿(<30mL/h)超过1h或伴有急性神志障碍等。

脓毒症、严重脓毒症及脓毒性休克是反应机体内一系列病理生理改变及临床病情严重程度的动态指标，其实质是系统性全身炎症反应不断加剧、持续恶化的结果。其中，脓毒性休克可以被认为是严重全身性感染的一种特殊类型，以伴有严重组织灌注不足为主要特征。脓毒性休克是在全身性感染情况下所特有的，与其他类型的血流动力学改变有明显不同。其主要特点为：体循环阻力下降，心排血量正常或增多，肺循环阻力下降，组织血流灌注减少等，属分布性休克中最常见的一种类型。

二、监测与复苏评估指标

组织灌注监测有助于脓毒症的治疗。严重脓毒症和脓毒性休克具有一系列反应组织低灌注的临床表现，如平均动脉压降低，尿量减少，皮温降低等。这些征象虽可以作为脓毒性休克的诊断依据及观察指标，但这些指标缺乏敏感性，也不能很好地反应组织氧合。因此监测反应机体血流动力学和微循环指标显得尤为重要。

1.一般临床监测

一般临床监测包括意识状态、肢体温度和色泽、心率、血压及尿量。这些指标在其他类型的休克患者中也可能存在,缺乏特异性。

2. 有创血流动力学监测

有创血流动力学监测包括:有创血压、中心静脉压(Central venous pressure,CVP)、心排血量(Cardiac output,CO)、体循环阻力(Systemic vascular resistance,SVR)、肺动脉压(Pulmonary artery pressure,PAP)、肺动脉嵌压(Pulmonary arterial wedge pressure,PAWP)以及全心舒张末期容积(Global end-diastolic volume,GEDV)和胸腔内血容量(Intrathoracic blood volume,ITBV)。对脓毒性休克患者应积极行有创血流动力学监测,以便更好地反映患者的血流动力学变化。脓毒性休克患者血流动力学常表现为心排血量正常或增加,外周循环阻力降低,前负荷/充盈压正常或降低。

3. 功能性血流动力学监测

功能性血流动力学监测包括每搏变异度(Stroke volume variation,SVV)、脉搏压变异度(Pulse pressure variation,PPV)、被动抬腿试验(Passive leg raising test,PLRT)及腔静脉直径变异度等均是功能性血流动力学指标,可以评估液体复苏过程中对容量的反应性。SVV及PPV敏感性及特异性较好,推荐对无自主呼吸、心律失常及潮气量$\geqslant$8mL/kg的机械通气患者使用。可选用PPV及SVV作为脓毒症患者液体反应性的判断指标。通常,SVV$\geqslant$10%或PPV$\geqslant$10%,提示容量反应性好,继续扩容能增加心排血量和血压。PLRT抬高下肢45°可有类似回输150~300mL自体血的作用,若每搏量(Stroke volume,SV)或心排血量增加15%,则提示容量反应性好。SVV或PPV受自主呼吸和心律的影响,而PLRT则不受呼吸和心律影响,但对于腹内压增高的患者,PLRT对液体反应性的预测价值低。

4. 组织灌注监测

全身灌注指标(血乳酸、碱剩余)以及局部组织灌注指标(胃肠黏膜pH及pCO_2)均可反应组织灌注情况,提示组织休克程度及指导液体复苏。动脉血乳酸是反应组织缺氧的高度敏感指标之一,常较其他休克征象先出现。血清乳酸水平的降低标志着全身组织缺氧情况的改善,与病死率降低相关,是较准确的预后指标之一。研究表明,血清乳酸水平超过1.5mmol/L,脓毒症患者病死率即有所增加,是独立于临床体征和器官功能障碍之外的脓毒症预后因素。碱剩余也可反映全身酸中毒的严重程度,其加重多与活动性出血有关,对碱剩余加重而病情看似稳定的患者应仔细检查是否有进行性出血。pH和pCO_2能够反映肠道组织的灌注情况,间接反映全身组织氧合,对复苏效果及胃肠黏膜氧代谢情况的评价具有一定价值。

5. 氧代谢监测

氧代谢监测包括氧输送(DO_2)、氧消耗(VO_2)、混合静脉血氧饱和度/中心静脉氧饱和度(SvO_2/$ScVO_2$)。SvO_2/$ScVO_2$反映组织器官摄取氧的状态,是评估全身氧代谢的较好指标。氧输送和氧消耗可通过SvO_2综合反映全身氧代谢情况。脓毒性休克患者由于CO增加,DO_2相应增加,但VO_2也明显增加,因此SvO_2降低。对于脓毒症及脓毒性休克患者,若SvO_2<65%,则病死率明显增加。$ScVO_2$与SvO_2有一定相关性,代表的趋势相同,在临床上更具操作性,可以反映组织灌注状态。

6.微循环监测

正交偏振光谱（Orthogonal polarization spectral，OPS）和暗视野侧流（Sidestream dark field，SDF）成像，这两种微循环监测可以在床边监视下进行。脓毒性休克患者的主要表现变化为：毛细血管密度下降，未充盈、间断充盈毛细血管比例增高；动-静脉分流增加；一部分毛细血管无血流灌注，旁边另一部分毛细血管呈正常灌注，甚至高灌注。

任何一种血流动力学指标意义都是相对的，受多种因素影响。因此，在监测和评估时应具体根据患者的临床征象及实验室指标进行动态观察，综合考虑。

三、治　疗

1.液体复苏

（1）复苏目标：首先对脓毒性休克的患者宜采取早期目标导向的液体复苏。在进行初始复苏的最初 6h 内，以下复苏目标可以作为规范化治疗的一部分：①中心静脉压（CVP）8～12mmHg；②平均动脉压（MAP）≥65mmHg；③尿量≥0.5mL/（kg·h）；④上腔静脉血氧饱和度（ScVO$_2$）≥70%或者混合静脉血氧饱和度（SVO$_2$）≥65%。如果静脉血氧饱和度未达标，需输注浓缩红细胞使血细胞数量达到 30%以上，和（或）输注多巴酚丁胺［最高达 20ug/（kg·min）］以达到复苏目标。将（以上）推荐中最初 6h 应达到的生理标准作为复苏目标，可降低患者 28d 病死率，此治疗策略称为早期目标导向治疗（Early goal-directed therapy，EGDT）。Rivers 等研究发现，早期定量液体复苏可提高急诊科脓毒性休克患者的存活率。

（2）复苏液体和血制品：对脓毒性休克患者，初始复苏液体首选晶体液，而不宜使用羟乙基淀粉等人工胶体。晶体液复苏量至少 30mL/kg，需大量晶体液时可加用白蛋白（脑外伤患者除外），以期快速恢复有效血容量。CHEST 研究发现，分别选用羟乙基淀粉和生理盐水进行复苏，羟乙基淀粉组患者对肾脏替代治疗的需求较高，且肾损伤发生率更高。因此，液体复苏首选晶体液，不推荐将羟乙基淀粉应用于严重脓毒症及脓毒性休克患者。

对于血制品，规定一旦解决组织低灌注，无特殊的情况（如心肌缺血、严重的低氧血症、急性出血或缺血性心脏病等），只有当血红蛋白浓度降低到 7.0g/L 以下时才输注红细胞，成人血红蛋白浓度目标为 7.0～9.0g/dL。对于无出血或无计划进行有创操作的脓毒症患者，不建议预防性输注新鲜冰冻血浆。当严重脓毒症患者的血小板计数≤10×10^9/L 且不存在明显出血时，或当血小板计数≤20×10^9/L 并有明显出血风险时，建议预防性输注血小板。当患者存在活动性出血，或需进行手术、有创操作时，需要达到较高的血小板计数（≥50×10^9/L）。

2.升压药物的使用

脓毒性休克属于分布性休克，早期快速的液体复苏可迅速纠正低血容量状态，如果快速的液体复苏后短期内无法达到目标灌注压、无法纠正组织低灌注，应尽早应用血管活性药物和（或）正性肌力药物，使平均动脉压达到 65mmHg。同时，对于所有需要应用血管升压药的患者，建议在条件允许情况下尽快置入动脉导管，以指导治疗。

（1）血管活性药物：去甲肾上腺素应作为首选血管升压药，肾上腺素为优先选择的替代药物(加用或代替),多巴胺仅用于较低发生心动过速、绝对或相对缓脉风险的患者,作为替代去甲肾上腺素的血管升压药,并且不推荐将低剂量多巴胺作为肾脏保护药物。当心率较快时,如果充足的液体复苏后心排血量不低,可考虑使用短效 β 受体阻滞剂。为升高平均动脉压(Mean arterial pressure,MAP)或减少去甲肾上腺素用量,可考虑在去甲肾上腺素基础上加用小剂量血管加压素(0.03U/min)。较大剂量的血管加压素可应用于挽救治疗(使用其他血管升压药却未达到足够的 MAP)。苯肾上腺素与去甲肾上腺素均能改善 MAP,苯肾上腺素仅作用于 α-肾上腺素能受体,较少导致心动过速,但由于其减少每搏输出量,不推荐常规应用于脓毒性休克治疗,在以下情况时除外:①去甲肾上腺素引起严重心率失常;②已知存在高心排血量,但血压仍较低;③当其他血管升压药未能达到目标 MAP 时。以上情况应使用苯肾上腺素进行挽救治疗。对组织灌注不足引起的乳酸血症、血 pH 值≥7.15 的患者,不建议使用碳酸氢钠(以改善血流动力学)或减少升压药的用量。

(2)正性肌力药:当脓毒性休克患者存在下列情况时,建议以 $2\sim20\mu g/(kg \cdot min)$ 的速度输注多巴酚丁胺。①心脏充盈压升高、心排血量降低,提示心肌功能障碍;②尽管已取得了充足的血容量和足够 MAP,仍出现灌注不足征象。多巴酚丁胺既可以增加氧输送,同时也增加(特别是心肌的)氧消耗,因此在脓毒性休克治疗中多巴酚丁胺一般用于经过充分液体复苏后心脏功能仍未改善者。如果已进行充足的液体复苏和获得足够的 MAP,但患者心排血量仍低,可考虑使用左西孟旦。左西孟旦作为一种钙增敏剂,可使每搏量、心排血量和心指数增加,而心率和心肌耗氧无明显变化。研究表明,对于合并急、慢性心力衰竭的重症患者以及心脏手术患者,左西孟旦在疗效和改善预后方面较安慰剂组或对照组有优势。

3. 控制感染

(1)早期筛查:感染的控制对治疗严重脓毒症及脓毒性休克具有重要意义。在对有潜在感染的重症患者进行常规脓毒症的筛查时,除常规的筛查表格及评分系统外,建议应用降钙素原(Procalcitonin,PCT)或肝素结合蛋白(Heparin-binding protein,HBP)进行脓毒症的早期诊断。一项 Meta 分析显示,降钙素原对脓毒症诊断的敏感性及特异性均较高,提示 PCT 是重症患者脓毒症早期诊断的有效指标。另一项前瞻性研究发现,在发热患者中高水平的血浆肝素结合蛋白,有助于识别有很快发展为脓毒症循环衰竭危险的患者。

(2)实验室检查:在不引起抗菌药物治疗明显延迟(>45min)的前提下,使用抗菌药物前需要留取恰当的标本进行需氧瓶、厌氧瓶的培养或其他特殊的培养,建议留取两套血培养标本,至少一份外周血标本,每个血管通路装置内留取一份血标本(血管通路在 48h 内置入的除外),不同部位的血培养应同时抽取,间隔时间不宜过长。其他部位培养,如尿、脑脊液、伤口分泌物、呼吸道分泌物或其他可能的感染源标本,也应当在抗菌药物应用前留取,最好定量培养。当感染病原菌的鉴别诊断涉及侵袭性念珠菌感染时,建议采用 1,3-β-D 葡聚糖检测(G 试验)和(或)甘露聚糖和抗甘露聚糖抗体检测(GM 试验)进行鉴别,有助于重症患者的念珠菌病检测。

(3)药物治疗:一旦明确诊断严重脓毒症/脓毒性休克,应当 1h 内开始有效的静脉抗菌药物治疗。初始经验性抗感染治疗方案采用覆盖所有可能致病菌[细菌和(或)真菌]且在疑似感染源组织内能达到有效浓度的单药或多药联合治疗。脓毒症患者的抗菌药物治疗的疗程一般为 7～10d,但临床疗效不明显、感染灶不能充分引流和(或)合并免疫缺陷(包括粒细胞缺乏症)的患者可适当延长疗程。在治疗过程中,低水平的降钙素原可作为脓毒症停用抗菌药物的辅助手段。不建议采用常规抗生素降阶梯治疗方案来降低脓毒症患者的病死率。目前有一项针对重症脓毒症患者抗菌药物的降阶梯治疗与延续经验性治疗的试验表明:经验性抗菌治疗基础上的降阶梯抗菌药物战略导致了脓毒症患者 ICU 停留时间延长,两组的病死率相似。对流感病毒引起的严重脓毒症/脓毒性休克患者,应尽早开始抗病毒治疗。

(4)控制感染源:对可能有特定感染源(如坏死性软组织感染、腹腔感染、导管相关性血流感染)的脓毒症患者,应尽快明确其感染源,快速进行影像学检查以明确感染的部位(解剖学诊断);对于病情极不稳定、不宜外出检查或不能接受侵入性操作者可用床旁超声检查。在明确诊断的 12h 内选择合适的感染源控制措施,如脓肿引流、清除感染的坏死组织、去除体内可能感染的装置以及控制致病微生物污染的感染源。当胰腺周围坏死组织可能为感染源时,建议手术干预等到坏死组织和正常组织分界明确后进行。当感染源需要处理时,推荐采用对生理学干扰最小的干预措施,如经皮穿刺引流脓肿优于手术切开引流。血管内导管可能是严重脓毒症或脓毒症休克的感染源时,推荐在建立新的血管通路后立即拔除导管。

4.机械通气、镇静及肌松治疗

对于脓毒症诱发性急性呼吸窘迫综合征(Acute respiratory distress syndrome,ARDS)患者,在进行机械通气时应采取低潮气量(6mL/kg)并限制平台压(<30cmH$_2$O)以达到肺保护目的,从而降低 28d 病死率,减少机械通气时间。研究显示,在与较大潮气量(12mL/kg 左右)的比较中,对 ARDS 患者在机械通气时设定较低的潮气量(6mL/kg)可以改善 ICU 病死率。呼气末正压通气(Positive end expiratory pressure,PEEP)具有维持肺泡复张,改善氧合的作用,设置适当的呼气末正压可防止呼气末肺泡的塌陷,保证氧合,避免过高的吸氧浓度。中重度 ARDS 患者建议使用较高水平的 PEEP,但需注意气压伤的发生。对氧合指数(PaO$_2$/FiO$_2$)小于 100mmHg 的 ARDS 患者可实施俯卧位通气;对氧合指数 < 200mmHg 者,建议早期短疗程(≤48h)应用神经肌肉阻滞剂(Neuromuscular blocking agent,NMBA),避免神经肌肉阻滞剂和糖皮质激素的联合应用。对脓毒症诱发的轻度 ARDS 患者可使用无创通气(Noninvasive ventilation,NIV),避免气管插管,降低感染发生率和减少镇静用药。高频振荡通气在脓毒症 ARDS 患者的使用中无明显益处。在脓毒症患者使用机械通气时,推荐使用程序化镇静,采用最小剂量持续或间断镇静,逐渐调整剂量至镇静目标(如 Ramsay 评分 3～4 分),并实施每日唤醒计划,即每日中断或减少镇静剂直到患者清醒,以评估患者的精神与神经功能状态。该方案可以减少镇静剂用量,减少机械通气时间及 ICU 住院时间。对于有脱机可能的患者,一旦条件允许,建议制定脱机流程,采用自主呼吸试验评价脱机。脱机应满足以下条件:神志清,血流动力学稳定(无升压药物),没有新发的严重疾病,低通气参数,低 PEEP,使用面罩或鼻导管的吸入氧浓度能满足患者要求。

对于脓毒症所致的 ARDS 患者,在无组织低灌注证据的情况下,宜采用保守的液体治疗策略。与采用液体正平衡策略相比,采用保守液体策略的重症患者病死率更低,机械通气时间更短,住院时间更短。治疗中应以监测血管外肺水指数(Extravascular lung water index,EVLWI)作为判断脓毒症预后的指标,在发生脓毒性休克的 12h 以内,血管外肺水指数的下降意味着生存率的提高。肺动脉导管的出现在血流动力学的发展史上具有重要的里程碑意义,使重症患者的床旁监测成为可能。然而越来越多的研究表明,肺动脉导管(Pulmonary artery catheter,PAC)指导治疗并不能改善患者的器官功能和提高生存率,并且会带来心律失常、导管打结、肺动脉破裂及感染等并发症,故不建议常规使用 PAC 监测患者心功能和容量情况。

5. 糖皮质激素

对于成人脓毒性休克患者,如果液体复苏或(和)血管活性药物不能恢复血流动力学稳定性时,可考虑应用小剂量糖皮质激素。德国一项试验表明,对于有血管活性药物依赖的脓毒性休克患者,相比安慰剂,氢化可的松可使血流动力学恢复稳定,并减少肾上腺素用量。一般宜选择氢化可的松,每日补充量不超过 300mg,分 3~4 次给予,持续输注不超过 3~5d。但不建议常规应用糖皮质激素治疗脓毒性休克患者,当患者不再需要升压药物时,建议停用。

6. 肾脏替代治疗

严重脓毒症或脓毒性休克患者由于瀑布式全身炎症反应、不稳定的血流动力学等复杂的临床情况,常需血液净化治疗以清除过多炎症因子及改善血流动力学。连续性肾脏替代治疗(Continuous renal replacement therapies,CRRT)与间歇性血液透析治疗(Intermittent renal replacement therapy,IRRT)是两种不同的方式,CRRT(常>24h)常用的主要有连续性静脉-静脉血液滤过、连续性静脉-静脉血液滤过透析、连续性静脉-静脉血液透析等,IRRT 常用的主要是间歇性血液透析(Intermittent hemodialysis,IHD)。两种方式对严重脓毒症伴急性肾功能衰竭患者的治疗是相当的,但应用 CRRT 更有利于血流动力学不稳定的脓毒症患者体液平衡的管理。两种替代治疗方式互为补充:IHD 适合于快速电解质和废物清除,CRRT 适合于高热量需求和血流动力学不稳定者。对于严重脓毒症和脓毒性休克患者,应选择 20~35mL/(kg·h)的治疗剂量,不推荐更高的剂量。近期研究表明,没有充分证据证实对脓毒症合并急性肾损伤或脓毒性休克患者进行高容量血液滤过治疗有益处,短期及长期病死率无明显改善。

7. 预防深静脉血栓形成

严重脓毒症和脓毒性休克患者发生深静脉血栓形成(Deep venous thrombosis,DVT)的危险性高,若无禁忌证,则应及早使用药物来预防 DVT。常用药物有普通肝素和低分子肝素。如肌酐清除率<30mL/min,可使用达肝素钠或普通肝素。若患者存在血小板减少、严重凝血病、活动性出血、近期脑出血等肝素使用禁忌证,则推荐使用物理性的预防措施,如弹力袜、间歇加压装置等。

8. 应激性溃疡的预防

对有消化道出血危险因素(如凝血功能障碍,机械通气 48h 以上,低血压)的严重脓毒症或脓毒性休克患者,建议应用 H_2 受体阻滞剂或质子泵抑制剂预防应激性溃疡,而质子泵抑制剂优于 H_2 受体阻滞剂,对没有出血危险因素的患者不主张预防性用药,滥用抑酸剂可能导致与呼吸机相关的肺炎、艰难梭菌（又称难辨梭菌）感染风险增加。

9.营养支持和血糖控制

早期肠内营养可维持肠道黏膜完整性并防止细菌易位和器官功能障碍。在严重脓毒症和（或）脓毒性休克复苏后，当患者血流动力学稳定时，只要患者能够耐受，就应在 48h 内开始营养支持。首选经口或经胃肠道给予低剂量的肠内营养液，应避免过度喂养，以 20～25kcal/kg 为目标，3～5d 不低于 50% 目标量，5～7d 不低于 80% 目标量。对于接受肠内营养 3～5d 仍不能达到目标量的脓毒症患者，建议添加补充性肠外营养。推荐使用不具有免疫调理作用的营养制剂，添加精氨酸、谷氨酰胺、抗氧化剂、ω-3 脂肪酸并不能降低病死率。应用含鱼油的脂肪乳剂能够减少脓毒症合并 ARDS 患者的机械通气时间和 ICU 住院时间，但对降低病死率没有作用。

脓毒症和脓毒性休克患者普遍存在胰岛素抵抗和血糖升高现象，高血糖与脓毒症和脓毒性休克的高病死率及并发症高发生率密切相关。应对严重脓毒症患者实行可行的程序化血糖管理方案，当连续两次血糖水平 >180mg/dL（10mmol/L）时开始使用胰岛素，使目标值 $\leqslant180$mg/dL。治疗起始每 1～2 小时监测一次血糖，直到血糖和胰岛素用量稳定后可每 4 小时监测一次，尽可能减少血糖的波动，避免发生低血糖。毛细血管的血糖值可能高于动脉血或血浆的血糖值，毛细血管出现低血糖时尤需注意。

10.免疫

脓毒症患者的病理生理机制复杂，其中炎症失衡及免疫功能异常是导致患者死亡的重要原因，包括一系列细胞因子、补体等的激活与释放，其中涉及免疫系统的激活、免疫应答等多个过程。对严重脓毒症/脓毒性休克患者进行免疫功能监测时，在必要时可进行免疫调理治疗，而不推荐对严重脓毒症和（或）脓毒性休克的成人患者静脉注射免疫球蛋白。

11.与家属沟通、制定治疗目标

及早制定治疗目标，不迟于入 ICU 的 72h 内；对于治疗目标、预后，应及时与患者及其家属进行沟通；在适当情况下，应根据文化、经济层次尽早与家属沟通姑息治疗或终止治疗的相关事宜。

12.拯救脓毒症的集束化方案

早期集束化治疗是指依据循证医学和治疗指南，在严重脓毒症与脓毒性休克确诊后立即实施并在 3h 或 6h 内迅速完成的各项检查及治疗措施，可最大限度地降低病死率。3h 集束化方案要求在 3h 内完成，包括血乳酸的测定，在使用抗生素前留取血培养标本，1h 内静脉使用广谱抗生素，在低血压或血乳酸含量 >4mmol/L（36mg/dL）时启动液体复苏，初始液体复苏为 30mL/kg 晶体液。6h 集束化方案要求在 6h 内完成，包括：对初始液体复苏后仍存在低血压者使用血管活性药物，维持平均动脉压（MAP）$\geqslant65$mmHg；对液体复苏后仍存在持续低血压（感染性休克）或初始血乳酸含量 $\geqslant4$mmol/L 者，需检测 CVP 和 $ScVO_2$，复苏目标为 CVP>8mmHg，$ScVO_2>70\%$，血乳酸降至正常范围。

四、展　望

综上所述，"拯救脓毒症运动"已十载，严重脓毒症的病理机制、诊断及治疗已取得了长足的进步，6 小时 EGDT 的集束化抢救可降低严重脓毒症及脓毒症休克患者的病死率。

但是 2014 年,两项大规模多中心随机对照研究(ProCESS 研究和 ARISE 研究)表明,EGDT 组的严重脓毒症和脓毒性休克患者的远期(60d 或 90d)病死率并无明显改善。我们认为,对于脓毒症休克及严重脓毒症休克,EGDT 还是需要的,这是由于:①ProCESS 研究和 ARISE 研究中涉及常规治疗(Usual care)的概念,即由实施治疗的临床医生自主决定复苏目标及监测方法;②随着 EGDT 的广泛推广,常规治疗组的临床医生可能已经接受了较好的脓毒性休克的治疗训练,熟悉有效的复苏目标和治疗技术。

随着对严重脓毒症及脓毒性休克认识的不断加深,加之相关指南的指导,我们有理由相信,对严重脓毒症和脓毒性休克的病理机制、早期的临床诊断、早期预后的判断将会更加清晰和明确,其治疗将会进一步强调治疗的个体化和早期治疗的有效性,其患者病死率将会显著性降低。特别是最近发布的《脓毒症与脓毒性休克国际处理指南(2016 版)》,将脓毒症定义为机体对感染的反应失调而导致危及生命的器官功能障碍(表现为序贯性器官衰竭评估评分 SOFA≥2 分)。这对脓毒症与脓毒性休克患者的救治具有更好的指导意义。

【思考题】

1. 简述脓毒症及脓毒性休克的诊断思路。
2. 如何对脓毒症及脓毒性休克患者进行规范化治疗?

【参考文献】

[1] Clark E, Molnar AO, Joannes-Boyau O, et al. High-volume hemofiltration for septic acute kidney injury: A systematic review and meta-analysis. Crit Care, 2014, 18(1):R7.

[2] Dellinger RR, Levy MM, Rhodes A, et al. Surviving sepsis campaign: International guidelines for management of severe sepsis and septic shock, 2012. Int Care Med, 2013, 39(2):165-228.

[3] Leone M, Bechis C, Baumstarck K, et al. Erratum to: De-escalation versus continuation of empirical antimicrobial treatment in severe sepsis: A multicenter non-blinded randomized noninferiority trial. Int Care Med, 2014, 40(10):1794.

[4] Linder A, Akesson P, Inghammar M, et al. Elevated plasma levels of heparin-binding protein in intensive care unit patients with severe sepsis and septic shock. Crit Care, 2012, 16(3):R90.

[5] Myburgh JA, Finfer S, Bellomo R, et al. Hydroxyethyl starch or saline for fluid resuscitation in intensive care. N Engl J Med, 2012, 367(20):1901-1911.

[6] Peake SL, Delaney A, Bailey M, et al. Goal-directed resuscitation for patients with early septic shock. N Engl J Med, 2014, 371(16):1496-1506.

[7] Rhodes A, Evans LE, Alhazzani W, et al. Surviving sepsis campaign: International guidelines for management of sepsis and septic shock:2016. Int Care Med, 2017, 43(3):304-377.

[8]Rivers E，Nguyen B，Havstad S，et al. Early goal-directed therapy in the treatment of severe sepsis and septic shock. N Engl J Med，2001,345:1368-1377.

[9]Villar J，Kacmarek RM，Pérez-Méndez L，et al. A high positive end-expiratory pressure，low tidal volume ventilatory strategy improves outcome in persistent acute respiratory distress syndrome：A randomized，controlled trial. Crit Care Med，2006,34(5):1311-1318.

[10]Wacker C，Prkno A，Brunkhorst FM，et al. Procalcitonin as a diagnostic marker for sepsis：A systematic review and meta-analysis. Lancet Infect Dis，2013,13(5):426-435.

[11]Yealy DM，Kellum JA，Huang DT，et al. A randomized trial of protocol-based care for early septic shock. N Engl J Med，2014,370(18):1683-1693.

[12]中华医学会重症医学分.中国严重脓毒症/脓毒性休克治疗指南(2014).中华内科杂志,2015,54(6):557-581.

（王灵聪，韦丽玲）

第十章　急诊医学

第一节　心搏骤停与心肺脑复苏

摘　要：心搏骤停(SCA)是指各种原因引起的心脏泵血功能突然停止,长时间心搏骤停后导致缺血缺氧性脑病,会成为影响预后的严重障碍。心肺脑复苏(CPCR)是针对心搏、呼吸骤停以及缺血缺氧性脑病进行的抢救措施,包括心脏按压、人工呼吸及脑保护等。本节对心搏骤停的病因病机、临床诊断及心肺脑复苏的具体内容进行了详细阐述。

关键词：心搏骤停；心肺脑复苏

Abstract：Sudden cardiac arrest(SCA)is sudden stop of cardiac pump function result from all kinds of reasons. And long term of sudden cardiac arrest will cause hypoxic-ischemic encephalopathy that affects the prognosis. Cardiac pulmonary cerebral resuscitation(CPCR)is the emergency measures including cardiac compression, artificial respiration and cerebral protection focus on cardiac arrest, respiratory arrest and hypoxic-ischemic encephalopathy. This article states the etiology, pathogenesis and clinical diagnosis of SCA, as well as the CPCR.

Keywords：Sudden cardiac arrest；Cardiac pulmonary cerebral resuscitation

一、概　述

心搏骤停(Sudden cardiac arrest，SCA)是指各种原因引起的心脏泵血功能突然停止,患者对刺激无反应、无脉搏、无自主呼吸或呈濒死叹息样呼吸。心肺复苏(Cardiopulmonary resuscitation,CPR)是指针对心搏、呼吸骤停采取的抢救措施,即用心脏按压或其他方法形成暂时的恢复心脏自主搏动和血液循环,用人工呼吸代替自主呼吸,达到恢复苏醒和挽救生命的目的。随着技术的进步,患者恢复自主呼吸和循环的可能性有了很大的提高,但是长时间心搏骤停后导致缺血缺氧性脑病,却成为影响预后的严重障碍。故有学者提出心肺脑复苏(Cardiac pulmonary cerebral resuscitation,CPCR)的概念,旨在强调脑保护和脑复苏的重要性。

1. 心搏骤停的病因及机制

心搏骤停的病因包括心脏病变与非心脏病变。其中,心脏病变包括冠状动脉血栓形成、心肌梗死、心肌炎、恶性心律失常、心力衰竭、心脏压塞、风湿性心脏病、各种心脏瓣膜病、先天性心脏病、细菌性心内膜炎、Brugada 综合征、长 Q-T 间期综合征、心脏肿瘤及大面积肺栓塞等。非心脏病变主包括张力性气胸、毒素、麻醉意外、手术中神经牵拉导致的迷走神经反射、创伤后的失血性休克和循环衰竭、严重胸外伤后的纵隔摆动、严重酸碱失衡和电解质平衡紊乱、高温下剧烈运动、体温过低、癫痫大发作或持续发作等。

心搏骤停的病理机制可总结为 6 个"H"和 5 个"T"。6 个"H":Hypoxia(缺氧)、Hypovolemia(低血容量)、Hydrogen ion-Acidosis(酸中毒)、Hypo-/Hyperkalemia(低/高钾血症)、Hypoglycemia(低血糖)、Hypothermia(低温)。5 个"T":Toxins(中毒)、Tamponade-cardiac(心脏压塞)、Tension-pneumothorax(气胸)、Thrombosis-pulmonary(肺栓塞)、Trauma(外伤)。

2. 心肺脑复苏的历史

早在 3 世纪初期,著名医家张仲景所著《金匮要略》中,在急救自缢者时,就创用了人工呼吸术。该书对人工呼吸的急救技术做了这样的详细记载:"徐徐抱解,不得截绳,上下安被卧之,一人以脚踏其两肩,手少挽其发,常弦弦勿纵之。一人以手按据胸上,数动之。一人摩捋臂胫,屈伸之。若已僵,但渐渐强屈之,并按其腹,如此一炊顷,气从口出,呼吸眼开,……此法最善,无不活也。"书中包含了自缢急救的方法、疗效观察指标及注意事项等,与现代医学的心肺复苏术基本一致。此外又规定了复苏术所需的时间为"一炊顷"(约半小时到 1 小时);抢救有效的标志是"气从口出,呼吸眼开";并明确提出,刚复苏时还不能停止抢救,"而犹引按莫置"以维持有效的呼吸与循环。这种人工呼吸急救技术,到晋代有了进一步的改进,如葛洪的《肘后救卒方》中,将此技术改进为"塞两鼻孔,以芦管纳其口中至咽,令人嘘之。有倾,其中砻砻转,或者通气也"。北周·姚僧垣《集验方》对其又加改进,将患者"仰卧以物塞两耳,以两个竹筒内死人鼻中,使两人痛吹之,塞口傍无令气得出,半日所死人即噫噫,勿复吹也"。这种急救技术,在汉唐以后已被广泛应用,并扩大到其他非自缢死亡的急救范围。

现代心肺复苏的基本框架形成于 20 世纪 50～60 年代。1956 年,Peter Safar 和 James Elam 提出封闭式胸部心脏按压(Closed chest cardiac massage),1960 年马里兰学会将胸外心脏按压与人工呼吸结合起来。自 1966 年美国心脏协会发布首个心肺复苏指南以来,心肺复苏术已在现代急救中发挥了重大作用并产生了广泛影响。2000 年,美国《循环》杂志发布第一部国际心肺复苏(CPR)和心血管急救(Emergency cardiovascular care,ECC)指南,通过循证医学评价使指南成为临床推荐方案的支撑点。5 年后,国际心肺复苏指南再次发表在《循环》杂志,对重要技术指标做了重大更改。《2010 国际心肺复苏和心血管急救指南》由国际复苏联合委员会(International Liaison Committee on Resuscitation,ILCOR)和美国心脏学会(American Heart Association,AHA)联合修订并发表,将现代 CPR 分为基础生命支持、高级心血管生命支持和心搏骤停后的管理三部分。根据 2005 年以来 CPR 及心血管急救领域研究的最新进展,ILCOR 和 AHA 采用循证医学方法,进行筛选、分析和论证,对多个问题达成新的共识,对从 CPR 的伦理学问题到指南的教育、实施与队伍建设等 17 个专题进行了详细的论述，最终形成了 2010 版指南。2015 年 10 月 15 日，最新版《美国心脏学会 CPR-ECC 指南》隆重登场。它是基于国际证据评估流程，由来自 39 个国家的 250 位证据审查专家共同参与完成的，在 2010 版指南基础上，对心肺复苏进行了部分更新。

二、基础生命支持

基础生命支持（Basic life support，BLS）是维持人生命体征最基础的救生方法和手段。目的是在尽可能短的时间内，用简单易行的措施监控人工呼吸和循环支持，包括采用心脏按压维持患者的循环状态、人工呼吸给患者供氧和电除颤纠正紊乱的心室节律，为心脑提供最低限度的血流灌注和氧供，以争取对患者采取进一步救治的时间。

BLS 是由一系列连续性评估和急救（检查和治疗的一切行动）组成，包括识别突发心搏骤停、心脏事件、脑卒中和气道梗阻的表现；心肺复苏；使用体外自动除颤仪（Automatic external defibrillator，AED）除颤；通过有效的呼吸管理、通气、人工循环给机体组织暂时的氧供；及时地应用增强氧传输的设备及药物，如通气装置给氧及肾上腺素等，从而迅速恢复循环和呼吸，维持重要器官氧和血液的供应，维持基本生命活动。

新版指南将原来的一条生存链分成了两条，将在院内和院外出现心搏骤停的患者区分开，这样就可以确认患者获得救治的不同途径，并主张利用社会媒体呼叫施救者。同时，新版指南也将快速反应小组（Rapid response team，RRT）和紧急医疗团队（Emergency medical team，MET）实施心肺复苏这一条列入指南，这些团队接受过复杂的急救复苏培训，具有良好的表现效度。对于有潜在心搏骤停风险的成年患者，这些团队在普通病房中效果明显，对于儿童也可以考虑建立 RRT/MET。对于成人和儿童，均可考虑使用早期预警系统，从而预防院内心搏骤停。

1.心搏骤停的识别

首先评估现场环境是否安全，急救人员在确认现场安全的情况下轻拍患者的肩膀，并大声呼喊"你还好吗?"同时检查患者是否有呼吸和脉搏，判断时间不应超过 10s。对有反应者应使其处于自动体位；对于呼吸或者没有正常呼吸（即只有喘息）的无反应患者，应使其处于平卧位，便于进行心肺复苏。如怀疑患者有颈椎受伤，变动患者体位时，应将头颈部和躯干保持于一个轴面上，避免脊髓受损。

2.启动应急反应系统

如发现患者无反应、无呼吸，急救者应启动应急反应系统，拨打"120"，拨打电话时应说明突发事件现场的位置、简单经过、患者人数以及相应病情和已采取不正当手段的急救措施。如有条件应尽快取来 AED，对患者实施 CPR，如需要则立即进行除颤。对社区来说，利用社会媒体技术，帮助在院外疑似发生心搏骤停的患者呼叫附近有能力实施心肺复苏的医院，帮助施救者。

检查脉搏的时间一般不能超过 10s，如 10s 内仍不能确定有无脉搏，应立即实施胸外按压，并启动应急反应系统（拨打"120"），取来 AED（如果有条件）。

3.胸外心脏按压

确保患者仰卧于平地上或用胸外按压板垫于其肩背下，急救者可采用跪式或踏脚凳等不同体位,将一只手的掌根放在患者胸部的中央、胸骨下半部上,将另一只手的掌根置于第一只手上。手指不接触胸壁。按压时双肘须伸直,垂直向下用力按压,成人按压频率为100~120次/min,下压深度至少5cm,但不超过6cm,以足够的速率和幅度进行按压,保证每次按压后胸廓完全回弹,尽可能减少按压中断并避免过度通气。按压间隙不能"倚靠"在患者胸部。1名或2名施救者开始心肺复苏时应进行30次胸外按压后做2次人工呼吸,每次中断必须控制在10s以内,按压操作时间在整个CPR过程中不得低于60%。

对于儿童患者,用单手或双手放在胸骨的下半部按压胸骨,按压深度至少为胸部前后径的1/3(大约5cm);对于婴儿,1名施救者用两手指放于胸部中央,乳线正下方按压胸骨,2名以上施救者则将双手拇指环绕放再婴儿胸部中央,乳线正下方按压胸骨,至少为胸部前后径的1/3(大约4cm)。1名施救者心肺复苏按压通气比为30:2,2名以上施救者按压通气比为15:2。

4.开放气道及人工呼吸

有两种方法可以开放气道来提供人工呼吸:仰头抬颏法和推举下颌法。后者仅在怀疑头部或颈部损伤时使用,因为此法可以减少颈部和脊椎的移动。遵循以下步骤实施仰头抬颏:将一只手置于患者的前额,然后用手掌推动,使其头部后仰;将另一只手的手指置于颏骨附近的下颌下方;提起下颌,使颏骨上抬。注意在开放气道的同时用手指挖出患者口中异物或呕吐物,有假牙者应取出假牙。

人工呼吸方法:将患者仰卧置于稳定的硬板上,托住颈部并使头后仰,用手指清洁其口腔,以解除气道异物;急救者以右手拇指和食指捏紧患者的鼻孔,用自己的双唇把患者的口完全包绕,然后吹气1s以上,使其胸廓扩张;吹气毕,施救者松开捏鼻孔的手,让患者的胸廓及肺依靠其弹性自主回缩呼气,同时均匀吸气,以上步骤再重复一次。给予人工呼吸前,正常吸气即可,无需深吸气;过度通气(多次吹气或吹入气量过大)可能有害,应避免。

对婴儿及年幼儿童进行人工呼吸复苏,可将婴儿的头部稍后仰,用口唇封住患儿的嘴和鼻子,轻微吹气入患儿肺部。如患者面部受伤而妨碍口对口人工呼吸,则可进行口对鼻通气。救护者深呼吸一次并用嘴封住患者的鼻子,抬高患者的下巴并封住口唇,对患者的鼻子深吹一口气,移开嘴并用手将患者的嘴敞开,这样气体可以出来。

在建立了高级气道后,每6s进行一次通气,而不必在两次按压间同步进行(即呼吸频率10次/min)。在通气时不需要停止胸外按压。

5.电除颤

尽快除颤是CPR中保证患者存活率的关键一环,一旦除颤器准备就绪,就直接除颤。因此,建议在很可能有目击者的院外心搏骤停发生率相对较高的公共场所,实施公共场所除颤方案(如机场、赌场及运动设施等)。成人心搏骤停的80%~90%由心室颤动(Ventricular fibrillation,VF)所致,在无胸外按压时,数分钟内即转为心室静止。对于VF患者,如果能在意识丧失的3~5min内立即实施CPR及除颤,存活率可明显提高。每延迟1min除颤,患者存活率下降7%~10%。单相波除颤能量首次为360J,双相波除颤能量首次为150J或200J。

6.纳洛酮

对于已知或疑似阿片类药物成瘾的患者,如果无反应且无正常呼吸,但有脉搏,可由经过正常培训的非专业施救者和基础生命支持(Basic life support,BLS)施救者在提供标准 BLS 救治的同时,通过肌肉注射或鼻内给予纳洛酮。在对有阿片类药物过量风险的人员培训有关阿片类药物过量反应的课程中,可以包含或不包含给予纳洛酮的内容。

三、高级心血管生命支持

高级心血管生命支持(Advanced cardiovascular life support,ACLS)通常由专业急救人员到达现场或在医院内进行,通过应用辅助设备、特殊技术和药物等,进一步提供更有效的呼吸、循环支持,以恢复自主循环或维持循环和呼吸功能。

ACLS 是在基本生命支持的基础上,对已有自主循环恢复或未恢复的心搏骤停患者,使用人工气道或机械通气,建立静脉液体通道并给予复苏药物的进一步支持治疗。ACLS 包含生存链"早期识别、求救;早期 CPR;早期电除颤;早期高级生命支持;复苏后处理"中的后 2 个环节。

(一)人工气道及机械通气

心搏骤停最初数分钟内,心脑氧供受血流中断的影响最大,此时胸外按压较人工通气更重要,应尽可能避免因建立人工气道和检查心律等而影响胸外按压。应该熟练掌握球囊-面罩供氧和通气方法。在 CPR 过程中插入气管导管或喉罩气道势必会影响胸外按压,因此急救时应该权衡两者当时的重要性,可以在患者对 CPR、电除颤无反应,或自主循环恢复后再建立高级人工气道,以维持血液充分氧合和清除二氧化碳潴留。在 BLS 和 ACLS 阶段应给患者 100%氧,使动脉血氧饱和度达到最大化。可根据呼气末二氧化碳(End expiratory carbon dioxide,PETCO$_2$)的值监护心肺复苏质量和检测是否已恢复自主循环。

(二)复苏药物的选择

1.给药途径选择

(1)静脉途径:急救时应放置较大的外周静脉注射针,一般药物经由外周静脉到达心脏需要 1～2min 的时间,静脉注射后再推注 20mL 液体,有助于药物进入中心循环。

(2)经骨髓腔途径:由于骨髓腔有不会塌陷的血管丛,是另外一种可供选择的给药途径,其效果相当于中心静脉通道。如果无法建立静脉通道的话,可建立经骨髓腔给药通道。

2.给药时机

在 1～2 次电击和(或)CPR 后,如 VF/室性心动过速(Ventricular tachycardia,VT)持续存在,推荐给予血管加压药物,但不能因给药而中断 CPR。应当在 CPR 过程中和检查心律后尽快给药,其流程为:CPR—检查心律—给药—电除颤。药物准备应在心律检查前完成,以便其后迅速给药,在随后 CPR 中到达中心循环。

在 2～3 组电除颤、CPR 和应用血管收缩药后,若 VF/VT 仍持续存在,可使用抗心律失常药物;对有长 QT 间期的尖端扭转型室性心动过速,可选用镁剂。

3.复苏药物的选择

(1)肾上腺素(Epinephrine):在复苏过程中的作用主要是激动 α 受体,提高心脏和脑的灌注压。目前推荐给予成人患者肾上腺素 1mg,每隔 3～5min 可重复一次。

(2)抗心律失常药:胺碘酮、利多卡因、镁剂等。

①胺碘酮(Amidarone):指南推荐对 CPR、电除颤和血管加压素无反应的 VF/VT,可首选胺碘酮,初始剂量为 300mg,静脉注射,无效可再加用 150mg。

②利多卡因(Lidocaine):有临床研究显示,利多卡因可降低自主循环恢复率和增加心室静止的发生率。复苏指南推荐利多卡因作为无胺碘酮时的替代药物。初始剂量为 1～1.5mg/kg,静脉推注。如 VF/VT 持续,可给予额外剂量 0.5～0.75mg/kg,每隔 5～10min 静脉推注一次,最大剂量为 3mg/kg。

③镁剂(Magrmsium):能有效中止尖端扭转型室性心动过速。将 1～2g 硫酸镁溶于 5％葡萄糖液 10mL 中,缓慢静脉推注,而后可用 1～2g 硫酸镁溶于 5％葡萄糖液 50～100mL 中,静脉滴注 5～60min。

(3)碳酸氢钠(Sodium bicarbonate):目前无数据支持复苏过程应用碳酸氢钠对患者有益处,相反应用碳酸氢钠会带来较多副作用。故只在特定情况下考虑应用,如心搏骤停前存在代谢性酸中毒、高钾血症或三环类抗抑郁药过量,则应尽可能在血气分析监测的指导下应用。

四、脑缺血损伤与脑复苏

行心肺复苏后,有相当比例的存活者并发神经系统功能损害。研究表明约 80％复苏成功的患者昏迷时间超过 1h,其中 40％的患者进入了持续性植物状态,神经功能转归良好率仅为 11％～18％。这种心肺复苏成功后继发的脑损害称为“复苏后缺血缺氧脑病”。百年前已有人提出将脑作为复苏的靶器官,但长期以来更强调呼吸、循环功能的恢复,直至 1961 年国际复苏研究委员会将“心肺复苏”(CPR)的概念扩展到“心肺脑复苏”(CPCR)。脑复苏日益受到医疗界重视,CPR 目标也由促使心搏骤停患者的自发循环恢复和提高存活率转变为维持和恢复患者的神经功能。

(一)发病机制

脑组织的代谢率高、氧耗量大,但能量储备有限。脑血流一旦停止 10～15s,脑的氧储备即完全消耗,患者出现意识丧失,4～6min 后神经细胞发生不可逆损伤。循环恢复早期由于脑微循环改变和脑灌注压低等原因,可出现无复流现象。继而由于脑血管的麻痹出现数十分钟的反应性充血期,然后为延迟性多灶性低灌注期。延迟性多灶性低灌注期可持续 2～12h,是脑缺血缺氧损害的最重要阶段。缺血再灌注时,自由基的脂质过氧化作用和钙质沉积导致线粒体结构破坏和功能异常,使神经细胞发生继发性能量代谢障碍。

(二)临床表现

复苏后意识未恢复的患者多持续昏迷 1 周左右,2～3 周内进入植物状态。有害刺激可引起较长时间延迟的肢体屈曲回缩,但动作缓慢,张力失调,缺乏正常的急速运动反应。瞳孔对光反射大多正常,少数有两侧不对称。多存在吞咽反射,但没有咀嚼运动,多数患者保留有呕吐、咳嗽及吸吮反射。可出现中枢性发热、多汗、水及电解质平衡紊乱等。

(三)诊断

意识障碍程度的判定是脑复苏后临床观察的重点,可分为意识模糊、嗜睡、昏睡、昏迷,严重者进入植物状态,甚至发生脑死亡。

植物状态的诊断要点在于此类患者下丘脑及脑干的功能基本保存,因此多数保持自主呼吸和血压;但患者认知功能丧失,无意识活动,不能理解和表达语言,不能执行命令;患者能自动睁眼或在刺激下睁眼,可有无目的性的眼球跟踪运动;有睡眠-觉醒周期。与植物状态不同,昏迷的特征是无反应状态,患者在刺激下不能产生觉醒和睁眼。植物状态持续1个月以上者称为持续性植物状态。

脑死亡是全脑功能不可逆性的丧失。诊断依据为:①昏迷原因明确,并排除各种原因的可逆性昏迷;②同时具备深昏迷、脑干反射全部消失及自主呼吸丧失;③脑电图平直,经颅多普勒超声呈脑死亡图形,躯体感觉诱发电位p14以上波形消失,此三项中至少一项阳性;④首次判定12h后复查,结果仍符合脑死亡判定标准者,方可最终确认为脑死亡。

(四)脑复苏治疗

1. 脑复苏的时机

估计心肺复苏不够及时(大于4min),且已呈明显的脑缺氧体征时,应立即进行脑复苏。如果脑损伤的程度已使患者的肌张力完全丧失(即软瘫),病情往往已接近"脑死亡",目前的脑复苏措施还不能使其恢复。

2. 脑复苏的措施

(1)尽快恢复自主循环:胸外心脏按压可至少产生正常心排血量20%~30%的血供,可维持一定的冠状动脉灌注压及脑血流量,提高自主循环恢复的机会,延缓脑缺血性损伤的进程。脑复苏时应采取头部抬高15°~30°的体位,以利于静脉回流,增加脑血供,减轻脑水肿。

(2)降低颅内压:对于昏迷患者应维持正常或稍高的平均动脉压,降低颅内高压,保证最适的脑灌注压。脱水应以增加排出量来完成,不应使入量低于代谢需要,否则得不偿失。渗透性利尿剂由于其作用相对缓和且持久,可作为脱水治疗的主要药物,临床常用的药物有20%甘露醇、甘油果糖等。如单用渗透性利尿剂治疗效果欠佳,可联合应用呋塞米,并与渗透性利尿剂间隔给药。蛋白及血浆制剂的利尿作用缓和持久,且有利于血浆胶体渗透压和血容量,常用制剂有白蛋白、血浆等。由于脑水肿一般在第3~4天达到高峰,因此脱水治疗应持续5~7d。

(3)亚低温治疗:低温可使神经细胞的需氧量降低,从而维持脑供氧平衡,起到脑保护作用。国际上将低温分为轻度(体温33~35℃)、中度(体温28~32℃)、深度(体温17~27℃)和超深度(体温≤16℃)。轻中度低温(体温28~35℃)具有良好的脑保护作用,而无明显副作用,故统称为亚低温。可予全身冰毯或用冰袋置于颈、腋、腹股沟等大血管经过的部位,头部可用冰帽重点降温,力争在3~6h内使鼻咽部、食管或直肠温度降至32~35℃。降温前应使用苯二氮䓬类、巴比妥类药物,以避免全身降温所引起的寒战反应。当患者神智开始恢复或好转时可终止亚低温治疗。

(4)肾上腺皮质激素:早期大量应用可抑制血管内凝血,降低毛细血管通透性,维持血脑屏障完整性,并有稳定溶酶体膜作用。对于神经组织水肿的预防作用较好,因此宜尽早用药。一般使用3~5d即可停药,以免引起并发症。常用地塞米松,20~30mg/d,其应用原则是速用速停。

(5)高压氧疗:高压氧疗可明显提高脑复苏的成功率;高压氧疗应用时间越早,则脑功能的恢复越好。心肺脑复苏患者自主循环恢复后,只要心率>60次/min,用升压药能维持血压,血流动力学相对稳定,应及时进行高压氧疗。在24h内实施治疗效果更佳。对于重症患者也不应轻易放弃治疗,可试用长疗程高压氧疗,使一些去皮质状态患者获得生机。

(6)神经促代谢剂:应用神经代谢剂可减轻神经细胞损害,促进其功能恢复。常用药物有吡硫醇(脑复新)、吡拉西坦(脑复康)、胞磷胆碱、脑蛋白水解物(脑活素)、神经细胞生长因子以及单唾液酸四己糖神经节苷脂(GM-1)等。

(7)其他治疗手段

①机械通气:可以实施机械通气进行脑复苏,其目的不仅在于保持患者氧合良好,还在于借助轻度的过度通气(PaCO_2 25~35mmHg)造成呼吸性碱中毒,引起脑血管收缩以减轻脑水肿。

②钙通道阻滞剂:用于脑复苏的有硝苯地平、尼莫地平及维拉帕米等。

③巴比妥类药物:主要用于抑制再灌注后儿茶酚胺引起的大脑高代谢,降低氧耗及颅内压,改善脑血流分布及脑缺血区能量代谢,并有清除氧自由基、降温及膜稳定等作用。在有效循环恢复后,可考虑选用超短效巴比妥类药物,如硫喷妥钠。

(五)脑功能恢复的评价及监测

1.临床评估

脑复苏后床旁神经功能检查仍然是预测脑功能结局常用的指标。心搏骤停72h后没有瞳孔对光反射或角膜反射,预示神经功能预后极差。心搏骤停后24h尚没有神经体征,预示结局不良。GCS判断预后的临床应用价值尚不明确。

2.神经功能监测

(1)脑电图(Electroencephalogram,EEG):EEG反映的是大脑自发的电活动,能提供脑功能的情况。CPR后24~48h床旁动态脑电图有助于判断预后,并可动态观察EEG变化以判断病情。一些恶性病例的EEG波形与较差功能结局相关,最可靠的是泛化抑制到20μV以下,出现爆发抑制的广泛癫痫样电活动和平台背景上的广泛周期性复合波。

(2)躯体感觉诱发电位(Somatosensory evoked potential,SEP):在预测研究中,正中神经刺激产生的N_2O波形(代表原发的皮质反应)是研究较深入的诱发电位波形。在心搏骤停存活者中,心肺复苏后24h至1周内缺乏正中神经刺激诱发的双侧N_2O波形,预示神经功能结局差。与床旁神经功能检查相比,N_2O波形的缺失对较差结局的预测更具价值。

(3)生化标志物:脑脊液中肌酸磷酸激酶和外周血神经元特异性烯醇化酶、S100B已被应用于心搏骤停后功能结局的预测。检测的结果数值越大,预后越差。

(4)神经影像:神经影像被应用于明确心搏骤停后的结构性脑损伤。应用和研究最广泛的神经影像是颅脑 CT,颅脑 CT 能显示出心搏骤停后脑水肿的典型特征。早期颅脑 CT 显示脑水肿的表现则提示脑损伤严重,患者预后差。因设备的限制,颅脑 MRI 主要应用于危重症患者。

五、心肺脑复苏的中西医结合临床研究

(一)基础研究

对心搏骤停的中医药治疗参照厥证、脱证及猝死,进行辨证论治。治疗原则多以益气救阴、回阳固脱、涤痰开窍为法,辨证使用中成药注射剂,多选用参附注射液、生脉(参麦)注射液、血必净注射液等。

1. 参附注射液

参附注射液为国内中药用于心肺复苏研究最多者,根据古方"回阳救逆"参附汤的中药配方,用红参、黑附子经科学加工提炼而成,方中红参益气回阳,生津固脱,血得气而行,气得血而濡;附子回阳救逆,用于亡阳证、阳虚证。参附注射液的主要有效成分是人参皂苷和乌头类生物碱。现代药理研究表明,人参具有兴奋垂体、肾上腺皮质系统作用,具有扩张冠脉、增强心肌收缩力、改善心肌舒张功能和升高血压的作用。何明丰等研究发现,参附注射液可缩短豚鼠缺氧型心脏停搏心肺复苏(CA-CPR)模型的循环恢复时间,延长 CPR 成功后的循环持续时间,表明参附注射液对促进心脏停搏循环恢复和延长恢复后循环的稳定性具有重要意义。同时参附注射液在复苏及再灌注过程中可调节血管活性物质代谢,改善微循环,并通过调节氧自由基代谢,增强心肌抗氧化能力,保证心肌细胞免受脂质过氧化损伤,保护血管内皮细胞,通过多途径改善复苏后全身炎症反应,提高组织细胞对缺血缺氧的耐受性,从而对心肌起双重保护作用,对复苏后多器官功能障碍综合征(Post-resuscitation multiple organ dysfunction syndrome, PR-MODS)起一定防治作用。另有研究结果显示参附可以抑制血液白细胞细胞间黏附分子(Intercellular adhesion molecule-1, ICAM-1)的表达而减轻缺血再灌注引起的炎症反应,同时对血压有双向调节作用,对循环系统有显著的增强效应,有较好的强心、升压、稳压、改善微循环、扩张冠脉、减轻心肌缺血损伤及调节心律的作用。参附注射液因具有"多靶效应"而被广泛应用于临床心脏停搏后的心肺脑复苏,从而提高复苏的成功率。

2. 生脉注射液

生脉注射液是中医学中抢救垂死患者的重要组方,由生脉饮改剂而成,其组成为红参、五味子及麦冬提取物,含有人参皂苷、麦冬皂苷、麦冬黄酮及五味子素等有效成分。生脉注射液通过促进儿茶酚胺释放,刺激和兴奋垂体-肾上腺皮质系统等,发挥强心、升压及改善微循环作用。临床研究表明,生脉注射液能增强患者心肌收缩力,改善心肌顺应性与协调性,提高冠状动脉灌注压及心肌存活率,提高射血分数与心脏指数。研究表明,生脉注射液在改善心衰患者临床症状的同时,可降低其血清 TNF-α 水平。一组临床研究采用持续性心脏按压复苏并在心搏恢复后即刻或延续生命支持阶段应用生脉注射液,其心肺脑复苏成功率(62.50%,共 32 例)明显高于对照组(38.89%,共 36 例);心肌酶谱、血液生化、肝肾功能、血乳酸浓度与酸碱平衡等指标达稳定(或)平衡时间较对照组明显提前,可减少复苏后多器官功能障碍综合征的发生,提高心肺脑复苏成功率。

3.血必净注射液

临床相关研究报道,血必净注射液可明显降低 CPR 后全身炎症反应综合征 (Systemic inflammatory response syndrome,SIRS)患者的血浆 TNF-α 和 IL-6 水平,阻断 SIRS 进程,对 CPR 后 SIRS 有治疗作用。对 CPR 成功的患者给予循环、呼吸支持、脑保护以及防治感染等治疗措施并加用血必净注射液,治疗后 MODS 评分明显下降,并低于对照组;而对照组治疗后 MODS 评分较治疗前升高,表明血必净能有效改善 PR-MODS 的预后。

（二）临床研究

1.中医针灸对心肺复苏后的治疗作用研究

近年来,中医针灸对心肺复苏后的治疗作用得到了广泛关注。如秦伟毅研究中医针灸复苏治疗仪对心肺复苏后全身炎症反应的影响,提示经过中医针灸心肺复苏仪干预后可削减心肺复苏后的炎症反应高峰,减缓多器官功能不全的发生。具体方法:将两个心脏起搏电极的负极贴在右厥阴俞、心俞之间,正极贴在左心俞、督俞之间,即行电极经穴心脏起搏,电流大小以胸部出现起伏运动为准;针刺人中、内关、十宣及十二井等急救穴。

2.连续性血液净化在心肺脑复苏的应用研究

自 1977 年 Kramer 首先将连续性动静脉血液滤过（Continuous arterio-venous hemofiltration,CAVH）应用于临床以来,连续肾替代治疗（Continuous renal replacement therapy,CRRT）技术得到了迅速的发展,临床应用范围也正在日益扩大,从最初的救治急性肾功能衰竭扩展到对全身炎症反应综合征、急性呼吸窘迫综合征、多脏器功能障碍综合征和急性坏死性胰腺炎等非肾脏的危重症的救治,从而使其走出肾脏替代性治疗的局限性误区,向器官功能支持发展。由于 CRRT 治疗已用于非肾脏疾病,故称为连续性血液净化（Continuous blood purification,CBP）更为确切。对于心肺脑复苏,CBP 可以有效控制复苏后存在的 SIRS,并提供低温脑保护,维持内环境稳定。

3.亚低温对心搏骤停患者脑保护作用研究

亚低温对心搏骤停患者脑保护的有效性已得到肯定。关于亚低温疗法,2005 年 AHA 复苏指南指出:亚低温可以增强神经组织的耐受性,有助于神经系统的恢复,而不增加严重并发症的危险性。对于心搏骤停复苏后的患者,如血流动力学稳定,自发产生的轻度低温（>33℃）无需复温治疗。对于在院前由心室纤颤引起的心搏骤停,复苏后仍昏迷但血流动力学稳定者,应将其体温降至 32~34℃,维持 12~24h,这对患者的恢复有益。对于院内或院外非心室纤颤引起的心搏骤停,也可采用类似疗法。进一步的研究发现,低温可以降低颅内压,提高脑灌注,提高脑组织氧分压;抑制内源性毒性产物对脑细胞的损害;抑制免疫和炎症反应,降低血管渗透性,减轻再灌注后炎症反应性脑损伤。另外复苏后低温治疗可以明显减轻心肌损害,改善复苏后心脏收缩舒张功能,并提高存活率。临床上亚低温治疗可通过多种途径实现,大体分为体表降温、血管内降温和药物降温。体表降温简单易行、使用广泛,但降温效果不确切,体温控制困难,且易诱发寒战,造成外周组织灌注不足及凝血功能障碍;而血管内降温装置虽然效果确切、可控性好,却因价格昂贵且有创而暂无法在临床上广泛使用。有学者开始研究腹腔低温等亚低温手段,在动物研究中亦收到良好疗效。

六、展　望

在中西医结合诊疗疾病的过程中,必须遵循"整体观"和"辨证论治"的原则,全面思考,分别对待,在救治急危重症患者的过程中尤其应该如此。《2010 国际心肺复苏及心血管急救指南》强调早期、快速及无间断的正确胸外按压,并指出心室颤动数分钟内心肌将耗尽氧气和能量,进行短时间的胸外按压可为心脏输送氧气和能量,而正确的按压方法能提供机体组织正常氧供的 25％～30％,可使组织获得接近正常的能量供应,提高电击除颤的成功率,并恢复自主循环,有利于神经系统功能的恢复。将组织需(缺)氧纳入人的整体机能,而不仅仅是恢复单纯的心跳;将心肺复苏扩展到心肺脑复苏,也是在原来局限性思维的基础上做了扩展。相信随着医学的发展,有望在心肺脑复苏的基础上提出全身复苏的概念。在中医传统理论基础的指导下,结合飞速发展的现代急危重症医学理论和实践,必将使心肺脑复苏成功率得到进一步的提高。

【思考题】

请问 2010 版的心肺复苏指南与 2005 版的指南有何不同?

【参考文献】

[1]Numar RW，Shuster M，Callaway CW，et al. Part 1：Executive summary：2015 American heart association guidelines update for cardiopulmonary resuscitation and emergency cardiovascular care. Circulation,2015,132(18 Suppl 2)：315-367.

[2]Travers AH，Perkins GD，Berg RA，et al. Adult basic life support and automated external defibrillation：2015 international consensus on cardiopulmonary resuscitation and emergency cardiovascular care science with treatment recommendations. Circulation，2015，132（16 Suppl 1）：51-83.

[3]何明丰,张英俭,黎练达,等.参附注射液对豚鼠缺氧型心脏骤停模型心肺复苏的影响.广东医学,2004,25(3)：251-252.

[4]刘斌,寿松涛.呼气末二氧化碳分压对心脏骤停患者心肺复苏结局的判断价值.山东医药,2016,56(18)：80-82.

[5]秦伟毅,陶雪飞,石乃金,等.针灸急救心肺脑复苏治疗仪对心跳呼吸骤停患者的脑复苏效果观察.中国中医急症,2008,17(5)：585-588.

[6]芮庆林,奚肇庆.持续性胸外心脏按压联用生脉注射液用于心肺脑复苏临床研究.中国中医急症,2009,18(1)：53-55.

[7]魏红艳,廖晓星.心肺脑复苏临床研究中的几个热点问题.中华急诊医学杂志,2016,25(1)：6-9.

[8]杨立山,吴嘉荔,陈伟,等.参附注射液对心脏骤停后综合征的治疗作用.中华急诊医学杂志,2015,24(8)：897-901.

[9]钟勇,梁道业,莫绍春.血必净对心肺复苏后全身炎症反应的影响研究.广西中医学院学报,2008,11(4)：26-27.

（黄小民）

第二节　急性中毒与血液净化

摘　要：急性中毒是急诊医学主要的研究方向之一，病症具有相对的特殊性，病情变化快，易造成多器官功能衰竭，严重中毒可危及生命。血液净化技术是从肾外途径排除循环血液中的毒物及其代谢产物，减少因中毒导致的多器官损害，平衡机体内环境，减轻患者中毒程度，为治疗赢得时间，有利于患者度过危险期。血液净化已成为急性中毒的重要治疗措施之一。

关键词：急性中毒；血液净化；治疗

Abstract：Acute poisoning，one of the main research directions of emergency medicine，has special symptoms，changes quickly and leads to multiple organ failure. Severe poisoning can harm to life. Blood purification technology is to remove the toxic and metabolic products by the artificial kidney replacement，reduce the multiple organ damage caused by poisoning，balance the body's internal environment，and to win time for the treatment，to help patients through the dangerous period. Blood purification has become an important treatment of acute poisoning.

Keywords：Acute poisoning；Blood purification；Treatment

急性中毒指一定量的毒物通过各种途径突然进入机体，产生一系列的毒性损害。中毒就是毒物过量，引起相关症状，甚至危及生命。中毒作为一种疾病有其特殊性：症状与毒物的剂量具有相关性，病情变化快，易发生多器官功能衰竭，严重中毒可危及生命。临床判断急性中毒必须明确 3 个问题：中毒定性——是否急性中毒？中毒成分——由哪种毒物引起？中毒定量——多少毒物进入了机体？

一、毒物分类

急性中毒的毒物繁多、复杂。一般依据毒物的性质与主要用途将毒物分为如下 5 种类型。

（1）工业性毒物：如有机溶剂四氯化碳，有毒气体硫化氢、氯气及一氧化碳等，重金属汞、铅等。

（2）农药：是一类主要用于农业生产的化学物质，用于杀虫、除草等，常见中毒农药有机磷类、氨基甲酸酯类及拟除虫菊酯类等，还包括杀鼠剂，如毒鼠强、磷化锌等。

（3）药物：各种药物超过治疗极限量，均可产生相应毒性而致中毒，尤其是治疗安全窗较小的药物。引起中毒的常见药物有镇静催眠药、镇痛药、强心苷及抗抑郁药等。

（4）有毒动植物：有毒植物有乌头、马钱子、洋金花、生半夏、曼陀罗、毒蕈、苦杏仁、发芽马铃薯、未煮熟四季豆等。有毒动物一般指含毒的动物内脏、血液及毒液等，如鱼胆、河豚及动物甲状腺，多通过摄入而发生中毒；含有毒液的动物，如毒蛇、蜈蚣及毒蜂等，多通过被蜇、咬伤而致中毒。

(5)微生物：如葡萄球菌毒素、肉毒梭菌毒素、大肠杆菌毒素、黄曲霉菌毒素及霉变甘蔗毒素等微生物毒素。

二、毒理与中毒机制

不同的毒物具有不同的毒理学和不同的中毒机制。

(1)窒息性中毒：特点为毒性很强，中毒极快。患者表现为全身缺氧和严重低氧血症。常见的毒物中毒：氰化物中毒、硫化氢中毒——抑制细胞色素氧化酶活性使细胞呼吸链失活，导致细胞内缺氧；一氧化碳中毒——与血红蛋白竞争性结合形成碳氧血红蛋白，使之不能携氧，阻碍氧的吸收、转运和利用，导致机体严重缺氧；高铁血红蛋白血症——由于亚硝酸盐、苯胺、磺胺类等中毒，使氧合血红蛋白下降形成高铁血红蛋白，从而丧失携氧能力。

(2)神经性中毒：特点为毒性很强，中毒很快，毒物作用于神经系统并使神经末梢失能。患者表现为全身神经和肌肉麻痹，严重者胸廓呼吸运动被抑制，导致患者呼吸衰竭而死亡。常见的毒物中毒：有机磷农药中毒、沙林类化学战剂中毒——抑制乙酰胆碱酯酶活性，使体内乙酰胆碱酯大量堆积，造成中枢和周围的胆碱能危象，以及呼吸肌麻痹；莨菪碱类植物中毒、肉毒梭菌中毒——毒理与有机磷类中毒相反，与乙酰胆碱竞争性结合抑制胆碱能神经，造成神经肌肉麻痹；毒蛇咬伤中毒——神经毒或混合毒的蛇毒所致，如金环蛇、银环蛇及海蛇等，抑制胆碱能受体活性，使神经-肌肉接头失效，造成神经节麻痹；杀鼠剂中毒——如毒鼠强，拮抗中枢神经系统的抑制性递质 GABA 受体，降低中枢抑制作用，引起强烈的惊厥反应；河豚中毒——通过抑制神经细胞膜钠离子通道作用，使神经细胞的兴奋性、传导性和自律性降低，造成全身感觉和运动神经麻痹。

(3)血循性中毒：特点为毒性较强，中毒较慢。患者常在数小时后出现症状，表现为红细胞破坏和凝血功能障碍，往往死于急性溶血或弥散性血管内凝血（Disseminated intravascular coagulation，DIC）。常见的毒物中毒有：能引起溶血的化学品中毒；毒蛇咬伤，如五步蛇、竹叶青和蝰蛇；部分中草药和毒蕈中毒。

(4)感染性中毒：特点为毒性强，中毒较慢。患者主要表现为胃肠道和全身的毒血症，往往死于感染性休克和多脏器功能衰竭。

(5)肺脏性中毒：特点为毒性较强，中毒较快。患者常在数十分钟内出现症状，主要表现为气道黏膜水肿、支气管痉挛，甚至肺水肿，往往死于急性呼吸衰竭。常见毒物有硫化氢及各类毒气。

(6)心脏性中毒：特点为毒性较强，中毒较快。患者主要表现为致死性心律失常和急性左心衰竭，往往死于心源性猝死。常见毒物中毒包括抗心律失常药中毒、部分中草药（如川乌、草乌及马钱子等）中毒。

(7)肝肾性中毒：特点为毒性较强，中毒缓慢。患者常在数十小时后出现症状，主要表现为急性肝损害和肾功能衰竭。常见毒物：具有肝肾损害的药物和化学品、部分毒蕈中毒。

(8)腐蚀性中毒：特点为毒性一般，中毒较快。患者主要表现为接触局部的腐蚀性损害和全身中毒症状，往往死于全身并发症。常见毒物：强酸、强碱和腐蚀性化学品。

三、中毒的治疗与血液净化

急性中毒须坚持"边抢救边诊断""抢救高于诊断"的思维。诊断原则有三条:相关毒物接触史,特征性中毒表现,相关毒物鉴定。对不明原因的中毒须注意鉴别诊断,防止误诊和延误早期抢救。

急性中毒治疗四大原则:阻止毒物继续吸收,加速毒物从体内排泄,特效解毒药拮抗中和毒物,对症支持治疗。

当毒物已经进入血液循环,并且无法用特效解毒药拮抗时,可运用各种手段加速毒物从体内排泄。如快速大量静脉输注平衡盐液,强化利尿和改变尿液酸碱度,增加尿量,促进毒物以原形经肾脏排出。血液净化可以通过人工替代的方法排泄毒物及代谢产物,调节内环境稳态,减轻急性中毒对患者全身系统造成的直接和间接损伤,减少并发症,提高救治成功率。

血液净化是生物医学工程的组成部分,已成为急性中毒的重要治疗措施之一。血液净化技术是通过肾外途径排除循环血液中的代谢废物、毒物、药物及其他过剩物质,同时以人工手段辅助完成某些脏器的功能,即代替肾脏的排泄功能,包括透析(血液透析、腹膜透析)、滤过(血液滤过)、灌流(血液灌流)、连续血液净化、免疫吸附和血浆置换等。一般用于血液中毒物浓度明显增高、中毒严重、昏迷时间长、有并发症和经积极支持治疗病情仍日趋恶化者。

(1)血液透析(Hemodialysis):用于清除血液中分子量较小和非脂溶性的毒物,如苯巴比妥、水杨酸类、甲醇、茶碱、乙二醇和锂等。氯酸盐或重铬酸盐中毒能引起急性肾衰竭,是血液透析的首选指征。血液透析对重金属离子有特效,而对脂溶性毒物(短效巴比妥类)一般不采用血液透析。一般中毒12h内进行血液透析的效果好,中毒3h内效果最佳。如中毒时间过长,毒物与血浆蛋白结合,则不易透析出来,但只要有指征就应尽早进行透析,而不必过分强调中毒时间的长短。目前血液净化机已实现"连续性动脉-静脉血液透析过滤"治疗,又称为"连续性肾脏替代疗法(Continuous renal replacement therapy, CRRT)",可以持续、缓慢并彻底地清除体内毒物,避免中毒"反跳"现象,并且具有有效清除炎症因子、保护器官、预防多脏器功能衰竭的作用,CRRT不仅仅是单纯的肾脏替代治疗,更是一种多器官功能支持治疗,特别适合于危重症中毒患者的抢救。

(2)血液灌流(Hemoperfusion):是目前最常用的急性中毒抢救措施,利用吸附材料的吸附作用清除患者血液中某些外源性或内源性毒素。使经肝素化抗凝后的血液流过装有活性炭或树脂的灌流柱,在毒物被吸附后再将血液输回患者体内,能直接从血液中清除毒物,迅速降低血液和内脏的毒物浓度,防止体内各种器官和脏器的继续摄取,并可使毒物在体内重新分布,灌流时间为1~3h(不宜>4h)。此法能吸附脂溶性或与蛋白质结合的化学物,能清除血液中巴比妥类(短效、长效)、百草枯、毒鼠强、镇静安眠药及洋地黄类等中毒。应注意,血液灌流时,血液的正常成分(如血小板、白细胞、凝血因子、葡萄糖、二价阳离子)也能被吸附排出,其副作用是血小板和白细胞减少,一般1~2d后自行恢复,灌流过程中可能发生一过性低血压、低血糖等,需要认真监测和及时补充血糖。但与血液透析相比,血液灌流对无环状结构的小分子物质吸附效果差,无法治疗急性肾功能衰竭和水电解质失衡。血液灌流方便易行,能明显缩短急性中毒的抢救时间,提高抢救成功率,减少并发症,适合于血液透析无效或有禁忌证的患者。血液灌流可与血液透析序贯治疗,先透析后灌流,适合于抢救未知具体毒物中毒(如中草药、毒蕈类)、支持性治疗无效的危重症患者。

(3)血浆置换(Plasmapheresis):是将患者体内含有毒物的血浆分离出来并弃去,然后补充正常的新鲜血浆,一般需在 4h 内置换 3～5L 血浆。血浆置换是一种重要的综合性抢救方法,可进一步去除毒物,尤其是清除与血浆蛋白结合的毒物,同时清除出免疫复合物、游离的红细胞碎片等大分子物质,游离的胆红素以及毒物引发的炎症介质等,还可以快速补充中毒损失的凝血因子、某些重要酶类等具有生物活性的血浆成分。另外,置换的血浆中的白蛋白又能结合毒物,减轻毒物对各种组织器官的进一步损害,从而达到减轻中毒、缓解临床症状的目的。血浆置换可用于治疗生物毒(如蛇毒、毒蕈类)及砷化氢等溶血毒物中毒。在抢救重度中毒时有辅助治疗作用,帮助患者度过危险期。对于小、中、大分子物质以及与蛋白结合的物质,血浆置换均能清除,因此适合用于清除血液透析和血液灌流不能清除的毒物,尤其是与蛋白结合率超过 60% 的毒物。在血液透析疗法的基础上联合血浆置换,能有效清除患者血中水溶性、脂溶性以及与蛋白结合的毒物。对于两组以上毒物和不知名毒物中毒者采用该联合方法最为理想。血液透析和血浆置换均应在中毒早期进行,因为此时机体吸收的毒物在血液中的浓度比较高,在组织器官中分布较少。早期给予血液透析和血浆置换联合治疗,能很好地清除毒物。

(4)免疫吸附(Immune adsorption):是一种利用吸附材料,通过抗原-抗体反应,从血液中特异或选择性地吸附并除去与免疫有关的毒物、代谢产物等致病物质的方法。适合用于各种急性中毒引发的大量炎症介质释放、内毒素血症和中毒性肝衰竭。目前应用较多的吸附疗法有 3 种形式:①连续性血浆吸附,先将血浆和血细胞分离,使血浆通过装有合成树脂材料的灌流器,再将吸附后的血浆输回体内,从循环血液中排除炎症介质、细胞因子、内毒素和活化的补体成分。连续性血浆吸附技术在改善中毒危重症患者的血流动力学上具有优势,是血浆置换和吸附技术的有力补充。②针对内毒素的吸附性治疗,内毒素吸附柱可通过无选择性的(如活性炭)、选择性的(如多黏菌素-B、固定的聚苯乙烯衍生物纤维)、特异性的(如抗体)方法与毒素结合,用于脓毒症的治疗。③分子吸附再循环系统,模拟肝脏解毒代谢功能机制,将血液循环系统、透析循环系统和白蛋白循环再生系统组合在一起,发挥其他血液净化方法无法替代的技术优势,在临床上被应用于中毒性肝衰竭伴有明显水、电解质、酸碱平衡紊乱或肾功能衰竭的患者。但因分子吸附再循环系统需大量白蛋白透析液且治疗价格昂贵,因而限制了临床上的广泛使用。

(5)血浆滤过吸附透析(Plasma filtration adsorption dialysis,PFAD):是一种综合滤过、吸附及透析 3 种不同血液净化治疗模式的全新血液净化技术。其核心技术是采用一个三腔透析器,同时进行血浆滤过及透析,采用特殊的吸附柱再生血浆,从而在较大分子量范围清除亲水及疏水分子。可用于多种疾病的治疗,包括中毒引起的脓毒症和炎症介质。PFAD 通过血浆滤过吸附透析作用,经对流及弥散功能,首先清除水溶性及可弥散的分子,再经特异的高选择性吸附柱吸附疏水性物质及大分子物质,如细胞因子、脂多糖(Lipopolysaccharide,LPS)和炎症介质,维持水电解质、酸碱平衡,有效清除促炎及抗炎因子,抑制炎症介质的高峰浓度,从而阻断脓毒症病程进展,减轻机体损伤。PFAD 可应用于与中毒相关的脓毒症、全身炎症反应综合征(Systemic inflammatory response syndrome,SIRS)、肝肾功能失代偿的救治。

急性中毒最常见且最严重的症状是呼吸、心搏骤停,休克,昏迷脑水肿,全身惊厥,呼吸衰竭,心力衰竭,肝功能衰竭和肾功能衰竭,甚至多器官功能衰竭,继发感染。血液净化技术能尽可能地清除体内的毒物及其代谢产物,阻止病情的恶化,减少因中毒导致的多器官损害。当常规内科治疗不能满足中毒急诊抢救时,血液净化能够降低毒物的血液浓度,平衡机体内环境,减轻患者中毒程度,为治疗赢得时间,从而有利于患者度过危险期,因此实施宜早不宜晚。

四、展　望

随着社会经济发展和社会全体心理的变化,毒物的种类更加复杂、中毒事件更加频繁,单纯的内科常规治疗难以满足急性重度中毒的救治,需要及早进行血液净化治疗,对于不明原因的中毒尚需考虑进行联合血液净化治疗。对于中毒抢救来说,时间就是脏器,时间就是生命,血液净化可赢得时间。

【思考题】

血液净化有哪些方法,适用于哪种类型的中毒?

【参考文献】

[1]Honore PM,Jacobs R,Joannes-Boyau O,et al. Newly designed CRRT membranes for sepsis and SIRS—a pragmatic approach for bedside intensivists summarizing the more recent advances：A systematic structured review. ASAIO J,2013 59(2)：99-106.

[2]Liu P,Liang Y G,Meng Q Y,et al. Successful therapy with hemoperfusion and plasma exchange in acute 1,2,3-trichloropropane poisoning. Hum Exp Toxicol,2012 31(5):523-527.

[3]Szczeklik W,Wawrzycka K,Włudarczyk A,et al. Complications in patients treated with plasmapheresis in the intensive care unit. Anaesthesiol Intensive Ther. 2013,45(1):7-13.

[4]陈舜杰,陆玮,季刚,等.维持性血液透析联合血液灌流:一种安全有效的模式.中华肾脏病杂志,2012,28(1):65-66.

[5]李存江.重视重金属中毒对神经系统的损害.中华内科杂志,2011,50(11):908-909.

[6]刘鲁沂,朱永健,李小丽,等.血液灌流树脂吸附串联连续性静-静脉血液滤过治疗多器官功能障碍综合征的临床研究.中华急诊医学杂志,2012,21(1):65-69.

(蒋旭宏)

第三节 热射病的诊治进展

摘　要:热射病为致命性中暑,是一种全身炎症反应综合征(SIRS),主要表现为高热、意识障碍和多脏器功能衰竭。本文综合分析其直接热损害、内毒素等发病机制,阐述降温和多器官功能支持等最有效的临床防治策略。

关键词:热射病;发病机制;诊断;防治策略

Abstract:Heat stroke is a life-threatening heat illness and the systemic inflammatory response syndrome(SIRS) that manifests high fever, disturbance of consciousness and multiple organ failure. In this paper, the pathogenesis such as direct heat damage and endotoxin, and the prevention strategies such as rapid cooling and multiple organ support are reviewed.

Keywords:Heat stroke; Pathogenesis; Diagnosis; Strategies of protective and therapeutic

一、概　述

热射病(Heat stroke,HS)为致命性中暑,是指因高温和热辐射的长时间作用,体温调节中枢功能障碍、内热量过度积蓄、汗腺功能衰竭和水电解质丧失过多,从而机体核心温度迅速升高,引发多器官系统损伤的严重临床综合征。

一般可将热射病分为两类:非劳力性热射病(Classic/nonexertional heat stroke,CHS)和劳力性热射病(Exertional heat stroke,EHS)。CHS由暴露于高温环境引发,多发生于幼小、年长及有潜在疾病的人;而EHS是由于在高温、高湿的环境中高强度的体能作业造成的,多发生于健康青年人、运动员和军事人员。

二、热射病的发病特点和发病机制

1. 发病特点

热射病发病与三个环境因素密切相关:高温、高湿和无风环境。

易患人群:老年、体弱、疲劳、肥胖、饮酒、饥饿、失水、失盐、发热、甲状腺功能亢进、糖尿病、心血管病、广泛皮肤损害、先天性汗腺缺乏症、应用阿托品或其他抗胆碱能神经药物而影响汗腺分泌等人群。

2. 发病机制

正常人体在下丘脑体温调节中枢的控制下,产热和散热处于动态平衡,体温维持在37℃左右。当人在运动时,机体代谢加速,产热增加,人体借助于皮肤血管扩张、血流加速、汗腺分泌增加以及呼吸加快等,将体内产生的热量送达体表,通过辐射、传导、对流及蒸发等方式散热,以保持体温在正常范围内。当气温超过皮肤温度(一般为32~35℃),或环境中有热辐射源(如电炉、明火),或空气中湿度过高,体能作业强度过大时,都会导致机体内部与皮肤之间的温度梯度消失,体温不断升高。如果再加上通风差,机体内的热难以通过辐射、传导、蒸发及对流等方式散发,甚至还会从外界环境中吸收热,体温长时间维持40℃以上,极易诱发热射病。有时气温虽未达到高温,但由于湿度较高和通风不良,亦可发生热射病。

动物实验研究发现,高热能够直接造成组织损伤。在一项经典的体外试验中,大鼠的器官组织暴露于40~47℃条件下,可发现组织在43~45℃时出现组织损伤;而在体内试验中也发现,43~45℃正是热射病发生的耐受体温的极限温度范围。高于43.5℃的高温导致热射病的原因可能是由于过度的高热使得热休克蛋白72失去保护作用,造成细胞骨架蛋白和细胞内蛋白变性、失去折叠,从导致细胞死亡。

3. 内毒素学说

20世纪90年代初已有研究发现,热射病与败血病的临床表现极其相似,Moseley等提出内毒素热射病模型学说,认为高热诱发热射病,而败血症及系统性炎症驱动其发展。在剧烈运动及高热应激下,肠道通透性增加,使得细菌脂多糖进入门脉循环,当这一过程超过肝脏及免疫系统的清除处理能力时,会导致急性炎症反应。中性粒细胞和单核细胞是机体局部炎症反应及组织修复细胞因子的关键合成者。脂多糖是中性粒细胞、单核细胞诱导剂,可直接诱导中性粒细胞、单核细胞产生 TNF-α、IL-6 及 IL-1 等多种促炎和抗炎因子,从而引起坏死、弥散性血管内凝血(Disseminated intravascular coagulation,DIC)、多器官功能障碍综合征(Multiple organ dysfunction syndrome,MODS)以及其他常见的热射病症状。

三、热射病的病理表现

体温达42℃以上可使蛋白质变性,超过50℃数分钟细胞即死亡。尸解发现患者有脑充血、水肿和散在出血点,神经细胞有变性;心肌有混浊肿胀,间质有出血;肺有瘀血和水肿;胸膜、腹膜和小肠有散在出血点;肝脏小叶有中央坏死;肾脏缺血和肾小管上皮细胞退行性改变。

四、热射病的临床表现

热射病典型的临床表现为高热、无汗及昏迷。发病原因不同,临床表现也有所不同。

1. 劳力性热射病

劳力性热射病(EHS)是由于在高温、高湿环境中高强度体力运动导致机体核心温度迅速升高(超过40℃),约50%患者大量出汗,心率可达160~180次/min,脉压升高,伴有意识障碍、横纹肌溶解、弥散性血管内凝血、急性肝损害、急性肾损害等多器官、多系统损伤的极其严重的临床综合征。EHS是中暑最严重的一种类型,其特点为发病急、病情进展快,如得不到及时有效的救治,病死率高达50%以上。患者多为平素健康的年轻人。

劳力性热射病器官功能受损的表现:

(1)神经系统受损:可出现严重神经系统功能障碍,特征为躁动、谵妄和昏迷。

(2)凝血功能障碍:多表现为皮肤、瘀斑、结膜出血、黑便、血尿,严重者甚至有颅内出血等。如合并DIC,通常提示预后不良。

(3)肝功能损害:重度肝损害是劳力性热射病的一个固有特征。天冬氨酸转氨酶

（Aspartate transaminase，AST）、丙氨酸转氨酶（Alanine aminotransferase，ALT）及乳酸脱氢酶（Lactic dehydrogenase，LDH）水平在发病后迅速升高，第 3～4 天达峰值，而胆红素水平的升高相对滞后，通常在热射病发病后 24～72h 开始升高。

（4）肾功能损害：多与横纹肌溶解有关。表现为少尿、无尿，尿色深，为浓茶色或酱油色尿。25%～30%的劳力性热射病患者出现急性少尿型肾衰竭。

（5）呼吸功能受损：早期主要表现为呼吸急促、发绀等，严重者可发展为急性呼吸窘迫综合征（Acute respiratory distress syndrome，ARDS）。

（6）急性胃肠功能损害：腹痛、腹泻、黑便较常见。

（7）心血管功能不全：低血容量性休克，表现为低血压、心动过速和心律失常等。

（8）四肢肌肉：由于横纹肌溶解，表现为肌肉酸痛无力、茶色尿，后期可出现肌肿胀、骨筋膜室综合征。

2.非劳力性热射病

非劳力性热射病（Nonexertional heatstroke）见于年老、体弱和有慢性疾病的患者，一般是逐渐起病。前驱症状不易发现，1～2d 后症状加重，表现为皮肤干热或发红，84%～100%病例无汗，直肠温度常在 41℃ 以上。病初表现行为异常或癫痫发作，继而出现谵妄、昏迷和瞳孔对称缩小，严重者可出现低血压、休克、心律失常、心力衰竭、肺水肿和脑水肿。

五、热射病相关辅助检查

患者罹患热射病时，应紧急行血生化检查、凝血类、尿常规及动脉血气分析。严重病例常出现心、肝、肾和胰脏等脏器功能损伤，凝血功能障碍，横纹肌损伤等实验室参数改变。应尽早发现重要器官功能障碍的证据，怀疑心功能障碍时还需做心电图检查，怀疑颅内出血或感染时，应行头颅 CT、MR 和脑脊液检查。

六、热射病的诊断

根据病史和体征一般不难进行热射病诊断。暴露于高温、高湿环境，进行高强度运动，并出现以下临床表现者：①严重中枢神经系统功能障碍表现，如昏迷、抽搐和精神错乱。②核心温度高于 40℃。③皮肤温度升高和（或）持续出汗。④肝转氨酶水平明显升高。⑤血小板计数明显减少，并很快出现 DIC。⑥肌无力、肌痛和茶色尿。⑦肌酸激酶（Creatine kinase，CK）水平大于 5 倍正常值。

七、热射病的治疗

早期有效治疗是抢救成功的关键。

治疗的核心：迅速降低核心温度、血液净化以及预防 DIC。

1.迅速降低核心温度

迅速降温是治疗的首要措施，体温升高程度及持续时间与患者死亡率密切相关。降温目标：使核心体温在 30min 内迅速降至 39℃ 以下，2h 内降至 38.5℃ 以下。

（1）现场降温：一旦发现热射病，首先要迅速撤离高温环境，迅速转移到阴凉通风处休息或静卧,并除去所有衣物开始降温,促进散热并用15℃冷水反复擦拭皮肤或用湿床单或湿衣服包裹患者。在等待转运期间,可将患者浸泡于湖泊或河流中,或用雪或冰来降低患者体温。

(2)医院内降温:①空调室温调节在20～24℃。②使用降温毯。③冰块置于患者散热较快的区域(双侧颈部、腹股沟和腋下)。④用200～500mL 4℃生理盐水进行胃灌洗或(和)直肠灌肠。⑤进行血液净化。⑥使用冬眠合剂(氯丙嗪50mg、哌替啶100mg及异丙嗪50mg),加入5%葡萄糖液或生理盐水中静脉滴注。以上方法具有调节体温中枢功能、扩张血管、松弛肌肉和降低氧消耗的药理作用。

冰水浸泡法是降低体温最快的方法,可将患者浸浴在4℃水中,并按摩四肢皮肤使皮肤血管扩张和加速血液循环,促进散热。在物理降温过程中必须随时观察和记录肛温,待肛温降至38.5℃时,应立即停止降温,将患者转移到室温在25℃以下的环境中继续密切观察。如体温有回升,可再浸浴,或在头部、腋窝、腹股沟处放置冰袋,并用电扇吹风,加速散热,防止体温回升。老年、体弱和有心血管疾病的患者常不能耐受4℃浸浴,有些患者昏迷不醒,浸入4℃水中可能发生肌肉抖动,反而增加产热和加重心脏负担,可应用其他物理降温方法。

2.血液净化治疗

热射病患者体内有大量炎症介质,横纹肌溶解后极易合并肾功能衰竭,早期行血液净化既可以协助降温,也可以清除体内毒素和大量炎症介质,是一项极为重要的治疗手段。热射病患者如出现以下两条或两条以上者应立即行血液滤过治疗:①一般物理降温方法无效且体温持续高于40℃;②血钾浓度>6.5mmol/L;③肌酸激酶水平>5000U/L;④难以控制的容量超负荷;⑤Cr每日递增值>44.2μmol/L;⑥难以纠正的电解质和酸碱平衡紊乱;⑦血流动力学不稳定;⑧脓毒症;⑨合并多脏器损伤或出现多器官功能不全综合征。热射病患者血液净化治疗一般采用血液滤过方式,如其他脏器功能均正常,仅肾功能不全,可考虑血液透析或腹膜透析治疗。

3.纠正凝血功能紊乱,预防DIC

先补充凝血因子,后抗凝治疗。

(1)补充凝血因子:患者一旦出现凝血功能异常或血小板明显减少,应尽早补充凝血因子如新鲜冰冻血浆、凝血酶原复合物、纤维蛋白原及冷沉淀等,将凝血酶原时间(Prothrombin time,PT)、部分凝血活酶时间(Activated partial thromboplastin time,APTT)恢复至接近正常水平。血小板计数<50×10⁹/L,即可补充血小板。

(2)抗凝:D-二聚体显著增加,在积极补充凝血因子后,早期给予抗凝治疗。

(3)常用抗凝药物及用量:①低分子肝素,每日总量为100～200U/kg,分2次皮下注射,1次/12h。②普通肝素,建议采用微泵静脉泵入给药,每日总量为1.5～3.0mg/kg。

初期每日监测凝血功能变化,如PT、APTT、INR及D-二聚体等,之后每周监测,持续2～3周。

4.镇静治疗

(1)咪达唑仑(咪唑安定):成人先静脉注射3～5mg,继之以0.05～0.10mg/(kg·h)微泵泵入。

(2)丙泊酚:成人先静脉注射 25～50mg,继之以 0.4～0.8mg/(kg·h)微泵泵入。

(3)安定:10～20mg,静脉注射,在 2～3min 内推注完,首次用药后如抽搐不能控制,可在 20min 后再静脉注射 10mg,24h 总量不超过 40～50mg。

5.补液治疗

热射病患者大量失水,需早期开始补液,首选晶体液如生理盐水、林格液、葡萄糖生理盐水溶液等,输液速度控制在使尿量保持 200～300mL/h;动态监测血压、脉搏和尿量,调整输液速度;早期充分进行液体复苏后,如尿量仍不达标,可给予呋塞米(速尿)10～20mg,静脉推注,之后可根据尿量追加剂量。碱化尿液:补充碳酸氢钠,使尿 pH>6.5。同时密切监测酸碱平衡,当电解质紊乱时,及时补钾。

6.抗感染治疗

热射病患者体内免疫功能紊乱,极易合并各种感染,需早期使用抗生素预防感染,如体内已有感染灶,及时留取相关标本,根据药敏选择抗生素。

7.抗炎及免疫调节治疗

(1)糖皮质激素:短期使用药理剂量的糖皮质激素,可以稳定溶酶体和线粒体膜,保护线粒体的呼吸功能,拮抗自由基的损伤。糖皮质激素还可诱导血管紧张素转化酶而降解缓激肽,扩张痉挛收缩的血管,减轻渗出、水肿,改善微循环,抗休克以及预防脑水肿。如患者出现 ARDS,持续高热≥39℃,肺部 CT 呈现多发或大片实变,短期内进展迅速有明显呼吸窘迫,氧合指数≤300mmHg,建议使用糖皮质激素。用法:成人推荐剂量氢化可的松 200mg/d,或甲泼尼龙 80～120mg/d,地塞米松 7.5mg/d,静脉滴注。

(2)乌司他丁:是由人尿液提取并精制而得的糖蛋白,不仅能抑制多种酶的活性,而且能抑制炎性介质的产生,具有显著的抗炎及免疫调节作用,能够减轻全身炎症反应,对器官功能具有较好的保护作用。推荐剂量为 400000～800000U,2 次/d,疗程 7～10d。

(3)免疫球蛋白:合并严重感染者可考虑应用丙种球蛋白,10g/d,疗程 7～10d。

8.其他治疗

(1)阿片受体拮抗剂:热射病患者常出现高热、动脉压过低、压力反射敏感性降低、血浆中 β-内啡肽水平降低等特征。纳洛酮为强效阿片受体拮抗剂,可纠正热射病个体的体温调节功能紊乱。

(2)热休克蛋白 70 诱导剂:替普瑞酮是一种较为安全的热休克蛋白 70 诱导剂,提前诱导热休克蛋白 70 的表达,从而通过调节中暑时的急性病理生理改变来调节炎症反应,发挥分子伴侣功能,干扰氧化应激及抗凋亡,从而减轻高温对大鼠的热损伤程度。

(3)抗氧化药物:谷氨酰胺能有效降低肠源性内毒素血症的发生率,大剂量维生素 C 可以降低氧化应激,从而对热射病产生保护作用。

八、热射病的预后

影响预后的因素包括:①高热持续时间;②降温速度;③机体损伤程度,包括严重凝血功能紊乱、急性肾衰竭、代谢性酸中毒、肌酸激酶水平升高(>10000U/L)及肝酶水平升高(>3000U/L)。④中枢神经系统:昏迷及昏迷持续时间。尽管给予快速降温治疗,仍有个别热射病痊愈患者留有永久性的神经精神后遗症。

九、热射病的预防措施

暑热季节应加强防暑卫生宣教。改善年老体弱者、慢性病患者及产褥期妇女的居住环境。高温作业者应选择由低温到高温来适应环境温度,改善工作条件,补充含有钾、钙、镁盐的防暑液体,穿着宽松透气的浅色服装。有慢性基础疾病和年老体弱者不应从事高温作业。

十、展　望

热射病是中暑最严重的一种形式,至今临床上对它的主要治疗在于迅速降温和对症处理上,死亡率仍然较高,近来对于热射病的科学研究逐渐增多,对单胺类介质、细胞因子及其拮抗剂、脑缺血缺氧损伤机制、细胞凋亡及其调控等的研究不断深入,相信对热射病的防治和治疗有重要的指导意义。

【思考题】

简述劳力性热射病的临床表现?

【参考文献】

［1］American College of Sports Medicine，Armstrong LE，Casa DJ，et al．American College of Sports Medicine position stand．Exertional heat illness during training and competition．Med Sci Sports Exerc．2007,39(3):556-572.

［2］Bouchama A，Knochel JP．Heat Stroke．N Engl J Med,2002,346(25):1978-1988.

［3］Chin LL，Mackinnon LT．The roles of exercise-induced immune system disturbances in the pathology of heat stroke．Sports Med,2006,36(1):39-64.

［4］Leon LR，Helwig BG．Heat stroke：Role of the systemic inflammatory response．J Appl Physiol,109(6):1980-1988.

［5］Ruell PA，Thompson MW，Hoffman KM．Heat shock proteins as an aid in the treatment and diagnosis of heatstroke．J Thermal Biol,2009,34:1-7.

［6］李雪静．宋洪涛．热射病防治药物的研究进展．中国临床药理学杂志,2012,28(9):707-710.

［7］全军重症医学专业委员会.热射病规范化诊断与治疗专家共识(草案).解放军医学杂志.2015,40(1):1-7.

［8］荣鹏,孟建中,陈宇.热射病的发病机制及防治策略的研究新进展.生物医学工程研究,2010,9(4):287-292.

［9］张水文.热射病时中枢神经系统变化研究进展.解放军预防医学杂志,2000,18(4):307-309.

（张卓一,徐俪颖）